의학의 대가들

의학의 대가들

THE MASTERS OF MEDICINE

심장병부터 출산까지
인류의 가장 위험한 적과 싸운
의사들의 이야기

앤드루 램 지음
서종민 옮김

상상스퀘어

이 책에 대한 찬사

"의학의 발전 과정뿐 아니라 앞으로 갈 길까지 제시해주는 놀라운 책이다! 앤드루 램은 온갖 천재성, 행운의 발견, 오만, 더 나아가 사이코패스적 행동으로 점철된 의학 혁신의 대담한 역사를 따뜻한 마음과 명석한 글솜씨로 알려준다."

- 수잔나 카할란Susannah Cahalan, 〈뉴욕타임스〉 베스트셀러 1위 《브레인 온 파이어》 저자

"이 책은 이 세상을 만든 비상한 인물들의 비범한 이야기로 가득하다. 램의 글은 정확하고 명석할 뿐 아니라, 근거 없는 내용을 걷어내고 실제로 일어났던 일만을 생생하게 들려준다. 사실 의학의 역사에 거짓은 필요하지 않다. 진실 그 자체만으로도 무척 흥미롭기 때문이다."

- 존 배리John Barry, 〈뉴욕타임스〉 베스트셀러 1위 《그레이트 인플루엔자》 저자

"《의학의 대가들》은 가장 위대한 의학의 발견 중 일부를 보여주는 매력적인 책이다. 숙련된 외과의사이자 이야기꾼이면서 작가인 앤드루 램은 특유의 능력으로 재미있고 흥미진진하면서도 풍성한 정보가 담긴 책을 만들어냈다. 《의학의 대가들》은 반드시 읽어보아야 할 책이며, 램은 지금까지 그랬듯 앞으로도 현대 의학을 정의할 돌파구를 안내해줄 별 같은 안내자다."

- 애덤 알터Adam Alter, 뉴욕대학교 스턴경영대학원 마케팅 및 심리학 교수이자 〈뉴욕타임스〉 베스트셀러 《만들어진 생각, 만들어진 행동》, 《멈추지 못하는 사람들》 저자

"앤드루 램은 의사, 사학자, 이야기꾼의 역할을 완벽하게 겸비했다. 이 책은 현대 의학에서 가장 중요한 몇 가지 혁신을 일으킨 계획적인 실험과 운 좋은 발견, 유레카를 외칠 만한 순간들을 한데 모아 들려준다."

- 그레그 서멘자Gregg Semenza, 존스홉킨스대학교 유전의학 교수이자 노벨 생리의학상 수상자

"앤드루 램은 인류가 가장 치명적인 질병과 맞선 투쟁을 탁월한 솜씨로 해부한

다. 의학의 역사에 관심 있는 모든 독자에게 일독을 강력하게 권한다."

- 샌디프 자우하르Sandeep Jauhar, 심장 전문의이자 〈뉴욕타임스〉 베스트셀러 《인턴Intern》, 《심장》, 《아버지의 뇌My Father's Brain》 저자

"매력적인 책이다! 램의 이야기는 독자를 끌어당긴다. 인물을 중심으로 읽다 보면, 지구상에서 가장 혁신적인 몇몇 사상가의 마음속을 거닐게 된다. 그 길 위에서 자신의 몸과 기능에 관한 수많은 지식을 배울 수 있을 것이다."

- 마이클 터지어스Michael Tougias, 〈뉴욕타임스〉 베스트셀러 《그들은 살아 돌아왔다》 공저자이자 《극한의 생존Extreme Survival》 저자

"놀랍고도 흡인력 있는 이 책은 의학의 주요 발전을 일구어낸 개개인의 노력을 조명한다. 이들의 발견은 기량, 지식, 결단력, 용기뿐만 아니라 엄청난 자신감과 짝을 이룬 행운으로 이루어졌다. 이 모든 이야기에서 과학자와 의사도 인간이라는 사실을 확인할 수 있다. 책을 읽다 보면 마치 이 근면한 선구자들과 같은 방 안에 있는 듯한 느낌을 받는다. 드와이트 하켄이 유산탄 박힌 심장을 손가락으로 틀어막고 상처를 꿰매는 모습을 마치 그의 어깨 너머로 내려다보는 기분을 느낄 수 있을 것이다. 기억하라. 다음 환자는 여러분이 될 수도 있다."

- 로빈 헤스케스Robin Hesketh, 케임브리지대학교 생화학부 명예교수이자 《자연에게 배신당하다Betrayed by Nature》 저자

"더 나은 건강을 성취하기 위한 인류의 노력이 거둔 수많은 승리와 이를 이룩하기까지의 고통, 실망, 행운, 부단한 노력을 놀라운 내러티브로 눌러 담은 이야기 모음집."

- 로버트 바젤Robert Bazell, 전 NBC 뉴스 보건과학부 수석 특파원이자 《Her-2Her-2》 저자

"《의학의 대가들》은 획기적인 의학 성과를 이루어내는 여정을 능숙하고 매력적으로 그려낸다. 저자는 환자를 진료하는 의사가 가장 당혹스러운 자연의 문제에 대한 해답을 찾아내기까지 어떻게 탐구하고, 어떤 실패를 겪으며 부단히 애썼는지 생생하게 묘사한다. 앤드루 램은 의학의 역사에 지대한 공헌을 한 인

물임이 틀림없다."

- 토머스 헬링Thomas Helling, 미시시피대학교 의과대학 외과 교수이자 《제1차 세계대전과 현대 의학의 탄생The Great War and the Birth of Modern Medicine》 저자

"자기가 무엇에 관한 글을 쓰는지 제대로 알고 있는 사람이 열정을 담아 쓴 매혹적이고 흥미로운 책이다. 저자는 수많은 목숨을 구한, 세상에서 가장 중요한 치료법 몇 가지를 우리에게 안겨준 천재적인 기술과 순전한 행운을 생생한 묘사와 함께 소개한다."

- 찰스 케니Charles Kenny, 《전염병 주기Plague Cycle》 저자

"《의학의 대가들》은 의학 발전이 걸어온 갈지자의 비선형 길과 그 길에서의 분투, 성공, 재앙을 담고 있다. 램은 수많은 이의 인생을 바꿔준 의학적 돌파구와 인류를 질병에서 구원하는 데 인생을 바친 용감한 의사들의 잊지 못할 이야기를 흡인력 있는 문체로 들려준다. 《의학의 대가들》은 독자들을 매혹시킬 것이고, 여러 젊은이에게 의학 연구자가 되는 꿈을 불어넣어 줄 것이다."

- 샬럿 제이컵스Charlotte Jacobs, 스탠퍼드대학교 의과대학 명예교수이자 《조너스 소크의 생애Jonas Salk: A Life》 저자

"공중 보건을 개선한 주요 발견에 관한 폭넓고 재미있는 개론서. 램은 우리에게 혜택을 안겨준 획기적인 의학의 발전과 이를 일군 여러 주요 사람의 이야기를 들려준다. 그는 유명 과학자들이 완벽한 인물이었다고 추켜세우는 대신, 각자의 결점이 연구에 도움이나 방해가 되기도 했음을 사실적으로 보여준다."

- 마이클 킨치Michael Kinch, 《시작의 끝The End of the Beginning》 저자

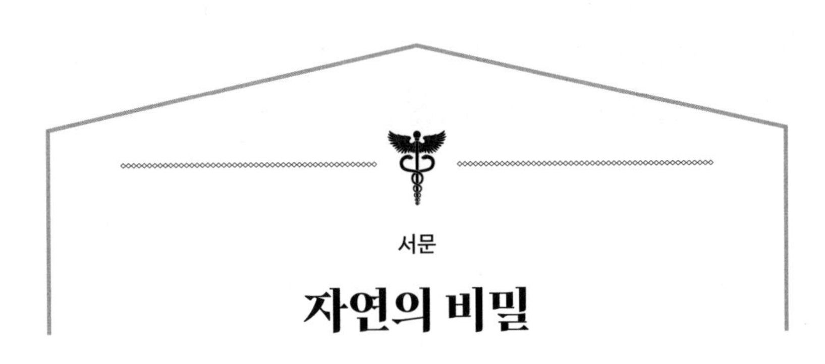

서문

자연의 비밀

모든 시대의 현인들을 당혹스럽게 한 자연의 비밀을 알아내고,
질병의 원천과 원인을 밝혀내며, 방대하게 축적된 지식을 서로 연관 지어
질병을 예방하고 치료하는 데 쓰는 것. 이것이 우리의 야망이다.[1]

– 윌리엄 오슬러William Osler, '현대 의학의 아버지'로 불리는 캐나다 의사

이번 세기말이면 우리는 암 치료제를 찾아낼 것이다. 줄기세포를 이용해 신경조직을 재생하고 척수 손상을 치료할 것이다. 개인의 유전자 구성에 관한 지식을 이용해 증상이 나타나기도 전에 수많은 병을 진단하고 선제적으로 치료할 수 있을 것이다. 평균 수명이 90세를 넘고, 100세 넘게 장수하는 사람도 흔해질 것이다.

대부분의 사람은 이 야심 찬 목표를 실현할 수 있다고 생각한다. 더 나아가 반드시 실현되리라 믿는다. 사람들이 이처럼 오만하게 생각하게 된 것도 우리 잘못만은 아니다. 그도 그럴 것이 우리는 인류의 잠재력이 거의 무한하다고 믿을 만한 상황에서 살아왔기 때문이다. 운 좋게도 현재 인류는 한평생 과학 지식이 폭발적으로 발전하는 시기를 겪으며 지난 수 세기의 잔잔한 성과를 단번에 압도하는 모습을 지켜보았다.

1893년에 태어나 1977년에 세상을 떠난 내 증조할아버지의 생애를 보면 이를 더욱 잘 느낄 수 있다. 증조할아버지가 어릴 때만 하더라도 주요 교통수단은 말이었다. 비행기는 발명되기도 전이었다. 증조할아버지의 가족 중 그 누구도 전화기를 사용해보거나 전구를 본 적이 없었다.

하지만 증조할아버지가 돌아가실 무렵, 인간은 달에 착륙했다. 이 때부터 세상은 헤아릴 수 없이 많은 방면에서 진화를 거듭했다. 인터넷의 발명과 인간 유전체 해독을 비롯한 다채로운 발전의 혜택을 입었다. 또한 선조들이 이해조차 하지 못했을 의학적 지식과 치료법의 대약진을 목격해왔다.

20세기가 시작될 무렵에는 매년 수십만 명이 천연두, 결핵, 콜레라와 같은 감염병으로 사망했다. 오염된 공기를 뜻하는 '미아즈마miasma' 또는 '장기瘴氣'가 병의 원인이라고 생각한 19세기의 주요 이론을 제치고, 미생물이 병의 원인이라고 생각한 질병 세균 이론이 폭넓게 인정받기 시작했다. 자격을 갖춘 의사조차 라듐을 탄 물로 관절염, 발기부전, 빈혈 등 수많은 질환을 치료할 수 있다는 인체에 유해한 요법을 믿었다. 매독을 치료하기 위해 수은을 사용하는 의사도 있었다. 돌팔이 의사와 약장수가 넘쳐났다. 전 세계 평균 기대수명[2]은 33세였고, 선진국도 47세에 불과했다.

그러다 몇 가지 변화가 일어났다. 의학 교육이 표준화된 것이다.

위생이 개선되고, 백신과 항생제가 도입되었으며, 수술과 마취 방법이 극적으로 발전하면서 의학 발전에 유익한 영향을 미쳤다. 19세기 말 의사에게 앞으로 인류가 치명적인 감염병을 길들이고, 환자의 자체 면역체계를 이용해 암을 치료하며, 인간의 심장을 수술하게 된다는 생각은 인간이 달에 착륙한다는 사실만큼 믿기 어려웠을 것이다. 하지만 오늘날 전 세계 평균 기대수명은 73.4세[3]고, 미국의 평균 기대수명은 77.8세[4]다. 20세기 초에 비해 현재의 기대수명이 두 배가량 늘어난 것을 생각하면, 현재의 평범한 사람이 100~110세까지 사는 미래를 그린다는 게 과연 헛된 꿈일까?

사학자이자 철학자이면서 전 세계적 베스트셀러 《사피엔스》, 《호모 데우스》를 쓴 유발 하라리Yuval Harari는 여기서 한발 더 나아가 인류가 질병으로 인한 죽음을 완전히 정복[5]할 수도 있다고 내다보았다. 그는 유전공학, 재생의학, 나노 기술의 발전을 언급하며, 2100년이나 2200년이 되면 질병을 정복하고 노화한 조직을 재생 또는 개선하거나 새로 이식하면서 일종의 인간 '불사'의 꿈을 이루리라 내다보는 미래학자도 있다고 말했다. 이러한 미래에서는 생명을 연장하거나 생리학적 사유로 인한 죽음을 늦추는 과학의 능력에 한계가 없을 것이다. 이러한 세계에서 인간은 전쟁, 사고, 살인으로만 죽게 될 것이다.

미래는 늘 불확실하지만, 우리가 기술의 진보라는 놀라운 연속체의 한가운데에 살고 있다는 점만큼은 분명하다. 이 여정에서 우리가 막 지나온 과거는 어쩌면 한계 없이 무엇이든 다 가능한 미래를 내다보아도 좋다고 말하고 있다. 그러나 이처럼 낙관적인 예측에도 불구하고, 역사를 자세히 들여다보면 진보가 필연도 아니고 변치 않을 사실도 아니라는 교훈을 얻을 수 있다.

내 아버지가 10대였던 1961년, 우주로 나간 최초의 미국인 앨런 셰퍼드Alan Shepard는 고작 15분 28초 동안만 우주에서 유영할 수 있었다. 그로부터 불과 8년 후, 닐 암스트롱Neil Armstrong과 버즈 올드린Buzz Aldrin은 달 표면을 걸었다. 만약 달 착륙을 지켜본 1969년의 아버지에게 우주 탐사의 미래를 묻는다면 어떻게 답했을까? 적어도 2000년이 되기 전에는 화성에 유인 탐사선을 보낼 수 있으리라 예측했을 것이다. 아버지를 비롯한 그 시대의 사람들은 놀라우리만치 급격한 과학의 발전에 고무되어 있었기 때문이다.

가정하거나 기대한 모든 일이 반드시 실현된다는 법은 없다. 확실하거나 영원해 보이던 것들도 사라지곤 한다. 정해진 것은 아무것도 없다. 서로마제국은 장장 다섯 세기에 걸쳐 유럽에서 놀라운 기술 진보를 이룩했으나 결국에는 세계사의 뒤편으로 물러났고, 뒤이은 후퇴와 무지의 암흑시대는 그보다 더 오랜 시간 이어졌다.

인간사의 다른 모든 측면과 마찬가지로 의학의 영구적 발전 또한 장담할 수 없다. 수백만 명의 목숨을 구하고 알려지지 않은 고통을 덜어주었던 위대한 의학적 성취는 예정된 일도, 필연적인 일도 아니었다. 오히려 그와는 거리가 멀다. 이러한 중대한 발전은 언제든지 오류를 범할 수 있었던 한 명 또는 소수의 개인이 만들어낸 것이다. 이들은 끈기와 기술, 때로는 순전히 운으로 이전에는 누구도 시도하지 않았거나 성공하지 못한 방식을 사용해 위험을 무릅쓰고 도전한 끝에 중대한 사실을 발견했다.

이러한 의사와 과학자는 대개 동료들의 비웃음을 사거나 따돌림을 당했다. 특히 이들의 새로운 발견이 당대의 의학 엘리트층을 위협할 때면 더욱 그러했다. 이들은 인류가 해결할 수 없다고 생각한 문제에 대담하게 맞섰고, 그때까지 그 누구도 물을 생각조차 하지 못한 질문에 해답을 강구했다.

하지만 그렇다고 이러한 혁신가들이 고결한 순교자나 성인은 아니었다. 오히려 많은 경우 질투와 옹졸한 심성, 어이없을 정도의 오만을 보이며 자신의 명예를 스스로 더럽혔다. 이들의 놀라운 이야기는 의학의 발전이 선처럼 이어진 사건이 아니라는 사실을 알려준다. 발전은 발작처럼 일어나고, 때로는 후퇴하기도 한다. 의학의 역사를 들여다보노라면 핵폭탄이나 세계대전보다 인류에 더 큰 영향을 미친 중대한 발견이 숨 막히는 위험이나 평범한 관찰 또는 우연한 오류라는 찰나의 순간에 달려 있었음을 알 수 있다.

이 책은 그 순간에 관한 이야기다. 병자를 치료하고 고통을 덜어주고 죽음을 늦추려는 인류의 끝없는 원정에 이정표를 세웠으나, 찬사를 누리지 못했던 바로 그 영웅들에 관한 이야기다. 인류를 괴롭히고 죽음에까지 이르게 하는 질병에 관련된 이 특별한 순간이 얼마나 중요한지는 아무리 강조해도 부족하다. 그렇기에 인류의 가장 위대한 현대 의학의 성과를 다루는 이 이야기는 세상에서 가장 흔하면서도 사망자가 많이 발생한 질병을 기준으로 나누어 구성했다.

심장병은 세계 제1의 포식자로, 일반인도 잘 알 만큼 가장 중대한 질환으로 손꼽힌다.

당뇨는 인류 역사상 처음으로 너무 적게 먹어서가 아닌, 너무 많이 먹어서 죽는 비극적 역설이 낳은 유행병이다.

감염병은 다른 어떤 질환보다도 전 세계의 보건을 위협하고 있는 끈질긴 질병이다.

암은 인류의 지긋지긋한 숙적으로, 노인은 물론 어린아이들까지 쓰러뜨리며 모든 가정에 영향을 미친다.

외상은 어디에서든 나타날 수 있으며, 언젠가 모든 질병을 정복한 뒤에도 분명 잔존할 것이다.

출산에 따르는 고통은 질병 못지않게 위험하다. 의사들이 출산의 비밀을 밝혀내고 잘못된 관습을 뜯어고치기 전까지, 출산은 산모와 아이의 목숨을 가장 많이 앗아갔다.

이 책은 의학의 역사적 순간에서 보여준 인간의 대담함과 용기에 관한 충격적이고 인상적인 이야기를 다룬다. 여기에 등장하는 한 사람, 한 번의 우연한 발견, 한 번의 실수가 없었더라면 오늘날 우리는 전혀 다른 삶을 살고 있었을지도 모른다.

이야기가 진행되는 동안 우리는 자신과 사랑하는 모든 사람의 삶에 영향을 미치는 질병의 병리생리학 또한 살펴볼 것이다. 이러한 질환을 이해하는 일은 의과대학 졸업생들의 몫으로만 남겨져서는 안 되고 그렇게 남겨질 수도 없다. 부모가 자식에게 자동차가 어떻게 달리는지 인터넷이 무엇인지 가르쳐주는 것처럼, 우리는 우리에게 영향을 미치는 가장 흔한 질환에 대해서 알아야 한다. 사람이라면 누구나 언젠가는 의사와 마주 앉아 나쁜 소식을 듣기 마련이다. 그렇기에 인간의 신체와 그 신체에 어떤 기능부전이 발생할 수 있는지 이해하는 건 단순히 '알면 좋은 지식'이 아니라 '실생활에 꼭 필요한 지식'이다. 이는 질병의 위험 증상을 알아차리고, 더 건강하게 살고, 스스로의 상태를 더 잘 이해하는 데 도움이 될 것이다.

지금 인류는 그 어느 때보다도 유리한 위치에서 자연의 비밀을 알아내고, 그 지식을 사용해 선조들이 생각지도 못한 방식으로 질병과 맞서 싸우고 있다. 이 여정에서 미래 또한 내다볼 수 있을 것이다. 운이 좋다면 다음 세대의 젊은이들이 건강과 수명에 관한 인류의 기대를 혁신적으로 바꿔줄 발견의 길에 도전하도록 격려할 수도 있을 것이다.

오늘날 태어난 사람은 대부분 22세기가 시작될 때까지 살아갈 것이다. 그들이 지난날을 돌이켜 보며 지금과 그때 사이에 얼마나 많은 성과가 있었는지 놀라워할 수 있기를 바란다. 오늘 사람들의 목숨을 앗아가고 당혹감을 안겨주는 재앙이 내일은 역사책과 과학책의 주석에 불과하기를, 진보라는 유산이 흔들림 없이 계속되기를 기도한다.

이것이 우리의 야심이다.

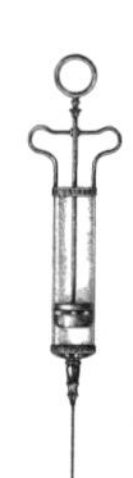

차례

이 책에 대한 찬사 · 4

서문 자연의 비밀 · 7

1장 **심장병**_ 이단아들 · 15

2장 **당뇨**_ 소변보는 악마 · 73

3장 **세균성 감염**_ 마법의 총알 · 117

4장 **바이러스성 감염**_ 팬데믹 · 191

5장 **암**_ 당황스럽도록 복잡한 배열 · 257

6장 **외상**_ 전쟁의 유일한 승자는 의학이다 · 323

7장 **출산**_ 미스터리한 살인마 · 383

결론 의학의 대가들 · 449

감사의 말 · 465

주석· 468

참고문헌 · 515

이미지 저작권 · 522

찾아보기 · 523

1장

심장병

이단아들

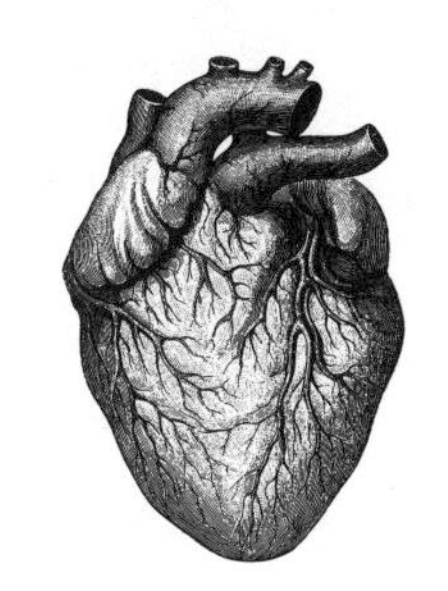

리처드는 젊었을 적 과중한 업무 스트레스에 시달리면서 하루에 세 갑씩 담배를 피웠다. 37세밖에 되지 않았던 1978년 어느 여름밤, 그는 왼쪽 손가락 두 개에 저린 감각[1]을 느끼며 잠에서 깨어났다. 리처드는 응급실에 찾아갔고, 도착하자마자 정신을 잃었다. 눈을 떴을 때 의사는 그에게 심장마비가 왔었다고 알려주었다.

충격이었다. 리처드는 항상 자신의 체격이 좋고 매우 건강하다고 생각했기 때문이다. 의사는 그에게 종일 침대 위에서 생활하는 정도의 침상안정을 취하라고 처방했고, 리처드는 11일간 입원했다.[2]

충격적인 이 사건 이후 리처드는 담배를 끊고,[3] 운동량을 늘렸으며, 몸무게를 줄였다. 또한 당시에는 비교적 새로운 시술이었던 심장 카테터 삽입을 통해 관상동맥을 촬영했다. 촬영 결과 오른쪽 심장 전반에 혈액을 공급하는 우관상동맥(RCA)이 50% 좁아져 있었고,[4] 왼쪽 심장 전반에 혈액을 공급하는 좌전하행동맥(LAD)의 휘돌이가지가 75% 막혀 있었다. 그래도 더 이상의 치료를 권유받지는 않았다.

리처드는 아내와 함께 일상으로 돌아갔으며 직장에서도 최선을 다해 일했다. 계절이 바뀔 때마다 업무로 인한 스트레스는 점점 심해졌다. 그렇지만 그는 압박감 속에서도 승승장구하며 젊음을 뽐냈다. 아무도 리처드를 말릴 수 없었다. 활동이나 경력, 일상을 제한하는 심각한 문제나 질병을 두려워하기에는 그가 너무 젊었다. 리처드는 심장마비가 어쩌다 한 번 일어난 일일 뿐이며, 식이요법과 운동으로 해결할 수 있는 문제라고 치부하기 시작했다.

그러다 6년 후, 리처드는 가슴과 목구멍에 약한 불편감을 느껴 병원에서 검사를 받았다. 심전도에는 이상이 없었으나, 심장 효소 검사 결과 두 번째 심장마비[5]가 약하게 일어났었다는 사실이 밝혀졌다. 이로부터 4년 후 어느 날 아침, 그는 가슴 통증을 느끼며 잠에서 깨어났다. 또다시 심장마비가 일어난 것이다. 카테터 삽입술로 우관상동맥에서 혈전을 발견했고,[6] 심장 초음파로 심장 기능이 정상보다 30% 떨어졌다는 점을 밝혀냈다.

이제야 리처드는 어쩌면 자신이 예상보다 훨씬 일찍 죽을지도 모르는 매우 심각한 병을 앓고 있다는 사실을 깨닫게 되었다. 그는 47세에 불과했고 아내와 두 딸이 있었다. 가족들이 자기 없이 어떻게 살아갈지 상상조차 할 수 없었다. 리처드는 경력에서도 속도를 늦추고 싶지 않았고, 또다시 심장마비가 일어날까 봐 노심초사하며 살기도 싫었다. 그래서 심장전문의가 심장의 운동 내성을 개선하고 남은 생애를 늘릴 수 있도록 4중 관상동맥우회술(협심증 및 관상동맥질환으로 발생할 수 있는 급성 심장마비의 위험을 줄이기 위해 환자의 몸에서 혈관 일부를 떼어내 좁아진 관상동맥의 우회로를 만들고 심장근육으로 흐르는 혈류를 개선하는 수술 — 옮긴이)을 제안했을 때 승낙했다. 다행히 수술은 잘 끝났고 리처드는 수술한 지 7일 만에 퇴원했다.

얼마 후 리처드의 의학적 상태는 가까운 가족뿐만 아니라 수많은 사람의 이목을 끌었으며 심지어 언론의 주목까지 받기 시작했다. 조지 부시George Bush 대통령이 그를 새로운 미국 국방부 장관 후보자로 지명했기 때문이다.

리처드 체니Richard Cheney는 34세의 나이에 미국의 38대 대통령 제럴드 포드Gerald Ford의 수석 보좌관을 지냈다. 미국 와이오밍주에서 첫 번째 의원직 경선을 치를 때 첫 심장마비가 일어났지만, 그는 이 경선에서 당선되었다. 1989년 상원에서 열린 국방부 장관 후보자 인준 청문회에서 체니의 심장전문의 앨런 로스Allan Ross는 체니에 대해 "어떠한 기능 제한도 없으며, 심장 관련 병력이 없는 같은 나이대의 남성 집단과 예후가 크게 다르지 않고, … 가장 민감한 최고위 공직자의 직무를 수행할 수 없다고 판단할 만한 의학적 사유가 없어 보인다."[7]라고 증언했다.

그러나 체니의 의학 오디세이는 이제 막 시작되고 있었다. 그는 운 좋게도 지난 반세기에 걸쳐 심장 의학 분야에서 일어난 거의 모든 주요 발전의 수혜를 입는 주인공이 될 운명이었다. 그중 어떤 발전은 마치 그의 망가진 심장을 살리기 위해 절묘하게 때를 맞춰 등장하는 것처럼 보이기도 했다.

체니는 우회술을 받은 이후로 국방부 장관, 할리버튼(세계에서 가장 큰 석유 채굴 기업 중 하나 — 옮긴이)의 CEO, 부시의 부통령 러닝메이트를 역임했다. 대선 이후 부시와 앨 고어Al Gore 중 누가 승리자인지를 가리는 법정 공방이 한창 이어지던 2000년 11월 22일, 체니는 한밤중에 또다시 흉부 통증을 느꼈다. 네 번째 심장마비였다. 카테터 삽입술을 통해 좌전하행동맥 중 하나인 사선관상동맥이 심하게 좁아져 있다는 사실이 새로 발견되었다. 이 때문에 심장에 혈류가 제대로 공급되지 않는 심각한 허혈이 발생한 것이다. 체니의 심장전문의는 이를 치료하기 위해서 카테터를 사용해 스텐트를 삽입하고 혈류를 정상으로 되돌리는 혈관성형술을 실시했다.[8]

하지만 4개월 후, 체니는 또다시 흉부 통증을 느꼈다. 이번에는 심장마비로 판정되지는 않았으나, 또다시 카테터를 삽입하고 스텐트 안에 형성된 협착을 뚫는 풍선혈관성형술을 받았다. 이후 이틀간 심장박동을 계속 기록하는 홀터 모니터로 심전도 검사를 진행했다. 그런데 심장박동이 매우 빨라지는 발작, 이름하여 '심실성 빈맥'이 네 차례 발견되었다. 심실성 빈맥이 일어나면 환자는 심실세동(심장이 불규칙적으로 박동하고 제대로 수축하지 못해 혈액을 전신으로 전달하지 못하는 상태 — 옮긴이)과 같은 더 심각한 부정맥의 위험에 노출된다. 체니는 이 위험을 줄이기 위해 이식형 제세동기(ICD)[9]를 몸에 삽입했다. 작은 호출기 크기의 이 전자기기를 가슴 위쪽 부분의 피부 아래에 삽입하면, ICD가 환자의 심장박동을 계속 모니터링한다. 그러다 비정상적인 심장 율동이 발생하는 경우 심장박동기 역할을 하거나 전기 충격을 가해 문제를 해결한다.

마지막 부통령 임기를 끝내고 와이오밍주로 돌아가 평범한 생활을 즐기던 2009년 12월 9일, 체니는 자택 차고에서 차를 후진해 나오다가 의식을 잃었다.[10] 자동차가 앞마당의 돌담을 들이받았고, 비밀경호국 요원들이 자동차로 달려가 잠겨버린 차창을 거세게 두드렸다. 핸들에 부딪혀 이마에 멍이 든 체니는 곧 의식을 되찾았으나 방금 무슨 일이 일어났는지 기억하지 못했다.

병원에서 체니의 ICD 데이터를 보니, 오후 3시 11분에 자연적 심실세동이 일어나 분당 심장박동이 222회까지 치솟았다[11]는 사실이 밝혀졌다. 이상을 감지한 ICD는 체니의 정상 심장 율동을 회복하기 위해 전기 장치를 충전해 34.5J(줄)의 에너지를 심장에 방전했다. 발작은 16초간 이어졌다. ICD가 체니의 목숨을 구한 것이다.

이 시점에 이르렀을 때 체니는 이미 심장이 너무 많이 손상되어 말기 심부전의 전형적인 증상을 겪기 시작했다. 심장이 전신에 충분한 양의 혈액을 내보내지 못해 폐에 체액이 축적되면서 호흡이 가빠진 것이다. 또한 심각한 피로를 느꼈고 다리가 퉁퉁 부어서 계단을 오르거나 아침 신문을 가지러 현관에 나가지도 못했다. 그는 너무 기운이 없어서 침대 밖으로는 거의 나서질 못했다. 심장과 다리에 혈전이 생기는 것을 방지하고자 혈액희석제를 사용했기에 코피가 자주 났고, 어떤 때에는 코피가 너무 심해서 병원에 입원해 수혈을 받아야만 했다. 한편으로는 부적절한 혈액관류 탓에 간과 신장도 기능을 상실하고 있었다.

체니는 죽어가고 있었다.

그는 놀라운 삶을 산 인물이었다. 자신이 이룬 성취를 스스로 자랑스럽게 여겼고, 자신이 죽어간다는 사실을 담담하게 받아들였다. 그러나 체니와 그의 가족들은 아직 포기할 준비가 되어 있지 않았다. 그는 생명을 연장하고 언젠가 심장 이식을 받을 날까지 살아 있기 위해 좌심실보조장치(LVAD) 이식 수술을 받았다.

이 획기적인 장치는 기기의 한쪽을 좌심실에 부착하고 다른 한쪽을 대동맥에 연결해 작동한다. 기기 내부에서 펌프가 분당 9000회 회전해 심장에서 대동맥과 전신으로 혈액을 보내며 사실상 좌심실의 기능을 대체하는 것이다. 이 펌프에 연결된 동력전달장치는 환자의 흉벽을 통과해 환자가 입은 조끼에 든 배터리와 연결된다. 좌심실보조장치는 심장의 펌프 기능과 독립적으로 신체에 혈류를 부드럽게 계속 공급한다. 이 때문에 좌심실보조장치를 이식한 환자의 손목을 짚어보아도 맥박은 느껴지지 않는다.

이제 체니에게 세상에서 가장 중요한 물건은 배터리가 되었다. 배터리에 그의 생명이 달려 있었고, 체니는 어디를 가나 보조 배터리와 여분의 부품이 든 가방 혹은 캐리어를 들고 다녔다. 어느 날에는 시내에서 볼일을 보고 있는데 배터리가 깜빡거리기 시작했다. 배터리 잔량이 10분 남았다는 뜻이었다. 그런데 그는 20여 분 거리의 집에 보조 배터리를 두고 왔다는 사실을 깨닫고 크게 당황했다. 마침 본가를 방문한 딸 메리에게 곧바로 전화를 걸었고,[12] 배터리를 들고 중간 지점에서 만나기로 했다. 두 사람은 아슬아슬하게 시간 내에 만날 수 있었다.

체니는 심장 이식을 기다리며 그 어떤 특별 대우도 받지 않았다. 심장 이식 수술은 대기 목록에 오른 순서대로 받는 게 아니다. 혈액형과 체구 등을 고려하고 의학적 필요의 경중을 따져 가장 위독한 환자를 대기 목록의 첫 줄에 올린다. 이 때문에 체니는 평균 대기 기간의 거의 두 배에 달하는 20개월[13]을 기다렸다.

2012년 3월 23일 늦은 밤, 체니는 이식 가능한 심장이 생겼다는 연락을 받았다. 이노바 페어팩스 병원에서 수술이 성공적으로 진행되었고, 체니는 가족과 함께 훨씬 더 긴 시간을 함께할 기회를 얻었다.

체니의 남다른 의료 여정은 침상안정이 주된 처방이었던 1978년의 첫 심장마비에서 시작해 심장 카테터 삽입, 혈관성형술, 관상동맥우회술, 심장 이식까지 수많은 의학 발전의 혜택을 입으며 이어졌다. 불과 30여 년 만에 심장마비 환자를 위한 치료법이 극적으로 개선된 것이다. 이러한 발전을 일군 사람들은 세계 최악의 살인자인 심장병을 해결하겠다는 꿈을 안고 용감하게 나선 의료계의 이단아들이었다.

고요하고 불가사의한 적

지난 세기가 시작될 무렵만 하더라도 중년의 돌연사는 흔한 일이었다. 멀쩡해 보이는 사람도 갑자기 쓰러져 몇 분 만에 숨을 거두곤 했다. 의사들은 이 불행한 사람의 몸속에서 어떤 일이 벌어지는지 전혀 알지 못했다. 일부 기민한 의사만이 어떤 식으로든 희생자들의 심장이 제 기능을 하지 못하는 문제가 있다고 제대로 추정했다. 희생자들이 마지막 순간에 극심한 흉통을 느끼고 고통스러워하며 숨을 제대로 쉬지 못했기 때문이다. 그러나 의사들은 이러한 상태의 병리생리학을 좀처럼 설명하지 못했다.

심장 자체가 어떤 일을 하는지는 수천 년 동안 불가사의로 남아 있었다. 심장이라는 기관은 가슴 중앙에 자리하며 갈비뼈라는 벽에 둘러싸여 있어 접근할 수 없었고, 살아 있는 동안에는 관찰할 수도 없었다. 솔직히 말하자면 심장의 수수께끼를 밝혀내는 일은 수 세기 전 의료인들에게 급한 일이 아니었다. 그보다 훨씬 치명적인 감염병이 창궐했고, 많은 사람이 심장병이 생길 만큼 오래 살지도 못했기 때문이다.

1900년 미국인의 평균 기대수명은 47세에 불과했다. 그러나 1930년에 이르러 미국인의 평균 수명은 66세까지 늘어났고 심장병은 주요 사인으로 자리매김했다. 오늘날 심장병은 미국의 모든 사망자 중 약 25%, 연간 65만 9000명의 사망 원인으로 꼽힌다.[14] 이는 모든 종류의 암으로 발생한 사망자를 더한 것보다 많은 수치다.

심장은 놀라울 정도로 효과적인 펌프 작용을 하며 매일 6000L의 혈액을 몸 전체에 내보낸다. 이 과정을 통해 전신의 조직에 산소와 영양분을 전달하는 필수 작업을 이행하는 것이다. 정상적인 상태라면, 산소가 떨어진 혈액은 정맥계를 통해 네 개의 방으로 이루어진 심장으로 돌아와 우심방으로 들어간 뒤 삼첨판을 지나 우심실로 들어간다. 여기서 혈액은 폐동맥을 통해 잠시 심장 바깥으로 나가고, 분기하는 폐동맥의 가지는 양쪽 폐로 이어진다. 이 가지들은 동맥에서 세동맥, 모세혈관까지 점점 더 작은 혈관으로 분기하며 복잡한 망을 이룬다. 모세혈관은 너무나 가늘어 적혈구가 일렬로 줄을 지어 지나가야만 한다. 이러한 모세혈관 벽은 매우 작은 포도송이처럼 기관지 나무 말단에 옹기종기 모인 폐포를 둘러싸며 합쳐진다. 생명이 숨을 쉴 때마다 수백만 개의 폐포에서는 가스 교환이 일어난다. 들숨으로 들어온 산소가 각 적혈구의 헤모글로빈 단백질과 결합하고, 그와 동시에 적혈구가 내려놓는 이산화탄소가 날숨으로 나간다.

거대한 강의 무수히 많은 지류처럼 가느다란 모세혈관들이 점차

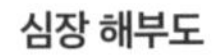
심장 해부도

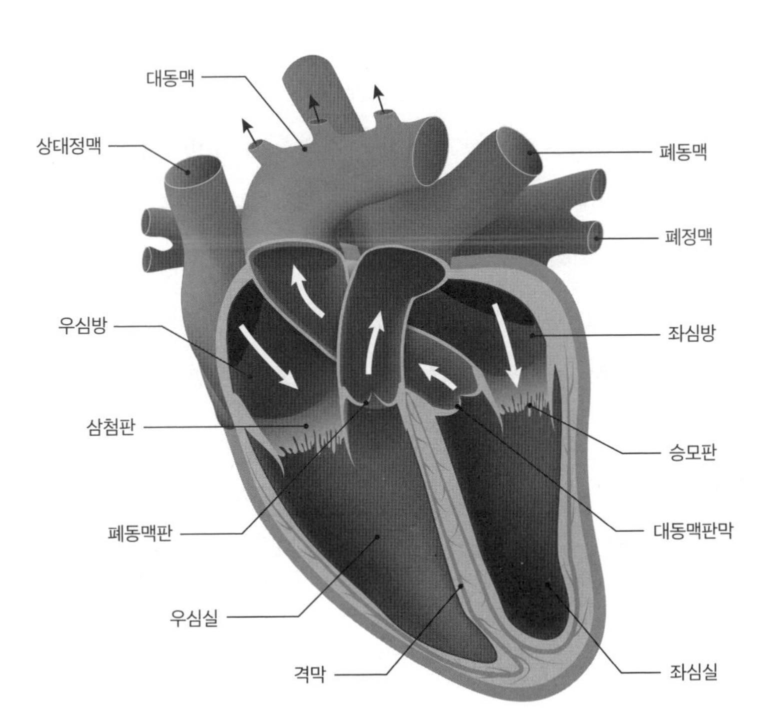

굵어지고 다른 혈관과 합쳐진다. 마침내 꽤 굵은 폐정맥을 통해 새로이 산소를 실은 혈액을 심장의 좌심방에 쏟아 넣는다. 혈액은 좌심방에서 승모판을 지나 더 넓은 공간인 좌심실로 들어간다. 좌심실을 둘러싼 근육 벽은 혈액을 대동맥과 전신 구석구석의 말단까지 보내기에 안성맞춤이다.

이 놀라운 펌프는 평생 지속되는 배터리로 구동하는 믿을 만한 근육이라고 부르는 편이 더 정확할 것이다. 여기서 배터리는 우심방 벽에 특수한 세포들이 모인 작은 집합체, 동방결절이다. 동방결절은 자연적으로 전기 신호를 발생하며 심장박동기 역할을 한다. 정상적으로 기능하면 동방결절의 요구에 반응하는 심장 세포는 분당 60~100회 수축하며, 필요하다면 그보다 훨씬 많이 수축할 수 있다. 심장 세포의 특징은 고등학교 과학 시간에 '세포의 발전소'라고 부르는 미토콘드리아가 눈에 띄게 풍부하다는 점이다. 이처럼 미토콘드리아가 매우 밀집되어 있고 수축 에너지 용량이 비할 바 없이 큰 데에는 호기성 대사 또는 산소 대사에 극도로 의존한다는 대가가 뒤따른다.

그렇다면 생명을 주는 이 근육 펌프의 산소를 향한 게걸스러운 식욕은 무엇이 채워줄까? 바로 인간의 혈관 중에서도 의심할 여지없이 가장 중요한 혈관, 관상동맥이다. 길이 5~10cm, 폭 4mm인 세 개의 주요 관상동맥은 LAD 또는 '과부 제조기(중년 남성에게 많이 발생해 사망률을 높인다는 의미에서 비롯된 별명 — 옮긴이)'라고도 알려진 좌전하행동맥과 우관상동맥, 좌회선동맥이다. 이러한 동맥들은 대동맥에서 뻗어 나와 심장 표면을 따라 길이 나 있으며, 심장벽에 영양을 전달하는 작은 가지들을 보낸다.

이단아

1912년, 시카고의 내과의사 제임스 헤릭James Herrick이 미국의사협회 연례 회의에서 참신한 개념을 담은 새로운 논문을 발표했다. 헤릭은 피떡 또는 혈전이 관상동맥을 막은 탓에 풍부한 산소를 실은 혈액이 심장 근육에 이르지 못하고 조직이 괴사하면서 급성심장사가 발생한다고 가정했다.[15] 그러나 원통하게도 당시 청중은 헤릭의 발표에 별다른 반응을 보이지 않았다.

훗날 헤릭은 이 이론이 "실패작처럼 느껴졌다."[16]라고 말했다. 아무도 이 이론이 얼마나 획기적이고 옳은지 알아보지 못했다. 1918년, 헤릭이 개의 관상동맥으로 실험한 결과와 함께 자신의 이론을 다시 한번 내세우자 그제야 동료 의사들도 주목하기 시작했다. 젊은 사람을 인생의 전성기 한가운데에서 쓰러뜨리는 이 당혹스러운 질병에는 '심근경색증'이라는 이름이 붙었다. 의사들은 처음으로 관상동맥의 중요성을 깨달았고, 허혈심장질환에 관상동맥이 어떤 식으로 관여하는지 이해하기 시작했다. 그런데 이 작고 끊임없이 움직이는 혈관들을 무슨 수로 연구하고 이해할 수 있었을까?

1929년, 독일 출신의 24세 인턴 의사 베르너 포르스만Werner Forssmann은 팔의 정맥을 통해 심장까지 카테터를 실처럼 넣을 수 있다는 이론을 세웠다. 그는 만약 이 방법이 성공한다면 우심방에 직접 약물을 주입하는 효과적인 방법이 되리라고 생각했다. 이 급진적인 아이디어를 의국장 리처드 슈나이더Richard Schneider에게 제시하자 슈나이더는 곧바로 이렇게 말했다. "환자들을 대상으로 그런 실험을 허락할 수는 없습니다."[17]

당시로서는 심장에 카테터와 같은 이질적인 물체를 일부러 삽입한다는 건 미친 생각이었다. 일반적으로 생각해보면 그렇게 했다가는 부정맥이나 공기색전증을 유발해 환자가 죽을 수도 있었다.

그러나 불굴의 포르스만은 전혀 의견을 굽히지 않고 말했다. "그런가요? 그렇다면 그게 위험하지 않다는 걸 증명할 또 다른 방법이 있습니다. 제 몸에 직접 실험하면 되죠." 그 말을 듣고 충격을 받은 슈나이더는 절대 안 된다며 일축했다. 이렇게 위험하고 무책임한 제안을 한다는 것만으로도 자기 앞에 선 이 충동적인 젊은이가 분별력 없는 사람이라고 믿기에 충분했다.

포르스만은 상사의 판단을 받아들이는 척하며 비밀리에 계획을 세웠다. "나는 슈나이더의 금지령을 어기고 비밀스럽고 신속하게 내 심장에 직접 실험하기로 했다." 포르스만이 1972년 자서전에서 고백했다.

우선 카테터와 시술용 멸균 기구가 필요했는데, 이러한 도구들은 대부분 비품실에 보관되어 있었고 비품실은 항상 잠겨 있었다. 그리고 비품실 열쇠는 게르다 디첸Gerda Ditzen이라는 간호사가 가지고 있었다. 어떻게 디첸의 협조를 구할 수 있었을까? 세련되고 멋진 인턴이었던 포르스만은 이 젊은 여인을 현혹하는 게 가장 좋은 선택지라고 판단했다.

"나는 며칠 후부터 마치 단 걸 좋아하는 고양이가 크림 단지 주위를 맴돌듯 게르다의 주변을 서성거리기 시작했다. 함께 험담할 거리를 찾기는 쉬웠고, 게르다는 나를 자그마한 자기 사무실의 뒤편으로 부르곤 했다. 그렇게 조금씩 내게 꼭 필요한 신봉자를 끌어들였다." 포르스만이 자서전에 쓴 내용이다. 디첸은 몇 주 만에 포르스만에게 푹 빠졌고, 포르스만은 계획을 실행에 옮길 때가 되었다고 판단했다. "다음날 오후 이 착한 여인이 자기 자리에 앉아 있을 때, 나는 명랑하게 휘파람을 불며 게르다에게 다가갔다." 포르스만이 회상했다.

"게르다 선생님, 국부마취로 정맥절개를 할 도구와 요관 카테터 하나 주세요."

디첸은 의심스러워하며 물었다.

"오늘 병동에 정맥절개 예정인 환자는 안 계시는데요. 의국장님 말씀을 어기고 스스로에게 실험하려는 건 아니죠?"

시작하기도 전에 발각된 것이다. 그렇지만 포르스만은 포기하는 대신 더욱 강하게 밀어붙였다.

"게르다 선생님, 제가 뭘 하려는지 아실 필요는 없습니다. 그렇지만 제가 만약 실험을 하려 한다면, 그건 정말 안전할 겁니다."

"정말 안 위험하다고 확신하세요?"

"그럼요."

디첸은 그 말을 곱씹더니 포르스만을 지긋이 쳐다보며 말했다.

"좋아요, 그러면 저한테 실험하세요. 선생님께 저를 맡길게요."

포르스만은 이러한 상황 전개에 깜짝 놀랐을 게 분명하다. 의욕 있고 헌신적인 공범으로 거듭난 디첸이 의학의 발전을 위해 모든 걸 걸려고 했기 때문이다. 결국 포르스만은 디첸의 제안을 받아들였다. 디첸은 그를 데리고 잠겨 있던 캐비닛으로 가 메스와 무균 드레이프, 마취제, 원래 방광에 사용하는 길고 가느다란 소변 카테터를 꺼냈다.

그리고 포르스만이 시술할 수 있도록 용감하면서도 다소 극적으로 수술대에 누웠다. 포르스만은 빠르게 디첸의 팔과 다리를 묶으며 수술대에서 떨어지지 않기 위한 예방 조치라고 설명했다.

사실 포르스만은 이 젊은 간호사에게 실험할 생각이 없었다. 모든 건 속임수에 불과했다. 자기 몸에 실험할 테니 도와달라고 했어도 디첸이 동의하지 않았을 것이라 어쩔 수 없었을 뿐이다. 포르스만은 이렇게 회고했다.

> 내가 무엇을 하는지 게르다가 보지 못하도록 도구 트레이를 그의 머리 위로 옮겼다. 눈 깜짝할 새 내 왼쪽 팔꿈치를 마취했고, … 빠르게 피부를 절개하고 동맥류 바늘을 정맥 아래에 삽입해 벌린 뒤 카테터를 약 30cm가량 밀어 넣었다. 그리고 거즈로 감싼 뒤 그 위를 무균 분할 드레이프로 덮었다. 그런 다음 게르다의 오른손을 풀고 무릎을 묶었던 끈을 느슨하게 풀어주었다.

충격과 당혹감에 휩싸인 디첸은 자리에서 서둘러 일어나다가 포르스만이 카테터를 자신의 팔 안으로 더욱 깊숙이 밀어 넣는 모습을 보고 경악했다. 자기를 속인 것에 화가 난 디첸이 포르스만에게 소리를 질렀지만, 그는 여전히 침착한 태도로 디첸에게 병원 지하의 X선 촬영실까지 같이 가자고 했다. 지하에서 만난 포르스만의 친구이자 동료 의사 피터 로마이스Peter Romeis는 무언가 잘못된 게 분명해 보이는 이 광경을 보고 포르스만에게 그만두라고 소리를 질렀다. 로마이스는 카테터 끝을 움켜잡고 빼내려 했다. "그를 진정시키기 위해 정강이를 몇 번 걷어차야 했다." 포르스만이 회상했다.

결국 X선 기계의 전원이 켜졌다. 포르스만은 카테터 끝이 위팔뼈 윗부분에 도달해 있음을 확인한 후, 카테터를 거의 70cm 표시까지 한층 깊숙이 밀어 넣고 방사선사에게 촬영을 지시했다. X선 사진을 보니[18] 카테터 끝이 심장의 우심방 안에 들어가 있었다.

포르스만은 그 자리에 있던 모든 이에게 충격과 경외심을 안겨주었으나, 정작 본인은 조금도 동요하지 않은 듯했다. 모든 것이 무사했다. 흉통은 발생하지 않았으며, 치명적인 부정맥도 없었고, 실신하지도 않았다. 건드릴 수 없었던 심장의 내밀한 성소에 배관을 연결하고도 환자를 죽이지 않을 수 있다는 사실을 최초로 증명한 순간이었다. 이제 카테터를 사용하면 심장에 직접 약물을 주입할 수 있고, 조영제를 넣어 심장을 드나드는 혈류를 확인할 수 있으며, 살아 있는

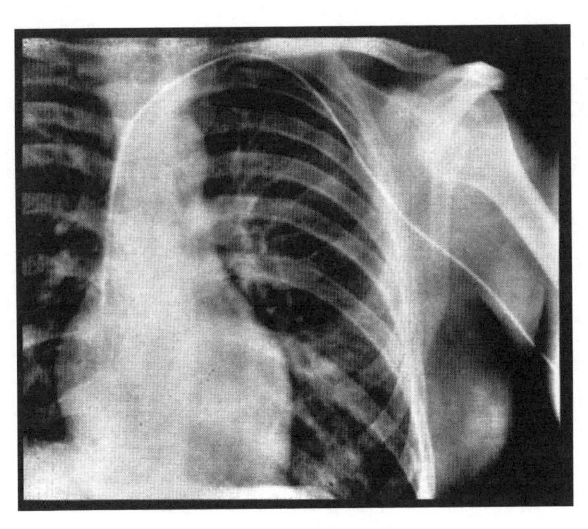

베르너 포르스만의 흉부를 촬영한 X선 사진.
왼팔을 통해 삽입한 카테터가 심장 오른편까지 이어진 모습이 보인다.

심장의 비정상적 활동을 눈으로 볼 수 있을 터였다. 포르스만은 이후 2년에 걸쳐 여덟 차례[19] 더 자기 몸에 카테터를 삽입했으며, 아무런 부작용 없이 방사선 비투과 조영제를 주입했다. 포르스만은 이 대담한 작업의 공로를 인정받아 1956년 노벨 의학상을 공동 수상했다.*

"환자를 죽이고 말았어!"

포르스만이 일으킨 혁신은 의학의 발전 방향을 완전히 바꿔놓았다. 하지만 심장에 접근할 수 있다는 사실만으로 심장마비라는 재앙이 완전히 없어진 것은 아니었다. 이 조용한 살인자와 맞서 싸우려면 심장에 영양분을 공급하는 관상동맥을 어떻게든 시각화하고 이용할 방법을 찾아야 했다. 어떻게 해야 했을까?

통념으로 미루어보자면, 이 가느다란 심혈관에 카테터를 넣기만 해도 혈류가 막혀 즉시 심근경색증이 발생할 것이다. 게다가 관상동맥에 조영제를 주입한다면 혈관을 완전히 메워 정상 혈류의 산소 운반을 막을 테니 마찬가지로 사망에 이를 가능성이 컸다.

*

포르스만은 자가 수술에 성공한 지 수년 뒤인 1932년, 나치에 가입했다. 제2차 세계대전 당시 그는 동부전선에서 군의관으로 복무했다. 전쟁의 끝이 다가오자 러시아보다는 미국의 포로가 되는 게 낫겠다고 생각한 포르스만은 나치 독일 친위대의 포화를 뚫고 엘베강을 헤엄쳐 건넜고,[20] 미국 포로수용소에 갇혀 있다가 1945년 석방되었다. 뒤이어 그는 나무꾼으로 일했는데, 이는 나치 당원으로 활동한 전적이 있으면 수년간 의료 행위가 금지되었기 때문이다. 이후 그는 서독에서 비뇨기과 의사로 의료 행위를 재개할 수 있었다. 노벨상을 공동 수상하게 되었다는 소식을 듣자 포르스만은 어느 신문 기자에게 마치 추기경 임명을 받았다는 소식을 막 들은 마을 목사가 된 기분이라고 말했다.[21]

포르스만의 자가 실험이 성공한 지 약 30년 뒤인 1958년 10월 30일,[22] 미국 최우수 병원 중 하나인 클리브랜드 클리닉의 소아심장과 의국장인 메이슨 손즈Mason Sones가 류마티스성 심장병 병력이 있는 26세 남성에게 카테터 삽입술을 실시하고 있었다. 손즈는 환자의 심장 바로 위에 자리한 대동맥을 확인하려고 했다. 그는 기계식 자동동력 주사기를 사용해 2초 만에 30mL에 달하는 상당한 양의 조영제를 주입할 생각이었다. 본래 의도했던 대로 카테터 끝이 우측에 놓이자 손즈는 "넣어!"라고 무뚝뚝하게 명령하며 조영제를 주입했다. 그러나 갑자기 한꺼번에 주입한 탓에 카테터 끝이 마치 소방 호스 끝처럼 크게 요동쳤다. 카테터 끝이 대동맥이 아닌 우관상동맥에 바로 박힌 모습을 투시 영상으로 본 손즈는 경악했다.

"어서 빼내!" 손즈가 소리쳤으나 때는 이미 늦었다. 조영제가 주입되고 만 것이다. 다량의 유독한 조영제를 가느다란 관상동맥에 주입한다는 건 치명적일 게 분명했다. 당연하게도 환자의 심전도는 심장 무수축 상태를 나타내는 일직선을 그리고 있었다. 심정지라는 신호였다. 손즈는 절규했다. "환자를 죽이고 말았어!"[23]

그로부터 20년도 더 지난 1982년, 그는 당시 상황을 다음과 같이 회고했다.

> 주입이 시작되었을 때 나는 우관상동맥이 심하게 불투명해지는 걸 보고 공포에 질렸다. 카테터의 끝이 우세 우관상동맥의 구멍에 들어가 있다는 사실을 깨달은 것이다. … 나는 환자의 가슴을 열고 심장에 직접 패들을 대 제세동을 실시할 생각으로 수술대 주변을 바

쁘게 움직이며 메스를 찾았고 … 환자는 심장 무수축 상태인 게 명백해 보였으며….[24]

패닉에 빠진 손즈는 환자에게 소리쳤다. “환자분! 기침하세요!” 폐에 압력을 가해 대동맥을 쥐어짜면 조영제를 혈관 구조 바깥으로 더 빠르게 짜낼 수 있을지도 모른다고 판단한 것이다. 손즈는 심장에 직접 제세동기를 대고 전기 충격을 가해 되살릴 생각으로 메스를 들고 환자의 가슴을 열려고 했다. 당시만 하더라도 심장에 직접 접촉해야만 제세동이 가능했다. 그러나 메스를 대기 전에 심전도 선이 튀더니 맥박이 잡혔다. 이윽고 톱니 같은 심전도 선이 아래위로 내달리기 시작했다. “환자가 서너 번 크게 기침하자[25] 심장이 다시 뛰기 시작했다.” 라고 손즈는 회상했다. 결국 환자의 심장은 정상 박동을 되찾았다.

환자는 살았다. 그러나 손즈가 끔찍한 실수를 저지른 것은 명백한 사실이었다. 젊은 환자를 거의 죽일 뻔했으므로, 다른 의사였다면 당연히 자기 자신을 깊이 되돌아볼 만큼 수치심을 느꼈을 것이다. 그러나 손즈의 반응은 이와는 정반대였다.

그는 자신이 관상동맥에 조영제를 주입해도 환자가 죽지 않는다는 걸 역사상 최초로 증명했음을 깨달았다. 관상동맥은 이때까지 인간이 살아 있는 상태로는 단 한 번도 해부도를 관찰하지 못했던 혈관이었다. 물론 손즈도 환자의 심장이 멈추는 그 괴로운 순간을 다시는 경험하고 싶지 않았으나, 조영제를 덜 농축해 더 적은 용량으로 주입하면 훨씬 안전하리라고 정확하게 추측했다. 그날 늦은 시각, 사무실에 돌아온 손즈는 동료들에게 선언했다. “우린 지금 심장학에 혁명을 일으켰습니다!" 그의 비서 일레인 클레이턴Elaine Clayton이 명랑하게 답했다. "또요?"[26] 그의 말은 사실이었다. 손즈는 뒤이어 관상동맥조영술에 관한 선구적인 연구를 선보이며 관상동맥 지도를 그리는 데 일조했다. 심장마비를 유발하는 관상동맥 내 죽상경화증을 일으키는 플라크를 직접 볼 수 있게 되면서 심장병 정복을 향한 여정에 중대한 이정표를 세운 것이다.

도터링

손즈가 이러한 업적을 달성할 때만 하더라도 심장마비 치료법은 거의 없었다. 1955년 9월, 콜로라도에서 휴가를 보내던 드와이트 아이젠하워Dwight Eisenhower 대통령[27]은 골프를 치다가 심한 흉통을 느꼈으나 그저 단순한 소화불량 증상이라고 생각한 후 일찍 잠자리에 들었는데, 새벽 2시 30분쯤 격심한 흉통을 느끼며 잠에서 깼다. 주치의가 호출되었고, 통증을 덜기 위해 모르핀을 투여했다. 이후 아홉 시간 동안 의사는 옆에서 관찰하는 것 말고는 별다른 수를 쓰지 못했다. 첫 증상이 시작된 지 거의 만 하루가 지난 오후 1시가 되어서야 심전도 검사를 진행했고, 대통령이 심각한 심장마비를 일으켰다는 사실이 밝혀졌다. 아이젠하워 대통령은 이후 6주간 입원해 침상안정을 취했다.

그는 평생에 걸쳐 일곱 번의 심장마비가 일어났다. 그러고는 결국 1969년에 일어난 마지막 심장마비로 세상을 떠났다. 심장 치료에 중대한 혁신이 막 일어나려던 시기였다.

심장마비를 유발하는 원인은 단순히 관상동맥 협착이 일어나서도 아니고, 신체의 다른 부위에서 형성된 혈전이 운 나쁘게 어느 관상동맥에 박혀서도 아니다. 모든 건 죽상경화성 플라크와 함께 시작된다. 플라크는 동맥 내부의 내피가 손상될 때 형성되는 일종의 혈관 찌꺼기인데, 그 원인은 주로 오랜 기간에 걸친 고혈압, 흡연, 고콜레스테롤이다.

통념과는 다르게, 거대한 플라크가 가장 위험한 것은 아니다. 급성 관상동맥 폐색(막혀서 소통이 안되는 병증 — 옮긴이)은 플라크가 점차 커지거나 동맥 구멍이 천천히 줄어들며 발생하지 않는다. 오히려 플라크에 출혈, 미란, 궤양, 균열이 발생하는 파열이 심장마비를 유발하는 주된 요인이다. 플라크가 파열되면 괴사한 내용물이 혈류에 노출되면서 곧바로 혈소판, 트롬복산, 세로토닌 등 혈전 형성을 유발하는 인자와 화학물질을 끌어당긴다. 이러한 재료들이 결합하고 혈전을 형성해 동맥을 완전히 막는 데에는 불과 몇 분밖에 걸리지 않는다.

폐색이 일어나면 60초 안에 심근세포 괴사가 시작된다. 폐색이 일어난 동맥으로 혈류를 공급받던 심장 표면 전체가 괴사하기 시작하며, 손상 정도는 대개 허혈 지속 시간에 따라 달라진다. 또한 심장 기능이 저하되면서 심실세동 등의 치명적인 부정맥이 발생해 돌연사로 이어질 수도 있다.

운이 좋아 응급구조사가 신속하게 도착했다면 제세동을 실시해 부정맥을 제거하고 환자를 빠르게 응급실로 이송할 것이다. 응급실에서는 환자에게 모르핀, 산소, 아스피린, 니트로글리세린(혈관확장제), TNK-tPA(조직 플라스미노겐 활성제) 등의 혈전용해제를 투여한다.

1960년대 초까지는 이것이 심장마비 환자를 치료할 수 있는 최선의 방법이었다. 당시 심장마비로 인한 사망률은 30~40%[28]에 달했다. 그러다 의학 혁명이 일어나면서 모든 게 변화하기 시작했다.

1963년, 오리건대학교 방사선전문의 찰스 도터Charles Dotter는 환자의 다리 오른쪽 장골동맥에 카테터를 삽입하던 중 실수로 카테터를 밀어 넣어 동맥의 부분적 폐색을 뚫었다.[29] 그는 이 우연한 사건이 무엇을 의미하는지 곧바로 깨달았다. 도터와 그의 지도하에 수련하던 전임의 멜빈 저드킨스Melvin Judkins는 기존의 카테터보다 더 단단하고 지름이 조금씩 더 커지는 카테터 세트를 개발했다. 우선 동맥 폐색이 일어난 부위에 가장 작은 카테터를 삽입[30]한 다음, 조금 더 큰 카테터로 혈관을 더 확장하고, 점차 더 큰 카테터를 사용해 폐색을 완전히 해소한 후 혈류가 다시 막힘없이 흐를 때까지 계속한다는 계획이었다.

이들은 이러한 요법을 해부용 시체인 카데바로 수차례 시험한 다음, 1964년 1월 16일 로라 쇼Laura Shaw라는 환자에게 처음으로 사용했다. 쇼는 82세의 당뇨 환자[31]로, 혈액 순환이 좋지 않아 가만히 있어도 무척 고통스러운 악성 괴저성궤양이 발가락에 생겼다. 주치의는 발가락 절단을 권했으나 쇼는 거부했다. 결국 쇼를 맡게 된 도터는 쇼의 얕은넙다리동맥에서 고립된 분절 사이의 협착을 발견했는데, 이는 자신의 카테터 삽입요법을 시험해보기에 완벽한 사례였다. 시술은 성공했고, 곧 쇼의 발이 따뜻해지면서 핏기가 돌기 시작했다. 고통이 줄어들었고 불과 몇 주 만에 궤양이 사라졌다.

화려한 쇼맨십을 지닌 데다 인습을 혐오했던 도터는 자신의 카테터 삽입요법을 요란하게 전시했다. 어느 날, 학회에서 심장 카테터 삽입에 관한 강연을 하던 도터가 갑자기 선언했다. "지금까지 약 20여 분간 여러분 앞에 서서 말씀드렸는데요. 사실 저는 아까부터 내내 심장에 카테터를 삽입하고 있었습니다."[32] 그러더니 소매를 걷어 올리고 팔에 카테터를 삽입한 모습을 청중에게 보여주었다. "이제 정상적인 심장이 어떻게 읽히는지 보여드리겠습니다." 이렇게 말하며 전기 파형을 관찰할 수 있는 오실로스코프에 자기 신체를 연결하고, 카테터를 심장의 각 방으로 옮기며 실시간으로 화면에 나타나는 파형이 왜 달라지는지 설명했다.

도터의 동료 외과의사들은 그의 자신만만한 성격과 성공적인 시술을 재수 없다고 여겼으며, '도터링'이라는 이름으로 알려진 그의 새로운 요법에 환자들을 빼앗기는 데 분개했다. 그러나 어쨌든 그들도 혈관우회술을 계획하려면 도터의 방사선 촬영 기술이 필요했다. 어떤 외과의사는 환자의 넙다리동맥 폐색 치료를 위해 방사선 촬영을 요청하면서 도터에게 "보여주기만 하고 치료하려 들지 마십시오!"[33]라고 경고했다. 하지만 이러한 경고를 들어도 도터는 보란 듯이 그 환자의 폐색을 제거했다. 또한 어김없이 이 사건을 널리 알리고 다녔으며, 시술 1년 후에는 그 환자와 함께 해발 3429m가량의 후드산 정상에 올랐다.[34] 16mm 영화 필름으로 그 순간을 촬영해줄 카메라맨을 대동한 채였다.

도터는 심각한 질병을 치료할 혁신적인 방법을 개발했다. 그러나 그조차 미처 깨닫지 못했던 점이 있었다. 사실 그의 연구는 20세기를 통틀어 가장 결정적이라 손꼽을 만한 의학 발전이 펼쳐질 무대를 마련한 발단에 지나지 않았다는 것이다.

단순한 풍선

1960년대 말, 동독의 내과의사 안드레아스 그루엔트지히Andreas Grüntzig가 도터의 새로운 요법에 관한 강의를 들었다. 사실 강연에 참석한 모두가 깊은 감명을 받은 건 아니었다. 도터가 개발한 요법에는 몇 가지 결함이 있었는데, 그중 하나는 폐색 부위에 카테터를 억지로 밀어 넣다가 떨어져 나간 죽상혈전이 더 깊은 곳으로 흘러 들어갈 수 있다는 점이었다. 그렇게 되면 급성 허혈을 일으켜 응급 수술이 필요한 더 심각한 문제로 이어질 수 있었다.

하지만 도터의 접근 방식을 본 그루엔트지히는 새로운 아이디어를 떠올렸다. 카테터의 직경을 늘려가며 죽종(동맥벽에 지방이 쌓여 동맥 내막이 두껍게 솟아 올라와 있는 상태 — 옮긴이)을 뚫는 대신, 동맥 내부에서 간단하게 풍선을 부풀려서 혈관을 넓히면 어떨까? 이렇게 하면 도터의 기법을 상당히 개선할 수 있었다.

그루엔트지히는 '혈관 내 풍선'이라는 개념에 집착하기 시작했다. 그는 취리히에 위치한 작은 아파트에서 수년간 아내 미카엘라, 조수 마리아 슐룸프Maria Schlumpf와 함께 여러 가지 방식으로 카테터 끝부분에 풍선을 붙이는 실험을 진행했다.[35] 쓸 만한 프로토타입을 만들기 위해 풀과 실, 라텍스와 고무를 사용해 수많은 기법을 시도했고, 아이디어를 얻기 위해 신발 끈과 리본 제조업자, 플라스틱을 다루는 화학자를 찾아가기도 했다.

카데바로 초기 프로토타입을 실험해보니 풍선이 터지는 일이 잦았다. 터지지 않더라도 혈관이 좁아진 부분을 밀어내지 못하고 그저 폐색 앞뒤로 빠져나가 마치 아령 같은 모양으로 부풀 뿐이었다. 그에게는 풍선의 길이 전체에 걸쳐 고르게 팽창하면서 죽종을 밀어낼 수 있을 정도의 힘을 가진 '소시지 모양의 팽창성 마디'[36]가 필요했다.

그러다 동네 중학교에서 일하던 어느 화학과 명예교수가 폴리염화비닐(PVC)[37]을 가르쳐준 덕분에 돌파구를 찾을 수 있었다. 폴리염화비닐은 그가 원하던 조건을 완벽하게 갖춘 소재였다. 플라스틱의 한 종류로, 과팽창을 예방할 수 있을 만큼 적당히 강하고 단단했으며 풍선 전면으로 고르게 압력을 가할 수 있었다. 소재를 바꾼 그루엔트지히는 마침내 한쪽 끝에 풍선이 붙어 있고 조영제를 방출할 구멍이 나 있는 카테터를 개발했다. 이 카테터가 더 뻣뻣한 유도 철사를 타고 대동맥을 여행하게 될 터였다. 우선 유도 철사를 원하는 위치까지 잘 넣는 게 중요했는데, 카테터를 단독으로 사용해 필요한 거리만큼 혈관을 꿰뚫기에는 카테터 자체가 너무 약하고 유연하기 때문이었다.

그루엔트지히는 개의 관상동맥을 대상으로 이 기법을 처음으로 시도했으며 결국 성공을 거두었다. 1974년, 그는 훗날 풍선혈관성형술이라 불리는 이 기법을 최초로 인간에게 시술했다.[38] 걸을 때 다리에 극심한 통증을 느꼈던 67세 남성에게 '풍선혈관성형술'을 사용했고, 심각한 협착이 생긴 넙다리동맥을 성공적으로 치료한 것이다. 그루엔트지히는 모니터를 통해 환자의 동맥 내에서 풍선이 천천히 팽창하면서 통로가 눈에 띄게 넓어지는 모습을 지켜보았다. 풍선을 수축시키고 제거하자 그대로 혈류가 늘어났다. 초음파 검사 결과로도 하지의 혈액 공급이 확실히 늘어났다는 게 확인되었고, 환자는 머지않아 아무런 고통 없이 병원 복도를 걸어 다녔다.

1976년 마이애미에서 미국 심장협회의 연례 학회가 열리자 그루엔트지히는 앞서 개를 대상으로 했던 실험의 성공을 보여주는 포스터를 들고 참석했다.[39] 그는 이 발표에서 인간의 다리 동맥에 발생한 협착을 치료한 경험을 설명할 생각이었다. 그러나 유감스럽게도 이 거대한 학회에 참석한 수천 명의 심장전문의 중에서 그루엔트지히의 포스터를 보고 멈춰 서거나 그의 발표를 들으러 온 이는 극소수에 불과했다. 심지어 그를 보러 온 이들마저도 그루엔트지히의 아이디어가 인간의 심장에 적용될 리는 없다고 생각했다.

오직 의사 리처드 마일러Richard Myler[40]만이 그루엔트지히의 말을 믿어주었다. 그는 샌프란시스코에 위치한 자신의 병원에 그루엔트지히를 초청해 환자의 관상동맥에 이 시술을 시도해달라고 요청했다. 1977년 5월, 그루엔트지히와 마일러는 세계 최초로 심장우회술을 받고 있는 환자에게 심장 풍선혈관성형술을 시술해 성공했다.

이후 같은 해에는 취리히로 돌아온 그루엔트지히가 심각한 흉통 또는 협심증을 앓고 있던 38세 회사원 아돌프 바흐만Adolf Bachmann[41]에게 개심 수술을 거치지 않고 피부를 통하는 '경피' 혈관성형술을 실시했다. 본래 협심증에 추천되던 시술은 심장우회술이었는데, 여기에는 많은 위험이 따르고 회복 기간도 길었다. 그루엔트지히가 우회술 대신 세균의 침습이 덜한 카테터 시술로 치료할 수 있다고 말하며 그렇게 할 것을 제안하자 바흐만은 이를 수락했다.

1977년 9월 16일, 그루엔트지히는 바흐만의 샅굴부위를 마취하고 넙다리동맥에 바늘을 삽입했다. 그리고 이 바늘을 통해 가느다란 금속 유도 철사를 동맥으로 넣어 올렸다. 바늘을 제거한 뒤에는 철사

위로 유도 카테터를 밀어 넣었다. 그는 투시 모니터로 해부도를 볼 수 있도록 조영제를 간헐적으로 주입한 다음, 환자의 대동맥을 통해 좌전하행동맥까지 카테터를 밀어 넣었다. 그런 다음 유도 카테터의 중심으로 풍선 카테터를 꿰어 넣고 협착이 생긴 부위에 닿을 때까지 관상동맥으로 밀어 넣었다.

이때까지만 해도 이 시술을 지켜보기 위해 모여든 수많은 사람은 풍선을 부풀리면 심장 혈류가 막히면서 심장마비나 치명적인 부정맥이 발생할 것이라고 생각했다. 그루엔트지히가 안전하게 심장 혈류를 막아도 되는 시간은 얼마나 될까? 풍선을 천천히 확장하는 게 나을까, 아니면 조금 더 빠르게 확장하는 게 나을까?

그루엔트지히는 침착하게 풍선을 부풀렸다. 훗날 그는 이렇게 회고했다.

> 놀랍게도 (심전도에서 심장마비의 전형적인 소견인) ST 상승이나 심실세동, 심지어는 (비정상적 심장박동인) 주기외수축조차 일어나지 않았으며 환자가 흉통을 느끼지도 않았고 … 첫 번째 풍선 수축 이후 관상동맥 말단 부위의 압력이 훌륭하게 올라갔다. 긍정적인 반응에 힘입은 나는 잔여 기울기를 완화하기 위해 두 번째로 풍선을 팽창시켰다. 시술이 이토록 쉽게 진행된다는 데 모두가 놀랐고, 나는 내 꿈이 이루어졌다는 걸 깨닫기 시작했다.[42]

그루엔트지히는 동맥을 따라 흐르는 혈류가 곧바로 늘어나는 모습을 관찰할 수 있었다. 시술을 지켜보던 이들이 숨을 들이켰다. 기적 같은 광경이었다. 그루엔트지히는 불과 몇 분 만에 간단한 풍선과 카테터를 이용해 관상동맥의 막힌 부분을 뚫었다. 이 덕분에 바흐만은 개심 수술을 피할 수 있었으며 목숨을 구할 가능성도 커졌다. 시술 내내 의식을 유지하며 자기 스스로 호흡한 바흐만은 곧바로 흉통이 완화되는 것을 느꼈다.

그루엔트지히는 미국 심장협회 연례 학회에 풍선혈관성형술 포스터를 처음 선보였다가 무시당한 지 1년 만에 다시 학회에 등장해 강연했다. 그는 이 강연에서 최초로 관상동맥성형술을 받은 환자 네 명의 시술 전후 혈관조영상을 발표했다. 그루엔트지히가 발표하던 도중, 청중석을 메운 수많은 심장전문의 사이에서 자연스럽게 박수가 터져 나오기 시작하더니 곧이어 모두가 일어나 그에게 박수갈채를 보냈다.[43] 그루엔트지히가 이것으로 의료 역사에 한 획을 그었다는 걸 모든 청중이 깨달은 것이다.

1980년대 초에 이르자 세계 각지의 선도적인 의사들이 관상동맥질환을 치료하는 데 그루엔트지히의 요법을 사용했다. 오늘날 심장마비 환자가 응급실에 이송되면 대체로 곧장 심혈관조영실로 보내 심혈관중재시술 전문의가 풍선혈관성형술을 실시한다. 풍선을 이용해 장기적으로 동맥을 계속 열어두는 소형 와이어 스텐트를 배치하는 시술도 흔하다. 시술이 끝나면 일반적인 환자는 수일간 모니터링을 받다가 퇴원해 집으로 돌아간다. 그루엔트지히가 발명한 관상동맥성형술은 지금까지 수백만 명의 목숨을 구했다.

의학의 발전으로 이처럼 간단한 시술만으로도 관상동맥질환을 치료할 수 있게 되었지만, 여전히 혈관성형술로 치료할 수 없을 만큼 심각한 심장병을 앓는 환자도 많다. 이러한 환자 중에는 심혈관의 여러 곳이 심각하게 협착된 사람도 있고, 여러 차례 심장마비를 겪어 심근이 영구적으로 크게 손상되며 울혈심부전이 발생한 사람도 있다. 심각한 수준의 심장병을 앓는 환자들에게는 여전히 심장 수술이 한 줄기 희망이다. 그리고 많은 사람이 현대 심장 수술의 발전을 무엇보다 가장 고무적인 사건으로 손꼽는 이유는 어렵지 않게 알 수 있다.

개심 수술

외과의사가 아닌 사람에게 심장 수술은 그저 기적처럼 느껴진다. 심장 수술은 격정적이고 피비린내 나면서 아름답다. 심장외과의사의 손은 재빠르면서도 정확하고 아름답지만, 그 손이 닿는 곳에는 격정적인 광경이 펼쳐진다. 심장에 접근하려면 우선 의료용 전기톱으로 복장뼈를 반으로 절개해야 한다. 절개한 곳에 스테인리스강 소재의 C 클램프(수술 시 절개부를 벌리는 데 사용되는 'ㄷ' 자 모양의 수술 기구 — 옮긴이)를 밀어 넣은 후, 목공소에서 하는 것처럼 나사를 돌려 클램프의 금속 부품을 벌리며 작은 사각형 구멍을 만들면 심장이 드러난다.

심장을 수술하려면 먼저 심장을 멈춰야 한다. 이를 위해 몸에서 심장으로 혈액을 되돌려 보내는 가장 큰 정맥인 상대정맥과 하대정맥에 우회로를 설치한다. 우회로로 운반된 혈액은 인공심폐기에서 산소를 얻어 대동맥으로 돌아간다. 심장과 폐 주변의 혈류 우회가 완성되면 얼음장처럼 차가운 식염수 한 바가지를 흉곽에 부어 넣는다. 그리고 고칼륨성 심정지용액을 관상동맥에 주입해 심장박동을 멈추며 산소 소모량과 대사량을 줄인다.

심장이 멈추면 이제 수술을 시작할 수 있다. 가장 흔한 심장 수술은 관상동맥우회술이다. 이 수술은 관상동맥에 발생한 폐색을 피해 혈류를 공급하는 것이 목적이며, 문제가 생긴 동맥의 폐색 지점 뒷부분에 새로운 혈류 통로를 연결하는 것이다. 이 새로운 혈류는 주로 복장뼈 바로 뒤에 자리한 속가슴동맥 중 하나에서 가져오거나, 다리에서 채취한 정맥을 통해 대동맥에서 폐색 지점 바로 뒤의 관상동맥으로 혈액을 공급하게 할 수도 있다.

당연하게도 이는 전부 굉장히 까다로운 작업이다. 외과의사는 시야를 서너 배 확대하는 확대경을 안경에 붙이고 믿기 어려울 정도로 섬세한 봉합술을 통해 꼼꼼하게 혈관을 연결한다. 물론 위험도도 매우 높다. 만약 물 한 방울이 새어 나갈 정도의 작은 틈이라도 놓친다면 가슴을 닫은 후에 내출혈이 일어날 수 있다. 그러면 다양한 합병증으로 환자가 사망할 수 있다.

심장 수술이 끝난 후에는 심장을 다시 가동해야 한다. 심장에 다시 혈액이 채워지면 작은 금속 패들을 이용해 전기 충격을 가해 동방결절(전기 자극을 생성해 심장 수축을 유도함으로써 심장박동을 조절하는 심장의 한 부분 — 옮긴이)을 자극한다. 그러면 심장이 다시 뛰기 시작한다. 외과의사가 판단하기에 심장만으로 혈액 수요가 확실하게 충족될 때까지 천천히 인공심폐기의 송출력을 줄인다. 그런 다음 환자를 인공심폐기와 분리한 뒤 가슴을 닫는다.

이 기적 같은 광경을 처음 본 사람은 강한 경외감을 느낀다. 신조

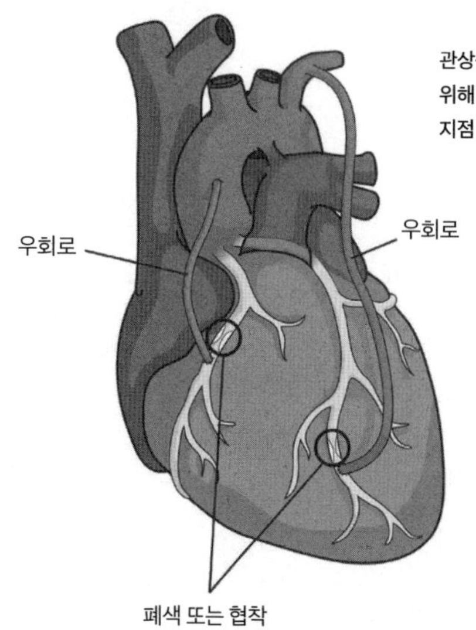

관상동맥우회술은 심근에 공급되는 혈액을 보충하기 위해 산소를 실은 혈액을 대동맥에서 관상동맥의 폐색 지점 말단부로 운반한다.

차도 우리가 이러한 일을 해낼 줄은 몰랐을 것이다. 그러나 인간의 근면과 용기는 이를 가능하게 만들었다.

심장을 파고드는 인류의 여정은 가장 극적이고 대담한 이야기 중 하나다. 갈비뼈로 둘러싸인 흉곽 안에 숨어 끊임없이 움직이는 기관을 수술한다는 발상은 수 세기 동안 터무니없는 생각으로 여겨졌다. 19세기에 이름을 날린 수술의 대가들은 후손들에게 여러 격언을 남겼는데, 1883년 오스트리아의 위대한 외과의사 테오도르 빌로트Theodor Billroth는 "심장의 상처를 봉합하려 드는 외과의사가 있다면 동료들의 존경을 잃어 마땅하다."[44]라고 말했다. 또한 1896년 영국의 외과의사 스티븐 패짓Stephen Paget은 "심장 수술은 자연이 정한 한계에 도달한 듯하다. 그 어떤 새로운 방법과 발견으로도 심장병에 자연히 따라오는 장애를 극복할 수는 없다."[45]라고 말하며 자신의 생각을 이야기했다. 제정신이라면 그 어떤 외과의사도 박동하는 심장을 수술하려 들지 못할 게 분명했다. 그렇지만 때로는 운명과 우연이 한데 모여 역사를 바꾸기 마련이다.

1896년 9월, 독일 프랑크푸르트의 한 술집에서 22세 남성이 시비가 붙어 도망치다 가슴에 자상을 입었다.[46] 의식을 잃고 쓰러진 채 공원에서 발견된 그는 가장 가까운 병원으로 이송되었다. 당시 작성된 사건 기록에 따르면, "죽을 것처럼 안색이 창백했고, 맥박이 거의 잡히지 않을 정도로 불안정했으며, 호흡이 부자연스러웠다."[47]

의사는 진단을 위해 몸속에 삽입하는 금속 더듬자로 상처를 살펴보았다. 더듬자는 상처가 난 곳으로 끝없이 들어가 마침내 막다른 곳에 다다랐고, 놀랍게도 더듬자가 심장에 닿은 것처럼 바깥쪽 끝이 환자의 심장박동에 맞춰 오르락내리락 움직였다. 칼이 그의 심장을 찔러 구멍을 낸 게 분명했다. 사망할 게 불 보듯 뻔해 보였다.

그런데 마침 이 병원에는 루트비히 렌Ludwig Rehn이라는 이름의 저명한 외과의사가 근무하고 있었다. 죽어가는 환자를 살펴본 렌의 머릿속에 한 가지 생각이 떠올랐다. 동료 의사들이 좀처럼 떠올리지 못할 생각이자, 실행에 옮길 사람은 더더욱 없을 획기적인 생각이었다. 해부학을 빈틈없이 꿰뚫고 있던 그는 환자의 심장에 난 구멍이 매우 작고, 이 상처에서 흘러나온 혈액이 심장을 둘러싼 심낭에 천천히 고이고 있을 수 있다고 생각했다. 오늘날 이러한 상태를 '심낭압전'이라 부른다.

렌은 환자의 죽음을 받아들이며 포기하는 대신 그를 수술실로 데려가 가슴을 열었고, 추측대로 심낭이 팽팽하게 부푼 채 심장을 압박하고 있음을 발견했다. 그가 메스로 심낭에 구멍을 뚫자 피가 분수처럼 솟구쳤다가 점차 잦아들었고, 강한 압력으로 심장을 옥죄는 압전이 사라지면서 심장박동이 강해졌다.

다음으로는 상처를 찾았다. 우심실에 약 1.5cm 크기의 베인 상처가 나 있었고, 심장이 뛸 때마다 상처에서 피가 새어 나왔다. 렌이 손가락으로 상처를 눌러 지혈하자 심장박동이 조금 더 강해졌다. 그다음 심장의 확장기(박동과 박동 사이에 이완되는 시간 — 옮긴이)에 타이밍을 맞춰 능숙하게 세 번 꿰매어 상처를 봉합했다. 이후 이 사례에 대해 렌이 남긴 회고를 보면 그가 얼마나 놀랐는지 알 수 있다.

> 열린 심낭 안에서 박동하는 심장을 보노라니 놀랍기 그지없었다. … 수축기 동안 심근은 돌처럼 딱딱했고 우심실이 복장뼈 아래로 숨었으며 … 나는 확장기 동안 빠르게 바늘을 움직였는데, 이때만 우심실이 노출되었기 때문이다. … 다음 확장기에는 봉합에 매듭을 지었다.[48]

사상 처음으로 외과의사가 박동하는 심장의 전층 열상을 봉합한 순간이었다. 환자는 목숨을 구했고, 심지어 2주 후에는 렌이 외과 학회에서 이 환자를 소개하기까지 했다.[49]

그러나 렌이 일으킨 기적은 어쩌다 한 번 일어난 일로 치부될 수 있었다. 곧바로 죽지 않을 정도의 작은 심장 열상을 입은 환자가 우연히 전 세계에서 가장 대범한 외과 전문의가 근무하는 병원에 실려 왔다. 이는 다시 재현하거나 계획할 수도 없을 정도로 행운과 실력이 완벽하게 겹친 사건이었다. 그러니 이후로 반세기에 걸쳐 심장 수술에 별다른 진전이 없었던 것도 놀라운 일은 아니다. 심장은 여전히 외과의사에게 불가침의 영역으로 여겨졌다.

하지만 제2차 세계대전이 일어나면서 상황은 달라지기 시작했다.

"기회를 주셔서 감사합니다."

1944년, 하버드대학교에서 수련한 35세의 미 육군 소속 외과의사 드와이트 하켄Dwight Harken[50]은 런던의 제160육군종합병원에서 병사들의 상처를 치료했다. 하켄은 청년들의 가슴이 총격이나 폭격에 찢겨나간 것과 같은 온갖 종류의 끔찍한 부상을 마주했고, 전쟁이 피해자를 무작위로 골라 무차별하게 상처를 내는 데 금세 적응했다. 그 어떤 상처도 똑같지 않았다. 미국에서 얼마나 오랜 수련을 했든, 이 전쟁이 그에게 안겨준 정신이 아득해질 듯한 수많은 사례에 대비할 수는 없었다.

심장 표면에 유산탄 조각이 박힌 채로 죽어가는 병사가 그에게 실려 온 적도 여러 번 있었다. 박동하는 심장에 꽂힌 금속 파편이 자기가 만든 열상을 어설프게 틀어막고 있었다. 대량 출혈 또는 감염이 발생하거나, 울퉁불퉁한 금속 표면으로 인해 생긴 혈전이 뇌로 흘러들어가 뇌졸중을 일으키며 병사를 죽음으로 몰고 가는 건 시간 문제였다. 사제들은 이들의 병상을 찾아 위로했고, 전우들은 환자가 고향에 보낼 편지를 받아 적었다. 이들의 죽음은 불 보듯 뻔했다.

하켄을 비롯한 외과의사들이 이러한 환자 앞에서 무슨 수를 쓸 수 있었을까? 만약 클램프로 금속 파편을 집어 빼낸다면 걷잡을 수 없을 정도로 피가 쏟아져 나와 심장의 상처를 치료하기는커녕 어디가 상처인지 알아보기도 어려워질 게 분명했다. 병사들의 상처는 렌이 봉합하는 데 성공했던 깔끔하고 작은 열상과는 달랐다. 상처를 건드리는 건 그저 죽음을 재촉하는 꼴이 될 터였다. 하켄은 위대하다고 말할 수 있을 만큼 좋은 외과의사였지만, 박동하는 심장의 상처를 대량 출혈이 발생하기 전에 봉합할 만큼 손이 빠르다고 자신할 수는 없었다. 피 웅덩이 속을 더듬으며 깊은 구멍을 꿰매는 데 주어지는 시간은 기껏해야 몇 분에 불과했다.

하지만 하켄은 심장을 봉합하는 더 좋은 방법을 떠올렸다.

노르망디 상륙작전이 개시된 당일인 1944년 6월 6일, 하켄은 흉부에 심각한 부상을 당한 남자를 치료하고 있었다. 환자의 갈비뼈와 복장뼈가 산산이 조각나 있었다. 심장이 얼마나 손상되었는지 알 수 없었던 하켄은 환자를 데리고 수술실로 들어갔다. 그리고 커다란 금속 파편이 우심실에 꽂힌 채 심장박동을 따라 오르락내리락 움직이는 것을 발견했다. 가망 없는 상황처럼 보였으나 하켄에게는 미리 생각해둔 새로운 방법이 있었다.

하켄은 파편을 제거하면서 곧바로 구멍에 손가락을 꽂아 출혈을 틀어막았다. 그러고는 조금씩 손가락을 빼내면서 한 땀 한 땀 구멍을 꿰매어 닫았다. 그는 아내에게 전하는 편지에서 이 믿을 수 없는 사건을 이렇게 묘사했다. "당황스러운 순간이 있었다면 피가 넘치지 않도록 틀어막은 손가락의 장갑을 봉합사가 한 땀 뚫고 지나갔다는 걸 발견했을 때뿐이었어. 내 손을 심장 표면에 꿰매버린 거야! 장갑을 자른 뒤에야 나는 손을 빼냈어."[51]

현명하게도 하켄은 봉합사를 당길 때 조직이 찢어지지 않도록 실크 봉합사와 심장 표면 사이에 '스웨지'라는 작은 천 조각을 말아 넣어 성공 확률을 높였다. 또 심장이 가장 크게 부풀어 오른 확장기에 봉합사의 매듭을 지은 덕분에 뒤이어 심장이 수축하더라도 봉합사가 더 팽팽해지는 일은 없었다. 하켄의 수술법은 효과가 있었다. 렌 이후 처음으로 박동하는 심장의 상처를 치료하는 데 더욱 다양하게 활용할 수 있는 기법이 탄생한 것이다. 이 전쟁에서 하켄은 12명도 넘는 병사의 심장에서 금속 파편을 빼냈다.[52]

현대의 수술과 비교하자면 손가락으로 틀어막는 하켄의 방식이 원시적이라는 걸 부정할 수는 없다. 그러나 이는 시작에 불과했다. 얼마 후 하켄은 미리 파편 주변에 주머니 끈 형태로 봉합사를 꿰매놓은 다음 파편을 빼내면 더욱 빠르게 구멍을 봉합할 수 있다는 사실을 알게 되었다.

전쟁 이후에는 이 방법을 발판 삼아 미래를 향한 또 한 번의 도약이 일어났다. 당대 가장 치명적인 사인 중 하나였던 승모판협착증(좌심방과 좌심실 사이에 존재하는 승모판막이 잘 열리지 않고 좁아지는 질환 — 옮긴이)을 치료하기 위해 심장 내부를 봉합하는 방법이 최초로 시도된 것이다.

승모판은 좌심방과 좌심실을 구분한다. 승모판을 구성하는 두 개의 첨판은 서로 겹쳐 있어서 위에서 보면 가톨릭 주교가 의식 때 쓰는 모자인 주교관처럼 보이는데, 이 때문에 '승모'라는 이름이 붙었다. 확장기에 심장이 이완하면 승모판이 열리면서 혈액이 좌심방에서 좌심실로 쏟아져 들어간다. 뒤이은 수축기에는 좌심실이 수축하면서 폭발적인 압력이 생겨 승모판이 세차게 닫힌다. 그 덕분에 혈액이 심방으로 역류하지 않고 대동맥판막을 지나 대동맥으로 솟구쳐 들어가는 것이다.

페니실린이 널리 사용되기 이전인 20세기 전반에는 류마티스열을 앓는 어린이들이 많았다. 류마티스열의 치명적인 합병증 중 하나는 승모판의 첨판 사이가 좁아지고 경직되는 승모판협착증이 발생하는 것이었다. 이처럼 상흔이 남은 첨판은 더는 제대로 열리거나 닫히지 않는다. 승모판 입구가 좁아지면 병목현상이 생기면서 좌심방이 완전히 비기 전에 심장이 다시 박동할 수 있고, 그렇게 되면 혈액이 폐로 역류한다. 머지않아 폐에 점점 혈액이 차면서 환자는 호흡이 힘들어지고 끊임없이 기침하며 피를 뱉어내게 된다. 인생의 황금기를 누리는 청년에게 승모판협착증은 예외 없는 사형 선고나 마찬가지였다. 죽음은 시간문제일 뿐이었다.

제2차 세계대전 이후, 하켄은 보스턴으로 돌아갔다. 그는 새로운 수술 기법을 발명해 공적을 남기겠노라고 결심한 후, 승모판협착증을 치료할 방법을 고안하는 데 몰두했다. 그의 생각은 이러했다. 우선 주머니 끈 기법을 사용해 승모판 바로 위의 좌심방 내에 원형으로 봉합사를 미리 배치하는 것이다. 다음으로 원형의 중앙을 의도적으로 절개한 뒤 곧바로 절개 구멍에 손가락을 꽂는다. 그동안 수술 보조는 주머니 끈을 단단히 잡아매 혈액 상실을 방지한다. 검지를 심장 안에 넣어 좁아진 승모판의 구멍을 말 그대로 손끝으로 찔러 넓히는 것이다. 하켄은 섬유화되어 한데 엉킨 첨판을 손가락으로 서로 떼어 내면 판의 정상적인 기능이 회복될 수도 있다는 가설을 세웠지만, 위험도가 너무 높았고 어떤 결과가 뒤따를지도 알 수 없었다.

만약 심장 안에 찔러 넣은 손가락이 심장의 율동을 방해해 심실세동과 사망으로 이어진다면? 또 손가락을 너무 억지로 밀어 넣어 첨판이 손상되거나 돌이킬 수 없이 찢어진다면? 이 경우에는 승모판협착증의 정반대 문제인 승모판 기능부전이 발생해 혈액이 심실에서 대동맥과 나머지 전신으로 뻗어나가는 대신 심방으로 역류할 터였다. 이 외에도 환자가 사망할 수 있는 경우의 수는 너무나 많았다. 하지만 아무것도 시도하지 않는다면 환자는 사망할 게 분명했다.

하켄은 수술을 성공시키겠다고 마음을 굳게 먹었다. 그러나 아쉽게도 이 대담한 수술을 처음으로 시도한 외과의사는 필라델피아의 찰스 베일리Charles Bailey였다. 그는 하켄의 라이벌이자 또 다른 제2차 세계대전 참전 용사였다. 1945년 11월, 베일리는 월터 스톡턴Walter Stockton[53]이라는 이름의 37세 남성을 수술했다. 스톡턴이 승모판협착증으로 죽기 직전이라는 것은 누가 보아도 명백했다. 그는 거의 걷지 못했고 호흡하지도 못했으며 자주 객혈을 뱉었다.

수술이 시작되었다. 스톡턴의 흉부를 절개하고 갈비뼈를 벌린 뒤 심낭막을 살짝 가르자 박동하는 심장이 드러났다. 베일리는 승모판 위의 좌심방 내에 원형으로 봉합사를 꿰매 배치했다. 그리고 원형 중앙 부위를 살짝 절개하자 피가 분수처럼 솟구쳤다. 그는 손가락을 넣고 주머니 끈 봉합사를 조이려고 했으나 봉합사가 심근을 찢는 바람에 고정할 수 없었다. 이후 보고서에서 베일리는 이렇게 말했다. "주머니 끈 봉합사를 당겨 조이자 찢어졌고 … 심한 출혈이 발생해 빠르게 대형 클램프를 사용했다. … 매트리스 봉합을 고정하기가 불가능했다."[54] 베일리는 맹렬하게 손을 움직였으나 아무런 소용이 없었고, 환자의 피가 빠져나가는 걸 지켜볼 수밖에 없었다. 심장은 몇 분 만에 멈췄다. 보고서는 다음과 같은 말로 마무리되었다. "환자는 수술대 위에서 출혈로 사망했으며, 판막절개술은 실시하지 않았다."

베일리는 굴하지 않고 다시 시도하기로 했다. 7개월 후, 그는 자신이 직접 고안한 새로운 도구를 가지고 또 다른 환자를 수술했다. 그가 '후방 절단 펀치'[55]라고 불렀던 이 작은 갈고리가 달린 금속 더듬자는 무딘 손가락보다는 승모판 첨판을 절단하고 분리하기에 더 좋아 보였다. 환자는 수술실에서 살아 나왔으나 이틀 후 숨졌다. 필라델피아의 하네만 병원은 두 환자를 사망에 이르게 한 책임과 계속해서 실험적인 수술을 허가해달라고 요구한다는 점을 이유로 들며 베일리의 수술 권한을 박탈했다. 심장내과 의국장 조지 게클러George Goeckeler는 베일리에게 "자네가 더는 그와 같은 살인 수술을 저지르지 못하게 막는 게 기독교인으로서 내가 지는 의무"라고 말했다. 그러자 베일리는 이렇게 대답했다. "이 수술을 계속하는 게 기독교인으로서 제가 지는 의무입니다. 승모판협착증이 인간에게 끼치는 해보다 더 나쁜 건 없습니다."[56]

베일리는 끈질겼다. 그는 1948년 미국 델라웨어주의 윌밍턴 메모리얼 병원으로 자리를 옮겨 또 다른 환자를 이 시술로 수술했다. 엉겨 붙은 승모판 첨판을 분리하는 데는 성공했으나, 이번에는 너무 억지로 강하게 밀어 넣은 탓에 첨판이 심하게 손상되었다. 결국 승모판은 정상적인 기능을 상실했고, 심실에서 심방으로 역류하는 혈액을 막지 못했다. 환자의 병명은 승모판협착증에서 승모판 기능부전으로 바뀌었고, 환자는 마찬가지로 수술 후 일주일 만에 사망했다. 이후 윌밍턴 메모리얼 병원 역시 베일리의 수술 권한을 박탈했다. 몇몇 동료와 학생은 베일리를 '도살자'[57]라고 부르며 수군거렸다.

베일리는 아직 필라델피아 종합병원과 성공회 병원까지 필라델피아 내 병원 두 곳에서 수술할 권한을 보유하고 있었다. 그러나 베일리가 실패했다는 소문이 퍼지고 있었기 때문에 한 번 더 이 기법을 사용했다가 실패하면 다른 하나의 병원마저 수술을 금지할까 봐 걱정했다. 그는 성공 확률을 최대한 높이기 위해 하루를 골라 아침에는 필라델피아 종합병원에서, 오후에는 성공회 병원에서 수술하도록 일정을 짜야겠다고 결심했다.[58] 이렇게 하면 첫 번째 수술에서 환자가 사망하더라도 그 소식이 다른 병원까지 전해져 누군가 그를 막아서기 전에 두 번째 수술을 시도할 수 있으리라고 생각한 것이다. 만약 두 번째 수술마저 실패한다면 모든 게 끝이었다. 명성은 바닥으로 추락할 테고, 어떤 병원에서도 그를 받아주지 않을 게 분명했다.

필라델피아 종합병원의 첫 번째 환자는 수술대에서 사망했다.

이 순간 엄청난 스트레스와 중압감을 느꼈을 게 분명한 베일리는 수술 실패로 인한 실망감이 채 가시기도 전에 성공회 병원으로 향했다. 그리고 그곳에서 24세의 주부 콘스턴스 워너Constance Warner의 수술을 시작했다. 워너는 어린 시절 류마티스열을 앓았으며 이 때문에 발생한 심부전이 너무나 심각해 어린 자녀를 돌보지 못하고 있었다.

베일리는 이 수술에서 금속 도구와 손가락을 모두 사용해 부드럽게 첨판을 분리했다. 다행히도 수술은 잘 진행되는 것처럼 보였다. 봉합은 단단히 고정되었고 심각한 출혈도 일어나지 않았다. 워너는 수술을 견뎌냈다. 호흡이 좋아졌고, 수술 4일 후에는 두 발로 걸었다.

베일리는 한껏 의기양양해졌다. 그의 명성은 곧바로 회복되었고, 그는 이 순간을 만끽하기로 했다. 베일리는 자신의 성공 소식을 온 동료들에게 알렸다. 심지어는 불과 수술 일주일 후에 워너를 데리고 1609km가량 기차를 타고 시카고까지 가 미국 흉부외과의사협회 학회 청중들에게 그를 선보이고 자랑하기도 했다. 워너는 수술 이후로 세 명의 자녀를 더 얻고 천수를 누리다가 62세에 숨을 거두었다.

이 위업을 처음으로 달성하며 역사에 이름을 남긴 사람은 베일리지만, 워너의 수술로부터 6일 후 하켄 또한 보스턴에서 한 환자를 대상으로 승모판 수술에 성공했다.[59] 이에 앞서 하켄은 여섯 명의 환자에게 같은 수술을 시도했으나 모두 숨을 거두고 말았다. 이 시점에서 이 수술의 전 세계 성공률은 12분의 2였다.

수술 실패로 환자가 사망한 어느 날, 하켄은 낙심한 채 집으로 돌아갔다. 그런데 그날 저녁 누군가 하켄의 집 현관문을 두드렸다. 문 앞에 선 여인은 그날 사망한 환자의 친구로, 환자가 만약 수술실에서 살아 나오지 못한다면 전해달라고 했다며 하켄에게 편지를 건넸다. 편지에는 이렇게 쓰여 있었다. "하켄 선생님, 기회를 주셔서 감사합니다. 이런 일이 다시 일어나지 않을 수 있게 제 재산의 일부를 남깁니다."[60]

하켄과 베일리는 심장 수술의 선구자였으나 성공보다는 실패를 더 많이 경험했다. 그토록 많은 죽음 앞에서 자기 생각을 계속 밀고

나가는 데는 엄청난 용기가 필요했을 것이다. 두 사람 모두 엄청난 자신감의 소유자였으며, 기대한 대로 되지 않아 억장이 무너져도 다시 일어날 줄 알았다. 혁신의 대가는 값비쌌으나 이들의 노력 덕분에 마침내 심장 수술의 새로운 세계로 향하는 문이 열릴 수 있었다.

체외 호흡을 위하여

심장 수술은 외과의사들이 환자를 죽이지 않으면서 박동하는 심장을 멈추는 방법을 찾아내기 전까지 여전히 흔치 않은 일이었다. 이는 반드시 환자가 사망하고야 마는 끔찍한 위험이 뒤따르는 의료계의 장기자랑에 불과했다. 하켄이나 베일리와 같은 외과의사들은 클램프로 심장의 혈류를 잠시 틀어막을 수 있었다. 하지만 이 방법을 사용하면 영구적인 뇌 손상이 시작되기 전까지 오직 4분가량의 짧은 시간 안에 수술을 끝내야만 했다.

후대의 외과의사들은 저체온 요법을 사용해 수술 시간을 늘릴 수 있다는 것을 발견했다. 신체 온도를 21℃ 이하로 낮춰 대사량과 산소 소모량을 줄이는 방법이었는데, 이 방법을 이용하면 수술 시간을 약 12분까지 늘릴 수 있었다. 이보다 더 오래 걸리는 수술은 불가능했다. 의사가 심장을 정지시킨 다음 재가동할 수도 있었지만, 누군가 산소를 실은 혈액을 심장을 거치지 않고 신체에 공급할 방법을 고안해내기 전까지 초기 심장 수술은 시간 제약 탓에 극도로 단순한 전술에만 의존하고 있었다.

캐나다의 의사 윌리엄 머스터드William Mustard는 새롭지만 아주 창의적이지는 않은 체외혈액산소화 방식을 고안했다. 그는 원숭이의 폐를 이용해 이 방법을 실험했다.[61] 1951년, 머스터드는 원숭이 네 마리의 폐를 꺼내 산소를 가득 주입한 단지 안에 넣었다. 그리고 단지 안의 폐에 연결한 고무 튜브를 이용해 어린아이의 정맥 순환을 우회시키고, 원숭이의 폐가 혈액에 산소를 공급했기를 바라며 이 혈액을 환자에게 돌려보냈다. 그는 3년에 걸쳐 치명적인 심장질환을 앓는 어린아이 12명에게 이 방법을 시도했고 모두 사망했다. 그러나 이들 중 일부는 수술을 견뎌냈고 한 아이는 수술 후 거의 2주가량 생존했다. 적어도 환자의 체외에서 혈액에 산소를 공급하는 게 가능하다는 점만큼은 증명한 셈이다.

미네소타 대학병원에서는 월트 릴레이Walt Lillehei라는 이름의 또 다른 외과의사가 선천심장병이 있는 어린아이들을 대상으로 '교차 순환'이라는 아이디어를 활용해 자연이 그린 심장의 설계도를 통제하고자 했다. 이 아이디어는 태아순환에 관한 지식을 바탕으로 고안되었다. 자궁 내 태아는 호흡하지 않는다. 태아의 혈액은 태반을 통해 산모의 혈액과 교차 순환한다. 산모의 폐를 이용해 혈액에 산소를 공급받는 셈이다. 릴레이는 이와 유사한 방식으로 어린아이의 순환계를 어머니나 아버지의 순환계와 연결하는 게 가능할지도 모른다고 생각했다. 수술 중 어린아이의 심장을 일시적으로 정지시킨 상태에서, 어린아이의 혈액이 부모의 순환계를 따라 흐르며 부모의 폐를 이용해 산소화된 뒤 다시 어린아이의 몸으로 돌아가는 식이었다.

릴레이가 우선 개를 대상으로 실험했을 때[62] 이 방법은 효과가 있는 것처럼 보였다. 개의 우심실과 좌심실 사이에 난 구멍인 심실중격 결손을 닫는 데 30분이 걸렸는데, 이는 당대의 심장 수술에 있어 영겁과도 같은 시간이었다. 이 개는 수술하는 내내 다른 건강한 개와 순환계를 연결해 생명을 유지했다. 1954년 3월, 릴레이는 이 시술을 인간에게 사용해볼 만반의 준비를 마쳤다. 전국적으로 수많은 아이가 선천심장병으로 죽어가고 있었으며, 모든 아이가 치료법을 간절히 원했다. 그런데 릴레이의 창의적인 이 방법에는 독특한 윤리적 문제가 뒤따르기도 했다. 수술을 받는 환자뿐만 아니라 건강한 부모까지 위험을 감수해야 했기 때문이다. 두 명 모두 사망한다면 이론적으로 200%의 사망률을 기록할 수 있는 수술이었다.

미네소타 대학병원은 수많은 토론과 토의를 거친 끝에 릴레이가 이 방식을 계속 추진하도록 허가했다. 릴레이의 첫 환자는 심실중격 결손을 앓고 있던 생후 13개월의 남자아이 그레고리 글리덴Gregory Glidden[63]이었다. 글리덴의 심장은 양 심실 사이에 구멍이 나 있었기에 혈액이 좌심실에서 우심실로 돌아갔고, 이 때문에 혈액이 폐로 역류하면서 쓸모없고 잘못된 순환이 계속되고 있었다. 아버지의 순환계와 연결해 수술을 받은 글리덴은 수술을 잘 견뎌냈으나 11일 후 폐렴으로 사망했다.

불굴의 릴레이는 곧 4세의 파멜라 슈미트Pamela Schmidt[64]에게 수술을 시도했다. 슈미트 또한 글리덴과 마찬가지로 심실중격결손으로 죽어가고 있었다. 슈미트와 그의 아버지가 수술실에 나란히 누웠고, 슈미트의 순환계가 아버지의 순환계와 연결되었다. 릴레이는 슈미트의 심장을 정지시키고 표면을 가른 뒤 양 심실 사이의 구멍을 봉합했다. 그러고는 심장을 닫고 다시 혈류를 흘려보낸 다음 전기 충격을 가해 심장을 재가동했다. 슈미트의 심장이 힘차게 박동했다.

수술은 성공적이었다.

슈미트와 릴레이는 전국적인 유명 인사가 되었다. 슈미트와 가족들은 〈코스모폴리탄〉 잡지에 실리기도 했다. 미네소타주와 미국 심장협회는 슈미트에게 공식적으로 '심장의 여왕'[65]이라는 이름을 붙여주었다. 릴레이에게는 인터뷰 요청과 심장질환으로 죽어가는 아이들을 부탁하는 소개서가 물밀 듯이 들어왔다.

그러나 이 수술법의 성공을 장담하기는 아직 일렀다. 릴레이는 슈미트 이후에도 소수의 어린아이를 성공적으로 수술했으나, 이후 일곱 차례의 수술[66]에서 여섯 명의 어린아이가 사망하는 결과를 마주해야 했다. 이 중 한 수술에서는 어린아이의 어머니 또한 뇌에 공기색전증(기포가 동맥이나 정맥을 따라 순환하다 혈관을 막는 것 — 옮긴이)이 발생해 끔찍한 뇌졸중을 일으키기도 했다.[67] 릴레이의 명성은 땅에 떨어졌다. 릴레이 덕분에 체외혈액산소화를 향한 여정에서 한 발 앞으로 나아가기는 했으나, 그의 업적은 심장 수술에 진짜 혁명을 일으킬 만큼 중대한 발전은 아니었다.

한편, 또 다른 외과의사인 존 기번John Gibbon은 보스턴에서 연구원[68]으로 지내던 1931년부터 체외혈액산소화에 관해 고민하고 있었다. 어느 젊은 여성 환자가 일상적인 담낭 수술을 받았다가 수술 15일 후부터 흉통과 호흡곤란이 발생한 사례가 그 계기였다. 원인은 혈전이 생겨 폐동맥을 막은 색전증이었다. 당시에는 수술로 혈전을 직접 제거하는 방법만이 유효한 치료법이었다. 그러나 이 수술은 위험도가 너무 높아 미국 내에서는 한 번도 성공한 적이 없었고, 이 시점까지 전 세계에서 단 아홉 차례만 시도된 방법이었다.

기번의 상사인 에드워드 처칠Edward Churchill은 폐동맥이 완전히 폐색되어 환자가 죽기 직전에 이를 때만 최후의 수단으로 수술해야 한다고 판단했다. 이들은 이러한 상황에 대비하기 위해 환자를 수술실로 데려갔다. 기번은 밤새 환자의 병상 곁을 지키며 15분마다 맥박, 호흡, 체온, 혈압과 같은 활력징후를 확인하는 일을 맡았다.

아침 8시, 환자가 의식을 잃었다. 호흡이 멈추었고 맥박도 잡히지 않았다. 처칠은 6분 30초 만에 환자의 가슴을 열고 커다란 혈전을 제거한 뒤 클램프로 폐동맥 절개부를 막았다. 그러나 이조차도 환자를 구할 만큼 빠르지는 못했다. 결국 환자는 다시 눈을 뜨지 못하고 세상을 떠났다.

이 비극은 기번에게 큰 영향을 미쳤다. 훗날 그는 이렇게 회고했다.

> 그 긴긴밤에 걸쳐 삶을 놓치지 않기 위해 싸우는 환자를 무력하게 지켜만 보는 동안, 나는 환자의 팽창한 정맥에서 정맥혈 일부를 계속 빼내 혈액에 산소를 공급한 다음 … 이제는 동맥혈이 된 혈액을 환자의 동맥에 계속 주입할 수 있다면 환자의 목숨을 구할 수 있었을지도 모른다는 생각이 자연스럽게 떠올랐다. … 환자의 심장과 폐 기능 일부를 신체 바깥에서 수행하는 것이다.[69]

기번은 이 아이디어에 집착하기 시작했다. 그는 수십 년에 걸쳐 혈액에 산소를 공급하는 기계를 만드는 데 몰두했다. 물론 여기에는 수많은 난관이 있었다. 우선 적혈구는 매우 민감하여 튜브나 기계를 통과할 때 어떤 식으로든 외상을 입기 쉽다. 또 혈액은 성질상 기계의 금속 표면처럼 이질적인 물질에 닿을 때 혈전이 생기기 쉽다는 문제도 있다. 물론 혈액에 산소를 싣고 이산화탄소를 제거하는 이상적인 방법 역시 고안해야만 했다.

기번은 펌프, 튜브, 플라스틱 케이스, 산소 공급기, 혈전을 예방해주는 물질인 헤파린을 사용해 프로토타입 기계를 만든 뒤[70] 고양이에게 실험했다. 이 기계는 산소로 가득 찬 거대한 회전식 실린더 안에서 혈액을 회전시키면서 원심력을 이용해 매우 얇은 필름 위에 혈액을 넓게 펼쳤는데, 이는 가스 교환이 일어나는 표면 면적을 늘리기 위해서였다. 기번은 1939년 이 기계를 사용해 고양이를 죽이지 않고 25분에 걸쳐 완전한 심폐우회술을 진행하는 데 성공했다. 그러나 이 기계로는 몸집이 더 큰 동물이나 인간에게 필요한 만큼의 산소를 공급할 수 없었다.

돌파구는 후원자인 IBM의 CEO 토머스 왓슨Thomas Watson과 함께 찾아왔다. 기번의 비전을 알게 된 왓슨은 그에게 자금과 함께 프로토타입을 개선해줄 엔지니어를 지원했다.[71] 그 결과 환자의 정맥혈이 필름 하나에 넓게 펼쳐진 뒤 여덟 개의 수직 스테인리스강 메시 스크린을 폭포처럼 타고 내려오는 혁신적인 설계를 만들어낼 수 있었다.[72] 앞서 기번은 부드러운 난류를 만들면 가스 교환을 극대화할 수 있다는 점도 알게 되었는데, 이 설계는 표면 면적과 난류를 모두 최적화하는 방법이었다. 이 모든 시스템은 산소를 가득 주입한 투명 플라스틱 케이스 안에 밀봉되었다.

1953년 5월 6일, 필라델피아의 제퍼슨 의과대학에서 기번은 이와 같은 현대 인공심폐기의 모태가 되는 기계를 사용해 최초로 수술에 성공했다.[73] 수술을 받은 환자는 심방중격결손을 앓고 있던 18세 대학생 세실리아 바볼렉Cecelia Bavolek이었다. 그는 심부전으로 6개월 동안 세 차례 입원했으며 더는 통증 없이 정상적으로 활동할 수 없었다. 기번은 자신의 기계를 이용해 바볼렉의 혈액순환을 우회시킨 뒤 심장을 멈춘 26분에 걸쳐 심방 사이의 구멍을 치료할 수 있었다. 수술은 성공적이었다.

인공심폐기는 심장 수술이 급속히 성장하는 무대를 마련해주었고, 그 후 8년 만에 최초의 관상동맥우회술이 실시되었다. 이보다 더 화려하고 대담한 의료 시술이 있었겠는가? 인간이 죽음을 속이기 위해 신이 설계한 순환 배관도를 재배열할 수 있게 되었다는 말은 실로 파괴적인 소식이었다.

그러나 심장병과 협심증의 성공적인 수술 기법으로 향하는 길 위에는 실패한 아이디어가 널려 있었음을 짚고 넘어가야겠다. 어떤 의사는 복장뼈 뒤편 가까이에 있는 속가슴동맥을 절단한 다음 심근 안으로 직접 터널처럼 연결하려고 했다. 또 다른 의사는 심장 표면을 마찰시키면 해당 부위의 혈류가 증가하리라고 생각하고 환자의 심낭을 연 뒤 심장에 활석 가루를 입히기도 했다. 심근에 '역행성 관류'를 일으키기 위해 정맥을 통해 산소를 주입하려 했던 이도 있었다. 이러한 방법은 모두 실패했다.

특히 관상동맥우회술 기법을 가장 크게 발전시켰다고 평가받는 이는 1960년대 말 클리브랜드 클리닉에서 일했던 아르헨티나인 외과의사 레네 파발로로René Favaloro[74]다. 그는 대동맥에서 문제의 폐색 부위를 지나 관상동맥으로 혈액을 전달하는 이식편으로 다리 정맥을 이용한다는 아이디어를 한층 발전시켰다. 그에게 수술을 받은 환자들은 협심증이 빠르게 완화되었으며, 수술 후 혈관조영상에서도 심장의 관류가 놀라울 정도로 회복된 모습을 보였다. 오늘날 우회술은 심장외과의사들의 기둥이다. 혈관성형술로 치료할 수 없을 만큼 중증이거나 다혈관 관상동맥질환을 앓는 환자들에게 사용된다.

가장 큰 상

1967년 12월 3일, 외과의사 크리스티안 바너드Christiaan Barnard는 남아프리카 케이프타운의 그루트 슈어 병원에서 사상 최초로 심장 이식 수술을 진행했다. 이때가 지금까지의 수술 발전사에 정점을 찍은 순간임을 부정할 사람은 아무도 없다. 그러나 이처럼 놀라운 성취를 이룩한 이야기는 바너드의 수술을 실현할 아이디어와 기법을 개발하기 위해 10년 넘게 노력한 스탠퍼드대학교의 외과의사 노먼 셤웨이Norman Shumway의 선도적인 연구에서부터 시작되었다.

1950년대부터 셤웨이와 그의 동료 의사 리처드 로어Richard Lower[75]는 이식에 관한 여러 문제에 직면했다. 이들이 답을 구하던 질문 중 하나는 심장을 신체에서 완전히 꺼낸 뒤에도, 다시 말해 심장에 연결된 모든 신경을 가로절단한 후에도 심장이 계속 기능할 수 있는지였다. 이들은 답을 알아내기 위해 개의 심장을 꺼냈다가 그 심장을 다시 같은 개에게 이식하는 실험을 했다. 이식을 받은 개들은 살아남았다.

또한 공여자의 심장을 수혜자에게 이식하는 가장 효과적이고 좋은 방법이 무엇인지를 판단하는 것도 어려운 과제였다. 심장은 혈액을 우심방에 전달하는 두 개의 정맥(대정맥), 우심실에서 폐로 혈액을 전달하는 폐동맥, 폐에서 다시 좌심방으로 혈액을 돌려보내는 네 개의 정맥, 좌심실로 연결되는 대동맥을 통해 순환계에 연결된다. 그러므로 혈관 연결점은 총 여덟 곳이다. 외과의사 입장에서는 꽤 많은 수다. 각 지점을 새로 연결할 때마다 공을 들여 정확하게 봉합해 물 한 방울 새지 않을 만큼 완벽하게 봉인해야 하기 때문이다.

섬웨이는 이보다 더 나은 방식을 개발했다. 심장에 붙은 모든 혈관을 절단하고 심장을 떼어내는 대신 수혜자의 심방 대부분을 남겨두면 어떨까? 각 심방에서 우심방의 두 개 정맥과 좌심방의 네 개 정맥이 이어지는 부위를 그대로 남겨두고 절단하는 것이다. 절단한 수혜자의 심방은 기증자의 심장에서 알맞게 절단한 공간과 봉합하면 된다. 이렇게 하면 심장의 혈관 연결점 여덟 개 중 여섯 개를 다시 연결할 필요가 사라지므로 수술 시간과 실패 위험을 줄일 수 있었다.

섬웨이는 수술 방법에서 혁신을 일으키는 한편, 수혜자의 면역체계가 공여자의 장기를 거부하는 이식 거부반응을 극복하는 방법에 관해서도 그만큼 중요한 연구를 남겼다. '시클로스포린'과 같은 강력한 면역억제제가 발견되면서 이식 거부반응이라는 장애물을 뛰어넘는 데 도움이 되기도 했다. 그러나 섬웨이가 해결할 수 없는 문제도 있었다. 바로 죽음을 어떻게 정의할 것인가에 관한 문제다.

오늘날 우리는 죽음이 뇌사 형태로 일어난다고 본다. 뇌사란 뇌 기능이 회복될 수 없게 소실되는 것으로, 인공호흡기를 사용해 환자의 호흡을 유지시키는 상태에서도 일어날 수 있다. 그러나 1960년대 중반 미국에서 뇌사는 사망의 한 형태가 아니었으며, 오직 심장박동과 호흡이 완전히 중단되는 경우만을 사망으로 정의했다. 이는 사실상 셤웨이는 물론 미국의 그 어떤 심장외과의사도 이식할 공여 심장을 찾을 수 없다는 뜻이었다. 공여 심장이 생기는 순간, 예컨대 잠재적 공여자가 오토바이 사고를 당해 갑자기 사망하는 순간에 수혜자가 수술실에 들어갈 모든 준비를 마친 상태여야 했기 때문이다. 그러한 일이 일어나리라는 것을 미리 알 수는 없었다.

미국 전역의 수많은 병원에서 이 난제를 두고 격렬한 윤리 논쟁이 불거졌다. 적어도 지구 반대편의 남아프리카에서 바너드가 심장 이식 수술에 성공했다는 소식이 들려오기 전까지는 말이다. 하지만 바너드가 돌파구를 찾아내자, 뇌사와 관련해 미국 내에서 벌어지던 논쟁[76]은 거의 하룻밤 새 증발해버렸다.

명성과 평판이 높았던 셤웨이와는 다르게, 바너드는 케이프타운 교외의 병원에서 일하며 학술 연구에는 나서지 않는 무명 외과의사였다. 그는 횡단보도를 건너다 차에 치여 뇌사 선고를 받은 젊은 여성 데니스 다발Denise Darvall을 대상으로 셤웨이의 기술을 사용해 심장을 꺼내는 데 성공했다. 세계 최초의 심장 이식 수혜자는 여러 차례 심장마비를 겪은 후 심각한 심부전을 앓고 있던 57세 당뇨 환자 루이스 와시칸스키Louis Washkansky[77]였다.

남아프리카에서는 의사가 사망을 선고한 시점부터 환자가 사망했다고 간주했다.[78] 사망을 정의하는 방법에 관한 지침은 미국보다 더 많은 자유재량을 인정했으며, 그 덕분에 바너드에게는 뇌사 공여자를 이용할 자유가 있었다. 다발과 와시칸스키는 서로 인접한 수술실로 각각 옮겨졌다. 바너드는 다발의 인공호흡기를 제거하고 심장박동이 멈추기를 기다렸다. 그리고 불과 몇 분 만에 다발의 심장을 꺼내 와시칸스키에게 옮겼다.

바너드는 자서전에 이렇게 썼다. "나는 손을 넣어 와시칸스키의 심장을 몸에서 꺼내 대야에 옮겼다. … 그 아래에는 구멍이 있었고 한없이 넓어 보였다. 심장 없는 가슴을 보는 건 처음이었다."[79]

와시칸스키의 심장은 오랜 세월에 걸쳐 병든 상태로 신체에 필요한 혈류를 공급하기 위해 적응하고 애쓰느라 매우 비대해져 있었다. 반면 다발의 심장은 훨씬 작았으며 와시칸스키의 흉곽에 들어가니 더더욱 작아 보였다. 바너드는 다발의 심장이 이처럼 몸집 큰 남자에게 필요한 순환량을 감당할 만큼 강하기를 바랐다.

심장 이식을 마친 바너드가 작은 전기 충격기로 심장을 재가동하자 다시 정상적으로 수축하기 시작했다. 그러나 인공심폐기를 제거해도 될 만큼 강한 수축이 일어나지는 않았다.[80] 새로운 심장이 와시칸스키의 신체를 관류하는 데 필요한 혈압을 만들어내지 못하는 듯했다. 바너드는 다시 한번 인공심폐기의 출력을 낮춰보았으나, 공여자의 심장은 이번에도 충분한 만큼 강하게 펌프질을 하지 못했다.

그는 조금 더 기다려보기로 했다. 그렇게 10분이 지났다.

바너드는 모든 봉합선을 확인했다. 새는 곳은 없었다. 이제는 심장이 아까보다 조금은 더 강하게 뛰고 있을까?

그런 것처럼 보였다.

정말 그랬다.

바너드가 세 번째로 인공심폐기 출력을 줄였을 때는 충분히 높은 혈압이 유지되었다. 바너드는 아프리칸스어로 외쳤다. "효과가 있을 것 같아Dit lyk of dit gaan werk!"[81] 심장이 제대로 뛰려나 보다!

바너드는 수술대 너머의 의료진을 가만히 바라보았다. 훗날 그는 이렇게 회고했다. "모두가 마스크 위로 기쁨과 경탄에 젖은 눈을 깜빡이며 서로를 바라보았다. 수술실의 긴장 어린 침묵이 깨지면서 한숨과 중얼거림, 심지어는 약간의 웃음까지 뒤섞여 터져나왔다. 그 심장에게는 물론이고, 우리 자신에게도 한 번 더 확신을 품을 수 있었다."[82] 수술은 총 다섯 시간 만에 끝났다.

세계 최초의 심장 이식 수술 소식은 세계 각지의 시민들에게 충격을 주었고, 바너드는 전 세계적인 유명 인사가 되었다. 안타깝게도 와시칸스키는 수술 18일 후 폐렴으로 세상을 떠났으나, 부검 결과 이식 심장에서는 아무런 기능부전이나 거부반응의 징후가 발견되지 않았다.

바너드에게 두 번째로 수술을 받은 환자[83]는 수술 후 19개월을 더 살았다. 세 번째 환자는 20개월을 더 살았다. 다섯 번째와 여섯 번째 환자는 각각 13년, 23년을 더 살았다. 이후 바너드는 화려한 생활을 영위하고 여러 영화배우와 데이트를 즐기며 세 차례 결혼한 것으로 더 유명해졌다.

한편 셤웨이는 이식 수혜자가 더 오래, 더 나은 삶을 살 수 있도록 하는 수술 후 관리법을 완성하기 위해 계속해서 심혈을 기울였다. 그는 1981년 세계 최초로 심장-폐 동시 이식[84]을 진행한 외과 의료진의 주요 일원이기도 했다.

오늘날 미국에서는 심장 이식이 매년 3800회[85]가량 실시된다. 장기 기증 시스템은 미국 장기공유연합네트워크가 엄격하게 관리하고 있다. 가장 위독한 환자를 우선시하는 한편, 장기 거부반응 가능성을 비롯한 수많은 요소를 고려해 공여자와 수혜자를 이어준다. 매일 자신의 생을 늘려줄 심장이 나타나기를 간절히 바라며 대기 목록에 이름을 올려둔 환자도 수천 명이다.

미래

오늘날 심장병에 대항하는 가장 효과적인 전술은 예방이다. 금연, 운동, 체중 감소를 권장하는 캠페인 덕분에 관상동맥질환으로 발생하는 사망률이 상당히 낮아졌다. 콜레스테롤을 낮추는 스타틴 약물은 의료 역사를 통틀어 전 세계에서 인류에게 가장 많은 도움을 준 약물이다. 오늘날 선천심장병은 초기에 수술로 바로잡을 수 있으며 심지어는 태아도 자궁 내에서 수술할 수 있다. 모든 종류의 심장 관련 수술을 받은 환자의 생존율은 그 어느 때보다 높다.

그렇지만 이러한 발전에도 관상동맥질환은 세계 제1의 사망 원인이다. 미국에서만 매년 약 80만 5000명[86]이 40초마다 한 명꼴로 심장마비를 일으킨다. 이 가차 없는 적군을 무찌를 만한 무기는 또 무엇이 있을까?

우리를 애타게 만드는 해법 중 하나로 줄기세포가 있다. 줄기세포는 신체 여러 종류의 세포로 성장할 가능성이 있기 때문에 특별하다. 의사들은 환자의 심장에서 줄기세포를 추출해 배양으로 복제한 다음, 다시 심장에 주입해 손상 조직을 보완하거나 정상 세포의 기능을 보강하는 방법을 개발했다. 재생의학의 세계를 향해 내디딘 이 한 발은 심장마비를 겪었던 환자의 심장 기능을 개선하고[87] 흉터 크기를 줄이는 등 이미 긍정적인 결과를 보여주고 있다. 또한 줄기세포를 씨앗 삼아 생분해성 3D 프린팅 스캐폴드를 만들어 심장 판막과 혈관을 생성하기도 한다. 더 복잡한 구조의 경우에는 카데바 장기 자체를 스캐폴드로 활용할 수 있다.

2008년, 과학자들은 장기의 구조를 형성하는 세포외기질만 남겨두고 기존의 세포를 벗겨내는 다양한 종류의 용액과 세척제를 사용해 실험쥐의 심장을 탈세포화했다.[88] 그리고 이 유기적인 뼈대에 갓 태어난 실험쥐에서 채취한 심장 세포를 심었다. 8일 후, 이 세포들은 전기 자극과 혈액 펌프 작용을 일으키며 박동하는 심장을 형성했다.

2016년에는 이 개념이 완전한 크기의 인간 심장에서 제대로 기능하는 심장 조직을 생성하는 데 그대로 적용되었다.[89] 카데바의 심장을 탈세포화한 다음 줄기세포로 채워 넣고 영양분을 주입하면서 바이오리액터(체내에서 일어나는 화학반응을 체외에서 발생시키는 시스템 — 옮긴이)로 재배하는 것이다. 이때 바이오리액터는 높은 심실 압력에 따른 스트레스 등 체내 환경을 시뮬레이션한다.

전류를 시뮬레이션하자 새로운 심장 근육에서 수축이 나타났다. 이처럼 우리는 교체용 심장을 제작한다는 초현대적 목표를 달성하는 데 그 어느 때보다도 가까워졌다. 언젠가는 체니와 같은 이식 환자들이 대기 목록에 이름을 올려둔 채 절박한 심정으로 공여자의 심장을 기다리며 오랜 세월을 보내거나, 적합한 심장이 나타나기 전에 세상을 떠날 일이 없어질지도 모른다.

첨단기술의 발전은 먼 미래의 일만이 아니다. 이제는 많은 위험과 비용이 따르는 인공심폐기 없이도 수술 중 안정화 시스템을 이용해 박동하는 심장에 수술할 수 있다.

카테터로 할 수 있는 시술을 지속적으로 개선하고 완성도를 높이는 중재적 심장전문의들은 이제 인공 심장판막을 배치하고 심방 및 심실중격결손까지 치료하면서 더 많은 환자가 외과적 심장 수술을 피할 수 있도록 돕고 있다. 체니가 이식받은 이식형 제세동기는 와이어와 수명이 한정된 배터리에 의존해야 한다는 단점이 있었다. 체니가 이식받은 것과 같은 유형의 ICD에 사용되는 배터리는 3~6년마다 수술을 통해 교체해주어야 한다. 오늘날 의사들은 카테터를 이용해 무선 심장박동기를 직접 심장에 삽입한다. 이 작은 캡슐에는 8~13년 동안 지속되는 배터리가 들어 있다. 미래에는 배터리 대신 흉부 벽 안에 고주파 발생기를 이식하고, 무선 충전 스테이션으로 스마트폰을 충전하는 것과 똑같은 방식으로 심장박동기에 에너지를 전달할 수 있을 것이다.

인간의 심장은 믿을 수 없을 만큼 오래 가고 믿을 만한 자체 배터리를 탑재한 독특하고 강력한 근육이다. 오랜 세월에 걸쳐 발견과 혁신이 이어지면서 심장은 이제 예전만큼 수수께끼에 휩싸여 있지는 않다. 앞으로 다가올 수십 년에 걸쳐 인류가 심장의 비밀을 더 많이 파헤치게 되리라는 것은 의심할 여지가 없다. 그러나 얼마나 더 많은 비밀이 밝혀지든, 심장은 항상 인간의 마음에서 장엄하고 신비로운 위치를 차지할 것이다. 그리고 우리는 언제나 경외하는 마음으로 심장을 바라볼 것이다.

2장

당뇨

소변보는 악마

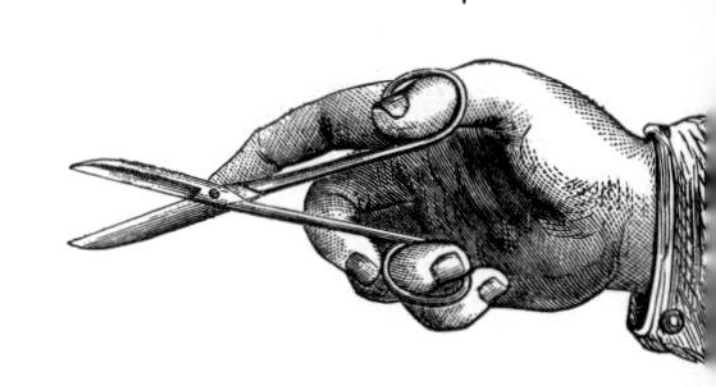

1918년 뉴욕시의 어느 가을날, 11세 소녀 엘리자베스 휴스Elizabeth Hughes[1]는 친구의 생일 파티에서 모처럼 아이스크림을 마음껏 먹었다. 파티가 끝난 후 엘리자베스의 부모인 찰스와 앙투아네트는 아이가 매우 목말라 보인다는 점을 이상하게 여겼다. 아이는 계속 물을 마셨으나 갈증이 가시질 않는 듯했다. 그들은 파티 이후 엘리자베스가 며칠 동안 매우 강한 식욕을 느끼고 평소보다 훨씬 많이 먹었으나 동시에 피곤해 보이고 때로는 무기력하기까지 하다는 점을 눈치챘다. 이는 흔치 않은 일이었다. 평상시의 엘리자베스는 기운 넘치고 생기발랄하며 모험심 강한 아이였기 때문이다. 두 사람은 당황했다. 무엇 때문에 이러한 변화가 생긴 것일까?

그해 겨울, 엘리자베스는 독감에 걸렸고, 부부는 크게 걱정했다. 스페인독감이 어린아이와 노인, 부자와 가난한 이를 가리지 않고 목숨을 앗아가고 있었기 때문이다. 그 어느 가족도 안심할 수 없었다. 두 사람은 엘리자베스가 회복되기를 기도했고, 아이의 상태는 다행히 호전되었다. 한동안 이들은 엘리자베스가 보였던 증상이 당연히 독감 탓일 거라고 생각했다. 그전까지는 매우 건강한 아이였기 때문이다.

그러나 1919년 봄에 이르자 엘리자베스를 끊임없이 괴롭히는 증상이 독감보다 더 악랄한 무언가의 흔적이라는 걸 누구도 부정할 수 없게 되었다. 엘리자베스는 한없이 갈증을 느끼고, 수시로 소변을 보았으며, 위험할 만큼 체중이 감소했다. 걸신들린 것처럼 먹는데도 키 150cm에 몸무게 29~34kg[2] 정도밖에 되지 않았다. 휴스 부부는 엘리자베스를 병원에 데리고 갔고, 의사는 당뇨병을 의심했다. 그리고 혈액과 소변 검사 결과 당뇨병이 확인되었다.

그건 사형 선고였다.

찰스와 앙투아네트는 왜 엘리자베스 같은 어린아이가 음식을 먹고 제대로 대사 작용을 하지 못하는지 의사들도 모른다는 걸 곧 알게 되었다. 보통의 경우라면 목숨을 부지하는 데 꼭 필요한 음식이 오히려 엘리자베스를 죽이고 있었음을 알게 된 것이다. 엘리자베스는 먹을수록 아파졌다. 치료법도, 약도 없었다. 당시 당뇨병 소아 환자는 진단 후 평균 11개월밖에 살지 못했다.

엘리자베스의 남은 수명을 늘려줄 유일한 선택지는 사실상 굶기는 것밖엔 없었다. 엘리자베스 또래의 아이들은 보통 하루에 2000kcal를 섭취한다. 하지만 엘리자베스는 가능한 한 오래 살려면 하루 750kcal[3]에서 때때로 300kcal까지 음식 섭취량을 줄여야 했고, 일주일에 하루는 완전히 굶어야 했다. 섭취하는 소량의 음식마저도 양과 종류를 정확하게 측정하고 배분해 먹어야만 했다. 먹을 수 있는 건 단백질과 지방뿐이었고 탄수화물을 섭취해서는 안 됐다. 엘리자베스는 다시는 빵이나 사탕을 먹을 수 없었다. 엘리자베스의 이른바 '기아 식이요법'은 예를 들자면 아침으로 달걀 한 알, 오전에 오렌지 반쪽, 점심으로 올리브 다섯 알과 방울양배추 몇 개, 저녁으로 달걀 한 알, 시금치 두 스푼과 버터 반 조각만 먹는 식이었다.[4]

이러한 식이요법을 지키면 엘리자베스는 1~2년가량 수명을 늘릴 수 있을 터였다. 아니면 다른 당뇨병을 앓는 아이들처럼 그보다 더 빨리 굶어 죽을 수도 있었다.

어떤 당뇨 환아의 부모는 꼭 힘든 길을 가야 하느냐고 묻기도 했다. 사랑하는 아이가 끝없는 배고픔에 시달리며 괴로워하다 말라 죽어가는 모습을 보아야 하는 기아 식이요법은 너무나 잔인한 일이었다. 차라리 최후의 만찬으로 아이가 가장 좋아하는 음식을 차려주고 말 그대로 죽을 때까지 먹도록 두는 게 더 인간적이라고 생각하는 이도 있었다. 어차피 죽음을 피할 수 없다면 빨리 끝내는 편이 더 자비롭지 않을까?

그러나 어떤 이들은 너무 늦기 전에 사랑하는 아이의 목숨을 구해줄 치료법이 나타나리라는 희망을 버리지 않았다. 엘리자베스의 부모는 선도적인 당뇨병 전문의 프레더릭 앨런Frederick Allen에게 아이의 치료를 맡기는 어려운 결정을 내렸다. 앨런은 본래 맨해튼에 설립되었다가 이후 뉴저지주 모리스타운으로 확장 이전한 '자연요법 병원'이라는 요양원에서 환자를 격리 치료하고 있었다.

이곳에서 환자들은 면밀한 모니터링을 받았다. 철저한 교육을 받은 요리사와 간호사가 각 환아의 식이 섭취량을 세심하게 준비하고 기록했다. 소변 배출량과 운동량 또한 꼼꼼하게 기록했다. 각 환아가 살아 있는 데 필요한 최소 음식량을 판단하는 게 이 요법의 목적이었다. 앨런과 간호사들은 마음을 단단히 먹고 먹을 걸 달라는 아이들의 애원에 무감각해져야만 했다. 이들은 이 아이들이 굶지 않았다면 이미 세상을 떠났으리라는 걸 끊임없이 되새겨야 했다.

엘리자베스는 1919년부터 1922년까지 이 병원에서 살았다. 1921년에 이르자 엘리자베스의 몸무게는 약 23.5kg까지 떨어졌다.[5] 아이는 매우 쇠약하고 수척했으며 머리카락도 빠지기 시작했다. 그렇지만 여전히 놀라울 만큼 규칙을 잘 따랐으며 명랑했다. 엘리자베스가 자제력을 발휘하고 식이요법을 잘 지키는 데 깊이 감동한 의사와 간호사들은 엘리자베스를 무척 아꼈다. 엘리자베스는 산책하고, 짧은 이야기와 편지를 쓰고, 책을 읽는 등 바쁘게 시간을 보내며 끝없는 배고픔을 잊으려 노력했다.

또 엘리자베스는 바쁜 삶을 살며 일 때문에 꽤 자주 출장을 다니는 부모님에게도 마음을 쏟았다. 부모님의 소식을 알 길은 편지 말고도 또 있었다. 부모님이 무슨 일을 하는지 자주 신문에 보도되었기 때문이다. 엘리자베스의 아버지는 미국 국무부 장관 찰스 휴스Charles Hughes였다.*

*

1916년, 찰스는 전례 없이 대법관직을 내려놓고 대통령 선거에 출마했고 우드로 윌슨Woodrow Wilson에게 간발의 차로 패배했다. 1930년에는 대법원장이 되어 대법원에 복귀했다.

찰스는 미국, 영국, 일본 간 군축조약을 이끈 1921~1922년의 워싱턴해군군축회의를 조직한 것으로 특히 유명하다. 제1차 세계대전 이후 새로운 군비 경쟁이 일어나는 사태를 방지하기 위해, 외교적 능력을 발휘해 삼국의 군함 생산량을 제한하고 총 군함 톤수를 5:5:3의 비율로 유지하도록 유도한 것 또한 찰스의 공으로 여겨진다.

그러나 그 모든 업적을 이룩했으며 당대 가장 힘 있고 유명한 인물 중 하나로 손꼽혔음에도, 찰스는 막내딸 엘리자베스를 도울 수 없어 무력했으며 앙상하게 말라가는 아이를 보고 가슴 아파했다. 죽음이 엘리자베스의 코앞에 닥쳐 있었지만, 찰스는 기적을 내려달라고 기도하는 것 말고는 아무것도 할 수 없었다.

소변보는 악마

인간의 에너지원은 지방, 단백질, 탄수화물 세 종류다. 신체가 탄수화물을 포도당으로 분해하면 세포는 즉시 포도당을 사용해 우리가 움직이고, 숨 쉬고, 생각하고, 살아갈 수 있도록 연료를 공급한다. 인슐린은 포도당 대사를 조절하는 호르몬이다. 호르몬은 신체 특정 부위의 샘에서 생성된 뒤 다른 부위로 이동해 목적을 달성하는 화학물질이다. 인슐린은 췌장 내 세포 집합체인 랑게르한스섬에서 생성되고 분비되는데, 신체의 모든 세포에서 사용될 포도당이 세포에 진입할 수 있도록 허가하는 문지기 역할을 한다. 또한 근육 성장을 촉진하고 포도당을 글리코겐 형태로 저장하는 데 관여한다. 일종의 포도당 비축분인 글리코겐은 혈당 수치가 낮을 때 꺼내 사용할 수 있다.

정상적인 경우라면 신체는 인슐린 덕분에 공복 시 혈중 포도당 수치를 이상적인 범위인 70~100mg/dL(데시리터당밀리그램) 사이로 유지한다. 만약 신체에 인슐린이 부족하면 포도당이 세포에 쓰이지 못하고 혈류에 남아 고혈당증이 일어난다. 포도당 수치가 180mg/dL 이상으로 올라가면 신장이 혈류에서 포도당을 걸러낼 수 있는 한도를 초과하게 되고, 남은 포도당이 소변에 보이기 시작한다.

당뇨병은 인슐린을 충분히 생성하지 못하는 제1형 당뇨병과 조직에서 인슐린을 완전히 사용하지 못하는 제2형 당뇨병으로 나뉜다. 이 대사질환의 전형적인 증상에는 다음이 포함된다.

1. **자주 소변을 보고 갈증을 느낀다.** 소변으로 포도당이 빠져나가면 삼투압 현상 탓에 혈액에서 더 많은 액체를 끌어당기기 때문에 갈증이 생긴다.
2. **허기와 피로를 느낀다**. 이는 신체가 포도당에서 에너지를 얻지 못하기 때문에 생기는 증상이다.
3. **체중이 감소한다.** 근육 생성을 돕는 인슐린이 없으면 근육이 위축된다. 게다가 포도당에서 에너지를 얻지 못하므로 신체는 에너지를 얻기 위해 지방을 분해한다. 단, 비만은 제2형 당뇨병의 주요 위험 요인이라는 점을 반드시 짚고 넘어가야 하겠다.
4. **질염이 생긴다.** 혈중 포도당 수치가 높으면 땀을 비롯한 각종 분비물에 더 많은 당이 포함되면서 효모와 세균이 번식하기에 매우 좋은 환경이 조성된다.

5. **시야가 흐려진다.** 포도당 수치가 요동치면 눈의 수정체가 부을 수 있다.

당뇨의 영향에 관한 기록은 고대부터 이어진다. 기원전 5세기경[6] 인도의 의사들은 환자의 소변에서 단맛이 나고 개미가 꼬인다고 기록했다. 심한 갈증을 느끼고 자주 소변을 보는 게, 마치 모든 수분이 몸을 그대로 통과하는 것처럼 보였다. 그래서 2세기에 활동한 튀르키예 카파도키아 출신 그리스 의사 아레타에우스Aretaeus는 '체로 거르다' 또는 '통과하다'라는 뜻의 그리스 단어 'diabetes'에서 이름을 따왔다.

7세기 영국 의사 토머스 윌리스Thomas Willis는 자주 소변을 보는 또 다른 질환인 요붕증(항이뇨호르몬 작용 저하 탓에 비정상적으로 많은 양의 소변이 생성되는 질환 — 옮긴이)과 당뇨를 구분하고 소변에서 단맛이 난다는 점을 강조하기 위해 꿀로 단맛을 냈다는 뜻의 'mellius'라는 용어를 붙였다. 윌리스는 당뇨병을 '소변보는 악마'라고 부르면서 "소변을 과하게 자주 보게 되었으며 … 투명하고 맑으며 마치 꿀을 탄 듯 놀랄 만큼 달콤한 맛이 나는 물을 24시간 동안 약 6L나 비워냈다."[7] 라는 어느 백작의 사례를 기록했다.

췌장

췌장의 모습을 떠올려보자. 화려한 장기는 아니다. 의학을 배우는 학생이 병리학 수업이나 환자를 수술할 때 처음으로 췌장을 직접 만

져본다면 아마 곧바로 미끌미끌하다는 생각이 뇌리를 스칠 것이다. 췌장이 〈스타워즈〉에 등장하는 괴물 '자바 더 헛Jabba the Hutt' 같다는 말도 그저 농담은 아니다. 색도 같고 질감도 같다. 이 거대한 슬라임 외계 괴물처럼 췌장에도 머리와 꼬리가 있다.

췌장은 복부 좌측 상단에 자리하는데, 이 위치는 위의 뒤편이자 왼쪽 신장의 앞이다. 췌장의 머리는 소장의 첫 부분인 십이지장의 곡면에 딱 맞게 안겨 있다. 마치 한 손 주먹을 다른 쪽 손의 손바닥에 꾹 눌러놓은 듯한 모양이다. 췌장은 '숨어 있는' 장기다. 복강 안쪽 깊은 곳에 자리해 있어 임상에서 손으로 만져보기가 거의 불가능하다. 따라서 췌장에 질환이 생기면 쉽게 발견하지 못한다. 예를 들어 췌장에 종양이 생기면 병이 한참 진행된 후 크기가 너무 커져서 이웃한 다른 장기에 영향을 미치기 시작해서야 발견되는 경우가 많다.

췌장의 일반적인 기능은 두 가지다. 첫째, 췌액을 분비하는 세포인 샘꽈리세포가 생성하는 외분비 소화효소를 방출한다. 트립신, 키모트립신, 리파아제, 아밀라아제 등의 이름을 가진 이 소화효소들은 췌장의 주요 관을 타고 나와 소장으로 들어간다. 췌장의 약 85%가 샘꽈리세포로 구성되며, 매일 2~2.5L의 효소를 생산한다.

이보다 훨씬 작은 췌장의 나머지 부분이 두 번째 기능을 담당하는데, 랑게르한스섬 내에서 생성되는 인슐린, 글루카곤, 소마토스타틴 등의 호르몬 내분비가 그것이다. 랑게르한스섬이라는 독특한 세포 집합체는 1869년 이를 발견한 독일의 의학도 파울 랑게르한스Paul Langerhans의 이름을 따 붙여졌다. 랑게르한스는 이 세포 집합체가 수많은 샘꽈리세포와는 다르다는 걸 발견했으나, 그 기능을 규명하지는 못했다.

그렇지만 19세기 의사들은 췌장이 당뇨병의 병리생리학에서 빠질 수 없는 장기라고 의심하기 시작했다. 사망한 당뇨 환자를 부검했을 때 종종 췌장 손상이 발견되었으며, 췌장을 다친 사람에게 당뇨병이 생기기도 했기 때문이다.[8] 1889년에는 독일의 의사 오스카어 민코프스키Oskar Minkowski와 요제프 메링Josef Mering이 개의 췌장을 적출한 후부터 개에게 고혈압 및 요당과 함께 당뇨병 증상이 생겼다고 보고하면서 췌장과 당뇨병 사이의 연결고리를 증명했다. 그리고 췌장을 적출한 개에게 작은 췌장 조각을 다시 이식하자 반대 결과가 나타났다.

20세기에 접어들 무렵, 과학자들은 췌장이 포도당 대사에 영향을 미친다는 사실을 알고 있었으나 그 과정을 이해하지는 못했다. 수많은 사람이 췌장, 특히 랑게르한스섬이 분비하는 어떤 물질 혹은 호르몬이 혈류에 남아 혈당을 조절한다는 가설을 세웠으며 이를 '내분비물'이라고 불렀다. 그런데 이 물질은 어떻게 식별하고 분리해야 할까?

췌장을 갈아 동물 혹은 환자에게 주입한 뒤 경과를 지켜보는 건 어떨까? 과학자들은 이 수수께끼 호르몬이 분명 그 췌장 혼합물에 존재하리라고 생각했다.

실제로 이 방법을 시도한 사람도 있었으나,[9] 췌장 조직 추출물로 당뇨병을 치료하려는 시도는 대부분 실패로 끝나거나 명확한 결론을 얻지 못했다. 특히 주입 부위의 감염이나 심각한 알레르기 반응 같은 부작용이 발생해 연구자들의 의욕을 꺾었다. 다수의 의사는 랑게르한스섬에서 생성되는 호르몬이 췌장의 강력한 외분비 소화효소와 공존하기 때문에 따로 분리할 수 없다고 여겼다. 그리고 이러한 외분비가 비교적 더 섬세한 내분비를 어떤 식으로든 파괴하는 게 분명하다고 보았다.

어떻게든 내분비물을 단독으로 분리할 방법을 찾아야 했다.

내분비물

인슐린의 발견은 인내와 승리의 이야기지만 한편으로는 질투, 망상, 깊은 분노의 이야기기도 하다. 1920년 10월, 28세 캐나다인 의사 프레더릭 밴팅Frederick Banting[10]은 훈장을 받은 제1차 세계대전 참전용사이면서 동시에 실패자였다.* 그는 캐나다 온타리오주 런던에서 외과의원을 개업했으나 몇 달이 지나도 찾아오는 환자가 손에 꼽을 정도였다. 밴팅이 사랑하는 여자는 그와 결혼하고 싶어 하지 않았다. 심각한 재정난을 겪던 그는 캐나다 노스웨스트 테리토리주로 향하는 석유 시추 원정대에 의사로 동행하기로 마음먹었으나, 원정대가 그를 탈락시키면서 무산되었다. 그는 어떻게든 생활비를 벌기 위해 웨스턴온타리오대학교에서 시간당 2달러를 받고 일반 의학 강의를 시작했다. 숙련된 외과의사치고는 초라한 자리였다.

어느 날, 밴팅은 생리학과 학생들에게 탄수화물대사를 가르치게 되었다. 당질이나 생리학, 내분비학 전반에 별다른 관심이 없었던 그

*

밴팅은 제1차 세계대전 당시 의무장교로 복무했다. 캉브레전투에서 유산탄 때문에 오른팔에 심한 부상을 입고 후방으로 물러나라는 명령을 받았으나, 이후에도 12시간 동안 계속해서 부상병을 치료했다. 이 행동으로 그는 영국 정부로부터 무공십자훈장을 받았다.[11]

는 수업을 준비하기 위해 자료를 읽기 시작했다. 1920년 10월 30일 밤, 밴팅은 외과 저널을 숙독하다가 '랑게르한스섬과 당뇨병의 관계, 특히 췌장결석증 사례를 중심으로The Relation of the Islets of Langerhans to Diabetes with Special Reference to Cases of Pancreatic Lithiasis'라는 제목의 논문을 발견했다.[12] 논문의 저자는 미국인 병리학자로, 췌장결석이 췌장의 도관을 막아 소화효소의 흐름을 방해하는 환자를 부검했다. 환자의 췌장에서는 소화효소를 생성하는 샘꽈리세포가 매우 위축되어 있었다. 그러나 호르몬 생성 세포인 섬세포들은 그대로 있었다.

이 논문을 읽고 통찰을 얻은 밴팅은 그날 밤을 꼬박 새웠다.[13] 통념상 과학자들이 수수께끼 같은 내분비물을 분리하지 못했던 이유는 췌장의 샘꽈리세포가 생성하는 소화효소가 파괴적인 효과를 발휘했기 때문이다.

밴팅은 생각했다. 그렇다면 이 논문에 나온 환자의 상황을 그대로 재현할 방법이 있다면 어떨까? 소화효소 분비를 배제할 수 있다면? 그러면 췌장에서는 내분비만 이루어질 테고, 밴팅은 그 물질을 분리할 수 있을 터였다.

그런데 췌장관 결석의 효과는 어떻게 재현할 수 있었을까?

밴팅은 외과의사였다. 췌장관을 묶어서 막는 방법이 있었다.

그날 밤, 밴팅은 노트에 자신에게 보내는 메시지를 적었다.

당뇨

개의 췌장관을 결찰(혈관, 정관, 난관 따위를 동여매 내용물이 통하지 않게 하는 것 — 옮긴이). 샘꽈리세포가 퇴화해 섬세포에서 떨어질 때까지 개를 살려두어야 함.

당뇨를 완화해줄 이 내분비물을 분리할 것.[14]

밴팅이 소장에 소화효소를 전달하는 췌장관을 결찰, 즉 묶는다면 이후 7~10주 사이에 걸쳐 샘꽈리세포가 위축되는 결과가 나올 것이다. 섬세포의 내분비물을 분리하는 데 성공한다면, 이제 췌장을 적출해 당뇨를 유도한 개에게 이 내분비물을 주입하고 당뇨가 완화되는지 지켜보면 되었다.

밴팅은 이 아이디어를 토론토대학교의 교수이자 탄수화물대사 분야에서 손꼽히는 전문가였던 존 매클라우드John Macleod에게 가져갔다. 44세의 스코틀랜드 출신 매클라우드는 토론토에 오기 전 미국 오하이오주 클리블랜드의 웨스턴리저브 의과대학*에서 생리학과장을 맡았다.

회의에서 밴팅은 매클라우드에게 깊은 인상을 남기지 못했다.[15] 이 젊은 외과의사는 달변가도 아니었고 대사 생리학도 겉핥기로만 이해하고 있었다. 밴팅의 열정은 확실히 눈에 보였지만, 동시에 그가 경험이 없다는 사실과 지난 수십 년간 전 세계 과학자를 당혹스럽게 한 과학적 문제에 다소 아마추어 같은 방식으로 접근한다는 점도 분명해 보였다. 그렇지만 매클라우드는 이 아이디어를 곰곰이 곱씹어본 끝에 밴팅이 실험할 수 있도록 연구실 공간을 내어주었다.

1921년 5월, 밴팅은 병원을 접고 연구를 시작하기 위해 토론토로

*
현재의 케이스웨스턴리저브대학교 의과대학.

이사했다. 매클라우드는 이사 온 밴팅의 정리를 도운 뒤 여름휴가를 보내기 위해 스코틀랜드로 떠났다. 21세의 의학과 학생 찰스 베스트 Charles Best가 밴팅의 조수가 되었다.

밴팅과 베스트는 여름 내내 개를 대상으로 실험했다. 두 사람은 한 집단의 개에게서 췌장을 적출하고 당뇨를 유도했다. 또 다른 집단의 개에게는 췌장관을 결찰한 다음, 소화효소를 생성하는 샘꽈리세포가 퇴화할 때까지 약 7주를 기다린 후 외분비물 없이 내분비물만 남아 있기를 바라며 췌장을 꺼냈다.

가장 시급한 문제는 췌장 추출물을 어떻게 준비하는 게 가장 좋을지 결정하는 것이었다.[16] 이들은 췌장을 얇게 썬 후, 물에 소금을 섞은 차가운 링거액에 넣고 살짝 얼렸다. 그런 다음 이 슬러리를 막자사발과 막자로 간 뒤 체에 걸렀다. 그러자 분홍색을 띠는 액체가 만들어졌다.

1921년 7월 30일 오전 10시, 밴팅과 베스트는 혈중 당수치가 0.2%(개의 정상 범위는 0.08~0.13%)인 흰 테리어의 정맥에 이 추출물 4mL를 주입했다. 오전 11시, 개의 혈당이 0.12%[17]까지 급격하게 떨어졌다. 효과는 강력했다. 임상적으로도 개의 상태가 개선되었다. 맥을 못 추던 개가 이제 자리에서 일어나 꼬리를 흔들며 돌아다녔고, 심지어 두 연구자에게 다시 애착을 드러내기까지 했다.

이틀 후, 두 사람은 췌장을 적출한 뒤 혼수상태에 빠져 있던 개에게 이 추출물을 주입했다. 놀랍게도 이 개는 한 시간 만에 깨어나 '일어서서 걸을 수 있게' 되었다."[18] 세 번째 개에게서도 긍정적인 결과가 나타났다. 밴팅과 베스트는 개들이 더 건강하고 기운 넘치는 모습을 보였을 뿐만 아니라 상처 역시 더 빠르게 회복되었다고 기록했다.

그러나 아직 수많은 문제가 남아 있었다. 췌장관 결찰 수술은 까다로웠으며 출혈이나 과도한 마취로 개가 사망하는 경우도 종종 있었다. 심각한 감염이 일어나거나 추출물에 아나필락시스(심한 쇼크 증상처럼 과민하게 나타나는 항원 항체 반응 — 옮긴이)를 보이는 개도 있었다. 개에게 너무 많은 추출물을 주입했다가 저혈당이 일어나서 혼수 상태나 사망에 이르기도 했다.

밴팅과 베스트는 수많은 개를 실험 대상으로 쓰는 바람에 나중에는 토론토 길거리에 나가 개 한 마리당 1~3달러가량[19]을 주고 구매해야만 했다. 게다가 결찰한 췌장이 퇴화하려면 7주 이상을 기다려야 했으며, 실험에 사용할 추출물도 늘 부족했다.

하지만 이 신예 과학자들은 자신들이 무엇을 하고 있는지 정확히 알았다. 1921년 8월 9일 매클라우드에게 보낸 편지에서 밴팅은 "어디서부터 시작해야 할지 모르겠습니다."[20]라고 썼다. 밴팅은 베스트와 함께 '아일레틴isletin'이라는 이름을 붙인 이 추출물을 사용하면 개의 혈당이 낮아지고 때로는 임상적 증상이 극적으로 완화된다고 보고했다. 매클라우드는 답장을 보내면서 "실수의 소지를 확실히 없애야 한다."[21]라고 당부했다. 매클라우드는 이렇게 썼다. "과학에서 어떤 점에 대해 스스로 만족하기는 매우 쉽지만, 다른 이들이 무너뜨릴 수 없는 증거의 요새를 쌓아 올리기란 매우 힘듭니다. 예를 들어 이제 내가 비판자 중 하나가 되어 이렇게 말한다고 해봅시다. 개 408호에 관한 실험 결과를 완전히 신뢰할 수 없는데, 왜냐하면……"

매클라우드는 나아가 밴팅과 베스트가 추구해야 할 새로운 실험을

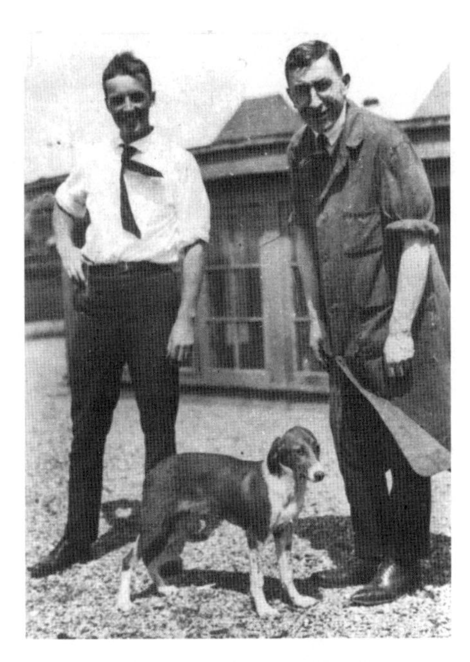

프레더릭 밴팅(오른쪽)과 찰스 베스트, 1921년 여름 토론토대학교의 연구실 건물 옥상에서 촬영

제안했는데, 그중에는 그의 편지가 도착하기 전인 9월 초에 이미 두 사람이 완료한 방법도 있었다. 두 사람은 췌장을 적출한 개 두 마리를 두고 대조실험을 벌였다. 한 마리에게는 추출물을 주고 다른 한 마리에게는 추출물을 주지 않았는데, 치료를 받지 않은 개는 이틀 만에 무기력해졌고 거의 걷지 못했다. 이 개는 이틀 후 사망했다. 반면 추출물 치료를 받은 개는 혈당이 현저하게 낮아졌으며 '최상의 상태'[22]를 유지하면서 방 안을 '쾌활하게' 뛰어다녔다. 92호였던 이 개를 포함해 추출물로 목숨을 건진 개들은 밴팅의 사랑을 듬뿍 받았다.

그러나 추출물을 공급하는 데는 언제나 한계가 있었다. 개 92호는 추출물이 바닥나자 췌장을 적출한 지 3주 만에 세상을 떠났다. 밴팅은 훗날 이렇게 썼다. "나는 환자들이 죽는 모습을 지켜보면서도 한 번도 눈물을 흘린 적이 없었다. 그러나 그 개가 죽었을 때는 참아보려 해도 눈물이 쏟아지려 했기에 혼자 있고 싶었다. 너무 부끄러워서 베스트가 얼굴을 보지 못하게 가렸다."[23]

9월 말, 스코틀랜드에서 돌아온 매클라우드는 밴팅을 만났다. 이 만남은 두 사람의 관계가 틀어지게 되는 전조가 되었다. 여름 내내 보수 한 번 받지 않고 일하면서 저금해둔 돈으로 빈약하고 검소한 생활을 이어온 밴팅은 매클라우드에게 급여, 개를 돌봐줄 소년 한 명, 밴팅과 베스트가 작업할 단독 연구실을 요구했다. 또한 상당 부분 파손된 수술실 바닥도 수리해달라고 했다.[24] 그러나 당혹스럽게도 매클라우드는 그의 요구를 들어주지 않았다. 그는 자신이 감독하는 다른 프로젝트들 또한 밴팅과 베스트의 연구와 마찬가지로 중요하며, 두 사람에게 더 많은 자원을 주려면 다른 연구에서 자원을 끌어와야 한다는 점을 넌지시 내비쳤다. 그러나 이 프로젝트를 추진하기 위해 자신이 엄청난 희생을 감당했다고 생각한 밴팅은 매클라우드의 대답을 심각한 모욕으로 받아들였다. 훗날 밴팅은 이날의 만남을 이렇게 기록했다.

> 토론토대학교가 나의 요구 사항을 들어줄 정도로 이 연구 결과가 중요하지는 않다고 여긴다면, 이를 보장해줄 다른 곳으로 가겠다고 말했다. 그러자 매클라우드는 "당신과 관련해서는 내가 곧 토론토대학교"라고 했다. 그러고는 이 연구가 "이 학부에서 진행되는 다른 연구보다 더 중요하지는 않다."라고 덧붙였다. 나는 이 연구

를 위해 가지고 있던 모든 것을 포기했으며 앞으로도 그렇게 할 것이고, 내가 요청한 사안을 들어주지 않는다면 그렇게 해줄 다른 곳으로 가겠다고 말했다. 그러자 그는 내게 "가는 게 좋겠다."라고 말했다.[25]

밴팅이 떠나려고 돌아서자 그제야 매클라우드는 태도를 누그러뜨렸다. 결국 그는 밴팅의 요구를 모두 수락했다.

매클라우드를 만나고 온 밴팅은 답답한 마음을 베스트에게 풀었는데, 베스트는 이때 밴팅이 "입에 거품을 물기 시작했다."[26]라고 회고했다. 밴팅은 매클라우드가 처음부터 자신을 제대로 지원해주지 않았다고 생각했으며, 그를 향한 분노는 오래지 않아 노골적인 적대감으로 자라났다. 수개월 동안 매클라우드는 밴팅이 얼마나 화가 나 있는지 신경 쓰지도 않았다. 그가 보기에 밴팅과 베스트는 생리학이나 연구에 관한 실제 경험이 거의 없는 아마추어 연구자들에 불과했고,[27] 오히려 증명되지 않은 두 사람을 위해 자신이 희생하고 있다고 생각했다. 서로 이해가 부족한 상황이 이어지면서 연구진을 계속 괴롭혔으며 이는 수개월 동안 연구에 상당한 영향을 미쳤다.

실험이 재개되었고, 매클라우드는 밴팅과 베스트에게 1921년 11월 14일에 있을 대학의 생리학 저널 클럽[28] 모임에서 그들의 연구를 발표해달라고 요청했다. 이러한 모임은 의과대학에서 언제 어디서나 열리는데, 격식을 차리지 않으며 대부분 일반 대중이 아니라 해당 기관 소속 의사와 학생이 참석한다. 밴팅과 베스트 모두 과학적 연구를 제대로 발표해본 경험이 없었기에 이 모임은 이들이 처음으로 연구

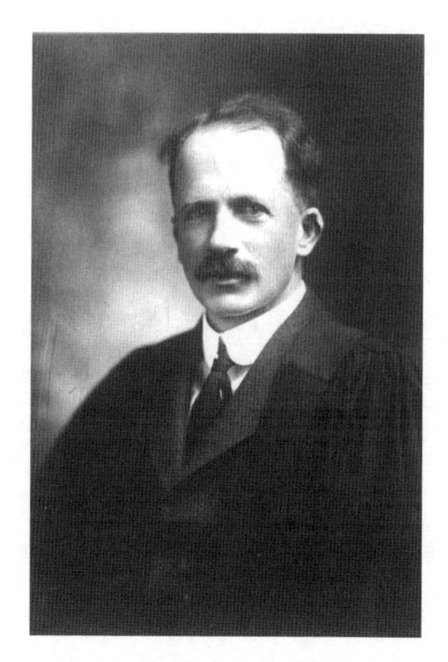

존 매클라우드, 1928년 촬영

를 발표하기에 최적의 장소였다.

밴팅은 발표를 끔찍이 싫어했다. 극도로 긴장하고 말을 웅얼거리는 경향이 있었던 탓이다. 하지만 그럼에도 밴팅은 저널 클럽에서 선보일 발표를 공들여 준비했다. 매클라우드에게 자신을 소개해달라고 부탁했고, 밴팅이 말로 설명하는 동안 베스트가 데이터가 담긴 포스터를 보여주겠다는 계획을 세웠다.

그러나 유감스럽게도 매클라우드는 기나긴 소개 연설에서 밴팅이 말하고자 했던 바를 사실상 모두 요약해 먼저 말해버렸다. 그렇지 않아도 불안하고 거북했던 밴팅은 이에 극도로 당황했고, 결국 연구 발표를 완전히 망치고 말았다.

굴욕감에 불타오르는 밴팅의 분노가 매클라우드를 향했다. 매클라우드가 연구를 주도한 것처럼 굴었다는 점이 특히 그의 신경을 자극했다. 소개 연설에서 프로젝트 전체를 설명하면서 밴팅이 받을 스포트라이트를 빼앗아간 셈이었다. 게다가 매클라우드는 이 연구를 설명하면서 '우리'라는 단어를 썼고, 밴팅은 이를 마음속으로 곱씹으며 분노의 불을 지폈다.

발표 이후, 밴팅은 "학생들이 매클라우드 교수의 놀라운 연구에 관해 이야기를 나누었다."[29]라며 유감스러워했다. 밴팅은 세계적 명성을 가진 전문가이자 멘토로서 그들을 도와주어야 할 매클라우드가 그저 마지못해 자신들을 지원해줄 뿐이며, 발견이 이루어지는 주된 시간에는 전혀 자리를 지키지 않았다고 생각했다. 밴팅으로서는 유망한 결과가 눈앞에 있는 이 시점에 매클라우드가 무임승차해 발견의 공로를 함께 누리고 싶어 하는 게 분명해 보였다.

밴팅은 자신이 어떤 기분을 느끼는지 매클라우드에게 털어놓지 않았고, 매클라우드는 계속 아무것도 모르고 있었다. 이로부터 먼 훗날, 매클라우드는 "만약 당시 밴팅의 이러한 태도를 내가 알았더라면, 그의 기질이 유별나며 내가 그들이 얻은 결과의 공로를 나누려 한다는 말도 안 되는 의심을 미리 경계할 수 있었을 것"[30]이라고 기록했다.

한편 이 연구의 속도를 더디게 만드는 가장 큰 문제는, 쓸 만한 추출물을 만들기 위해 췌장관을 결찰하고 샘꽈리세포가 위축될 때까지 7주를 기다릴 수밖에 없다는 점이었다.

1921년 11월 중순, 밴팅은 추출물 생산 속도를 높일 방법을 떠올렸다. 갓 태어난 동물 새끼 혹은 태아[31]의 경우 소화효소를 생성하는 샘꽈리세포에 비해 섬세포 비율이 더 높다는 글을 읽은 것이다. 이는 특히 태아의 경우에 일리가 있었는데, 태아는 아직 외부 음식을 섭취한 적이 없으므로 소화효소를 생성할 필요가 없기 때문이다. 밴팅은 이러한 태아의 췌장이라면 외분비물 없이 내분비물만 있으리라고 추론했다.

그는 많은 농부가 도축 직전에 암소를 교배시킨다는 사실을 알고 있었다. 새끼를 배야 더 살집 있고 품질 좋은 가축이 되기 때문이다. 그래서 도축장에서는 송아지 태아를 쉽게 구할 수 있었다. 밴팅과 베스트는 지역 도축장으로 가 송아지 태아 아홉 마리의 췌장을 적출한 다음, 이를 이용해 췌장 추출물을 만들었다.

다행히도 이 추출물은 효과가 있었고, 췌장을 적출한 개의 혈당을 제대로 낮춰주었다. 더는 복잡한 췌장관 결찰 수술을 할 필요도, 개의 췌장이 위축될 때까지 7주를 기다려 꺼낼 필요도 없었다. 그저 도축장에 가기만 하면 태아의 췌장을 원하는 만큼 얼마든지 구할 수 있었다.

같은 해 11월 말, 밴팅과 베스트는 연구 결과를 상세하게 담은 첫 번째 논문을 발표했다. 논문 제목은 '췌장의 내분비물The Internal Secretion of the Pancreas'이었으며, 미국의 유명 저널인 〈실험 및 임상의학저널Journal of Laboratory and Clinical Medicine〉 2월호에 게재될 예정이었다. 밴팅은 매클라우드에게 논문 공저자가 되겠냐고 물었으나 매클라우드는 거절했다. 훗날 매클라우드는 이렇게 말했다. "밴팅은 나에게 혹시 그들과 함께 논문에 이름을 올리고 싶으냐고 물었고, 나는 고맙지만 그렇게 할 수 없다고 대답했다. 그건 밴팅과 베스트의 연구였으며 나는 '남에게 빌린 색으로 빛나고 싶지는 않았기 때문'이다."[32]

1921년 12월 초, 밴팅과 베스트는 추출물을 농축하고 정제해줄 보존액으로 식염수 대신 알코올을 사용하기로 하면서 또 하나의 중요한 사실을 발견했다. 매클라우드가 먼저 제안한[33] 이 새로운 방법을 사용하자 더 효과가 좋으면서도 개의 혈당을 더 일관되게 낮춰주는 추출물을 만들 수 있었던 것이다.

이후 이들은 미지의 유효 성분이 알코올에 용해된다면 이 기술을 사용해 퇴화된 췌장이나 태아의 췌장이 아닌 온전한 췌장에서 내분비물을 획득할 수도 있겠다고 생각했다. 이들은 다음 실험에서 개의 췌장을 적출해서 당뇨를 유발할 때, 췌장을 버리는 대신 새로운 알코올 제조법을 활용해 추출물을 만든 다음 같은 개에게 그 추출물을 주입했다. 그러자 개의 혈당이 떨어졌다.[34] 효과가 있었던 것이다.

이는 샘꽈리세포가 만드는 소화효소가 없는 상태에서만 내분비물을 분리할 수 있다는 밴팅의 기존 가설이 틀렸음을 보여주었다. 올바른 정제 기술만 있다면 온전한 췌장에서도 내분비물을 분리할 수 있었다. 이 중요한 발견 덕분에 예전보다 훨씬 빠르고 쉽게 유효 성분을 생산할 수 있게 되었다.

라이벌들의 팀

이 시점에 이르자, 연구진은 자신들의 발견이 생각했던 것보다 훨씬 더 빨리 환자에게도 유익한 치료법으로 발전할 수 있다는 걸 알았다. 그러나 이 업적을 달성하려면 추출물 속 유효 성분의 순도를 훨씬 더 높여야 했다. 당시에는 혈당을 현저히 낮추려면 보통 5~10mL 또는 그 이상에 달하는 상당한 용량의 추출물이 필요했다. 게다가 1회분의 효과도 여전히 변수였다. 때로는 소량의 추출물만으로도 혈당이 급격하게 떨어졌지만, 또 어떤 때에는 고용량을 연속으로 몇 번이나 주입해야만 원하는 결과를 얻을 수 있었다.

1921년 12월 중순, 연구 팀의 초청으로 생화학자 제임스 콜립James Collip이 팀에 합류했다. 앨버타대학교의 젊은 교수였던 콜립은 토론토대학교에서 연구하는 동안 록펠러재단 연구 장학금으로 자금을 지원받았다. 그는 이전에 생물학적 화합물의 분리와 혈액화학 분야에서 일한 경험이 있었기에 연구진이 유효 성분을 정제하는 데 도움을 줄 수 있었다.

콜립은 밤낮으로 쉬지 않고 일하면서 다양한 방법으로 내분비물을 정제하는 실험을 진행했다. 그는 가능한 한 가장 순도 높고 효과 좋은 추출물을 생산하기 위해 몇 가지 요인을 바꿔보았다. 이를테면 알코올 농도를 조절해보고, 다양한 온도에서 여러 단계를 수행해보고, 선풍기를 사용해 증발률을 바꿔보고, 필터를 사용해 지질을 비롯한 불순물을 공격적으로 제거해보고, 제품의 온도를 급격하게 높이거나 낮춰보는 식이었다.

12월 말, 콜립은 췌장을 적출한 뒤 추출물 치료를 받은 개 한 마리를 희생해 간을 적출하는 중요한 실험을 했다.[35] 이 간을 검사해보니 기쁘게도 높은 수준의 글리코겐이 포함되어 있다는 사실을 알 수 있었다. 이는 추출물이 신체의 자연스러운 내분비를 성공적으로 대체할 수 있다는 또 다른 증거였다. 내분비물의 유도가 있어야만 간이 포도당을 글리코겐으로 저장할 수 있기 때문이다.

콜립은 점점 더 높은 농도의 알코올을 이용해 추출물을 용해하는 전략을 고집하기 시작했다. 유효 성분이 계속 알코올에 용해될 수 있는 상태일 때는 지질을 비롯한 다른 불순물이 원심분리된 후 고체로 침전되었다. 그는 이 방법을 이용해 이전보다 더 많은 오염물질을 제거하고 최종 결과물도 훨씬 더 효과적으로 농축할 수 있었다. 달력이 1922년으로 넘어갈 즈음에는 감질날 정도로 성공이 가까워졌다.

그러나 안타깝게도 이들의 과학적 진보가 급격하게 가속화된 만큼, 팀 구성원 간 관계도 함께 악화되기 시작했다. 1921년 12월 30일,[36] 밴팅, 베스트, 매클라우드는 과학계의 주요 학회인 미국 생리학회에서 연구를 발표하기 위해 코네티컷주의 도시 뉴헤이븐으로 출장을 갔다. 학회에는 뉴저지 자연요법 병원의 앨런, 당뇨병에 관한 중요한 교재를 집필한 보스턴의 의사 엘리엇 조슬린Elliott Joslin을 비롯해 당뇨 연구 학계의 수많은 주요 인물이 참석했다.

일류들이 모이는 자리였기에 밴팅은 극도로 긴장했고, 안타깝게도 그전 달 토론토 저널 클럽에서 했던 것보다 심하게 발표를 망쳤다. 밴팅은 수많은 청중 앞에서 말을 웅얼거렸고, 대다수가 그의 말을 거의 알아듣지 못했다. 그는 췌장의 내분비물을 분리할 수 있다는 사실을 설득력 있게 전달하지 못했다. 훗날 그는 직접 이렇게 회고했다. "연구를 발표할 차례가 되어 내 이름이 불리자 몸이 거의 마비되었다. 아무것도 기억나지 않았고 아무 생각도 들지 않았다. 그때까지 한 번도 그런 청중 앞에서 이야기해 본 적이 없었다. 압도되고 말았다. 나는 발표를 제대로 해내지 못했다."[37]

밴팅이 발표를 마치자 청중석에 앉은 전문가들이 질문을 던지며 우려를 표하기 시작했다. 매클라우드는 자신의 멘티가 허둥대는 모습을 지켜보는 매우 곤란한 입장에 처했다. 밴팅의 연구는 매클라우드의 연구실에서 나왔으므로 매클라우드 본인의 명성에도 영향을 미쳤다. 프로젝트의 선임 과학자였던 그는 밴팅의 망친 발표를 구해내기 위해 어쩔 수 없이 토론에 끼어들었으며 실제로 발표를 상당히 살려낼 수 있었다.

그러나 밴팅은 고마워하기는커녕 처참하게 실패한 자신과는 다르게 달변을 뽐내는 매클라우드에게 분노와 질투를 느꼈다. 그는 매클라우드가 토론의 주도권을 빼앗아갔으며, 말할 때 '우리' 또는 '우리의 연구'라는 단어를 마음대로 사용했다고 탓했다. 본래 연구에 미지근한 태도를 보였던 매클라우드를 향한 밴팅의 불안과 분노는 계속 자라났고, 결국 매클라우드가 연구에 거의 참여하지 않았으면서 공을 차지하려 한다는 망상증으로 완전히 거듭나고 말았다.

1940년 수기로 작성된 이후 출판되지 않은 회고록에서, 밴팅은 야간열차를 타고 토론토로 돌아가는 길에 자신이 느꼈던 심정을 이렇게 묘사했다. "나는 그날 밤 기차에서 한숨도 자지 못했다. 아예 침대칸에 가지도 않은 채 흡연칸에 앉아 매클라우드는 사기꾼이고 나는 멍청이라고 책망했다. … 나는 매클라우드가 그저 말이나 하고 글이나 쓰는 사람일 뿐임을 알고 있었다. 독창적인 아이디어도 없고 실험에서 발휘할 손기술도 없으니, 펜과 혀가 없다면 그는 연구원조차 되지 못할 것이다."[38]

밴팅의 망상은 매클라우드에게서 그치지 않았다. 그는 콜립이 더 순수한 형태의 내분비물을 분리하는 데 성공했다는 사실을 질투했다. 그리고 최초로 동물이 아닌 인간을 치료하는 데 성공한 췌장 추출물을 만든 이가 역사에 더 오래 기억되리라는 걸 깨달았다. 유효 성분을 정제하는 작업은 콜립의 몫이었으므로 그의 제제가 먼저 사용되는 게 이치에 맞는 일이었지만, 밴팅은 자기가 만든 추출물이 가장 먼저 사용되기를 바라기 시작했다.[39]

밴팅은 매클라우드에게 자신과 베스트가 만든 추출물을 사람에게 사용할 수 있도록 병원을 설득하는 데 도움을 달라고 청했다. 판단력이 잠시 흐려졌는지 아니면 점점 더 많은 것을 바라는 밴팅을 달래기 위해서였는지 몰라도, 매클라우드는 더 순수하게 정제되었을 게 분명한 콜립의 추출물 대신 밴팅의 추출물을 사용하는 데 동의했으며 병원에서도 이를 허가했다.

밴팅의 췌장 추출물을 공식적으로 처음 투여한 환자는 14세 남자아이 레너드 톰프슨Leonard Thompson[40]이었다. 앨런의 기아 식이요법을 따른 톰프슨은 바싹 야위어 있었으며, 몸무게가 약 29.5kg에 불과했다. 임상적으로는 무기력하고 안색이 창백했으며, 머리카락이 빠졌고, 입에서는 지독한 아세톤 냄새가 났다. 그는 거의 하루 종일 침대에 누워 지냈으며 기아나 강제 수용소 피해자가 연상될 만큼 배가 부풀어 오르고 뼈와 가죽밖에 남지 않은 모습이었다.

밴팅과 베스트는 지난 12월 개 실험에서 성공적인 결과를 냈던 추출물과 똑같은 방식으로 소의 췌장 하나를 통째로 사용해 추출물을 준비했다. 겉으로 보기에는 찐득찐득한 갈색 액체였다. 1922년 1월 11일, 7.5mL 분량의 추출액이 레지던트 의사 에드 제프리Ed Jeffery의 손으로 톰프슨의 둔부에 주사되었다. 이들은 동일 체중의 개에게 사용했을 때 혈당을 성공적으로 낮추는 데 필요한 양의 절반 용량을 투여하기로 결정했다.

톰프슨의 혈당 검사 결과, 밴팅과 베스트는 치료 효과가 그다지 크지 않다는 사실을 알게 되었다. 혈당은 440~324mg/dL[41]까지만 떨어졌으며, 환자의 소변에는 여전히 당이 포함되어 있었다. 임상적으로도 증상이 나아지지 않았고, 심지어 주사를 놓은 자리 중 한 곳에 농양이 생겼다.

콜립은 분명 밴팅의 행동에 머리끝까지 짜증이 났을 것이다. 밴팅은 이기적인 의도를 가지고 질 낮은 생산물로 환자를 성급하게 치료하려 들었다. 하지만 이 와중에도 콜립은 밤낮으로 계속 연구에 매진했다. 이로부터 불과 며칠 후인 1월 중순 어느 날 밤, 콜립은 처음으로 거의 순수한 추출물을 만드는 데 성공했다. 훗날 그는 이 순간을 이렇게 회고했다. "나는 그때 그 오래된 병리학과 건물의 꼭대기 층에서 홀로 전율을 경험했다. 그것은 내가 지금까지 느껴본 가장 거대한 감정이었다."[42] 이 순간 콜립은 훗날 이 팀이 '인슐린'이라고 부르기로 한 물질을 실제로 물리적 형태로 본 역사상 최초의 사람이 되었다.

굉장한 업적이었으나 곧 콜립과 밴팅 사이에 잊지 못할 논쟁이 벌어지면서 좋았던 분위기가 싸늘해졌다. 밴팅은 당시를 이렇게 기록했다.

> 가장 심각한 싸움은 1월 말 어느 저녁에 벌어졌다. 콜립은 점점 더 소통을 피하고 있었다. 결국 일주일 정도 모습을 보이지 않다가 그

날 저녁 5시 반쯤 우리 방에 들어왔다.

"여러분, 제가 해냈습니다."

"잘됐군요. 축하합니다. 근데 어떻게 한 거에요?"

"그건 말씀드리지 않겠습니다."

그의 얼굴은 백지장처럼 하얬다. 그는 그대로 방을 나서려고 했다. 나는 그의 코트 앞깃을 한 손으로 거머쥐고 거의 들어 올리다시피 해 그를 의자에 세게 앉혔다. 내가 뭐라고 했는지 전부 기억나지는 않지만, "나보다 훨씬 작으니 망정이지 아니었으면 흠씬 두들겨주었을 것"이라고 말했던 것만큼은 기억난다. 콜립은 이미 매클라우드와 논의했으며 그도 어떤 방법으로 추출물을 정제했는지 말해서는 안 된다는 데 동의했다고 말했다.[43]

콜립은 이 사건에 관해 글을 남기지 않았지만, 당시 그 자리에 있었던 베스트는 "콜립은 팀을 떠날 것이며 췌장 추출물을 개선하는 방법에 관해 자신의 이름으로 특허를 낼 생각이라고 말했다. … 밴팅은 크게 화를 냈고 콜립이 크게 다치지 않은 게 다행이었다. … 밴팅을 말리느라 온 힘을 다 썼던 게 기억난다."[44]라고 회고했다.

연구 팀원들 사이의 관계가 밑바닥을 찍었다. 1월 23일, 환자 톰프슨에게 콜립의 추출물이 주입되었다. 효과는 12일 전 주입한 밴팅의 첫 치료제보다 훨씬 강력했다.[45] 톰프슨의 혈당은 520mg/dL에서 120mg/dL으로 떨어졌다. 소변에서도 당이 거의 검출되지 않았다. 몸 상태도 크게 호전되었으며 힘과 기력을 한결 되찾았다.

점점 더 많은 환자가 치료를 받을수록 연구진이 의학적 기적을 일으켰다는 게 분명해졌다. 미국 인디애나주 인디애나폴리스에 있는 제약회사 일라이 릴리 앤드 컴퍼니에서 연구개발을 이끌던 과학자 조지 클로스George Clowes는 12월 뉴헤이븐에서 열린 연구 팀의 발표에 참석했다가 인슐린이 전 세계 당뇨 환자들에게 어떤 의미가 있는지 깨달았다. 클로스는 엄청난 뚝심을 가지고 연구 팀과 토론토대학교를 설득해 결국 일라이 릴리 앤드 컴퍼니에서 인슐린을 제조하고 판매할 권리를 따냈다.[46]

이는 결정적인 한 수로 밝혀졌는데, 머지않아 토론토 연구 팀이 유효한 인슐린을 지속적으로 대량생산하는 데 어려움을 겪기 시작했기 때문이다. 일라이 릴리 앤드 컴퍼니는 인디애나폴리스에 거대한 시설과 산업용 규모의 설비를 갖추고 있었으므로 대량생산에 더 적합했다. 곧 일라이 릴리 앤드 컴퍼니가 중서부 전역의 도축장에 주문한 막대한 양의 췌장이 인디애나의 공장으로 배달되기 시작했다.

토론토에 당뇨 전문 병원을 개원한 밴팅은 곧 의사와 환자들이 절박한 심정으로 보내는 편지와 전보에 파묻혔다. 초기에는 인슐린 공급이 매우 제한적이었으므로 도움을 구하는 사람 대다수를 거절할 수밖에 없었다. 그러나 기적의 치료제가 나왔다는 소식이 전 세계 곳곳으로 빠르게 퍼져나가는 건 그 무엇도 막을 수 없었다. 인슐린을 사용하면 야위고 기력 없는 어린이들이 생기를 되찾고 체중을 약 23~45kg까지 증량할 수 있었으며, 그동안 먹을 수 없었던 음식을 먹고 건강한 아이처럼 웃으며 뛰어 놀 수 있었다.

"말로 다 하지 못할 만큼 놀랍다."

1922년 7월 3일, 미 국무부 장관 찰스의 아내 앙투아네트는 딸 엘리자베스와 관련해 밴팅에게 편지를 써 보냈다. 당시 엘리자베스의 키는 약 152cm였으나 체중은 옷을 다 입고도 약 23kg이 채 되지 않았다. 당시 엘리자베스는 하루에 300kcal 미만을 섭취하는 식이요법을 따르고 있었다.

앙투아네트는 밴팅에게 만약 토론토로 엘리자베스를 보내면 아이를 진료해줄 수 있겠느냐고 물었다. "저희 딸은 당뇨를 앓은 지 3년이 조금 넘었습니다. 예나 지금이나 병세가 심각합니다. 지금까지 실력 있는 분들에게 최상의 치료와 관리를 받았지만, 여전히 저항력이 매우 낮으며 비참할 만큼 모든 에너지가 바닥나고 여윈 상태입니다." 그와 동시에 엘리자베스의 의지와 결단력이 흔치 않을 만큼 강하다는 말도 덧붙였다. "아이는 지난 3년간 단 한 번도 식이요법을 어기지 않았을 정도로 모범적인 환자입니다. 엘리자베스의 상황은 때때로 더 나빠지기도 했으나 그건 절대 아이의 잘못 때문이 아니었습니다. 저희는 간호사도 유별나다고 인정할 정도로 강인한 아이의 성정이 아이에게 큰 도움이 되리라고 생각합니다."[47]

밴팅은 앙투와네트에게도 인슐린이 부족해 새로운 환자를 치료할 수 없다는 내용을 담은 일반적이고 예의를 갖춘 답신을 보냈다. 하지만 이후 8월 중순, 결국 엘리자베스를 진료하기로 했다. 1922년 8월 16일, 밴팅이 작성한 진료 기록에서 엘리자베스는 이렇게 묘사되었다.

체중 약 20.4kg, 키 약 152cm. 환자는 극도로 야위었고 발목에 약간의 부종이 있음. 피부가 건조하고 비늘처럼 일어남. 약하고 가느다란 머리카락. 복부가 두드러짐. 어깨가 축 늘어지고 근육이 극도로 쇠약함. 피하조직이 거의 완전히 흡수됨. 너무 쇠약해서 거의 걷지 못함.[48]

밴팅은 곧바로 엘리자베스에게 인슐린을 투여하기 시작했고, 그 덕분에 식사량를 늘릴 수 있었다. 인슐린을 투여한 지 불과 일주일 만에 엘리자베스의 1일 섭취량은 1220kcal까지 늘어났다. 이로부터 또 일주일 후에는 일반인과 똑같이 하루에 2200~2400kcal를 섭취했다. 엘리자베스는 자신의 식이 일기에 3년 반 만에 처음으로 흰 빵 한 조각[49]을 먹었다고 기록했다. 나흘 후에는 3년 만에 처음으로 옥수수의 맛을 보았고, 9일 후에는 맥앤치즈, 또 6일 후에는 포도, 바나나, 자두를 먹었다고 기록했다.

1922년 9월 24일, 엘리자베스는 당시 출장차 브라질로 떠나 있던 어머니에게 보내는 편지에 이렇게 썼다. "이 기적 같은 놀라운 발견의 도움을 받을 수 있다는 게 얼마나 감사한지 말로 다 할 수가 없어요. … 밴팅 선생님이 … 전 세계 각지의 저명한 의사 선생님들을 토론토로 초청해 이 놀라운 발견이 어떻게 쓰이는지 볼 수 있게 해주세요. 사람들이 제 차트를 읽을 때 어떤 표정을 짓는지 어머니도 보셨으면 좋았을 거예요. 제가 전례가 없을 만큼 차도를 보이고, 겉보기에도 좋아졌다는 걸 정말 놀랍게 여기거든요."[50]

같은 해 10월 초, 엘리자베스는 또 다른 편지에서 이렇게 말했다.

"이 모든 게 정말 말로 다 하지 못할 만큼 놀라워요. 조금만 있으면 제가 치료 덕분에 얼마나 바뀌었는지 보실 수 있을 거예요. … 앨런 선생님이 제가 지금 뭘 먹고 있는지 알게 된다면 아마 10번은 까무러치실 걸요."[51]

앨런이 밴팅을 만나보고 저명한 당뇨 전문의들의 학회에 참석하기 위해 토론토를 찾아왔을 때, 밴팅은 앨런과 몇몇 임상 의사를 데리고 엘리자베스를 보러 갔다. 엘리자베스는 앨런과 만난 순간을 이렇게 기록했다. "앨런 선생님은 입을 벌리고는 '오!'라고 외쳤다. 그게 전부였다. 선생님은 지금까지 그 어떤 환자도 이렇게 크게 바뀐 모습을 본 적이 없다는 이야기를 하고 또 했다. 심지어 자리를 떠날 즈음에는 내가 누군지 소개해줘서 고맙다며, 그렇지 않았으면 누군지 못 알아보았을 뻔했다는 농담까지 던졌다."[52]

곧 북미 전역의 의사들이 이 기적 같은 결과를 축하했다. 그들은 엘리자베스와 같은 어린 환자가 죽음의 벼랑 끝까지 내몰렸다가 다시 살아났다는 사실을 기뻐했다. 보스턴의 의사 조슬린은 성경의 이야기를 인용해 "1922년 크리스마스까지 부활에 가까운 사례를 너무나 많이 목격했다. 에스겔의 환상 속 마른 뼈 가득한 골짜기가 내 눈앞에서 실제로 펼쳐지고 있단 걸 깨달았다."[53]라고 표현했다.

밴팅은 출판하지 않은 1940년 회고록의 마지막 부분에서 잊을 수 없는 사례 하나를 들려주었다.

한 남자가 아내를 부축하며 진료실로 들어왔다. … 약 34.5kg으로, 내가 본 중에서 가장 용태가 나빠 보이는 아내를 안락의자에 앉혔

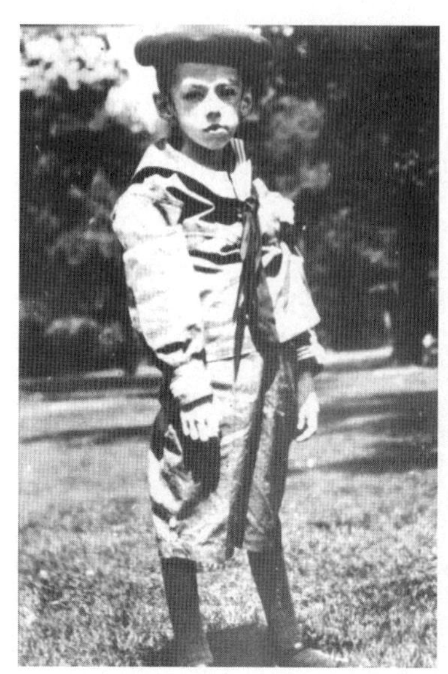

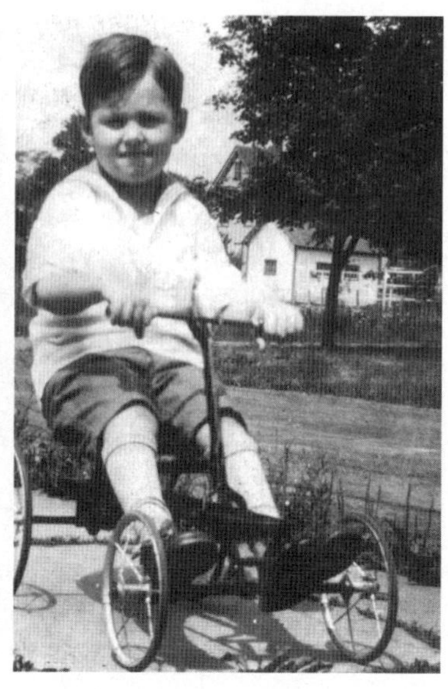

(왼쪽) 5세 남아 테디 라이더Teddy Ryder, 인슐린 투여 전인 1922년 7월
(오른쪽) 인슐린 치료 후 1년 경과

다. 아내는 울부짖고 화를 내면서 남편에게 이래라저래라 명령했다. 그가 안쓰러울 정도였다. 내가 이 환자를 입원시킨 건 아내보다는 남편이 불쌍했던 게 컸다.

아내는 지금까지 내가 만난 가장 비협조적인 환자 중 하나였고 … 사탕이나 음식을 손에 닿는 대로 훔쳤다. 아내는 불쌍한 자신의 남편을 매일 아침 일찍 병원으로 불렀고, 매일 밤 자기가 잠든 뒤에야 집에 보내주었다. 그러면서도 하루 종일 남편을 심하게 비난하고 욕했으며 아무 가치도 없는 사람처럼 대했다. … 처참한 몰골이었으며 부종 때문에 눈을 거의 뜨지 못했다. 피부는 창백하고 허옇게 떴으며 붉은 머리카락이 너무 가늘어 두피가 보일 정도였다. … 무엇보다 이 환자는 내가 아는 모든 사람을 통틀어 가장 성격이 더러웠다. … 몇 주간 병원에서 치료를 받으며 상태가 눈에 띄게 호전되자 남편은 아내를 데리고 집으로 돌아갔다. 솔직히 그를 다시 보지 않아도 된다는 게 기뻤다. 내가 친절하게 대한 건 그 남편을 위해서였다. …

1년 후 어느 날 이른 아침, 책상에 앉아 있는데 전화벨이 울렸다. 명랑하고 웃음기 어린 목소리가 나에게 10분 뒤에도 사무실에 있을 거냐고 물어왔다. 나는 그렇다고 대답했다. 그러자 상대방은 전화를 끊었다. 나는 다시 편지에 집중했다.

몇 분 후, 현관이 열리는 소리가 들린 다음 진료실 문이 활짝 열리면서 여태껏 내가 보았던 가장 아름다운 여성 중 한 명이 들이닥쳤다. 모르는 사람이었다. 한 번도 본 적 없는 얼굴이었지만, 그는 내게 다가와 뺨에 입을 맞췄다. 아름다운 여성의 뒤에서 웃고 있는 환자의 남편이 보였다. 나는 뒷걸음질 쳤다가 다시 그들과 손을 맞잡고 섰다. 남편이 말했다. "선생님, 지금 이 사람의 모습을 꼭 보여드리고 싶었습니다. 이게 바로 제가 결혼했던 여자, 당뇨를 앓기 전의 아내입니다."

몇 달 후, 나는 이들의 이름이 적혀 있고 분홍색 리본이 붙은 작은 봉투 하나를 받았다. 딸을 임신했다고 했다. 나는 이 아이도 머리카락이 붉은색일지 궁금했고, 당뇨가 결코 이 아이를 괴롭히지 않기를 기도했다.[54]

슬프게도 캐나다 연구 팀의 승리는 연구원들 간 내부 갈등으로 퇴색되었다. 심지어 인슐린을 발견한 네 사람이 모두 함께 찍은 사진이 한 장도 없을 정도다. 1923년, 밴팅과 매클라우드는 노벨 생리·의학상을 받았다.*

매클라우드가 그와 동급으로 인정받은 사실과 베스트가 제외되었다는 데 격분한 밴팅은 수상을 거부할 생각까지 했다. 결국 나중에는 상을 수락했으나 자기가 받은 상금의 절반을 베스트와 나누겠다고 선언했다. 그리고 얼마 지나지 않아 매클라우드 또한 상금의 절반을 콜립과 나누겠다고 선언했다.

매클라우드를 향한 밴팅의 분노는 절대 식지 않았다. 그는 항상 매클라우드가 프로젝트 착수 당시 별다른 관심이 없었다는 점을 계속해서 원망했다. 그리고 연구에 기여한 바가 거의 없는데도 프로젝트가 성공한 이후 과도하게 공로를 인정받았다고 생각했다. 매클라우드는 밴팅이 믿기 어려울 정도로 과민하고 가망도 없는 편집적 망상증에 빠져 있으며 도무지 달랠 수 없다고 생각했다.

누가 언제 무엇을 했는지, 더 나아가 인슐린 자체를 발견한 공로를 누가 인정받아 마땅한지를 두고 수십 년 동안 논쟁과 말다툼이 이어졌다. 사실 연구진 네 명 모두 이 발견에 상당한 기여를 했다. 밴팅에게 독창적인 아이디어와 추진력, 열정이 있었기에 프로젝트가 시작될 수 있었다. 그와 베스트가 진행한 초기 핵심 실험들은 이 개념을 뒷받침하는 증거를 확립했다. 콜립이 팀에 전문 지식을 더하면서 인슐린을 빠르게 분리하고 정제할 수 있었고, 그 덕분에 더 신속하게 인슐린을 생산해 수많은 목숨을 구했다는 사실에는 의심할 여지가 없

*
밴팅은 당시 32세였으며, 지금까지도 역사상 최연소 수상자의 자리를 지키고 있다.

다. 매클라우드 또한 여러 아이디어에 기여했다. 그는 방향성을 제시했고, 때로는 밴팅과 베스트가 비생산적인 연구 노선을 따라가지 않도록 막아주었으며, 이 연구가 얼마나 우수한지 학계에 알리는 데 일조했다.

1928년, 매클라우드는 토론토대학교를 떠났다. 밴팅이 그를 향해 공개적으로 악의를 드러내고 다녔으므로 이곳에서 지내기가 매우 불쾌했을 가능성도 있다. 매클라우드는 스코틀랜드로 돌아가 애버딘대학교의 교수가 되었고, 애버딘대학교는 노벨상 수상자를 교수로 맞이할 수 있음에 크게 기뻐했다. 그는 1935년 세상을 떠났다.

베스트는 매클라우드의 뒤를 이어 토론토대학교 생리학과 교수가 되었다. 그리고 연구진 중에서 가장 오랫동안 살다가 1978년 세상을 떠났다.

콜립은 맥길대학교 교수가 되었다가 훗날 웨스턴온타리오대학교 의과대학 학장이 되었다. 그는 재직하면서 부갑상선호르몬에 관한 중요한 연구를 수행했으며 1965년 세상을 떠났다.

밴팅은 국가적 영웅으로 떠올랐으며 수많은 영예를 안았다. 그는 캐나다 온타리오주 정부와 연방 정부로부터 각각 1만 달러(약 1300만 원),[55] 7500달러(약 980만 원)[56]의 평생 연금을 받았다. 토론토대학교에는 밴팅과 베스트의 이름을 딴 밴팅앤드베스트 의학연구소가 설립되었으며, 밴팅은 남은 1920년대와 1930년대에 걸쳐 암 치료제를 찾기 위한 다양한 연구를 진행했다. 그는 보수를 넉넉히 줄 테니 자기 학교로 와 연구해달라는 미국 여러 대학의 제안을 거절했으며, 인슐린 제품에 특허를 내면 얻을 수 있는 막대한 상업적 이익[57] 또한 거부했다. 그는 빈곤에 가까운 생활을 하면서도 자신의 발견을 수익화하는 건 윤리적으로 말도 안 되는 일이라고 생각했다. 그는 가난하든 부유하든 상관없이 모든 환자가 인슐린을 사용할 수 있도록 저렴하게 생산하기를 바랐다.

얄궂게도 밴팅과 베스트의 관계는 훗날 내리막길을 걸었다. 또한 놀랍게도 밴팅은 콜립을 좋아하고 인정하게 되었으며, 두 사람은 친구가 되어 1930년대 말에는 캐나다 국립연구소[58]에서 함께 근무했다. 1934년, 밴팅은 캐나다 정부로부터 작위를 받았다. 그는 두 번의 결혼을 했으며, 제2차 세계대전 당시에는 캐나다 의료 연구 팀의 팀장을 맡았다. 1941년 2월 20일,[59] 밴팅은 캐나다 뉴펀들랜드주의 도시 갠더에서 이륙해 잉글랜드로 향하는 허드슨 폭격기에 타고 있었다. 비행기는 엔진 결함으로 폭설 속에서 얼어붙은 강가의 황야에 추락했다. 추락 당시에는 생존했으나, 부상 때문에 20시간 후 사망했다. 당시 그는 49세였다.

엘리자베스는 훗날 결혼해 한 가정의 아내, 어머니, 할머니가 되었으나 언제나 자신의 당뇨를 비밀에 부쳤다. 좀처럼 투병 사실을 밝히지 않았으므로 엘리자베스의 약혼자 또한 약혼 후 일주일이 지나 그가 말해줄 때까지 그 사실을 알지 못했다.[60] 엘리자베스는 평생 4만 2000회의 인슐린[61] 투여를 받으며 살다가 1981년 74세의 나이에 심장마비로 사망했다.

공중보건 위기와의 전투

오늘날 엘리자베스와 같이 충분한 인슐린을 생성하지 못하는 제1형 당뇨 환자는 전 세계 당뇨 환자의 5~10%에 불과하다.* 이는 지난 수십 년 동안 신체 조직이 인슐린을 완전히 효과적으로 사용하지 못하는 제2형 당뇨 환자가 급격하게 증가했다는 사실을 방증한다.**

왜 제2형 당뇨 환자의 신체에서는 인슐린이 제대로 효과를 발휘하지 못할까? 여기에는 유전적 영향도 있다. 예를 들어 핀란드의 한 연구에서는 일란성 쌍둥이가 나란히 제2형 당뇨병에 걸릴 확률이 34%로 나타났다.[62]

그러나 가장 중요한 요인은 생활 방식이다. 특히 비만과 연관이 있다. 제2형 당뇨 환자의 약 80~90%[63]가 과체중 또는 비만이다. 지방세포가 체내의 인슐린 효과를 떨어뜨리는 이유, 전문 용어로 인슐린 저항성이 생기는 이유는 완전히 밝혀지지 않았다. 하지만 일반적으로 지방 대사가 늘어나면 세포 표면의 인슐린 수용체가 줄어든다고 알려져 있다. 포도당을 사용할 능력이 없는 신체는 에너지를 얻기 위해 지방을 분해하는데, 이 경우 지방 분해의 산물인 산성 케톤체가 혈

*

제1형 당뇨 환자는 왜 인슐린을 생성하지 못할까? 여기에는 세 가지 가능성이 있다. 유전적 결함 탓에 세포가 정상 작동하지 못할 수도 있고, 자가면역질환이 있어 신체의 염증세포가 랑게르한스섬을 공격하고 무력화할 수도 있으며, 바이러스성 감염 때문에 이러한 세포가 손상되었을 수도 있다.

**

참고: 다수의 제2형 당뇨 환자 또한 인슐린 치료의 도움을 받고 있으며 이를 필요로 한다.

류에 쌓이므로 더 큰 문제가 발생할 수 있다. 이러한 신체의 대사 체계 교란을 억제하지 못한다면 급성 대사성 합병증인 케톤산증으로 혼수상태 또는 사망에 이를 수 있다.

이제 인류는 사상 처음으로 너무 적게 먹어 죽는 게 아니라 너무 많이 먹어 죽어가고 있다. 유행처럼 번지는 비만은 공중 보건을 잠식하는 위기가 되었다. 오늘날 당뇨는 전 세계 4억 2200만 명의 사람[64]에게 영향을 미치고 있으며, 놀랍게도 그중 3730만 명이 미국인[65]이다. 이는 미국 인구의 약 10%에 달한다. 당뇨병은 미국의 8대 주요 사망 원인[66]이다. 성인 미국인의 3분의 1이 넘는 약 9600만 명[67]이 '당뇨병전기'를 앓고 있다. 당뇨병전기란 아직 제2형 당뇨병으로 진단할 만큼은 아니지만 혈중 포도당 수치가 정상보다 높은 수준을 말한다. 그리고 당뇨병전기 환자 중 최대 70%[68]는 결국 당뇨병이 발생할 것으로 추정된다.

다행히 의사들은 이 질병을 극복하기 위한 투쟁에서 점점 더 다양하고 수준 높은 약리적 방법을 찾아내고 있다. 1950년대에는 췌장의 인슐린 분비를 촉진해 혈당을 낮추는 경구용 약 설폰요소제의 개발이 주요 발전으로 손꼽힌다. 경구용 약 메트포르민 또한 현대적인 치료법의 또 다른 대들보로 손꼽히는데, 이 약은 간의 포도당 분비를 줄이고 장의 포도당 흡수를 저하시키며 신체 말초 조직에서 인슐린 작용에 대한 민감도를 높인다. 21세기에는 GLP-1 유사체 및 DPP-4 억제제라 불리는 약제가 개발되었는데, 이 약은 췌장의 GLP-1 수용체에 결합해 인슐린 생성 증가를 촉진하는 인크레틴이라는 호르몬을 모방하거나 증가시킨다. 또 다른 유익한 약물 치료법으로는 SGLT-2

억제제가 있다. 경구용 약인 SGLT-2 억제제는 신장에서 포도당을 분비하는 능력을 향상하는데, 이는 혈당을 낮출 뿐만 아니라 체중 감소에도 도움이 된다. 또한 심장 및 신장 질환을 앓는 환자의 건강을 개선하는 것으로 드러났다.

인슐린은 과거보다 훨씬 더 정교한 방식으로 생산되고 사용된다. 소 또는 돼지의 장기를 재료로 이용해 시간과 정성을 들여 인슐린을 생산하는 공정이 거의 50년간 지속되었다. 약 453g의 인슐린을 생산하려면 동물의 췌장 약 3629kg[69]이 필요했다. 그러다 1967년 도로시 호지킨Dorothy Hodgkin이라는 이름의 과학자가 X선회절(물질에 X선을 쏘면 X선이 몇 가지 방향으로 나타나는 현상 — 옮긴이)을 이용해 인슐린의 정확한 화학 구조를 밝혀냈다. 이로써 인간부터 어류, 소, 돼지에 이르기까지 온갖 동물의 인슐린이 사실상 동일하다는 것이 확실해졌다. 동물의 인슐린이 인간의 신체에서 생성되는 인슐린과 마찬가지로 잘 작용하는 이유가 여기에 있었던 것이다.

1978년에는 미국의 선구적인 생명공학 기업 제넨텍이 재조합DNA 기술(서로 다른 생명체에서 유래한 DNA 조각을 이어 붙여 복제하는 기술 — 옮긴이)을 이용해 최초로 합성 인슐린을 생산했다. 과학자들은 복제한 인간 인슐린 유전자를 세균에 삽입하는 데 성공했는데, 이렇게 하면 각 세균이 작은 공장처럼 작동하면서 상당한 양의 인슐린을 자연적으로 생산한다. 합성 인슐린은 1982년 미국 식품의약국(FDA)의 승인을 받았으며, 돼지나 소의 인슐린과 구별하기 위해 휴물린이라는 브랜드명으로 알려졌다. 오늘날 환자들은 필요에 따라 단기 작용 및 지속 작용 인슐린 제제를 사용하고 있으며, 1970년대에 개발된 착용형 인슐린 펌프 또한 널리 쓰인다. 컴퓨터화된 이 소형기기는 피하에 작은 관을 삽입해 인슐린을 공급한다.

더 최근에 등장한 연속혈당모니터링(CGM)은 당뇨 환자의 치료에 한 번 더 혁명이 일어나리라는 전조이자 '인공 췌장'이라는 가능성을 실현할 중요한 한 걸음으로 손꼽히고 있다. CGM 모니터는 일반적으로 접착 패치를 이용해 복부 또는 팔에 부착하는 센서다. 모니터에 포함된 작은 필라멘트는 우리 몸에서 조직 내 세포들 사이의 공간을 채우는 액체인 간질액의 포도당 수준을 측정한다. 이 센서는 몇 분마다 수치를 측정하고 데이터를 펌프, 스마트폰, 기타 기기로 전송한다. 덕분에 환자는 밤낮으로 혈중 포도당 수치를 모니터링하며 더 정확하고 효과적으로 인슐린을 투여할 수 있다.

과학자들과 의료기기 회사들은 폐쇄회로 형태로 CGM 센서와 인슐린 펌프를 결합하기 위해 각고의 노력을 기울이고 있다. 이러한 기기는 혈당 수치를 감지하고 자동으로 대응해 혈당이 너무 높으면 인슐린을, 혈당이 너무 낮으면 글루카곤을 투여하게 될 것이다. 메드트로닉, 탄덤 등 다국적 의료기기 기업에서는 이미 센서 측정기와 자동 인슐린 투여기가 어느 정도 결합된 인슐린 펌프를 제조하고 있다. 하지만 환자가 아무것도 입력할 필요가 없는 진정한 인공 췌장은 아직 요원해 보인다.

현재는 줄기세포를 삽입한 다음, 그것이 인슐린을 생성하는 기능성 섬세포가 되도록 유도하는 방법이 앞으로의 당뇨병 판도를 바꿀 발전으로 각광받고 있다. 당뇨병 치료를 위해 이식을 택하는 전략은 예전부터 있었으며 췌장 이식은 1960년대 중반부터 진행되었다. 오늘날에는 섬세포만 단독으로 이식할 수도 있지만, 공여자의 장기 공급이 한정되어 있기에 이 방법은 지금도 흔히 사용되지는 않는다. 2021년 11월[70]에는 새로운 임상 실험에서 줄기세포로 생성을 유도한 섬세포를 최초로 이식한 환자의 제1형 당뇨병이 근본적으로 치료되었음이 밝혀졌다. 환자의 새로운 섬세포는 제대로 기능했으며 혈당 수준을 완전하게 조절했다.

이 돌파구는 줄기세포를 섬세포로 유도하는 방법을 찾기 위해 20년간 탐구한 연구실 안의 과학자들 덕분이었다. 이러한 발전이 더 많은 환자를 위한 치료법으로 나타나기까지는 아직 수년이 더 걸리겠지만, 〈뉴욕타임스〉는 1면에 이 소식을 실으면서 언젠가는 제1형 당뇨병을 정말 치료할 수 있으리라는 희망을 심어주었다.

지금으로서는 의사와 간호사, 영양사와 학교 관리자, 트레이너와 코치, 부모님과 친구들과 같은 수많은 사람과 함께 계속해서 당뇨에 맞서 싸워야 한다. 대부분의 제2형 당뇨병 환자에게는 여전히 체중 감소와 비만 탈출이 필수적인 목표다. 인슐린이 일으킨 기적은 환자의 수명을 늘려주었으나, 한편으로는 늘어난 수명 탓에 망막병증, 신장병, 말초신경병 등 수많은 당뇨 후유증이 발견되기도 했다. 인슐린이 발견된 지 한 세기가 지난 지금, 당뇨는 더는 사형 선고가 아니지만 여전히 인류의 가장 심각한 건강 문제 중 하나다.

THE MASTERS OF MEDICINE

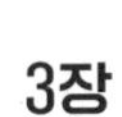

3장

세균성 감염

마법의 총알

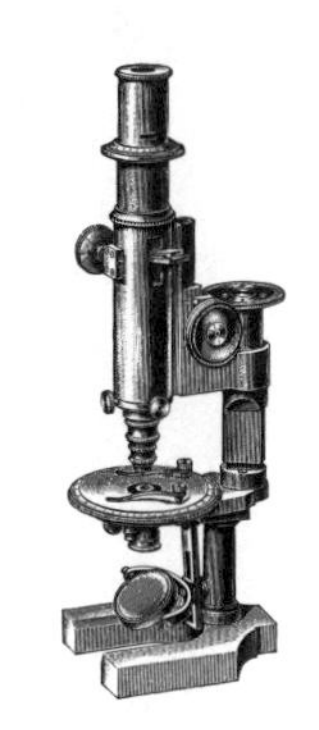

1940년 11월 30일

영국 잉글랜드 사우샘프턴

사우샘프턴이 흔들리고 있었다. 1940년 11월 23일에 있었던 독일군의 폭격으로 수백 채의 건물이 파괴되었고 77명이 사망[1]했으며 추가로 300명 이상의 부상자가 발생했다. 항구의 조선소와 공장은 루프트바페(제2차 세계대전 당시 독일 국방군의 공중전 담당 군대. 현재는 독일 공군을 의미함 — 옮긴이)의 주요 표적이었고, 그중에서도 도시 교외에 위치한 영국의 전투기 슈퍼마린 스핏파이어 생산 공장이 최우선 표적이었다. 폭격으로부터 일주일이 지난 지금, 적군은 도시를 파괴하기 위해 한층 더 큰 규모의 전투기 부대를 보내고 있었다.

근래 일어난 대학살 때문에 다른 도시와 마을의 경찰력이 사우샘프턴에 집중 배치되어 있었다. 그중에는 옥스퍼드의 경찰관인 43세 앨버트 알렉산더Albert Alexander[2]도 있었다. 1940년 11월 30일, 알렉산더는 독일 전투기 120대가 여섯 시간 동안 도시에 800개의 폭탄을 떨어뜨리는 광경을 마주했다. 전쟁을 통틀어 사우샘프턴이 겪은 최악의 폭격이었다. 137명의 사람이 사망했고 1000채 이상의 집이 무너졌다.

대공습이 벌어졌을 때 알렉산더는 경찰서에서 근무하고 있었고, 폭탄 하나가 경찰서 건물에 직격으로 꽂혔다.

알렉산더는 살아남았다.

그는 운 좋은 이들 중 하나였다. 튀어 오른 유산탄 조각에 입가 부근이 살짝 찢어진 것 말고는 아무런 부상도 입지 않았다. 다른 가여운 이들과는 다르게, 그는 살아남아 가족의 품으로 돌아갔다. 알렉산더와 아내 이디스 사이에는 아직 어린 두 딸이 있었다.

폭격 이후 알렉산더는 정상 근무를 재개하려 했다. 얼굴에 난 상처는 대수롭지 않아 보였다. 보기에는 흉측했지만 그냥 두면 저절로 나으리라 생각했다.

그러나 상처는 아물지 않았다. 성가신 상처가 곪기 시작했다. 고통과 홍반이 점점 심해져 참기 힘들 지경에 이르렀다. 상처가 악화되자 더는 얼굴 피부만의 문제가 아니게 되었다. 감염이 위쪽으로 번지면서 두 눈을 거쳐 머리와 두피까지 퍼졌다. 수일이 지나자 이제는 전문가를 찾아가야 한다는 걸 인정할 수밖에 없었다. 알렉산더는 고향 옥스퍼드의 1차 병원인 래드클리프 병원에서 진료를 받았다.

의사가 그의 염증 샘플을 배양하자[3] 두 가지 종류의 세균이 발견되었다. 황색포도상구균과 화농성연쇄상구균이었다. 의료진은 전장의 아이들을 위해 대량생산되고 있던 유명한 살균제인 설파제와 설폰아미드 계열 약물 중 하나인 설파피리딘을 그에게 처방했다. 알렉산더는 8일간 이 약을 사용했으나 아무런 효과가 없었고, 오히려 알레르기성 피부 발진이 일어나 사태가 더욱 심각해졌다.

이듬해 1월이 되자 알렉산더의 머리와 얼굴에 다수의 농양이 생겼다. 의료진은 고름을 빼내기 위해 농양을 절개했다. 그러나 오른쪽 어깨에도 통증이 발생했고, X선으로 촬영하니 위팔뼈 머리 부분에 골수염이 보였다. 감염이 점점 번지고 있었다. 게다가 알렉산더는 왼쪽 눈에도 극심한 통증을 느꼈다. 감염이 너무 심해 왼쪽 눈으로는 앞을 볼 수도 없었다. 나중에는 왼쪽 눈의 각막이 너무 손상되고 약해진 탓에 저절로 구멍이 뚫리기까지 했다.

의료진은 어쩔 수 없이 왼쪽 안구를 적출했다.

이제는 절망뿐이었다. 2월 초에 이르자 알렉산더의 안면과 두부 전체가 농양으로 뒤덮였다. 그는 쇠약해졌고 끝없는 통증에 시달렸다. 양쪽 폐가 감염되면서 혈액에 산소를 공급하는 기능까지 위태로워졌다. 수혈도 도움이 되지 못했다.

그가 죽어가고 있다는 게 점차 분명해졌다.

어쩌다 이렇게 되었을까? 작은 상처 하나였을 뿐이지 않은가? 사방에 폭격이 쏟아지고 어디에서나 비극을 볼 수 있는 전시였음에도, 알렉산더에게 일어난 수개월에 걸친 시련은 유달리 잔인하게 죽음에 이르는 방법처럼 보였다. 가족들은 어떻게 해야 할까? 아내 혼자서 어떻게 두 아이를 키우겠는가?

2월 중순, 알렉산더의 주치의 찰스 플레처Charles Fletcher가 이들에게 실낱같은 희망을 제시했다. 아직 증명도 검증도 거치지 않은 마지막 희망이었다. 플레처에게는 옥스퍼드대학교의 연구진이 막 보내온 실험적인 신약이 있었다. 이 약이 항균성일 가능성이 있었다.

알렉산더는 이 약을 쓰고 싶었을까?

아니, 애초에 다른 선택지가 있긴 했을까?

극미동물

역사가 기록되기 시작했던 때부터 20세기 중반에 이르기까지, 세균이 유발하는 감염병은 심장마비나 암을 포함한 그 어떤 질병보다도 더 많은 사람의 목숨을 앗아갔다. 그때는 알렉산더처럼 단순한 상처 때문에 사망하는 경우가 흔했다.

이처럼 비극적이고 때 이른 사망의 원인인 세균 미생물을 처음으로 규명한 사람은 네덜란드인 안톤 레이우엔훅Antonie Leeuwenhoek이었는데, 1640년대에 취미로 현미경 관찰을 시작한 것이 계기가 되었다. 포목 장사를 했던 레이우엔훅은 직물이 얼마나 촘촘하게 짜였는지 알아보기 위해 확대경을 자주 사용했다. 렌즈와 빛의 굴절성을 잘 이해했던 그는 직접 렌즈를 제작하는 방법을 배우고 이를 이용해 현미경을 만들었다.

레이우엔훅은 곧 물 한 방울에도 현미경으로밖에 볼 수 없는 생물이 가득하다는 사실을 알게 되었다. 그는 나무통에 며칠째 고여 있던 빗물 표본을 뒤덮은 미세 생물을 면밀하게 관찰한 뒤, 이 생물을 '극미동물'이라 부르기 시작했다. 레이우엔훅은 극미동물이 움직이는 것처럼 보여서 살아 있다고 가정했으며, "성인의 눈보다 1000배 더 작다."[4]라고 묘사했다. 침 표본을 검사한 뒤에는 "네덜란드 연합에 사는 모든 사람의 수를 더해도 내가 입속에 넣고 다니는 생물만큼 많지는 않다."[5]라며 놀라워했다.

단세포 미생물인 세균*은 일반적으로 막대형, 구형, 나선형, 쉼표형 등 형태에 따라 분류한다. 세균은 세포 외피로 둘러싸여 있는데, 이 세포 외피에는 세포막과 함께 세포벽이 있기도 하고 없기도 하다. 또한 세균에는 핵이 없고 자유롭게 부유하는 DNA가 존재하는데, 이 DNA는 대개 플라스미드(염색체와는 별개로 존재하며 자율적으로 증식하는 유전자를 통틀어 이르는 말 — 옮긴이)라는 원형 단위로 배열된다.

세균을 분류하는 또 다른 방식은 다양한 염료를 사용해 염색했을 때의 모양을 기준으로 하는 것이다. 이 중 가장 중요한 방식은 1884년 한스 그람Hans Gram이 고안한 그람염색법이다. 그람염색을 했을 때 세포벽이 두꺼운 세균은 보라색이 되어 그람양성균으로 분류하고, 세포벽이 얇거나 없는 세균은 분홍색으로 대조염색(염색한 부분이 더 잘 보이도록 나머지 부분을 다른 색으로 염색하는 것 — 옮긴이)되어 그람음성균으로 분류한다.

지구상에 존재하는 세균의 개수는 500만에 1조를 곱하고 1조를

*
세균을 뜻하는 단어 '박테리아'의 어원은 '작은 막대'라는 뜻의 그리스 단어 'bakterion'에서 유래했다. 이는 막대를 뜻하는 그리스어 'baktron'보다 더 작은 개념의 단어다.

한 번 더 곱한 수, 즉 5×10^{30}[6]개로 추정된다. 1g의 흙에는 400만 개 이상의 세균이 존재할 수 있고, 인간의 신체에도 세포보다 더 많은 세균이 있다. 세균은 대부분 아무런 해도 끼치지 않으며 유익한 세균도 많다. 사람의 위창자관에 존재하면서 소화를 촉진하는 세균이 대표적인 유익균이다. 그러나 다른 일부는 병원성 세균으로 림프절페스트, 나병, 매독, 탄저병, 콜레라, 결핵, 디프테리아를 비롯해 인간이 앓을 수 있는 수많은 최악의 질병을 유발한다.

사람들은 20세기에 들어서서야 병원성 미생물을 폭넓게 이해하기 시작했다. 그전에는 질병의 확산을 설명하는 두 가지 가설이 서로 대립했는데, 접촉 전염설과 접촉 전염설 반대론이 바로 그것이다. 접촉 전염설에서는 알려지지 않은 전염병의 원인이 개인의 접촉을 통해 전파된다고 믿었으며,[7] 그 원인을 가리켜 종종 '보이지 않는 총알' 또는 '극미동물'이라고 불렀다. 이후에는 이를 '병균'이라고 칭했다. 접촉 전염론자들은 질병에 맞서 싸우는 가장 좋은 방법은 감염된 사람과 감염되지 않은 사람을 분리하는 것이라 생각했으며, 이에 따라 감염된 집단을 철저하게 격리하는 방식을 따랐다. 때로는 역병의 발원지로 여겨지는 외부 지역과 교역을 끊기도 했다.

반면 접촉 전염설에 반대하는 이들은 인간의 접촉보다는 환경을 탓했다. 이들은 환경적 요인이 질병의 원인이라고 생각했는데, 특히 썩은 음식이나 동물의 사체와 같이 부패하는 유기 물질이 뿜어내는 '미아즈마'나 '장기'를 주요 원인으로 꼽았다. 접촉 전염설 반대론자들은 유행병에 맞서 싸우는 가장 좋은 방법은 지저분하고 북적거리는 슬럼가와 오물에 뒤덮여 악취를 풍기는 길거리를 깨끗하게 치워 공기를 정화하는 것이라 믿었다. 이들은 여러 도시에 제대로 된 하수도 시스템이 건설되는 데도 지대한 영향을 미쳤다. 당연히 유행병 시기에는 공기가 맑고 깨끗한 시골이나 요양원으로 피신하는 게 자기 자신을 지키는 가장 좋은 방법이라고 생각했다. 양호한 개인위생 또한 매우 중요했다.

두 가설 모두 충분한 증거가 뒷받침하는 듯했으나 둘 중 어느 가설도 모든 상황에 확실히 들어맞지는 않았다. 접촉 전염론자들은 천연두를 비롯한 몇몇 질병이 전파되는 주된 경로가 개인 간의 접촉이라고 주장했다. 그러나 모기가 매개하는 질병인 황열과 말라리아 등 몇몇 다른 질병은 이러한 가설에 들어맞지 않았다. 한편 접촉 전염설 반대론자들의 관점은 몇몇 유행병이 가난한 지역에 가장 큰 타격을 입히는 이유를 설명하는 데 적절했지만, 시골 지방의 전염병까지 설명하지는 못했다.

나아가 콜레라처럼 양쪽 어느 진영에도 들어맞지 않는 질병도 있었다. 콜레라는 사람 간 접촉으로 전파되지 않았다. 그렇다고 지저분한 환경이 원인인 것도 아니었다. 콜레라는 부유한 사람과 가난한 사람, 도시와 시골을 가리지 않고 유행했으며, 도시의 답답하고 습한 환경 탓에 발생한다는 미아즈마가 줄어드는 겨울에도 창궐하곤 했다.

영국의 외과의사 존 스노John Snow는 탁월한 추적 연구를 통해 콜레라가 물을 매개로 전파되는 질병임을 밝혀냈다. 1854년 런던에서 콜레라가 유행할 당시, 스노는 콜레라 환자들이 거주하는 곳을 지도에 표시했다. 그는 환자 대부분이 소호의 브로드가와 케임브리지가 모퉁이에 위치한 펌프에서 물을 길어다 쓴다는 점을 알아챘다. 그리고 발품을 팔아 가능한 한 많은 가구를 찾아내서 면담했으며, 더 깊이 조사할수록 처음의 가설이 더욱 확실하게 증명되었다. 심지어 해당 펌프를 사용하지 않은 것처럼 보였으나 결국에는 관련성이 드러난 사례도 있었다.[8] 예를 들어 해당 펌프와 멀리 떨어진 곳에 거주하는 59세 여성 환자는 펌프와 아무런 관련이 없는 것처럼 보였다. 하지만 스노는 환자의 아들과 이야기를 나눈 끝에 아들이 해당 펌프 부근에 살고 있으며, 어머니가 그 펌프의 물맛을 좋아했기에 자주 아들의 집을 방문해 물을 마셨다는 사실을 알게 되었다.

스노는 콜레라가 개인 간 접촉이나 미아즈마 때문이 아니라 오염된 물을 통해 전파된다는 가설을 세웠다. 당시에는 런던의 하수 시스템이 낙후된 탓에 오래된 오물 구덩이의 오물이 수원지에 스며들고 있었다. 공무원을 설득해 펌프를 사용할 수 없도록 손잡이를 없애자 콜레라 유행이 빠르게 가라앉았다.

스노의 연구는 훗날 접촉 전염론자들이 질병의 '세균 이론'을 뒷받침하는 데 쓰였다. 그러나 이로부터 수십 년이 지난 후에도 이를 의심하는 사람은 계속 있었다. 플로렌스 나이팅게일Florence Nightingale[9]은 강경한 접촉 전염설 반대론자 중 하나였으며, 세균이라는 개념은 헛소리라고 생각했다. 나이팅게일은 생활환경과 청결, 위생을 개선하는 데 일생을 바쳤다. 또 다른 유명한 접촉 전염설 반대론자로는 독일 바바리아주의 화학자 막스 페텐코퍼Max Pettenkofer[10]가 있었다. 그는 콜레라가 전염성이 아니라는 자신의 신념을 극적으로 증명해 보이기 위해 1892년 증인들이 보는 앞에서 콜레라가 가득한 배양액을 마셨다. 놀랍게도 페텐코퍼는 가벼운 증상만을 보이며 콜레라에 감염되지 않아서 그의 가설이 증명된 것처럼 보이기도 했다.

이처럼 페텐코퍼와 같은 권위자들의 행동 때문에 질병 세균 이론은 20세기에 접어들 때까지 널리 인정받지 못했다. 게다가 스노를 비롯한 19세기 중반의 접촉 전염론자들도 오염된 물속의 무언가가 콜레라와 같은 질병을 유발한다고 믿었지만, 그것이 무엇인지 밝혀내거나 식별하지는 못했다.

프랑스 와인과 실크의 구세주

루이 파스퇴르Louis Pasteur는 프랑스 남부의 공업도시 릴에 사는 33세 화학과 교수였다. 1856년 어느 날, 한 학생의 아버지가 조언을 구하고자 파스퇴르를 찾아왔다. 학생의 아버지는 양조업자[11]로, 본래 사탕무 설탕을 이용해 주정을 만들곤 했다. 그가 생산하는 와인은 대부분 맑고 맛있는 상태로 완벽하게 완성되었으나, 늘 일부 와인은 시큼한 맛이 나 판매할 수 없었다. 이러한 문제가 프랑스 와인 제조업자 사이에 흔히 발생하면서 경제적으로도 피해를 일으키고 있었다. 왜 이러한 일이 생겼을까? 양조업자는 파스퇴르가 문제의 원인을 밝혀주기를 바랐다.

이때까지 파스퇴르의 주된 관심사는 화학자에게 도움이 될 만한 결정학(결정의 형태와 구조를 연구하는 광물학의 한 분야—옮긴이)에 집중되어 있었다. 생명과학을 깊이 파고든 적은 한 번도 없었지만, 어쨌든 그는 양조업자의 와인 통을 살펴보기로 했다. 당연하게도 일부 와인이 상해 있었다.

상태가 좋은 와인과 나쁜 와인의 표본을 현미경으로 살펴본 파스퇴르는 두 표본 사이에 상당한 차이점을 발견했다. 상태가 좋고 맑은 와인에서는 작고 둥근 효모 세포가 보였던 반면, 시큼한 와인에서는 아주 작고 검은 막대 모양 점이 가득 보였다. 이것이 무엇인지는 모르겠지만 상태가 좋은 와인 표본에는 보이지 않는다는 점으로 미루어보았을 때, 이 미생물이 바로 와인이 상하는 원인이라는 결론을 내렸다. 이 미생물[12]은 효모 세포를 압도하고 있었으며, 이 때문에 와인이 주정 대신 시큼한 맛이 나는 젖산으로 발효되었던 것이다.

파스퇴르는 양조업자에게 모든 통의 와인을 검사해야 하며 오염된 표본은 전부 버려야 한다고 말했다. 또한 오염된 와인은 절대 다른 통의 내용물과 섞어서는 안 되며, 만약 섞었다가는 전체 와인이 오염될 것이라고 강조했다. 결국 프랑스 전역의 와인 제조업자들이 파스퇴르의 조언을 따르기 시작했고, 사실상 이 방법이 와인 산업의 몰락을 막았다고 믿는 이도 있었다.

파스퇴르는 수수께끼 같은 이 미생물에 점점 더 관심을 가졌다. 그는 우유도 이 미생물 때문에 시큼한 맛이 난다는 사실과 열을 가하면 이 미생물을 죽일 수 있다는 사실도 알아냈다. 저온살균이라는 이름으로 알려진 이 가열 공정은, 우유를 비롯해 음식과 음료를 보존하는 하나의 방식으로 사용되기 시작했다.

파스퇴르는 1860년대에 또 한 가지 획기적인 사실을 발견했다. 당시에는 미생물이 모체 미생물의 자식으로 태어나는 게 아니라 공기 중에서 자연스레 나타난다는 이른바 '자연발생설'이 널리 자리를 잡고 있었다. 파스퇴르는 이 가설이 틀렸음을 증명하기 위해 백조 목처럼 생긴 플라스크를 이용한 실험을 설계했다.[13] 끓인 물이 살균한 공기와 접촉하는 경우에는 미생물로 뒤덮이지 않는다는 사실을 보여준 것이다. 또 그는 누에에 병을 유발하고 실크 산업을 망치는 미생물을 밝혀내 프랑스의 누에 무역[14]에도 일조했다.

파스퇴르는 이처럼 여러 면에서 노력을 기울이면서 수많은 프랑스인의 감사와 존경을 한 몸에 받았다. 또한 미생물학이라는 새로운 분야를 선도하는 인물로 순조롭게 자리를 잡아가는 중이었다. 그러나 1876년, 그보다 훨씬 어린 독일인 의사가 듣도 보도 못한 것을 발견했다는 소식이 프랑스에도 날아들었다.

무명의 독일인

로베르트 코흐Robert Koch는 선도적인 세균학자가 되리라고는 누구도 예상하지 못한 인물이었다. 코흐는 파스퇴르보다 21살이나 어렸으며, 저명한 대학 교수도 아니었고 수십 편의 논문을 쓴 저자도 아니었다. 그는 오늘날 폴란드 서부에 위치한 볼슈타인이라는 마을의 시골 의사에 불과했다. 그러나 오래지 않아 코흐는 의학계에서 손꼽히는 개척자이자 파스퇴르의 숙적으로 떠올랐다.

코흐는 자택에 차린 진료실에서 농부들의 통증과 질병을 살펴보는 데 거의 대부분의 시간을 할애했다. 어느 날 아내가 생일 선물로 현미경을 선물했고, 그는 진료실 한쪽을 어설픈 연구실로 꾸며 이것

저것 관찰하기 시작했다.

1873년이 되면서 볼슈타인 주변의 가축들 사이에서 탄저병이 유행했다. 전염성이 매우 강한 탄저병[15]은 소리 소문도 없이 찾아와 동물들을 쓰러뜨렸으며, 주기적으로 양 떼와 소 떼의 떼죽음을 일으켰다. 탄저병에 전염되면 건강해 보이던 소가 이튿날부터 갑자기 움직임이 굼뜨고 무기력한 모습을 보이기 시작한다. 여물은 입에 대지도 않는다. 그러고는 얼마 지나지 않아 땅바닥에 주저앉는다. 이 병든 가축의 입과 콧구멍에서 기괴하리만치 많은 피가 쏟아져 나온다. 곧 소는 다리를 허공에 뻗은 채 땅바닥에 뒤집혀 죽은 채로 발견된다. 당시 농부들은 이 전염병의 원인을 몰랐으며, 그저 악령의 소행이나 과도한 사료 혹은 독극물 섭취 때문일 것이라 생각했다. 심지어 인간 또한 탄저병에 감염되어 사망할 수 있었다.

코흐는 이 전염병의 원인을 밝혀내기 위한 조사에 착수했다. 탄저병에 걸린 동물의 혈액을 현미경으로 들여다보자 어두운 색의 막대가 보였다.[16] 막대는 자라나기도 했고 분리되기도 했다. 신기하게도 작은 구체들이 막대 모양으로 자라나고 서로 연결되기도 했다. 코흐는 탄저병에 걸린 소의 혈액을 토끼와 쥐에 주입해 질병을 옮길 수 있다는 사실도 발견했다. 수혈을 받은 동물은 하루 만에 탄저병 유형의 증상을 보이더니 죽고 말았다. 이 동물들의 혈액을 검사하자 마찬가지로 검은 막대가 보였다. 이 피를 또 다른 동물에 주입하자 이 동물 역시 죽었다.

코흐는 이후 3년에 걸쳐 면밀한 조사를 진행했고, 마침내 이 작은 구체가 잠복 상태의 간균 포자이며 시간이 지나면 활성 병원성 막대로 변한다는 점을 밝혀냈다. 표본에 열을 가하면 이 미세한 막대를 죽일 수 있었으나 포자는 죽지 않았다. 포자는 새로운 막대와 더 많은 포자를 생성해냈다. 코흐의 발견은 세균이 겨우내 살아남는 방식과 일부 농부들이 해마다 특정 밭에 방목한 동물이 죽었다는 점을 들어 그 밭을 '병들었다'고 말하는 이유를 설명해주었다. 코흐는 미생물학을 거의 배운 적이 없었음에도 탄저병을 유발하는 미생물인 탄저균을 분리해냈으며 전체 수명 주기를 단독으로 밝혀냈다.[17]

코흐는 자신의 발견을 다른 이들에게 알리고 학술 저널에도 게재하고 싶어 했으나, 한편으로는 스스로에 대한 의구심을 거두지 못했다.[18] 자신이 내린 결론이 옳다는 걸 어떻게 확신할 수 있었겠는가? 그는 제대로 된 대학의 도움을 받을 수도 없었고, 자신이 발견한 바를 두고 함께 논의할 의사나 과학자도 없었다.

그래서 그는 세계적으로 유명한 독일 브레슬라우대학교*의 식물학자이자 미생물학자 페르디난트 콘Ferdinand Cohn에게 과감하게 편지를 썼다. 코흐는 콘에게 자신의 실험과 결과를 공개하려 하니 그전에 검토를 부탁한다고 겸손한 태도로 부탁했다. 코흐의 편지를 읽어본 콘이 얼마나 시큰둥했을지는 쉽게 상상할 수 있다. 훗날 콘 또한 이를 인정했다. "나는 아직 덜 발달된 이 분야에서 무언가를 발견했다는 아마추어들의 이야기를 계속 들어왔다. 그래서 폴란드 시골 마을에서 들어본 적도 없는 무명의 의사가 보낸 이 부탁도 별 가치가 없으리라고 생각했다."[19] 하지만 코흐의 솔직한 편지에 마음이 움직였

*
브레슬라우는 오늘날 폴란드의 브로츠와프다.

는지, 1876년 4월 30일 콘은 코흐에게 브레슬라우로 와 연구를 보여 달라고 초청했다.

코흐가 이 초대를 얼마나 간절히 바랐는지, 얼마나 떨리는 마음으로 기다렸는지는 안 보아도 알 수 있다. 그는 브레슬라우대학교에 제시간에 도착하기 위해 한밤중인 새벽 1시에 볼슈타인에서 기차를 타고 출발하는 편을 택했다.[20] 코흐는 현미경, 슬라이드, 유리체액 표본, 화학 시약 등 온갖 과학 도구와 탄저병에 감염된 개체를 비롯한 다수의 토끼, 개구리, 쥐를 가져갔다. 그는 자신을 보기 위해 모여든 교수와 학생들 앞에서 3일에 걸쳐 겸손하고 공손한 태도로 다수의 실험을 시연했으며, 어떻게 간균을 분리하고 동물에서 다른 동물로 옮길 수 있는지를 솜씨 좋게 보여주었다.

브레슬라우대학교의 교수들은 큰 충격을 받았다.

콘은 "코흐가 감히 누구도 능가할 수 없는 과학적 연구의 대가라는 걸 한 시간 만에 알 수 있었다."[21]라고 회고했다. 또 다른 저명한 교수인 율리우스 콘하임Julius Cohnheim은 "나는 이것이 세균학 분야에서 가장 위대한 발견이라고 생각한다."[22]라고 선언했다. 무명의 시골 의사가 아마추어 미생물학자가 되어 그 어떤 정교한 장비도, 의학도서관도 없는 곳에서 혼자서 연구하면서 탄저병의 비밀을 밝혀냈다는 건 불가능한 일처럼 보였다.

코흐는 자신의 일기에 "내 실험에 대한 사람들의 반응이 좋았다."[23]라고 썼다. 그는 오후 한나절 만에 세균 이론이 참이라는 걸 증명해냈다. 이때까지는 파스퇴르가 여러 실험을 하며 세균 이론에 큰 진전을 가져다주기는 했어도 여전히 수많은 회의론자가 남아 있었다.

수많은 사람이 미생물은 감염의 원인이 아니라 부산물이라고 믿었기 때문이다. 또 어떤 이는 미생물이 몇몇 감염병의 원인일 수는 있지만 모든 감염병의 원인은 아니라고 생각했다. 그러나 이제 사상 최초로 미생물이 분리되었고, 이것이 중대한 질병을 유발한다는 사실이 명백하게 증명되었다.

코흐의 발견을 계기로, 수많은 사람이 치명적인 여러 질병의 배후에 숨은 병원체를 찾아내기 위해 달려들었다. 1800년대 말은 대담한 미생물 사냥꾼이 언제라도 새로운 발견을 해 뉴스 헤드라인을 장식할 수 있는 신나는 시대가 되었다.

이처럼 과학계에 혁신을 일으킨 이들에게는 인류를 돕겠다는 마음도 분명 있었겠지만 개인의 영광을 누리려는 욕망 또한 있었다. 기술이 마법처럼 펼쳐지던 시대였다. 19세기의 마지막 25년 동안에는 전화기, 사진, 전구, 라디오, 내연기관을 비롯한 기적 같은 발명품이 쏟아져 나왔다. 토머스 에디슨Thomas Edison, 알렉산더 벨Alexander Bell을 비롯한 발명가들은 부와 명성을 얻을 수 있었다. 기술과 과학은 당대의 표어가 되었다.

유럽에서는 발견을 향한 원동력 뒤에 민족주의라는 또 다른 강력한 원동력이 그림자처럼 따라붙기도 했다. 열대 의학(열대 지방이나 아열대 지방에서 많이 발생하는 질병에 대해 연구하는 학문 — 옮긴이)의 발전이 아프리카와 아시아에 식민지를 건설하고 성공을 거두는 데 상당한 영향을 미치던 시대였다. 과학자는 국가적 인물로 여겨졌으며, 각 국가는 자국 대표 과학자들을 지원했다.

한편 짧았으나 참혹했던 프로이센-프랑스전쟁(1870~1871년)이 끝난 이후, 프랑스와 독일 간 라이벌 관계가 격화되면서 공공 생활의 모든 측면에 영향을 미쳤다. 막 발달하기 시작한 미생물학계 또한 예외는 아니었다. 유럽을 통틀어 가장 위대한 두 명의 의학 연구자인 파스퇴르와 코흐는 곧 과학계라는 전쟁터에서 적군으로 얼굴을 맞대게 되었다.

두 사람 모두 맹렬한 애국주의자였다. 코흐는 프로이센-프랑스전쟁에서 야전병원 의사로 복무했으며 이를 자랑스럽게 여겼다. 프랑스가 항복하고 독일이 압승을 거두자 파스퇴르는 독일의 본대학교에서 받았던 명예 학위를 반납했다. 그는 자기 학생 중 한 명에게 보내는 편지에 이렇게 썼다. "프로이센을 향한 증오, 복수, 복수. 내가 죽는 날까지 하는 모든 일에 이 비문이 적히리라."[24]

라이벌

파스퇴르는 훌륭한 성과를 내고도 안주하지 않았다. 그에게 중요한 건 프랑스가 모든 분야를 지배하는 것이었고, 특히 과학적 발견에 관한 경쟁에서는 절대 질 수 없었다. 1879년, 프랑스에서는 가금콜레라라는 유행병이 돌아 닭·칠면조·오리 등의 가금류 10%가 폐사하고 있었다. 파스퇴르는 이에 관한 새로운 연구에 착수했고, 병을 일으키는 미생물*을 분리하고 이를 닭으로 만든 액체배지(고기와 야

* 파스퇴르의 공적을 기려 가금콜레라를 일으키는 세균을 '파스튜렐라멀토시다'라고 부르게 되었다.

채를 끓여서 만든 액체로 된 배양액 — 옮긴이)에서 배양하는 방법을 터득했다.[25] 이 미생물을 닭에게 주입하면 그 닭은 이틀 만에 사망했다. 그리고 이후 우연한 실수로 돌파구가 찾아왔다.

파스퇴르가 여행을 떠난 사이에 배양 액체배지 표본 하나가 의도치 않게 그대로 방치된 일이 있었다. 흔히 알려진 이야기에서는 이것이 파스퇴르의 조수 샤를 샹베를랑Charles Chamberland의 실수였다고 전해진다.[26] 원래대로라면 이 병원성 액체를 즉시 닭에게 접종하거나, 미생물이 잘 번식하도록 혼합물에 신선한 액체배지를 주기적으로 추가했을 것이다. 하지만 샹베를랑은 그렇게 하지 못했다. 이유가 무엇이었든 간에, 그들은 오래된 가금콜레라 배양액을 닭에게 주입하면 경미한 증상만 나타날 뿐 닭이 죽지는 않는다는 사실을 발견했다.[27]

놀라운 일이었다.

파스퇴르는 이 닭과 효과 없는 배양액을 모두 버리는 대신 한 가지 아이디어를 떠올렸다. 이번에는 같은 닭에 갓 배양한 미생물을 주입했다. 본래대로라면 이 배양액을 주입한 닭은 거의 대부분 이틀 내에 죽었다. 그러나 놀랍게도 이 닭은 죽지 않았다. 이 닭이 남다른 이유는 무엇이었을까? 연구진이 한 일 때문이었을까, 아니면 알려지지 않은 모종의 다른 요소가 작용한 걸까?

파스퇴르는 병원성 미생물이 방치되는 동안 주변의 산소에 오래 노출되며 질병을 일으키는 능력을 상실했다는 가설을 세웠다. 그렇다면 이 오래된 표본이 어떻게 신선하고 전염성 강한 미생물로부터 닭을 보호해줄 수 있었을까? 파스퇴르는 그 이유를 완전히 이해하지는 못했지만, 약해진 미생물이나 독성을 약화한 미생물을 활용해 동물에게 백신을 접종하는 새로운 방법을 발견했다. 이처럼 약해진 미생물은 심각한 질병을 유발하지 았았으며, 오히려 면역체계를 자극해 보호 항체를 생성했다.

파스퇴르는 노벨상을 받을 만한 이 업적에도 안주하지 않고 곧바로 이보다 더 중요한 업적을 향해 나아갔다. 이제 그의 관심사는 1876년 코흐가 밝혀낸 것으로 유명한 탄저병이었다. 파스퇴르는 가금콜레라에 효과가 있었던 독성약화백신과 똑같은 방법을 사용해 탄저병 백신을 만들었다. 그리고 코흐를 뛰어넘을 수 있기를 바라면서 탄저병 미생물을 분리한 뒤 다이크로뮴산칼륨(다이크로뮴산 나트륨 용액에 칼륨 화합물의 염을 넣어 만든 강력한 산화제 — 옮긴이)과 열을 이용해 미생물을 약화했다.

1881년 5월 5일,[28] 파스퇴르는 파리에서 남동쪽으로 약 48km 떨어진 마을 푸이르포르에서 공개 실험을 개시했다. 많은 관심을 모았던 이 공개 실험을 보기 위해 수백 명의 관중과 여러 신문 기자가 모여들었다. 파스퇴르는 양 24마리, 소 여섯 마리, 염소 한 마리에게 자기가 만든 탄저병 백신을 접종했다. 또한 거의 같은 수의 동물을 대조집단으로 두고 관찰했다. 2주 후, 그는 이곳에 돌아와 전보다 약간 더 강한 추가 백신을 동물들에게 접종했다. 그리고 또다시 2주 후 50마리 남짓한 동물들에게 전염성 탄저병을 주입했다.

그는 동물들을 면밀하게 관찰했다. 백신을 접종하지 않은 대조집단의 모든 양과 염소는 이틀 만에 사망했고, 백신을 접종한 동물들은 전부 건강하게 살아 있었다. 파스퇴르의 실험은 대성공이었다. 수많은 언론에서 이 소식을 전 세계에 알렸다. 1882년, 프랑스에서 8만

5000마리의 동물에게 백신을 접종한 이후로 탄저병으로 인한 폐사율이 9.01%에서 0.65%[29]로 떨어졌다.

파스퇴르의 명성은 한층 더 높아졌다. 이 공적으로 파스퇴르는 세계에서 가장 뛰어난 과학자의 자리를 다시 꿰차는 듯했다. 그러나 채 1년도 되지 않아 코흐가 놀랍고 새로운 발견을 들고 응수해왔다.

1876년 브레슬라우대학교에서 주목할 만한 첫 발표로 혜성처럼 등장한 이후, 코흐는 세균학 분야에서 수많은 방법론적 발전[30]을 일구어냈다. 그중에는 현미경을 쓸 때 받침유리와 덮개유리를 사용하는 일, '현적배양(한 방울의 배양액에서 미생물이나 조직을 현미경으로 관찰하면서 배양하는 방법 — 옮긴이)' 기술을 이용해 살아 있는 미생물을 검사하는 일, 살아 있는 동물뿐만 아니라 고체배지를 이용해서 세균을 배양하는 일, 초접사 촬영 기법을 발전시키는 일 등이 있다.

1880년, 코흐는 베를린에 있는 제국 보건국의 연구직 자리를 수락했다. 이제 한 무리의 보조 연구자를 이끌게 된 그는 19세기에 가장 많은 사람의 목숨을 앗아간 질병인 결핵에 초점을 맞춰 미생물을 사냥하기로 했다.

수수께끼에 둘러싸인 질병이었던 결핵은 대개 기침이나 미열 등 경미한 초기 증상이 나타난 후 수개월, 심지어는 수년간 몸속에 잠복해 있다가 심각한 질병이 되어 다시 나타난다. 재발할 때는 모르고 넘어갈 수 없을 만큼 심각해진다. 감염된 폐 조직에 염증, 괴사, 반흔이 생기면서 격렬한 기침이 나고 피 섞인 가래를 뱉게 된다. 피로와 무기력이 몸을 짓누르고 고열과 야간 발한이 동반되며, 말기에는 뼈 통증과 고름으로 가득 찬 결절 또는 농양이 나타난다. 창백한 안색과 점차 쇠약해지는 환자의 모습을 보면 마치 어떤 사악한 존재가 내부에서부터 갉아먹고 있는 듯한 느낌을 받는다. 그래서 결핵을 가리켜 흔히 '갉아먹히는 병' 또는 '백사병'이라고도 불렀다.

결핵은 증상이 다양하고 장기간에 걸쳐 나타나기 때문에 당시 많은 의사가 전염성이 아니라 유전성 질병이거나 자연 발생하는 질병이라고 믿었다. 19세기 후반 전 세계 사망자 중 적어도 4분의 1[31]이 결핵으로 사망한 것으로 추정된다.

결핵을 유발하는 세균을 찾기 위한 코흐의 연구가 시작부터 잘 풀리지는 않았다. 그는 결핵 환자의 가래 표본을 확보하고 환자의 피부에 생기는 울퉁불퉁한 병변인 결절에서 조직을 채취해 검사했으나 현미경으로는 세균을 찾을 수 없었다. 다른 많은 질병에서도 같은 문제로 애를 먹고 있었다. 미생물이 있으리라고 추측되는 상황에서도 자연광을 이용한 평범한 환경에서는 미생물을 볼 수 없었다.

과학자들은 이처럼 보이지 않는 미생물을 관찰하려면 미생물이 눈에 띄도록 염색하는 방법을 고안해야 한다는 걸 깨달았다. 코흐의 친구인 젊은 의사 파울 에를리히Paul Ehrlich는 염료를 비롯한 일부 유기 화학물질이 다양한 조직과 미생물에 특히 친화적이라는 아이디어에 집착하고 있었다. 수백 가지 염료를 이용하고도 결핵 원인균을 밝히는 데 실패한 코흐는 에를리히가 주고 간 메틸렌 청색 염료를 사용해 보았다. 그는 결핵 표본에 염료와 가소성 알칼리(수산화칼륨) 약간을 더해 하룻밤 동안 배양했다. 다음 날 아침, 이 표본을 현미경으로 관찰하자 놀랍게도 작은 푸른색 막대들이 보였다. 이것이 바로 결핵균이었다.

코흐와 그의 조수 프리드리히 뢰플러Friedrich Loeffler는 결핵균을 분리하고 그것이 이 질병의 유일무이한 원인임을 규명했다. 그리고 그 과정에서 다른 경우에도 적용할 수 있는 연구 방법을 고안하고 장려했다. 이를 가리켜 '코흐의 가설'이라고 한다. 어떤 미생물이 특정 감염병의 원인임을 명확하게 규명하려면 다음이 필요하다.

1. 해당 미생물이 해당 질병의 모든 표본에 존재함을 보인다.
2. 해당 미생물을 숙주에서 분리해 체외 배양한다.
3. 배양한 미생물을 건강한 동물에 주입한 후 해당 질병이 발생하는지 관찰한다.
4. 접종한 동물에게서 미생물을 재분리해 기존의 원인 미생물과 동일한 미생물인지 확인한다.

코흐는 결핵균을 이용해 이 가정을 모두 충족시켰다. 결핵균을 분리했고, 배양했으며, 이를 토끼와 기니피그 여러 마리에 주입했고, 다시 이 동물에게서 결핵균을 분리했다.

1882년 3월 24일, 코흐는 베를린 생리학회에서 '의료 역사상 가장 중요하다'[32]고 일컫는 강연을 통해 자신의 연구 결과를 발표했다. 그는 청중이 음미할 수 있도록 현미경, 현미경 표본, 시험관, 플라스크, 배양 플레이트 등 200개 이상의 도구를 거대한 테이블에 늘어놓았다.[33] 강연의 제목은 단순하게 '결핵에 관하여On Tuberculosis'였다. 사람들의 기대치는 높았다. 결핵은 당시 가장 많은 생명을 앗아간 질병이었고, 모두들 탄저병 때 그랬던 것처럼 코흐가 이번에도 폭탄 같은 발견을 다시 한번 던져줄지 궁금해했다.

코흐는 이렇게 말했다. "사망자 수로 질병의 중요도를 따져야 한다면 그 어떤 질병도, 심지어는 페스트나 콜레라를 비롯한 가장 끔찍한 질병들조차도 결핵에는 한참 미치지 못할 것입니다. 통계에 따르면 전 세계 인구의 7분의 1이 결핵으로 사망하며, 생산성 있는 중년 집단만 놓고 봤을 때는 3분의 1 또는 그 이상의 사람이 결핵으로 사망합니다."[34]

나아가 코흐는 아직 누구도 결핵의 원인을 밝히지 못했다고 지적했다. 수많은 사람이 결핵의 원인을 미생물이라고 생각했으나 그렇지 않다고 생각하는 이도 많았다. 코흐는 범인을 색출할 염색법을 고안하기 위해 어떤 과정을 거쳤는지 설명한 다음, 현미경으로 무엇을 관찰했는지 묘사했다. "갈색 조직과 청색 결절 간균(막대 모양으로 생긴 분열균 — 옮긴이) 간의 보색 대비가 너무나 강렬했으므로 분리한 간균 또한 명확하게 관찰하고 식별할 수 있었습니다."[35] 그는 자신의 가설을 제시한 다음, 결핵균을 이용해 각 조건을 어떻게 충족했는지 설명했다. 그리고 이 미생물이 모든 사례에서 발견되었으며 수 세기 동안 의사들에게 당혹감을 안겨주었던 이 불가사의한 병의 원인임을 증명했다고 설명했다.

청중은 충격에 빠졌다. 코흐가 발표를 끝낸 이후에도 경외에 찬 완전한 침묵만이 이어졌다. 방금 청중들이 목도한 것은 천지를 뒤흔드는 폭로로 가득한 발표였다. 세계에서 가장 치명적인 질병의 원인이 규명된 것이다. 게다가 더 많은 질병과 그 질병을 유발하는 미생물을 연구할 방법이 정립되었다. 훗날 에를리히는 이 발표에 대해 이렇게 썼다. "그 자리에 있었던 모든 사람이 깊은 감동을 받았으며, 그날 저녁은 내가 과학계에서 겪은 최고의 경험으로 남아 있다."[36]

전면전

파스퇴르와 코흐는 1881년 8월 런던에서 열린 제7회 국제의료학회에서 처음 만났다. 두 사람은 정중하게 서로를 대했다. 코흐는 세균을 증식할 때 액체배지가 아니라 받침유리에 올린 젤라틴 필름에서 배양하는 개선된 방법을 개발했고,* 파스퇴르는 이를 두고 코흐를 칭찬했다.[38] 그러나 예의 있는 관계는 오래가지 못했다. 수개월 후 코흐는 파스퇴르의 백신이 자신의 탄저병 연구를 대체하는 것처럼 보이자 격분했는지, 한 독일 의학저널에 파스퇴르의 연구를 신랄하게 비판하는 글을 실었다. 도발 없이 시작된 이 선제공격에서 코흐는 "파스퇴르가 바탕으로 삼은 가정들은 틀렸다. 따라서 그의 실험은 아무런 가치도 없다."[39]라고 선언했다. 코흐는 내내 거만하고 모욕적인 어조로 파스퇴르의 주장을 깎아내리면서 파스퇴르가 상한 배양을

*

코흐의 조수 두 명[37]이 뒤이어 이 방법을 한층 개선했다. 그중 한 사람인 발터 헤세Walther Hesse는 자신의 아내이자 조수인 패니 안젤리나Fanny Angelina에게 코흐의 젤라틴 배지가 안타깝게도 따뜻한 날씨에서는 액화된다고 설명했다. 그러자 안젤리나는 여름에 단단한 젤리를 만들기 위해 사용했던 다른 종류의 젤라틴인 '한천'을 사용해보자고 제안했다. 한천은 이때부터 지금까지 세균 증식 배지로 널리 사용되고 있다. 코흐의 또 다른 조수인 율리우스 페트리Julius Petri는 납작한 유리 플레이트를 개선하기 위해 테두리에 약간의 벽이 있고 뚜껑으로 덮을 수 있는 원형 플레이트를 만들었다. 이것이 바로 페트리접시, 샬레다.

사용한 것 같다고 의심했다. 그러면서 그의 연구가 재현할 수 없는 연구라고 비난하며 유럽 과학계를 충격에 빠뜨렸다. 코흐는 "탄저병에 관한 파스퇴르의 견해에는 새로운 것이 별로 없고, 그나마 있는 것마저도 모두 틀렸다."[40]라고 주장했다.

코흐의 글이 번역되어[41] 프랑스에 배포되자 프랑스 여론은 분노로 들끓었다. 불과 5년 전 콘에게 그토록 겸손하게 편지를 써 보냈던 수수한 시골 의사와 동일 인물이 쓴 글이라고는 믿기 어려울 정도였다. 파스퇴르와 경쟁을 벌이며 그 누구도 부인할 수 없을 만큼 획기적인 결핵균 연구를 해냈다는 점이 그에게 오만함이라는 새로운 감각을 심어주었을지도 모르겠다.

결국 파스퇴르는 코흐의 도발에 대응하는 것 말고는 다른 선택지가 없다고 판단했다. 그의 명예는 물론 프랑스의 명예까지 달린 일이었다. 1882년 2월, 파스퇴르는 자신이 신뢰하는 유능한 조수 루이 튈리에Louis Thuillier를 베를린으로 보내 독일 과학자들 앞에서 탄저병 백신의 유효성을 선보였다. 튈리에의 동물 시연[42]은 성공적이었으나 코흐는 여전히 파스퇴르의 성과를 공개적으로 인정하지 않고 버텼다.

코흐와 파스퇴르가 모두 참석한 1882년 9월 스위스 제네바의 국제 보건 및 인구통계 학회에서 또 다른 충돌이 발생했다. 파스퇴르는 가금콜레라와 탄저병에 관한 자신의 연구를 방어하는 발표를 했고, 코흐는 앞줄에 앉아 발표를 듣고 있었다. 여기서 파스퇴르가 신랄하게 말했다. "그렇지만 아무리 명백하게 입증된 진실이라 할지라도 항상 쉽게 인정받는 특권을 누릴 수 있는 것은 아닙니다. 저는 프랑스와 해외 양쪽에서 완고한 반대론자들을 보았습니다. … 이 실험에 주목할 만한 점이 없다고 본 코흐 박사는 이 병에 걸린 냉각 닭들이 자연적으로 감염될 수 있는 닭이 아니었는지 알고 싶어 합니다. … 그는 제가 말한 대로 실험을 진행했다는 걸 믿지 않습니다."[43]

그러자 흥분한 코흐가 파스퇴르의 말을 끊고 뛰어들어 연설을 방해하려 들었다.[44] 결국 연단에 선 코흐는 이렇게 말했다.

> 학회 일정표에서 파스퇴르 씨가 오늘 발표한다는 걸 보았을 때 … 저는 무척 흥미로운 이 주제에 관해 무언가 새로운 것을 배우리라는 기대를 가지고 열정적으로 참석했습니다. 하지만 솔직히 말해, 실망감을 감출 수 없습니다. 파스퇴르 씨가 방금 한 발표에는 새로운 게 전혀 없었기 때문입니다. 파스퇴르 씨가 제게 가한 공격을 여기에서 맞받아치는 게 그다지 큰 의미가 있다고 생각하지는 않습니다. … 제 반론은 의학저널에 실을 몫으로 남겨두겠습니다.[45]

코흐의 분노가 어느 정도는 단순한 번역 오류 문제에서 비롯되었다는 설도 있다. 파스퇴르는 연설에서 코흐의 논문을 가리켜 'recueil allemand'[46]라고 여러 차례 언급했는데, 이는 '독일 연구의 집합'이라는 뜻이었다. 그러나 코흐와 그의 통역사 모두 이를 '독일의 오만'이라는 뜻의 'orgueil allemand'로 잘못 알아들었다. 그래서 코흐는 의자를 박차고 일어나 파스퇴르의 연설에 끼어들려 한 것이다. 파스퇴르가 정말 그렇게 말한 것은 아니었지만, 코흐는 파스퇴르가 자신의 연구 전체를 독일식 자만으로 치부하며 모욕했다고 생각했다.

자신의 숙적이 왜 이토록 성마르게 행동하는지 전혀 알지 못했던 파스퇴르는 코흐에게 조용히 하고 내려가 앉으라고 화를 내며 손짓했다. 제네바에서 코흐가 혹평을 쏟아낸 이후로 파스퇴르는 코흐의 반론을 기꺼이 기다리겠다고 했다. 파스퇴르는 조수 에밀 루Émile Roux에게 보내는 편지에서 "코흐가 터무니없는 행동을 했으며 웃음거리가 되었습니다. … 그건 프랑스에게는 승리입니다. 그게 내가 바라는 전부입니다."[47]라고 썼다.

놀랍지도 않지만, 많은 기대를 모았던 코흐의 반론은 불에 기름을 끼얹었다. 두 사람 사이의 논쟁은 둘 모두를 점점 더 난처하게 만들고 있었지만, 그 누구도 이 사실을 깨닫지 못했다. 제네바 학회로부터 3개월 후, 코흐는 '탄저병에 관하여: 파스퇴르의 제네바 발표에 대한 반론On Anthrax Vaccination: Response to a Speech Given at Geneva by M. Pasteur'이라는 제목의 소책자를 펴냈다. 그는 미생물 약화는 불가능한 일이며, 파스퇴르가 새로운 정보를 조금도 제시하지 못했다는 말을 되풀이했다. 코흐의 주장보다 더 나쁜 것은 모욕적이고 통렬한 그의 어조였다. 파스퇴르에게, 나아가 프랑스에 수치를 안겨주고자 일부러 그렇게 말하는 듯했다. 예시로 코흐는 다음과 같이 썼다.

> 나는 탄저병 간균 약화에 관한 파스퇴르의 연구에서 귀중한 과학적 결론을 무척이나 듣고 싶었으나 … 학회에서는 아무것도 들을 수 없었고 … 지금까지 무슨 무슨 동물에게 접종했다는 가치 없는 사실만 늘어놓았으며 … 파스퇴르의 반론에는 사실에 입각한 반박이 담겨 있지 않고 일반론으로만 구성되어 있다. 대체로 나를 개인적으로 겨냥했고, 감정적인 어조로 전해졌다. … 파스퇴르의 방법

론은 결함이 있으므로 사용해서는 안 된다. … 결국 파스퇴르 본인은 의사가 아니며, 질병의 병리학적 과정과 증상에 관해 그가 제대로 된 판단을 내리리라고는 기대할 수 없다.[48]

소책자는 1만 자에 달하는 이유 없는 조롱과 비판, 오만으로 가득했다.

이에 대한 파스퇴르의 격렬한 반론은 '베를린 정부의 민간 자문 코흐에 대한 반론Response to M. Koch, private counselor to the government of Berlin'이라는 제목의 편지로 〈과학학술지Revue Scientifique〉 1883년 1월호에 실렸다. 또한 파스퇴르는 코흐가 프랑스의 과학적 성과에 얼마나 많은 빚을 지고 있는지 인정할 생각이 없다고 공격했다. 그는 코흐가 "세균의 약화라는 원리 자체를 잘못 이해하고 있단 걸 인식하지 못한다."[49]라며 다음과 같이 덧붙였다. "당신은 제가 범한 적 없는 오류를 범했다고 탓합니다. … 그걸 비난하고 승리했다며 소란을 피웁니다. … 하지만 틀렸습니다. 당신은 또 다른 잘못된 추측을 내세우고 있으며, 결국에는 의견을 바꿀 수밖에 없을 것입니다."[50]

세계에서 가장 위대한 두 과학자와 더 나아가 그들의 두 국가 사이에 벌어진 이 설전은 수그러들 기미 없이 계속되었다. 1883년 8월에는 이집트 알렉산드리아에서 콜레라가 유행하면서[51] 이 갈등이 새로운 국면을 맞이했다. 독일과 프랑스 모두 이집트의 대응을 지원하고 가능하다면 질병의 원인을 격리하기 위해 과학계 수행단을 파견한 것이다. 독일 팀은 코흐가 직접 이끌었고, 프랑스 팀은 '파스퇴르 수행단Le Mission Pasteur'이라는 이름으로 파스퇴르가 신뢰하는 조수 튈리에

가 이끌었다.

그해 9월, 27세에 불과했던 튈리에가 콜레라에 감염되어 사망했다. 이는 모든 연구진이 감당해야 할 위험을 냉혹하게 상기시키는 사건이었다. 독일 팀은 예의를 갖춰 튈리에의 장례식에 참석했다. 코흐는 운구자 중 한 명이었다.

결과적으로 이번 대결에서는 코흐와 독일 팀이 승리했다. 튈리에가 사망한 이후 프랑스 팀은 연구를 포기하고 본국으로 돌아갔다. 반면 코흐는 이집트에서 원인이 되는 미생물을 확정적으로 밝혀내지는 못했으나, 이에 굴하지 않고 콜레라 팬데믹의 진원지로 추정되는 인도 콜카타로 향했다. 이곳에서 코흐는 첫 증상을 보인 지 불과 10시간 만에 사망한 22세 남성에게서 훗날 콜레라균으로 알려지는 쉼표 모양의 간균을 분리하는 데 성공했다.[52] 콜레라의 원인을 밝혀낸 것이다.

1884년 5월, 코흐는 영웅을 맞이하는 환영 속에 본국으로 돌아왔다. 탄저병, 결핵, 콜레라의 비밀을 파헤친 의료계의 탐정은 국가적 보물로 여겨졌다. 그러나 이번에도 코흐가 왕좌에 앉아 있던 시간은 길지 않았다. 1885년, 프랑스가 쏘아 올린 믿기 어려운 소식이 전 세계를 뒤흔들었기 때문이다.

파스퇴르가 가장 위대한 업적을 달성했다는 소식이었다.

승리와 재앙

파스퇴르는 광견병에 관심을 두기 시작했다. 광견병은 감염된 동물에게 물렸을 때 옮을 수 있는 끔찍한 질병으로, 물린 지 2~8주가 지나면 갈증, 마비, 심각한 목구멍 협착 등의 증상이 나타난다. 특히 협착 탓에 음식물을 삼킬 수도 없어지며, 이 때문에 대부분의 환자가 질식으로 사망했다.

파스퇴르는 우선 개의 타액을 검사해 원인이 되는 미생물을 분리하려 했으나 아무것도 발견하지 못했다. 그의 현미경으로는 관찰할 수 없는 바이러스가 광견병의 원인이라는 걸 알지 못했던 것이다. 광견병이 경련, 마비, 정신착란을 일으키는 질병이라고 판단한 파스퇴르는 문제의 미생물이 척수와 뇌에 있으리라고 추론했다. 그는 감염된 토끼의 척수를 갈아 건강한 개에게 주입했고, 개는 곧 광견병에 걸려 사망했다.

이제 그는 이 조직에 전염성 미생물이 포함되어 있다고 확신했으며, 조수인 루가 고안한 방법으로 소독한 플라스크에서 조직 표본을 건조해 미생물을 약화시키고자 했다.[53] 파스퇴르는 약화된 광견병 표본이 건강한 동물에게 더는 광견병을 유발하지 못하게 될 때까지 얼마나 오랜 시간이 걸리는지 판단하는 실험을 했다. 그리고 2주가 지나야 한다는 결론을 얻었다. 다음으로 그는 건강한 개에게 더 독성이 강한 표본을 주입하는 섬세한 실험을 고안했다.[54] 처음에는 광견병 감염 개체에서 채취한 신경조직을 14일간 건조해 무해한 표본을 주입했다. 그리고 다음 날은 13일간 건조한 조직, 그다음 날은 12일간 건조한 조직을 주입했다. 이런 식으로 계속하다가 마지막에는 갓 채취해 전혀 약화되지 않은 전염성 조직을 주입했다.

이 개는 살아남았다.

다른 개들에게도 실험을 반복해 같은 결과를 끌어내는 데 성공했다. 파스퇴르가 동물을 광견병으로부터 보호하는 백신을 만든 것이다.

1885년 7월 6일, 파스퇴르는 파리 근교에서 온 9세 소년 조제프 메스테르Joseph Meister를 마주했다. 메스테르의 팔과 다리는 광견병에 걸린 개에게 14차례 물린 자국으로 너덜너덜했다. 광견병으로 죽을 게 분명해 보였지만, 소년을 진료한 의사는 파스퇴르가 동물을 광견병으로부터 보호하는 방법을 고안했다는 소식을 들은 터였다. 어쩌면 인간에게도 통하지 않을까?

광견병은 잠복기가 길었다. 파스퇴르는 병이 뿌리내려 소년의 목숨을 앗아가기 전에 백신이 면역을 만들어주기를 바라며 치료를 시도해보기로 했다. 파스퇴르는 의사가 아니었으므로 그의 감독하에 다른 의사 한 명이 소년에게 처치했다. 광견병에 걸린 토끼에서 추출한 전염성 척수 조직을 열흘에 걸쳐 점차 전염성을 높여가며 매일 주사한 것이다.

파스퇴르는 초조한 마음으로 소년에게서 광견병 증상이 나타나는지 지켜보았다.

어떤 증상도 나타나지 않았다. 소년은 4개월에 걸쳐 점차 건강을 되찾았다. 파스퇴르의 백신 접종 방법[55]이 인간의 광견병을 치료하는 데 효과를 보인 것이다. 3개월 후, 파스퇴르는 광견병 개에게 물린 또 다른 소년을 살려냈다. 1886년에는 19명의 러시아인[56]이 광견병 늑대에게 물린 뒤 파리로 와 치료를 받았다. 부상을 당한 일자와 치료 시기가 다소 떨어져 있었음에도 파스퇴르는 세 명을 제외한 나머지 모든 환자를 살릴 수 있었다. 1886년 10월까지 2500명이 파스퇴

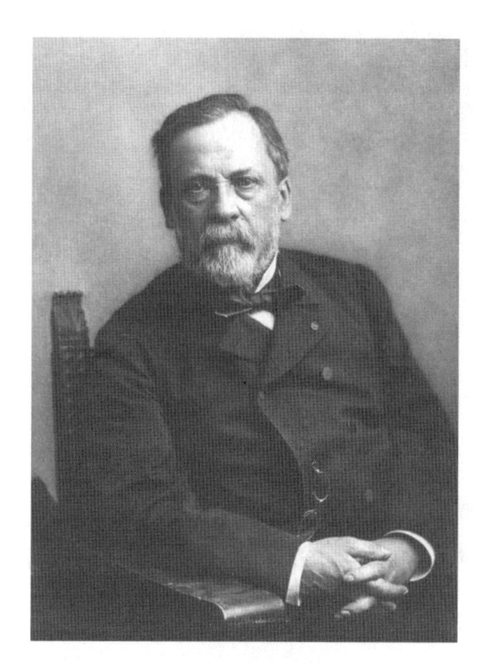

루이 파스퇴르

르의 광견병 백신 치료를 받았다.[57] 파스퇴르는 다시 한번 학계의 가장 큰 찬사를 받을 만한 인물임을 증명해 보였다. 그는 전 세계 각지에서 수많은 상과 명예 학위, 훈장을 비롯한 감사의 표식을 받았다.

매번 라이벌과 맞붙어야 한다는 압박을 느꼈는지는 몰라도, 1890년 코흐는 결핵 치료제라는 놀라운 새 돌파구를 발견했다고 주장했다. 그는 이 치료법을 '림프'[58]라고 모호하게 칭했으며, 기니피그의 결핵[59]을 치료한 것으로 보인다고 설명했다. 그는 림프가 미생물을 직접 죽이는 대신, 감염된 조직 자체를 공격해 괴사시킨다고 믿었다. 말하자면 세균 기생 부위를 파괴하면서 치료한다는 설명이었다.

코흐의 치료제에 관한 소식은 전 세계로 빠르게 퍼져나갔고, 사람들은 희열했다. 결핵 환자들은 치료를 받을 수 있다는 희망을 품고 베를린으로 몰려들었다. 수천 명의 의사도 치료법을 더 자세히 배우기 위해 베를린에 왔다. 코흐는 이 치료제를 '투베르쿨린'으로 공식 명명했으나, 이것이 어떤 만병통치약인지 혹은 어떻게 만들었는지는 이상할 만큼 비밀리에 부쳤다.

아쉽게도 코흐는 자신의 유명세를 만들어준 수고스럽지만 꼼꼼한 검증 방법을 투베르쿨린에는 적용하지 않았다. 결국 그는 투베르쿨린이 글리세린 배지에서 증식한 결핵균을 정제해 만든 표본에 지나지 않는다고 밝혔다. 이후 수년 동안 각국의 수많은 의사[60]가 코흐의 치료제로 아무런 효과를 보지 못했다고 보고해왔다. 베를린에서 진행된 임상시험 결과, 이 약물은 환자에게 도움이 되기보다는 심각한 알레르기 반응을 일으키는 경우가 많았으며 때로는 병을 악화시키기도 한다는 사실이 밝혀졌다.*

투베르쿨린의 무효성을 알리는 증거가 쌓이면서 코흐는 불명예스럽게 물러났다. 사람들은 정부 장관들이 과학계에서 독일이 또다시 승리했다고 내세우고 싶어 압력을 가한 탓에 코흐가 잠재적 치료제를 때 이르게 발표했으리라고 의심했다. 또 어떤 사람들은 그가 치료제로 이익을 취할 계획이었기에 치료제를 투명하게 공개하지 않았다고 생각했다.

한때 겸손한 시골 의사였던 코흐는 의료계의 이카루스가 되었다. 그의 명성은 이후로도 완전히 회복되지 못했으나, 결핵 연구에 관한

*
훗날 투베르쿨린은 결핵을 검사하는 효과적인 방법으로 사용되며 쓸모를 찾았다.

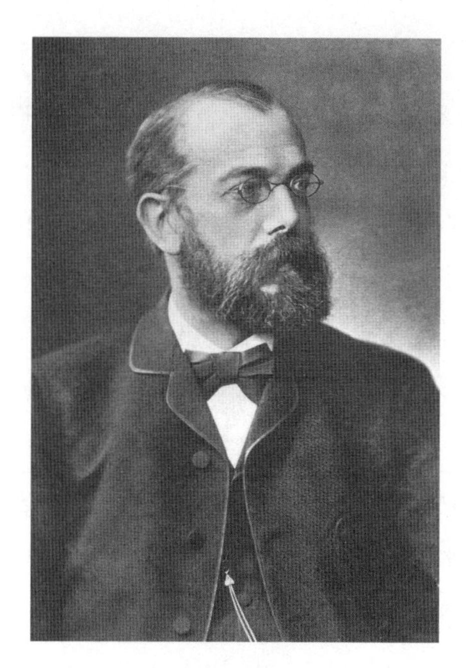

로베르트 코흐

공로를 인정받아 1905년 노벨상을 받았다. 그는 1895년 세상을 떠난 파스퇴르보다 더 오래 살다가 1910년, 66세의 나이에 심장마비로 세상을 떠났다.

마법의 총알

코흐와 파스퇴르는 질병의 원인이 되는 미생물을 밝혀내고 세균 이론이 옳다는 걸 증명하는 데 그 누구보다도 많이 기여했다. 그러나 코흐와 투베르쿨린의 실패는 감염병의 원인을 밝혀내는 일과 그 감염병을 처치하고 치료하는 일은 별개라는 불변의 사실을 못 박아주었다. 독일의 천재 코흐도 감염병과 맞서 싸우지 못했다면 다른 과학자들에게는 무슨 기회가 있겠는가?

코흐의 친구이자 제자였던 에를리히는 코흐가 실패한 일을 성공시키기 위해 자신의 경력 전부를 바쳤다. 그는 코흐의 작업을 이어받아 치료 혁명의 선봉에 서서 20세기로 나아갔다. 1889년, 아마도 연구실에서 감염되었을 결핵에서 어느 정도 회복한 에를리히는 베를린으로 가 코흐의 팀에 합류했다. 코흐는 그에게 디프테리아에 관심이 있었던 과학자 에밀 베링Emil Behring과 함께 연구하라는 과제를 주었다.

베링과 기타사토 시바사부로北里柴三郎라는 일본인 과학자는 디프테리아 환자의 혈액에 세균이 만드는 독소가 포함되어 있다는 사실을 발견했다. 세균이 아니라 독소가 질병을 유발하는 것이었다. 디프테리아에 감염된 동물은 훗날 항체로 인식되는 항독소를 생산했으며, 혈액의 혈청에서 이 항독소를 분리할 수 있었다. 베링이 디프테리아에 감염된 동물에게 이 항독소를 주사했더니 해당 동물이 감염에 맞서 싸우는 데 도움이 되었다. 때로는 완치 지점에 이르기도 했다.

에를리히, 베링, 기타사토는 이후 사람에게 사용할 디프테리아 항독소를 개발하기 위해 함께 연구를 계속했다.* 이들은 항독소를 대규모로 생산하기 위해 마구간 여러 곳을 두고 원인 세균인 디프테리아균의 독소를 접종한 말들을 꽉 채워 길렀다. 이 말들을 주기적으로 채

*
베링과 에를리히는 훗날 사이가 틀어졌다. 둘이 함께 디프테리아 항독소를 상업적으로 개발하기로 합의했으나, 베링이 이를 어기고 단독으로 상업화를 진행했기 때문이다.

혈하고 그 혈액에서 항독소를 채취했다. 그리고 1892년 라이프치히대학교에서 첫 어린이 환자[61]가 항독소를 이용해 치료를 받았다.*

1902년, 에를리히는 화학 염료에 관한 전문지식을 바탕으로 새로운 여정에 나섰다. 앞서 그는 세균에 염료를 입혔을 때 색이 물드는 데서 그치지 않고 죽기도 하는 경우를 종종 보아왔고, 이를 활용하면 놀라운 도구를 만들 수 있다는 걸 깨달았다. 병원성 미생물을 죽이는 염료를 찾을 수만 있다면 효과적인 치료제가 될 터였다.

그렇다면 알맞은 염료를 찾으려면 어떻게 해야 했을까? 수천 가지의 염료가 사용되고 있었고, 알려진 감염성 병원체만 해도 수십 가지에 달했다. 그야말로 건초 더미에서 바늘 찾기였다. 그러나 에를리히는 바늘을 찾아 나섰다. 그는 이 성배를 '마법의 총알'이라고 불렀으며, 무려 7년간 쉬지 않고 연구를 계속했다. 에를리히와 그의 조수들은 염료에 다양한 화학물질을 추가하거나 제거해 구조를 조금씩 바꿔가며 꼼꼼하게 시험했다. 하지만 수년간 아무런 진척도 보이지 않았다.

그러다 1909년, 일본인 과학자 하타 사하치로秦佐八郎가 에를리히의 연구진에 합류했다. 하타는 에를리히의 연구실에서 앞서 아무런 유용성도 보이지 않았던 수많은 염료를 재시험하기 시작했다. 하타가

*
디프테리아가 유행한 사례 중에서는 1925년 1월 미국 알래스카주의 도시 놈에서 20명의 어린아이가 감염된 사례가 유명하다. 한시 빨리 디프테리아 항독소가 필요한 상황에서 이 마을에 항독소를 공급할 유일한 수단은 개썰매뿐이었다. 결국 20명의 통솔자와 150마리의 썰매 개가 바통을 이어받으며 5.5일간 약 1085km를 달렸다. 이 '혈청 이어달리기' 사건은 전 세계 사람들의 상상력을 자극했다. 마지막 구간인 88.5km가량을 달린 대장 썰매 개 발토는 전 세계적으로 유명해졌지만, 사실 바로 전 구간의 대장 썰매 개 토고가 발토보다 훨씬 더 긴 거리인 418km가량을 달렸다.

공략하고자 한 세균은 매독을 일으키는 나선형의 매독균이었다. '제606호'[62]라는 이름의 이 용액은 1년 전 이미 에를리히의 조수가 평가했으나 무효하다고 판단한 용액이었다. 그러나 하타는 재시험에서 제606호 용액이 매독균을 죽인다는 사실을 발견했다. 매독에 감염된 동물에게 제606호 용액을 주입했더니 부기가 가라앉고 혈류에서 세균이 사라진 것이다. 근면한 노력, 집요한 고집, 운이 한데 모여 탄생한 발견이었다.

이후 에를리히는 제606호를 환자에게 시범 사용했다. 다행히도 효과가 있었다. 그는 여기에 '살바르산'[63]이라는 이름을 붙인 후 1910년 한 해 동안 독일 전역의 입원 환자에게 6만 5000회분을 공급했다. 살바르산은 그렇게 화학 합성을 통해 생산하는 사상 최초의 화학요법 약제가 되었다.*

곰팡이에서

감염병과의 싸움에서 인간이 만든 최초의 무기인 살바르산은 의학 역사의 중요한 이정표였다. 그러나 살바르산의 중요성은 오래지

*

1908년 에를리히는 면역 전반에 관한 연구로 노벨상을 받았다. 수상자 대다수가 은퇴 상태에서 그동안의 업적을 기리는 의미에서 노벨상을 받아드는 반면, 에를리히는 드물게도 수상 이후 최고의 업적을 남겼다. 1915년 61세의 나이로 세상을 떠날 당시 에를리히는 세계에서 가장 위대한 과학자 중 한 명으로 큰 존경을 받고 있었다. 그러나 1933년 독일을 지배하기 시작한 나치는 에를리히가 유대인이라는 이유로 그의 유산을 지우기 위해 그의 저서를 압수하고 불태웠다. 에를리히의 아내와 가족들은 1938년 미국으로 탈출했다.

않아 그 후계자의 그림자에 가려졌다. 20세기 들어 보건의료에 혁명을 일으키고 수천만 명의 목숨을 살린 '항생제'가 그 주인공이다. 항생제의 개발은 인류 역사상 가장 중요한 의학적 성취라고 해도 과언이 아니다. 태고부터 1940년대에 이르기까지 다른 어떤 사인보다도 감염병으로 사망한 사람이 가장 많았기 때문이다. 이러한 발견은 절대로 일어날 수 없을 것만 같은 우연과 실수가 말도 안 되게 이어지면서 벌어진 일이었다. 소설로 썼어도 환상이 과하다고 비난받을 만한 이야기였다.

이 책에서 소개하는 여러 의학적 발견은 실제로 이를 발견한 사람이 없었더라도 결국에는 다른 누군가가 발견했을 가능성이 크다. 그러나 페니실린은 그렇지 않다. 다른 항균 물질은 분명 어떻게든 발견되었겠지만, 페니실린은 영국의 어느 미생물학자가 이례적으로 관찰하고 찰나의 통찰을 얻지 못했더라면 발견하지 못했을 것이다. 다시 말해, 그가 최근 자신의 실험을 오염시키며 속을 썩이던 작은 곰팡이에서 유별난 점을 눈치채지 못했더라면 페니실린은 오래도록 세월 속에 묻혀 있었을 것이다.

그러나 이 이야기는 그렇게 간단하지 않다. 발견한 것을 인정받지 못한다면 발견은 무의미해지기 때문이다.

1921년, 40세의 알렉산더 플레밍Alexander Fleming은 런던 세인트 메리 병원 접종 부서에서 근무하던 미생물학자였다. 그는 태생부터 내성적이었고 남 앞에 나서는 것을 좋아하지 않았다. 어떤 친구는 그를 두고 이렇게 말하기도 했다. "플레밍은 이야기하는 걸 좋아하는 사람이 아니었고, 때로는 어색한 침묵을 어색한 말로 깨곤 했다. … 그와 대화를 한다는 건 마치 공을 그쪽으로 보낼 때마다 받아치지 않고 주워서 자기 주머니에 넣는 사람과 테니스를 치는 듯한 일이었다."[64] 하지만 플레밍은 세균을 증식하고 연구하는 일만큼은 누구보다도 더 잘했다.

1921년 11월의 어느 날, 플레밍은 감기에 걸린 채 출근했다. 그는 콧물을 배양하면 무엇이 자라날지 혹은 무엇이라도 자라나기는 할지 궁금해하며 콧물 한 방울을 배양 플레이트에 떨어뜨려 보았다. 2주 후 이 플레이트를 관찰했더니 콧물 자체에서 비롯된 게 아니라 공기 중에서 날아든 세균이 집락을 이루고 있었다. 흥미롭게도 콧물 방울 주변으로는 깨끗한 광환이 콧물을 둘러싸고 있었다. 세균 증식이 억제된 원형의 영역이 생긴 것이다.[65] 추가 조사에서 그는 콧물뿐만 아니라 눈물, 가래, 혈장, 심지어는 모유에도 세균으로부터 신체를 보호하는 효소가 포함되어 있다는 걸 발견했다. 그는 이 효소를 '라이소자임'이라 명명했다. 플레밍은 인간에게 질병을 일으키는 세균을 방해하는 라이소자임을 찾아내지는 못했지만, 그럼에도 여기에 큰 흥미를 느꼈으며 이를 연구하는 데 상당한 시간을 들였다.

이로부터 7년 후인 1928년, 플레밍은 포도상구균 연구에 착수했다. 그는 꽤 지저분하고 정리되지 않은 복잡한 연구실 공간에서 다수의 샬레(유리로 만든 납작한 원통형 용기 — 옮긴이)에 포도상구균을 증식시켰다. 증식을 기록하기 위해 주기적으로 샬레의 뚜껑을 열고 점점 커지는 세균 집락을 관찰하기도 했다. 그해 7월, 플레밍은 5주간 스코틀랜드로 휴가를 떠났다. 떠나기 전 그는 자신이 자리를 비우는 동안 연구실 보조가 책상을 사용할 수 있도록 책상 끝에 40~50여 개[66]

에 달하는 샬레를 차곡차곡 쌓아두었다.

플레밍은 1928년 9월 3일 휴가를 마치고 복귀했다. 이후 일어난 일에 관해서는 여러 이야기가 전해지고 있지만, 확실한 점이 있다면 플레밍이 샬레를 다시 관찰했을 때 한 샬레의 한쪽 구석에서 곰팡이 하나가 자라나 있었다는 것이다. 이 곰팡이는 짙은 녹색에 보송보송했으며 지름이 20mm 정도 되었다. 곰팡이 둘레에는 붕괴해 죽은 세균이 영역을 이루고 있었다. 그보다 약간 더 떨어진 부분에는 세균 증식이 방해를 받은 듯 불규칙한 집락을 형성하고 있었다. 반면 샬레 반대쪽의 포도상구균은 건강하고 정상적인 모습이었다.

플레밍은 이렇게 말했다고 한다. "이거 재밌네."[67]

그가 동료인 멀린 프라이스Merlin Pryce에게 샬레를 보여주자 프라이스는 이렇게 말했다. "네가 라이소자임을 발견했을 때랑 똑같잖아."

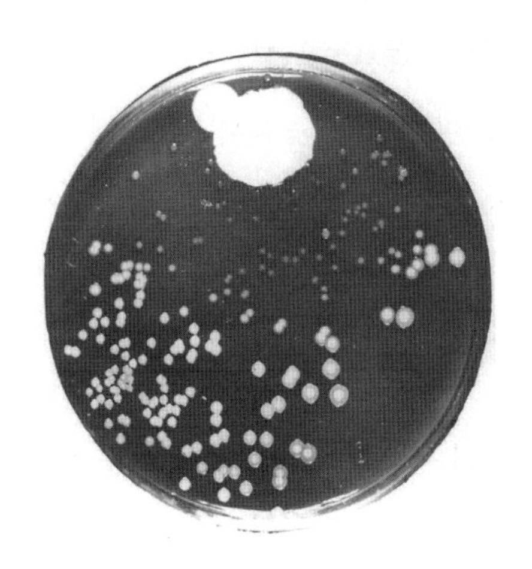

알렉산더 플레밍의 배양 샬레.
샬레 윗부분에는 거대하고 보송보송한 푸른곰팡이(페니실리움)가 피어 있고,
인접한 부분에는 붕괴된 포도상구균이, 샬레 반대편에는 건강한 세균 집락이 보인다.

일반적으로 전해지는 이야기에서는, 여름 때쯤이면 열린 창문을 통해 길거리의 곰팡이가 들어와 플레밍의 샬레에 안착했을 수 있다고 주장한다. 그러나 대다수의 역사가는 그럴 가능성이 매우 적다고 본다. 플레밍 연구실의 가구 배치를 보면 창문까지 닿기가 매우 어려울 뿐만 아니라, 창문을 통해 연구 대상이 오염되기 쉽다는 것은 너무나 기본적인 내용이라 미생물학자라면 일반적으로 창문을 열어놓지 않기 때문이다. 그보다는 아래층에 자리한 찰스 라투슈Charles La Touche의 진균학 연구실이 곰팡이의 근원지일 가능성이 컸다.[68] 이러한 곰팡이는 계단을 타고 올라와 플레밍의 연구실에 들어갔을 수 있다. 샬레의 뚜껑을 여러 차례 열었기 때문에 오염물질이 영양배지에 안착할 기회가 여러 번 있었다. 투슈는 이 곰팡이가 자신이 다루는 곰팡이 중 하나인 페니실리움 루브럼이라고 확인해주었다. 그러나 추후 밝혀진 바에 따르면 투슈가 곰팡이를 잘못 알아보았고, 이것은 사실 페니실리움 노타튬 표본이었다.

또 다른 버전의 이야기에서는 플레밍이 오래된 샬레를 모두 살펴보고 별다를 게 없다고 판단한 뒤, 샬레를 씻기 위해 싱크대 안에 넣어두었다고 한다. 문제의 배양 샬레를 주방 세제 바로 옆에 둔 채 막 소독하고 깨끗이 닦아내려는 찰나, 프라이스가 연구실에 왔다. 플레밍은 무작위로 샬레 몇 개를 골라 프라이스에게 보여주기로 했고, 역사가 된 문제의 샬레를 다시 열어 자세히 들여다보고는 "이거 재밌네."라고 말했다고 한다.

당시 상황이 어땠는지는 정확히 몰라도, 이러한 발견이 이루어지는 데 요행처럼 찾아온 환경적 요소 한 가지만큼은 분명히 일조했다.

런던의 날씨[69]가 바로 그것이다. 일반적인 환경이었다면 나부끼는 곰팡이 표본이 포도상구균으로 가득한 한천배지에 안착해 뿌리를 내리고 성장한다는 건 불가능에 가까운 일이었다. 갓 내려앉은 곰팡이를 포도상구균이 손쉽게 압도하고 파괴할 것이 뻔했기 때문이다. 곰팡이는 경쟁 미생물이 없는 영양배지에 내려앉은 뒤 방해받지 않고 성장할 시간이 있어야만 자리를 잡을 수 있다. 어떻게 이러한 조건이 충족된 걸까? 샬레에는 이미 플레밍이 심어놓은 포도상구균이 있었다.

답은 날씨였다. 그해 7월 28일부터 8월 6일까지 런던의 온도는 유달리 낮아 최고 기온이 대개 16~20℃ 정도였고, 어느 날에는 최저 기온이 거의 8℃까지 떨어지기도 했다. 뒤이은 8월 중반에는 다시 계절에 어울리는 따뜻한 날씨가 이어지며 기온이 26℃까지 올라갔다. 세균은 온기가 있어야 자라나고, 추운 날씨에는 제대로 증식하지 못한다. 초반의 쌀쌀한 날씨는 포도상구균의 증식을 막는 한편, 곰팡이가 자라나고 자리를 잡을 수 있는 시간을 주었다. 이후 따뜻한 날씨가 뒤따라 이어지면서 세균 증식을 부추겼다. 만약 더 평범한 여름 날씨가 찾아왔더라면 아마 곰팡이는 형성조차 되지 못했을 것이다.*

플레밍은 수년 전 라이소자임을 발견했을 때와 이상하리만치 비슷한 방식으로 뜻밖의 발견을 했다는 데 강한 흥미를 느꼈다. 그는 영양배지의 표면에서 곰팡이를 배양하는 방법을 터득했고, 곰팡이

*

페니실린을 발견하는 데 날씨가 어떤 역할을 했는지는 플레밍의 동료인 로널드 해어Ronald Hare 교수가 설명해주었다. 해어는 플레밍의 실험을 재현하고 1970년 그의 발견을 발표했다.

자체가 아니라 곰팡이가 생성하는 노란색 액체가 세균을 죽인다는 사실을 알아차렸다. 이 강력한 액체 방울은 곰팡이 위에 존재해 피펫으로 제거할 수 있거나, 아래쪽 영양배지로 흘러 스며들면서 세균을 죽이기도 했다. 이 액체에는 '곰팡이즙'이라는 별칭이 붙었다.

샬레에 곰팡이즙을 담은 고랑을 파고 이 고랑에 이르기까지 다양한 종류의 세균을 배열해봤더니 포도상구균뿐만 아니라 다수의 세균이 증식하지 못하는 모습이 관찰되었다.[70] 다른 곰팡이로도 시험해봤지만 그중 어떤 것도 세균을 제압하지 못했다. 플레밍은 1929년 2월 13일 의학연구클럽 학회에서 이 푸른곰팡이에 관한 내용을 발표했으나,[71] 청중 중 누구도 관심을 보이지 않았으며 아무도 질문을 던지지 않았다.

그렇게 푸른곰팡이에 관한 플레밍의 관심도 꺼져갔다. 그는 연구를 위해 미생물을 배양할 때 원치 않는 다른 세균이 이를 오염시키지 못하게 푸른곰팡이를 일종의 살균 '잡초 제거제'처럼 활용할 수 있겠다고 생각했다. 그렇지만 그 이외의 용도를 추구할 뜻은 없었다.[72]

푸른곰팡이가 가진 치료상의 잠재력까지 꺼내지는 못했지만, 그는 헤아릴 수 없이 귀중한 두 가지 유산을 남겼다. 첫째, 페니실리움 노타툼 표본을 여러 연구실에 인심 좋게 나눠준 덕분에 다른 연구진들 또한 매일 배양 작업을 할 때 원치 않는 세균으로 배양이 오염되지 않도록 활용할 수 있었다. 이로써 원래의 곰팡이 표본이 유럽과 북미 곳곳으로 전파되면서 영원히 남게 되었다. 둘째, 그는 〈영국 실험병리학 저널British Journal of Experimental Pathology〉에 '푸른곰팡이 배양의 항균 작용에 관하여, 특히 B. 인플루엔자 분리에 사용하는 사례에 관하여On the Antibacterial Action of Cultures of a Penicillium, with Special Reference to Their Use in the Isolation of B. Influenzae'라는 제목으로 논문을 게재했는데,[73] 여기서 '페니실린'이라는 이름을 처음으로 사용했다. 그리고 본인은 치료상의 목적으로 사용하려는 시도를 이미 포기했음에도 논문의 토론 섹션에서 "페니실린을 민감한 미생물에 감염된 부위에 도포하거나 주사했을 때 효율적인 살균제로 작용할 가능성이 있다."라고 언급했다. 당시에는 의학계의 그 누구도 이를 눈여겨보지 않았던 듯하다.

그리고 누군가 횃불을 다시 들어 올리기까지는 9년이라는 세월이 걸렸다.

"전망이 꽤 좋아 보인다."

1938년, 하워드 플로리Howard Florey는 영국 옥스퍼드대학교 윌리엄 던 병리학부의 학과장이었다. 플로리는 호주 출신으로, 의과대학을 졸업한 후 로즈 장학금(세실 로즈Cecil Rhodes의 유언에 따라 영연방, 미국, 독일 등에서 옥스퍼드대학교에 유학하는 학생에게 수여되는 장학금 — 옮긴이)을 받고 처음으로 잉글랜드로 왔으며 옥스퍼드대학교에서 교수들에게 깊은 인상을 남기며 탁월한 연구자로서 명성을 쌓았다. 그는 건방진 재치와 무표정한 유머를 가진 데다 다른 이들을 다정하게 놀리고 칭찬을 아끼지 않기로 유명했다. 후배들도 일단 그가 어떤 성격이고 얼마나 자학에 능한 사람인지 알고 나서는 그를 잘 따르곤 했다. 하지만 동시에 내성적이고 남 앞에 나서기를 즐기지 않았던 플로리는 특별히 사교적인 인물은 아니었다. 그는 퉁명스럽게 굴다가 예민한 동료들을 잘못 건드리기도 했지만 이에 대해 사과하지는 않았다. 그는 올곧고 정직했으며 누가 봐도 야심 찬 사람이었다.

이때까지 발견된 가장 효과적인 경구 투여용 항균 화합물인 설폰아미드의 유효성에 자극을 받은 플로리는 이보다 더 강력한 살균 물질을 찾기 위한 연구를 시작했다.* 1935년, 그는 29세의 유망한 독일계 유대인 화학자 언스트 체인Ernst Chain을 고용했다. 체인은 독일 억양이 강하게 남아 있는 영어를 구사했으며, 이상하리만치 알베르트 아인슈타인Albert Einstein과 닮은 사람이었다. 플로리가 내성적인 성격이라면, 체인은 성급한 성격이었다. 그는 말을 잘하고 친화력이 좋았으나 때로는 열정이 과했다. 화가 치밀어 오를 때면 목소리가 커지거나 소리를 지르는 일도 다반사였다. 그는 농담처럼 자신이 '대륙의 기질'[74]을 타고났다고 말하곤 했다. 한마디로 체인은 실력이 탁월했고 열정적이었으며 때로는 자기중심적이었지만, 훗날 밝혀졌듯 누가 서운한 마음을 품고 있는지를 매우 기민하게 알아차리는 능력이 있었다.

플로리와 체인은 업무적으로 돈독한 관계를 쌓았다.[75] 이들에게는 같은 관심사가 있었으며 종종 함께 퇴근하면서 여러 실험에 관해 이야기를 나누었다. 1938년 여름, 체인은 문헌 연구를 하던 도중 1929년 플레밍이 푸른곰팡이에 관해 쓴 논문을 마주했다.[76] 체인은 곧바로 흥미를 느꼈으며, 운 좋게도 같은 층 연구실을 사용하는 동료

*
최초의 설파제인 프론토질은 1932년 독일의 과학자 게르하르트 도마크Gerhard Domagk가 발견했다. 도마크 역시 에를리히와 마찬가지로 유효한 화학요법제를 찾기 위해 수백 가지의 화합물을 실험했다.

마거릿 캠벨렌튼Margaret Campbell-Renton[77]에게서 페니실리움 노타툼 표본을 손쉽게 구할 수 있었다. 이 곰팡이 표본은 플로리 이전에 학과장이었던 조르주 드레이어Georges Dreyer 박사가 1929년 플레밍에게 받은 것이었다. 드레이어와 캠벨렌튼은 바실러스 인플루엔자 배양 표본에 의도치 않게 생기는 세균을 죽이는 도구로 사용하기 위해 이 곰팡이를 계속 살려두고 있었다.

이제 체인은 자체적으로 살균 '곰팡이즙'을 확보하는 데 착수했다. 하지만 오래지 않아 곰팡이가 상당한 양의 액체를 생산하도록 유도하기가 어렵다는 사실을 알게 되었다. 체인은 발효 배지의 온도와 pH를 다양하게 바꿔가며 시도했다. 또 유효 성분을 농축하기 위해 곰팡이즙을 반복해서 증발시키기도 했다. 젊고 재능 있는 생화학자 노먼 히틀리Norman Heatley가 체인의 조수 역할을 하며 그의 실험을 도왔다. 히틀리는 생물 표본에 함유된 극미량의 탄소나 질소 등의 원소를 측정하는 기술이 있었다.

하지만 안타깝게도 히틀리는 체인의 관리 감독을 힘겨워했다.[78] 체인은 유머러스하고 농담을 즐기는 성격이긴 했으나, 그가 교육을 받은 독일의 대학교는 전통적으로 융통성 없고 위계질서가 강한 분위기였다. 그곳에서는 부하가 상사에게 굴종하고 과하게 순종하는 걸 당연하게 여겼다. 히틀리는 체인의 퉁명스러운 명령과 무례한 태도를 불쾌하게 여겼으며, 곧 체인과 일하는 게 견디기 어려울 정도로 힘들다고 생각하기 시작했다. 두 사람은 자주 설전을 벌였고, 페니실린의 색과 같은 사소한 문제를 두고 소리를 지르며 맞붙기도 했다. 오래지 않아 히틀리는 덴마크에 있는 새로운 직장으로 이직하기로 결심했다. 그는 1939년 9월이 되면 체인과 옥스퍼드대학교 모두에게 작별을 고할 생각이었다.

그러나 1939년 9월 1일, 독일이 기갑사단을 선두로 폴란드를 침공했고 한 달 만에 폴란드군을 무너뜨렸다. 또한 유럽에서 제2차 세계대전의 막이 오르면서 히틀리를 비롯한 셀 수 없이 많은 민간인의 삶이 통째로 뒤바뀌었다. 이러한 상황에서 대륙을 가로질러 여행한다는 건 어리석은 짓이었으므로 히틀리는 계획을 포기할 수밖에 없었다. 이제 그에게는 직업도 없고 진행하는 연구도 없었다.

그러자 플로리는 히틀리에게 이곳에 남아 체인이 아닌 자신의 조수가 되어 페니실린 연구를 계속하자고 권유했다.[79] 히틀리는 이러한 조건을 흔쾌히 수락했다. 우연이 만들어낸 이 결과는 앞으로 험난하게 이어질 수년간의 장편 서사시에서 없어서는 안 될 요소였다는 게 훗날 증명된다. 이 험난한 여정은 현재의 초기 단계에서 세 명의 연구진이 앞으로 얼마나 어렵고 복잡한 일들이 펼쳐질지 아직 모른다는 게 다행이었을 정도다.

히틀리는 발효를 통해 페니실린 곰팡이를 키우는 작업을 맡았는데, 작업에 들어가고 얼마 되지 않아 진척을 보였다. 그는 곰팡이가 깊이 1.5cm 이하의 매우 얕은 웅덩이에서 가장 잘 자란다고 판단했다. 청록색의 곰팡이가 표면을 따라 엽상체 모양으로 자라났고, 아래의 배양액에 포자가 떨어지면서 결과적으로 더 많은 곰팡이가 생겨났다. 곧 히틀리는 쟁반, 화분, 그릇, 제빵용 접시 등 얕은 용기를 있는 대로 모아 곰팡이를 기르는 데 사용했다. 곰팡이가 가장 잘 자란 용기는 환자용 요강이었다. 그는 배양액에 화학물질, 설탕, 소금, 이스트,

심지어 고기까지 추가하면서 곰팡이가 더 잘 자라는지 관찰했다.[80]

히틀리가 더 많은 곰팡이즙을 생산하는 데 집중하는 동안, 체인은 이를 정제하는 작업에 몰두했다. 콜립이 인슐린을 정제하기 위해 애썼던 것처럼, 체인은 곰팡이가 떠다니는 배양액에서 가능한 한 가장 순수한 형태의 페니실린을 추출하기 위해 노력했다. 그는 배지를 여과해보고, pH를 바꿔보고, 에테르 등의 다양한 용매와 혼합해보았다. 특히 마지막 방법은 에테르에 용해되지 않는 오염물질을 제거하는 데 도움이 되었다. 정제 작업은 1939년에 시작해 1940년까지 계속되었다. 체인은 페니실린을 보관과 운송이 쉬운 안정적인 고체 형태로 바꾸고자 했고, 이를 위해 수용성 페니실린 표본을 동결 건조한 다음 낮은 압력과 온도에서 승화시켜 수분을 빼냈다. 훗날 체인은 이렇게 얻은 최종 결과물을 두고 "매우 훌륭한 갈색 가루를 얻을 수 있었다."라고 썼다.[81]

1940년 3월이 되자 체인은 드디어 예비 동물실험을 수행할 만한 분량의 페니실린을 확보했다. 연구진은 페니실린의 독성을 확인하기 위해 이를 실험쥐에 주사했다. 확인 결과 독성은 없었다. 또한 연구진은 페니실린을 경구 투약할 경우 혈류에 유입되지 않는다는 사실도 발견했다. 정맥주사로 주입하면 빠르게 소변으로 배출되지만 그 효능은 대부분 그대로 남아 있었고, 소변 방울을 샬레에 올려보니 살균 작용이 일어났다.[82] 이는 곧 신체를 통과하더라도 상대적으로 페니실린의 효과가 덜 경감되며, 그렇기에 적극적이고 체계적으로 세균을 죽일 수 있다는 뜻이었다. 잠재적 의약품이 반드시 갖춰야 할 성질이었다.

페니실린은 100만 분의 1로 희석해도 살균 작용을 일으켰다.[83] 페니실린이 세균을 어떻게 죽이는지는 몰라도 확실히 세균을 죽인다는 것만큼은 분명했다. 현미경으로 관찰해보니, 페니실린과 섞인 세균이 더 커지더니 이윽고 더 길어지다가 갑자기 터지는 모습이 보였다. 세균은 그렇게 증식을 멈췄다. 죽은 것이다.

1940년 5월 25일, 플로리는 생쥐 여덟 마리에게 치사량의 연쇄상구균을 주입했다. 그리고 그중 네 마리에게 서로 다른 용량의 페니실린을 주입했다. 다음 날이 되자 대조군 생쥐가 모두 사망한 반면, 치료한 생쥐는 모두 건강하게 살아 있었다.

플로리는 특유의 겸허한 어투로 "전망이 꽤 좋아 보인다."[84]라고 말했고, 열정 넘치는 체인은 거의 춤을 추면서 '기적'이 일어났다고 선언했다. 이들은 최대 75마리의 생쥐를 대상으로 각각 용량을 다르게 해가며 비슷한 실험을 반복했다. 이 실험들은 1940년 의학저널 〈랜싯The Lancet〉 8월호에 '화학요법제로서의 페니실린Penicillin as a Chemotherapeutic Agent'이라는 제목으로 보고되었다.[85]

길이길이 남을 업적이자 의료 역사상 가장 위대한 성과 중 하나로 손꼽힐 기념비적인 발견이었다.

그러나 아직은 누구도 이를 알아주지 않았다.

경찰관

유감스럽게도 플로리 연구진은 중요한 논문을 공개한 이후에도 다른 과학자들로부터 아무런 논평, 질문, 전재 요청 등을 받지 못했다.[86] 획기적인 연구 보고서로 주목받으리라 생각했지만 실제로는 그 어떤 영향도 미치지 못한 듯했고, 아무도 여기에 주목하지 않는 것 같았다. 그러나 사실 그들의 학술 논문이 그해 여름 영국인들의 마음을 사로잡지 못하는 건 플로리도 이해할 만한 일이었다. 플로리를 비롯한 전 국민이 공격을 받고 있었기 때문이다.

영국 본토 항공전이 여름 내내 잉글랜드 남부를 들쑤셨다. 9월 런던 대공습 때는 독일군의 루프트바페가 밤마다 영국의 도시들을 폭격했다. 페니실린 연구진을 비롯한 수많은 과학자가 일과 중 시간을 내어 던 병리학부 건물 뒤편의 공터에 방공호를 팠다. 신문에는 1일 사망자 수가 보도되었다. 언제 자신에게도 불행이 닥칠지, 언제 정상적인 생활이 완전히 뒤집힐지 아무도 알 수 없었다.

전쟁은 플로리의 또 다른 목표인 페니실린 대량생산 방법을 개발해줄 제약회사를 찾는 데도 방해가 되었다. 플로리는 여러 회사에 연락했으나 그 어느 곳도 흥미를 보이지 않았다. 모두가 백신, 항독소, 설파제 등과 당장 필요한 군수 물자를 생산하는 데 여념이 없었기 때문이다. 그나마 시간을 내어 그의 발표를 들어준 이들조차 페니실린이 인간 환자를 치료할 만큼 증식시키기가 너무 어려울 것이라는 결론을 내렸다. 어쨌든 플로리도 수십 마리의 생쥐를 치료할 정도의 분량을 만드는 데도 수년이 걸렸기 때문이다.

플로리, 체인, 히틀리는 해결할 수 없을 것만 같은 두 가지 문제를 마주할 수밖에 없었다. 첫째, 그들의 자력으로는 임상시험을 진행할 정도로 충분한 양의 페니실린을 절대 생산할 수 없었다. 환자 한 명을 치료할 페니실린 1일분을 생산하려면 약 151.4L의 곰팡이즙이 필요했다. 이들에게는 불안정한 곰팡이즙을 대량으로 다룰 전문성과 생산 장비를 갖춘 상업적 파트너가 필요했으나, 영국의 그 어떤 제약회사도 그들을 도와줄 의지나 능력이 없었다. 막다른 길이었다.

여기에 더해 첫 번째 문제보다 더 심각한 두 번째 문제도 남아 있었다. 영국이 곧 독일군에게 점령당할 가능성이 매우 커 보였던 것이다. 플로리, 체인, 히틀리는 적국이 그들의 연구로 이익을 취한다는 건 있을 수 없는 일이라고 뜻을 모았다. 언제가 되었든 만약 독일군이 온다면 그때는 모든 연구 노트, 데이터, 장비를 파괴하기로 했다.

그러나 귀중한 페니실린 곰팡이를 어쩌면 영영 잃을 수도 있다는 건 생각만으로도 끔찍한 일이었기에, 세 사람은 주머니와 코트 안감에 페니실리움 포자를 문질러두었다.[87] 물에 젖지만 않는다면 포자를 보존할 수 있다. 그러므로 만에 하나 상상도 못 할 일이 벌어지더라도 각자 기회를 틈타 원재료와 함께 탈출한다면 해외에서 연구를 계속할 수 있을 것이다. 운이 좋다면 셋 중 한 사람은 성공할지도 모른다.

세 사람이 처한 냉엄한 현실은 너무 가혹한 것 같았지만, 당시 이들이 살던 세계는 그 무엇도 정상이 아니었다. 플로리와 그의 아내 에설은 엄청난 결단을 내렸다. 바로 두 딸을 다른 123명의 아이들과 함께 캐나다와 뉴잉글랜드에서 아이들을 임시 보호하겠다고 자원한 가정에 보내겠다[88]는 것이었다. U보트가 들끓는 해역을 지나 대서양을 횡단하는 위험과 수년간 가족이 떨어져 지내야 한다는 암울한 현실도, 독일 침략군을 몰아내기 위한 처참한 전투에 아이들이 휘말려 죽거나 나치 통치하에서 악몽처럼 살게 되는 것보다는 나은 선택지였다. 옥스퍼드 연구진은 매일 불안한 예감과 함께 하늘을 올려다보고 라디오에 귀를 기울이며 충실하게 연구를 계속했다.

1941년 2월 12일, 중대한 진척이 있었다. 플레처라는 의사가 플로리에게 연락을 취해온 것이다. 그는 알렉산더라는 43세 환자가 사우샘프턴 폭격 도중 입가 부근에 상처를 입었다는 이야기를 전해왔다. 사소해 보이던 상처가 이후 수개월에 걸쳐 끔찍한 감염으로 거듭나면서 두피와 눈, 팔까지 번지고 있었다. 이제는 세균이 혈류에 침투해 패혈증이 일어났고, 양쪽 폐도 감염되었으며, 전신이 농양으로 뒤덮였다. 알렉산더는 끝없는 고통에 시달리며 죽음을 코앞에 두고 있었다. 설폰아미드 약물도 아무런 효과가 없었다. 플레처는 플로리가 그에게 도움이 될 만한 실험적인 약물을 가지고 있다는 걸 알았다.

플로리는 한 치의 망설임도 없이 플레처에게 페니실린 표본을 보냈다. 플레처는 알렉산더에게 페니실린을 처음에는 200mg, 이후 한 시간 간격으로 100mg씩 세 차례 주사했다. 뒤이은 플로리의 증례 보고서에 따르면 알렉산더는 하루 만에 '충격적인 호전'[89]을 보였다. 거의 곧바로 두피 탈락이 멈추고 오른쪽 눈의 화농과 결막염이 감소했다. 열도 씻은 듯 사라졌다. 알렉산더가 느끼기에도 컨디션이 극적으로 좋아졌고, 심지어는 식욕까지 돌아왔다. 플로리, 체인, 히틀리는 너무나 기뻤다. 페니실린이 군인이든 민간인이든 상관없이 수많은 사람의 목숨을 살릴 수 있다는 증거였기 때문이다. 플로리는 플레처에게 "이런 건 평생 단 한 번밖에 경험하지 못할 일"[90]이라고 말했다.

알렉산더는 이후 5일에 걸쳐 계속해서 호전되었다. 얼굴, 두피, 오른쪽 안구의 감염이 완전히 나았다. 플로리가 보내준 페니실린이 바닥을 보이고 있었기에 매우 다행이었다. 공급이 줄어들면서 알렉산더에게 페니실린을 투여하는 빈도도 낮아지고 있었다. 더 많은 페니실린을 확보하기 위해 연구진은 매일 환자의 소변을 모아 연구실에 돌려보낸 뒤, 여기서 페니실린을 추출해 재사용했다. 이 작업을 '소변 순찰P-patrol'[91]이라는 별칭으로 불렀다.

연구진은 망설였다. 상당히 회복된 알렉산더에게 꼭 더 많은 페니실린을 투여해야 할까? 그들은 또 다른 환자 한 명에도 주목하고 있었다.[92] 엉덩이 수술을 받은 후 패혈증이 생긴 15세 소년이었다. 결국 그들은 재생한 페니실린을 이 소년에게 투여하기로 결정했고, 페니실린을 투여받은 소년은 완전히 회복했다. 그러나 이제는 더 이상 페니실린이 남아 있지 않았다. 그리고 알렉산더의 상태가 다시 나빠지기 시작했다. 감염이 재발했고, 의사들도 손을 쓰지 못했다.

알렉산더는 마지막으로 페니실린을 투여한 지 3주 반 만에 심각한 패혈증으로 사망했다.[93] 이 끔찍한 경험은 모든 연구진에게 오래도록 큰 영향을 미쳤다. 알렉산더는 사망했으나, 연구진은 페니실린이 유효하다는 확신을 얻었으며 자신들이 주요한 의학적 돌파구를 찾아냈다는 걸 깨달았다. 하지만 훨씬 더 많은 페니실린을 생산하지 못한다면 그 누구도 도울 수 없었다. 미칠 노릇이었다. 영국의 제약회사에 페니실린을 생산하자고 설득하려면 더 많은 페니실린으로 대규모 연구를 수행해야 했지만,[94] 역설적으로 그러한 연구를 수행하려면 제약회사의 도움 없이는 확보할 수 없을 정도의 많은 양의 페니실린이 필요했다. 풀지 못할 수수께끼였고, 해결책은 보이지 않았다.

그러나 한 가지 희망이 남아 있었다. 바로 영국을 떠나 미국에서 행운을 시험해보는 것이다.

하지만 결코 쉬운 일은 아니었다. 당시 북미로 이동한다는 건 위험하고 어려운 일이었다. 운 좋게 북미에 도착하더라도 생산 파트너를 찾는 데 성공한다는 보장도 없었다. 그저 앞날을 운명에 맡긴 채 절박한 심정을 따라가는 모험이었다. 하지만 다행히도 플로리에게는 실마리가 되어줄지도 모르는 사람이 한 명 있었다.

1941년 4월, 플로리는 런던을 방문한 미국인 의사 워런 위버Warren Weaver를 만났다. 위버는 뉴욕시에서 록펠러재단 자연과학부를 이끌고 있었다. 플로리가 페니실린의 엄청난 잠재력을 설명하자 위버는 깊은 감명을 받았다. 그는 플로리에게 지원을 약속한 후, 록펠러재단에 다음과 같이 보고했다. "이 프로젝트는 … 실제로 성공한다면 설폰아미드의 발견보다 더 큰 혁명을 일으킬 것이며 … 가장 높은 잠재적 의의가 있는 프로젝트로 인식되어야 한다. 따라서 우리는 이 프로젝트의 진척에 박차를 가하기 위해 할 수 있는 모든 지원을 해야 한다."[95]

이와 동시에 또 다른 위협적인 소식이 불안감과 원정을 더욱 서둘러야 하는 이유를 플로리에게 안겨주었다. 전쟁 중에는 과학 문헌이 서로 상대국으로 넘어가지 않도록 해야 했는데, 페니실린과 그 잠재력을 설명한 〈랜싯〉 1940년 8월호를 독일이 입수했다는 것이다. 이제는 독일인들도 페니실린에 흥미를 보이고 있었다. 독일은 과학자와 의사의 능력은 물론이고, 산업 역량까지 뛰어나기로 유명했다. 독일이 페니실린에서 우위를 점하는 건 시간문제일 뿐이며, 만약 그렇게 된다면 플로리가 연합군을 도울 수 있기를 바란 것만큼 독일군에게도 도움이 되고 말 게 확실했다.* 플로리는 빠르게 움직여야 한다는 강한 압박감을 느꼈다. 그는 연구실 식구를 비롯한 연구원들에게 스위스 연구원 등의 외국 과학자들이 독일과 연결되어 있을 수 있으니 페니실리움 노타튬 표본을 공유해서는 안 된다고 당부했다.[97]

페니실린 개발은 매우 중요한 사안이었으므로 플로리의 미국행은 쉽게 결정되었다. 그보다는 어떤 묘기를 부려야 미국에 갈 수 있을지 알아내는 게 훨씬 어려운 문제였다. 미국행을 실현하려면 대서양 양편에서 수많은 승인을 받아야만 했다. 플로리는 자신의 계획을 비밀리에 부치라는 지시를 받고 연구실 직원들이나 체인에게도 이를 발설하지 않았다. 체인은 출발 예정일 전날 연구실에서 플로리의 여행용 가방을 보고 깜짝 놀라 그에게 어디 가느냐고 물었다. 플로리는 히틀리와 함께 미국에 갈 예정이며, 체인은 같이 가지 못하게 되었다고 설명했다.

하지만 체인은 이 소식을 순순히 받아들이지 않았다. 그는 자신을 데려가지 않고 자기보다 후배인 히틀리를 동행자로 선택했다는 데 크게 분노했다. 체인은 자기가 플로리와 동등한 파트너라고 생각했으며 자신의 기여도가 히틀리의 기여도보다 훨씬 높다고 판단했다. 그러나 플로리는 이번 미국행의 목적이 생산 증가이며, 이는 히틀리의 전문 분야라고 설명했다. 1979년 체인이 당시를 회고한 어느 인터뷰를 보면, 그의 분노가 그때까지 조금도 사그라지지 않았다는 걸 알 수 있다. "아무 말 없이 방을 나서긴 했지만, 그 정정당당하지 못한 술수와 배신

*

플로리의 우려는 사실이었다. 독일인들은 실제로 페니실린 개발에 관심을 보였으며, 심지어 1944년 페니실린을 설명하는 의학저널을 잠수함으로 일본에 보내기까지 했다.[96]

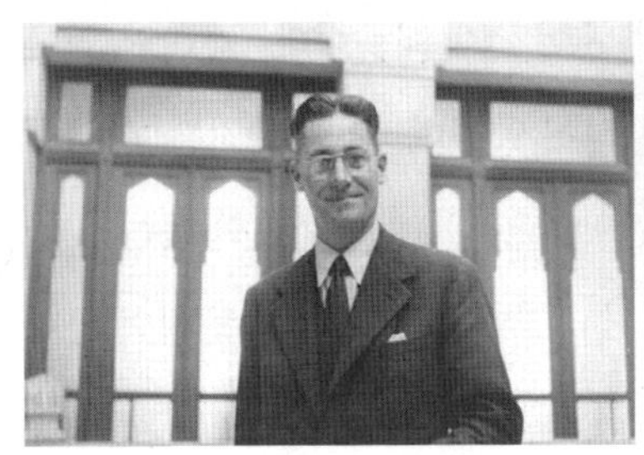
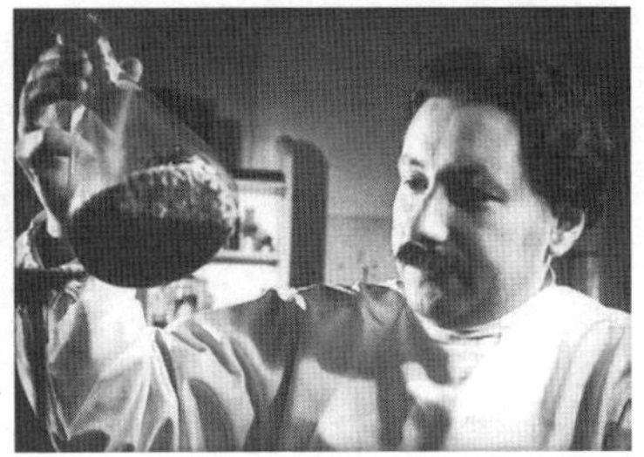

하워드 플로리(왼쪽)와 언스트 체인(오른쪽)

에 마음이 무너지는 것 같았습니다. 그때까지 플로리와 있었던 최악의 일이었죠. 이 일로 그와의 관계는 영원히 틀어졌습니다."[98]

플로리와 체인의 관계는 이 일이 있기 전부터 이미 틀어지고 있었다. 온갖 종류의 사소하고도 대수롭지 않은 멸시가 조금씩 쌓이면서 한때 따뜻한 우정으로 시작되었던 그들의 관계는 결국 무너지고 말았다. 플로리는 말로 한 방 먹이기를 좋아했는데, 본인은 악의가 없다고 생각했으나 섬세한 체인은 상처를 받았다.

게다가 체인이 미국 원정에서 배제된 걸 알고 격노한 시점은 두 사람이 페니실린 생산 공정 특허를 두고 심각한 의견 대립을 벌인 직후였다. 체인은 플로리에게 특허를 출원해야 한다고 강하게 촉구했다. 특허 사용료로 배를 불리자는 말이 아니라, 옥스퍼드대학교 던 병리학부에 도움이 되고 후속 연구 자금 또한 마련할 수 있다는 설명이었다. 체인이 교육을 받은 독일에서는 학계와 산업 사이에 긴밀한 연결고리가 있었으며, 과학적 발견에 특허를 신청한다는 건 일반적인 일이었다. 하지만 플로리는 요지부동이었다. 영국 과학계에서는 연구자가 조금이라도 개인의 이득을 위해 연구를 수행하는 사람처럼 비친다는 건 파문을 당할 만한 일이라 여겼기 때문이다. 특허란 있을 수 없는 일이고 비윤리적이라는 인식이 있었다. 모든 발견은 그 연구를 후원한 자선 재단이나 정부 재단에 자금을 대준 국민의 몫이었다.

체인은 부아가 치밀었다. 향후 페니실린 연구를 계속하려면 상당한 자금이 필요하며 특허와 특허 사용료가 그 자금을 마련할 가장 좋은 방법이라고 확신했기 때문이다. 훗날 그는 이렇게 썼다. "광대한 미개척지가 눈앞에 있었고, 우리는 그곳의 선두주자였다. 충분한 자금이 있다면 앞으로도 계속 선두를 유지할 터였다. 플로리와 나는 각자의 입장 차이를 두고 계속해서 설전을 벌이며 격하게 싸웠다."[99] 또한 체인은 만약 자신들이 특허를 내지 않는다면 다른 누군가가 특허를 낼 테고, 그렇게 되면 자신들이 발견한 약물을 사용하기 위해 특허 사용료를 내야 하는 때가 올지도 모른다고 주장했다.[100]

오래도록 풀리지 않았던 의견 차이를 드러내듯, 플로리는 훗날 체인에게 보내는 편지에 이렇게 썼다. "자네와 신랄하게 대화를 나누어봤자 아무런 진전도 없고 감당할 수 없을 정도로 시간과 에너지만 낭비되니, 더는 그런 대화를 계속할 수 없겠군."[101]

1941년 6월 27일, 플로리와 히틀리는 런던을 떠나 중립국 포르투갈로 갔으며, 3일 후에는 팬아메리카월드항공의 비행기를 타고 아조레스제도와 버뮤다를 경유해 뉴욕으로 향했다.

미국 오디세이

플로리는 귀중한 푸른곰팡이 표본이 든 서류 가방을 절대로 곁에서 떼놓지 않았다. 기나긴 여행길에 온도나 습도 변화 때문에 푸른곰팡이가 상하거나 죽지는 않을지 끊임없이 걱정했다. 다행히 플로리와 히틀리는 무사히 표본을 들고 1941년 7월 3일 뉴욕에 도착했다. 이들은 그날 바로 록펠러재단 자연과학부 관리자 알란 그레그Alan Gregg를 만났다. 플로리가 지금까지 품었던 모든 희망, 수년에 걸친 노고와 희생, 셀 수 없이 많은 사람을 살릴 기회가 재단 최고위 과학자 중 한 사람과 만나는 이 순간에 달려 있었다.

플로리는 지금까지 연구진이 페니실린으로 해온 작업과 그 기적 같은 효능, 페니실린이 떨어졌을 때의 비극과 알렉산더가 사망하는 걸 지켜보아야 했던 일, 페니실린 증식에 관한 어려움과 대규모의 산업적 지원이 필요한 이유를 메모 한번 들여다보지 않고 설명했다. 그리고 그레그의 마음을 사로잡는 데 성공했다. 히틀리는 일지에 이 회의에 관해 이렇게 썼다. "플로리 교수는 페니실린 이야기를 매우 전문적으로 풀어놓았다. … 그를 생각하면 이때의 모습이 가장 먼저 떠오른다. 긴 여행으로 매우 지친 상태였음에도 … 과학적 이해의 폭이 얼마나 넓은지가 여실히 드러났다. 내가 잘 아는 주제였는데도 그의 이야기에서 새로운 사실을 알 수 있었다. 문득 그가 얼마나 대단한 사람인지를 다시 한번 깨달았다. … 그레그의 사무실에서 있었던 그 한 시간은 내 생애 최고의 경험 중 하나다."[102]

페니실린의 잠재력을 알아본 록펠러재단과 과학계 내 플로리의 지인들과 미국 정부 관리들이 페니실린 생산을 지원하기 위해 빠르게 움직이기 시작했다. 미국 농무부의 한 분과인 농업화학공학국은 일리노이주 피오리아에서 거대한 실험 시설인 '북부지역연구실'을 운영하고 있었다. 이곳은 가능한 한 가장 순수한 형태의 페니실린을 생산하기 위한, 연구에 최적화된 이상적인 곳이었다. 히틀리는 피오리아로 가서 페니실린 표본과 이 곰팡이를 기르는 방법에 관한 자신이 아는 모든 지식을 미국 연구진에게 나눠주었다. 그는 이때부터 1년간 영국에 돌아가지 않았다.

미국 연구진이 일으킨 첫 번째 혁신 중 하나는 곰팡이를 기르는 배지액으로 옥수수 침지액을 사용한 것이다.[103] 이것 하나만 개선했는데도 생산량이 몇 배로 늘어났다. 또한 이들은 생산성이 더 좋은 다른 푸른곰팡이 균주도 찾으려고 노력했다. 결국 연구실의 일원인 메리 헌트Mary Hunt[104]가 수많은 식료품점과 시장을 돌아다니며 과일이나 채소에 핀 곰팡이를 보이는 대로 가져온 끝에 운 좋게 발견할 수 있었다. '곰팡이 핀 메리'라는 별명으로 불리던 헌트가 발견한 어느 캔털루프 멜론에는 페니실리움 크리소게눔이 자라고 있었는데, 이 곰팡이가 페니실리움 노타툼보다 여섯 배 더 많은[105] 페니실린을 생산한 것이다. 이 캔털루프 멜론은 훗날 전 세계 페니실린 약물의 원천이 된다.*

한편, 플로리는 페니실린 대량생산을 위해 미국 제약회사들에 도

*

피오리아에서 히틀리와 함께 페니실린 대량생산 작업에 참여했던 미국인 앤드류 모이어Andrew Moyer는 결국 이 생산 시스템을 가지고 영국에서 특허를 취득했다. 결국 체인과 그의 동료들은 체인이 걱정했던 대로 그들이 발견한 약물을 사용하기 위해 사용료를 지불해야 했고,[106] 여기에 더해 실험에 필요한 가공 페니실린 또한 돈을 주고 구매해야 했다.

움을 구하고 있었다. 쉽지 않은 작업이었다. 히틀리는 플로리가 "다른 속셈을 품은 채 미친 아이디어를 홍보하고 다니는 보따리장수"[107]가 된 듯한 기분을 느끼기 시작했다고 일지에 기록했다. 결국 플로리는 미국 의료연구개발협회 회장인 앨프리드 리처즈Alfred Richards 박사의 도움[108]에 힘입어 성공하고야 말았다. 리처즈는 페니실린의 전망을 보증해주었으며 화이자, 머크, 브리스톨-마이어스 스큅, 레들리 등의 제약회사 임원들에게 페니실린 개발은 국익과 관련된 일이므로 정부가 이를 뒷받침하겠다고 말했다. 여기에 더해 1941년 12월 7일 일본이 진주만 공습을 감행하고 뒤이어 미국이 제2차 세계대전에 참전하자 네 개 제약회사 모두 페니실린을 생산하기로 계약했다.

플로리는 임무를 완수한 후 옥스퍼드대학교로 돌아와 다시 연구진을 이끌기 시작했다. 영국 회사인 임페리얼 케미컬 인더스트리스와 켐볼-비숍 앤드 컴퍼니 역시 상당한 양의 페니실린을 생산하기로 했다. 1943년 3월, 플로리는 페니실린으로 180명 이상의 환자를 치료하고 그중 대부분이 완치된 경험을 요약한 보고서를 발표했다.[109] 1943년 4월에는 태평양 전선에서 싸운 미국 병사들의 악성 또는 만성 감염 치료를 위해 군인 최초로 페니실린을 투여했다.

미국에서 여러 분야의 전시 생산이 그러했듯, 미국의 페니실린 대량생산 능력 또한 기하급수적으로 늘어났다. 1944년까지 북미에 대규모 페니실린 생산 공장 22개가 건립되었으며,[110] 수십만 L의 액체를 담은 거대한 통에서 페니실린을 증식했다. 미군은 페니실린을 사용해 극적인 효과를 보았다. 페니실린은 폐렴, 매독, 파상풍, 수막염, 디프테리아, 류마티스열을 포함한 수많은 질병을 치료하는 만병통치약 같았다. 임질 등의 성병으로 앓아누운 병사 수천 명이 페니실린 치료를 받은 후 다시 복무할 수 있게 되었고, 다른 수만 명의 환자도 페니실린과 옥스퍼드 연구진 덕분에 목숨을 구했다.

그러나 이처럼 승리를 거두었음에도 이 페니실린 일대기에는 아직 해결하지 못한 중대한 문제가 하나 남아 있었다. 당사자 중 그 누구도 이토록 큰 문제가 되리라고는 예상치 못했던 부분의 이야기였다.

공로

플레밍은 플로리, 체인, 히틀리가 만들어낸 진전을 관심 있게 지켜보고 있었다. 연구진이 1940년 처음으로 〈랜싯〉에 논문을 발표한 이후, 플레밍은 옥스퍼드대학교에 자리한 플로리의 연구실을 방문해 이들이 자신의 옛 페니실린[111]으로 어떤 작업을 했는지 살펴보고, 페니실린을 어떻게 생산해왔는지 자세히 알아보았다. 플레밍이 세상을 떠났다고 생각했던 체인은 그의 등장에 특히 놀랐다. 플로리는 플레밍을 정중하게 맞이했고, 연구진 모두가 어떤 정보도 숨기지 않고 자신들이 어떻게 성공했는지에 대해 이야기해 주었다. 이들은 심지어 가장 순수한 페니실린 표본을 플레밍에게 주었고,[112] 플레밍은 이를 가져가 시험해본 뒤 이것이 설파제보다 훨씬 우월한 약물이라는 판단을 내렸다.

이야기의 흐름이 바뀌기 시작한 것은 1942년 8월 5일, 플레밍이 플로리에게 연락해 자신의 친구이자 치명적인 연쇄상구균성수막염에 걸린 52세 환자를 치료할 페니실린을 공급해달라고 부탁하면서부터다.[113] 플로리는 페니실린을 발견한 플레밍을 도와야 한다는 의무감을 느꼈다. 그는 플레밍에게 개인적으로 약물 표본을 보냈다. 플레밍은 환자에게 5일간 페니실린을 근육 내 주사로 투여했으나 별다른 임상적 효과가 없었다. 그런데 이후 환자의 척수에 곧바로 주사하자 눈에 띄게 상태가 좋아지더니 금세 완쾌했다.

성경 속 라자로에 버금가는 이 기적적인 부활 소식은 1942년 8월 27일 〈런던타임스〉에 '페니실리움Penicill'이라는 제목으로 보도되었다. 기사에는 어떤 과학자의 이름도 명시되지 않았다. 며칠 후인 8월 31일, 세인트 메리 병원 접종 부서의 관리자이자 사실상 플레밍의 상사인 앨로스 라이트Almroth Wright의 편지가 〈런던타임스〉를 통해 공개되었다. 내용은 다음과 같았다.

> 안녕하십니까.
>
> 선생님께서는 어제자 호에 실린 선생님의 사설에서 페니실린 발견에 대한 공로를 그 누구에게도 돌리지 않으셨습니다. 하지만 만약 허락해주신다면 '승리한 자에게 영광이 돌아가도록 하라palmam qui meruit ferat'*는 원칙에 따라 선생님의 사설에 알렉산더 플레밍 교수에게 공이 돌아가야 한다는 점을 덧붙이고 싶습니다. 플레밍 교수는 페니실린을 처음 발견한 당사자이며, 이 물질의 중요한 의료적

* 라틴어 격언으로, '종려나무 가지를 얻을 자격이 있는 자가 그것을 가지리라'라는 말로 직역할 수 있다.

활용도가 밝혀질 수 있다고 최초로 제안한 저자이기도 합니다.[114]

플레밍에게 한순간에 대중의 관심과 화려한 스포트라이트가 쏟아졌다. 기자들은 그를 인터뷰하기 위해 세인트 메리 병원으로 물밀 듯 밀려들었다. 플레밍은 잘난 척하지 않는 과묵한 스타일이었는데, 놀랍게도 세상의 이목을 즐기는 모습이었다.[115] 그는 여러 차례 인터뷰했고 사진기사들을 연구실에 들였다. 기자들은 옥스퍼드 연구진이 공헌했다는 점 또한 알아냈지만, 플로리를 인터뷰하러 간 기자들은 플레밍과는 정반대의 태도를 보여주는 남자를 마주해야 했다. 플로리는 언론을 경멸했으며 인터뷰를 당하거나 사진을 찍히는 데 아무런 관심이 없었다. 그는 과학자가 광고나 자기 홍보가 될 수 있는 행동에 참여한다는 건 꼴불견이라고 생각했다.

그렇기에 기자들의 관심은 자연히 플레밍에게 쏠리게 되었다. 특히 플레밍의 수수한 품행이 '공익을 수호하는 겸손한 영웅'이라는 이미지에 완벽하게 들어맞기도 했다. 오래지 않아 기자들은 더는 플로리와 옥스퍼드 연구진의 공로를 언급하는 수고를 들이지 않게 되었다. 플레밍이 페니실린을 전부 혼자서 개발했다는 주장부터 그가 세인트 메리 병원에서 사용할 페니실린의 생산을 옥스퍼드에 지시했다는 이야기까지, 잘못된 정보가 기사에 실리는 경우도 종종 있었다.[116] 페니실린을 다룬 1945년 〈뉴욕타임스〉 기사의 제목[117]에서는 플로리와 체인을 '두 협력자'라고 부르며 플레밍과 협력자들의 업적을 칭송했다.

전 세계 사람들이 플레밍과 플레밍의 신화를 얼마나 사랑했는지

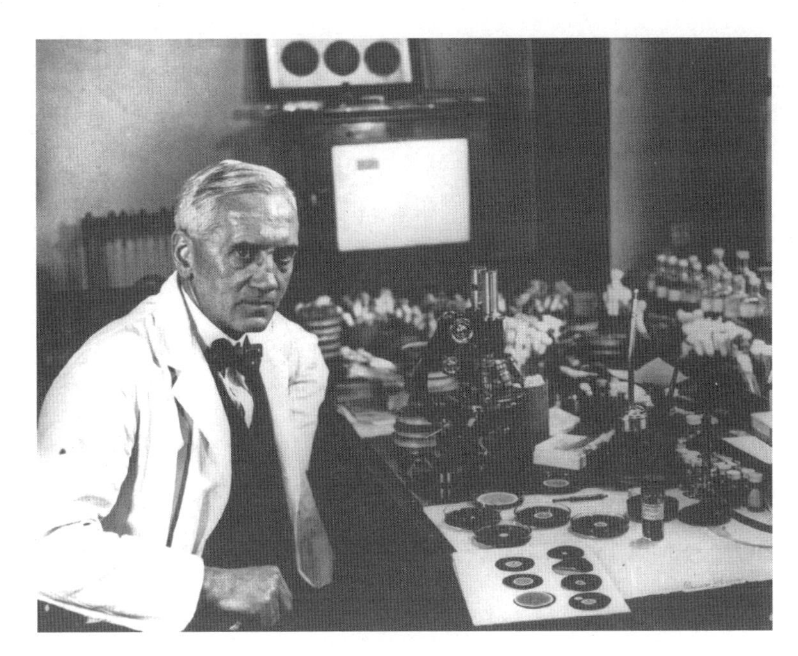

알렉산더 플레밍

는 어떻게 말해도 과장이 아닐 것이다. 세계에서 가장 놀라운 약물의 개발자라는 인식 속에서 그는 유명 인사의 지위를 누렸으며, 20세기 가장 저명한 인물 중 한 명이 되었다. 플레밍은 생애 마지막 10년 동안 전 세계를 돌아다니며 상을 받는 데 대부분의 시간을 보냈다. 기사 작위를 받고 왕립학회 회원으로 선출되기도 했다. 1944년 주간지 〈타임〉[118]은 표지에 플레밍의 초상화를 싣고 플레밍을 위한 기금을 모으기 시작했다.[119] 이 기사에서는 플레밍이 지금까지 그의 발견으로 아무런 금전적 이득을 취하지 않았다며 독자들에게 기부를 유도했다.

반면 플로리, 체인, 히틀리의 공헌은 좋게 말하면 거의 알려지지 않았고 나쁘게 말하면 완전히 잊혔다. 물론 플레밍이 자기가 하지 않은 일까지 자신의 공이라고 주장하지는 않았다. 하지만 그를 페니실린 기적을 일으킨 유일무이한 영웅으로 그리고 싶어 안달 내는 기자들 앞에서 사실을 바로잡기 위해 훨씬 더 적극적으로 나설 수도 있었을 것이다. 종종 플레밍이 플로리와 연구진에게 공을 돌리면 언론은 이 부분을 간단하게 무시해버리곤 했다.

놀랍지도 않지만, 플로리는 플레밍의 행동을 매우 불쾌하게 여기면서도 공개적으로는 아무런 말도 하지 않았다. 여기서 불만을 표한다는 건 자기를 절대 광고하지 않는다는 자신의 엄격한 규율을 깨는 일이었기 때문이다. 체인은 플로리가 옥스퍼드 연구진의 노고를 변호해주지 않았다고 비난했다. 체인은 몰랐지만, 사실 영국 과학계의 저명한 권위자들도 플로리에게 입을 다물고 있으라고 조언했다.

1942년 12월 11일에 영국 내각의 과학 자문이었던 헨리 데일 경 Sir Henry Dale에게 플로리가 쓴 편지에는 그의 분노가 잘 드러나 있다. "플레밍은 마치 본인이 모든 것을 내다보고 실현했으며, 우리들은 그저 몇몇 마지막 미사여구를 더했을 뿐인 것처럼 보이도록 만들고 있고 … 상당한 증거가 있습니다. … 이러한 지속적인 선전은 과학계 인사들에게까지도 영향을 미치는 듯하며, 그중 몇몇은 제게 '자네도 페니실린과 관련이 있는 줄 알았다'고 말하기도 했습니다."[120]

플로리는 시간이 지나면 플레밍을 향한 우상화도 사그라질 것이라고 생각했지만, 실상은 전혀 그렇지 않았다. 오히려 더욱 심해지기만 했다. 플로리와 옥스퍼드 연구진은 계속 불만을 키워갔다. 1년 반이 지난 1944년 6월 19일, 플로리는 영국 의료연구위원회 총장 에드워드 멜란비 경Sir Edward Mellanby에게 편지를 썼다.

이곳에서 행한 모든 일의 공로를 아무렇지도 않게 플레밍에게 안겨주려는 세인트 메리의 파렴치한 캠페인은 오래전부터 우리 모두에게 짜증의 원천이었습니다. 저에게는 이것이 의도적이고 영리한 캠페인이라는 증거가 다양하게 많이 있습니다. 저는 언론과 인터뷰하면 안 되며 전화로도 언론에 정보를 누설해서는 안 된다는 정책을 계속해서 고수해왔습니다. … 반면 플레밍은 보시다시피 멈추지도 않고 인터뷰를 하고 사진을 찍는 등 … '페니실린을 발견한 사람(이는 사실입니다)'으로 유명해지면서 그가 모든 연구를 주도해 페니실린의 화학요법적 성질을 발견했다는(이는 사실이 아닙니다) 인상을 심어주는 결과를 낳았습니다. … 제 동료들은 상황이 도를 넘어서고 있다고 느낍니다. 대부분은 스스로 각광을 받거나 특별히 공로를 인정받고 싶어 하지 않으면서도, 우리의 연구 중 너무나 많은 부분이 다른 누군가를 미화하고 심지어는 금전적 부를 안겨주는 모습을 보며 마음을 가라앉히지 못하고 있습니다.[121]

1945년 노벨 생리의학상은 플레밍, 플로리, 체인에게 돌아갔다. 수상자는 세 명을 넘을 수 없다는 규칙 탓에 히틀리가 수상자에서 제외되었다. 오늘날에도 플레밍의 이름은 여전히 페니실린 개발이라는 말과 붙어 다니지만 플로리, 체인, 히틀리의 이름을 기억하는 사람은 거의 없다. 작가 에릭 락스Eric Lax[122]가 강조했듯, 저명한 신경과학자 윌리엄 카원William Cowan은 플로리의 페니실린 연구가 살린 수많은 사람 중 첫 번째로 구원받은 사람은 플레밍이라고 말했다. 플로리가 아니었더라면 플레밍의 경력은 그저 미생물학 역사 속 어느 각주로 남아 잊혔을 것이기 때문이다.

플레밍은 1955년 74세의 나이에 심장마비로 세상을 떠났다. 전 세계 각지에서 그의 죽음을 추모했고, 그는 세인트폴 대성당에 허레이쇼 넬슨Horatio Nelson, 크리스토퍼 렌Christopher Wren과 가까운 자리에 안치되었다. 플로리는 1968년 사망해 웨스트민스터 사원에 안치되었다. 그는 훗날 체인과 더 긍정적이고 때로는 화해의 의미가 담긴 편지를 주고받았다. 체인은 1949년 왕립학회 회원으로 선출되었으며, 1969년 기사 작위를 받았다. 그리고 1979년 세상을 떠났다. 히틀리는 노벨위원회에게 무시당한 수모를 씻듯 1990년 옥스퍼드대학교 최초의 명예 의학박사 학위를 받았다. 그리고 2004년, 눈을 감았다.

내성

페니실린이 발견된 이후로 지금까지 150가지 이상의 서로 다른 항생제 약물이 개발되었다. 페니실린이 세균 세포벽의 적절한 유지를 억제하는 방식으로 작용한다면,* 다른 항생제들은 세균이 단백질

*
페니실린의 화학 조성인 베타-락탐 고리는 1945년 옥스퍼드대학교의 도로시 호지킨이 밝혀냈다. 1957년에는 페니실린 합성이 시작되면서 곰팡이 자체를 길러야 하는 수고를 덜어주었다. 페니실린은 세균의 세포벽 유지에 필요한 효소를 억제하는 방식으로 작용한다. 그러나 이는 그람양성균에 한해서만 효과가 있었다. 그람음성균을 죽이기 위한 최초의 항생제는 1943년 앨버트 샤츠Albert Schatz가 발견한 스트렙토마이신이다. 미국 러트거스대학교 셀먼 왁스먼Selman Waksman의 연구실에서 일했던 샤츠는 수백 가지 흙을 검사해 세균의 일종인 방선균주 두 가지가 그람음성균을 죽이는 물질을 분비한다는 사실을 발견했다. 샤츠와 왁스먼은 이후 이에 대한 공로와 특허를 두고 상당한 싸움를 벌였다. 결국 왁스먼은 1952년 노벨상을 받았으나, 샤츠는 인정받지 못했다.

을 만드는 데 필요한 효소를 공격하거나 세균의 DNA 합성을 방해하는 전략을 취한다. 이러한 후계 약물은 필요에 의해 탄생되었는데, 세균이 진화하고 돌연변이를 일으키기 시작하면서 페니실린과 대부분의 페니실린 후계 약물을 회피하고 속이며 무찌를 수 있다는 사실이 분명해졌기 때문이었다.

체인과 옥스퍼드 연구진의 또 다른 일원인 에드워드 에이브러햄Edward Abraham은 1940년부터 페니실린을 무력화하는 세균 균주를 발견했다고 보고했다.[123] 이러한 균주는 '베타락타마제'라고도 알려진 페니실린 분해 효소를 생산해 페니실린의 구조적 베타-락탐 고리를 방해했다. 플레밍은 1945년 노벨상 수상 연설에서 치료 시 항생제를 부족하게 사용하면 세균을 완전히 죽이지 못할 것이며, 최악의 경우에는 세균에게 "페니실린에 저항하는 법을 가르칠 것"[124]이라고 선견지명처럼 경고했다. 이로부터 25년 만에 황색포도상구균 표본의 80% 이상[125]이 더는 페니실린에 민감하게 반응하지 않게 되었다. 2019년, 미국 질병예방통제센터는 미국에서 연간 약 280만 명[126]이 약물 내성 세균에 감염되며 그중 3만 5000명 이상이 사망한다고 추산했다.

어떻게 이런 일이 벌어졌을까? 인간 집단과 마찬가지로, 모든 미생물 집락에는 평균적인 미생물보다 더 강력하거나 활발하고 회복력이 강한 세균, 곰팡이, 바이러스, 원생동물이 있다. 이러한 특성 때문에 어떤 세균은 항생제로 죽이기가 더 어렵다. 결국에는 자연선택의 법칙에 따라 다른 모든 평균적인 세균이 휩쓸려나간 이후 강력한 생존자들만이 번식하며 세균의 세계에서 점차 더 넓은 영역을 지배한다. 때때로 세균은 자연적 돌연변이를 통해 유리한 특성을 얻기도 한다. 최소 20분마다 번식할 정도로 빠른 번식 속도를 자랑하기에 이러한 세균 변이가 발달하고 늘어날 기회가 마구잡이로 펼쳐진다. 항생제를 과도하게 사용하면 힘없고 취약한 세균들이 휩쓸려나가고 생존한 세균들의 지배력만 키워주면서 변이 과정에 박차를 가하게 된다.

게다가 항생제를 사용할 때마다 더 많은 세균이 항생제의 살균 방법에 노출된다. 그중 몇몇은 그 방법을 회피하거나 극복하는 새로운 길을 찾아 느리지만 확실하게 살아남는 법을 터득할 것이다. 강력하고 빠르게 회복하는 미생물은 곧 수백만, 수십억 가지로 불어나면서 점점 더 죽이기 어려워진다. 심지어 충격적이게도 세균이 내성 유전 정보를 한 세대에서 다음 세대로 수직 전달할 뿐만 아니라, 세균들 사이에서 수평으로도 전달할 수 있다는 사실까지 드러나고 있다. 그래서 항생제에 한 번도 노출되지 않은 세균이라도 그 항생제에 내성이 있을 수 있는 것이다.*

항생제 남용은 처음부터 심각한 문제였다. 페니실린을 쉽게 구할 수 있게 되자 의사들은 온갖 환자들에게 마음대로 페니실린을 처방하기 시작했다. 항생제가 아무런 도움도 주지 못하는 바이러스성 감기나 인플루엔자 환자에게도 마찬가지였다. 이러한 관행은 오늘날에도 계속되고 있다. 2010~2011년 미국에서 처방된 항생제에 관한 한 연구[127]에서는 처방 중 약 30%가 적절하지 않았다고 추정했다. 심

* 세균의 수평 유전 전달은 (1) 바이러스가 한 세균에서 다른 세균으로 유전자를 전달하는 형질도입, (2) 세균끼리 접촉해 유전자를 전달하는 접합, (3) 세균이 죽어 분열되면서 주변 환경에 쏟아낸 유전자가 근처의 다른 세균에 흡수되는 형질전환으로 이루어진다.

지어 여러 유럽 국가에서는 처방전 없이 항생제를 살 수 있다.

과도한 항생제 사용은 의료 분야에만 국한된 문제가 아니다. 그보다 더 큰 문제는 농업과 가축 사육에 항생제를 널리 사용하고 있다는 점이다. 오늘날 생산되는 항생제의 약 70%[128]가 동물에게 투여되는 것으로 추정된다. 1940년대에 항생제가 동물의 성장을 촉진한다는 사실이 우연히 발견되면서, 농장주들은 가축에게 소량의 항생제를 간헐적으로 투여하기 시작했다. 회복력이 강한 대부분의 세균을 죽일 정도의 양이 아니더라도 약한 미생물을 전멸하고 강한 미생물만 남겨 성장시키기에는 충분했다.

세균은 항생제를 피하기 위해 다양한 방식으로 진화하고 있다. 예컨대 약물을 방해하는 효소를 생성해 항생제 자체를 공격하기도 한다. 결합 부위의 형태가 바뀌어 항생제 분자가 세균의 세포벽에 달라붙지 못하거나, 세포벽을 침투하지 못하는 경우도 있다. 세포벽에 펌프가 생겨 항생제가 세균을 죽이지 못하고 바깥으로 튕겨 나오기도 한다. 세균의 대사 경로 중 특정 단계를 공략하는 항생제에 대해서는 대사 경로를 바꿔 해를 피할 수도 있다.

끝없이 진화하는 세균을 따라잡기 위해 애를 써서 새로운 항생제를 개발한다 해도, 어떤 세균은 이때까지 생산된 모든 약물을 따돌리곤 했다. 때로는 이 과정이 충격적일 만큼 빠르게 진행된다. 페니실린이 출시된 지 1년 만에 페니실린 내성을 가진 황색포도상구균이 발견되었다. 페니실린 내성 세균을 극복하기 위해 1960년 메티실린이라는 약물이 도입되었으나, 바로 그해에 메티실린 내성 황색포도상구균이 보고되었다. 메티실린의 한계를 예상하며 일찍이 반코마이신을 개발했지만, 1988년 반코마이신 내성을 가진 엔테로코커스 페칼리스가 발견되었다. 이후로도 내성균은 계속 등장했다. 더 최근인 2015년에는 새로운 혼합 약물 세프타지딤-아비박탐이 도입되었으나, 그해 말에 바로 내성을 가진 폐렴막대균 표본이 발견되었다. 대다수의 세균은 여전히 우리가 가지고 있는 항생제 중 하나 이상에 취약하기는 하지만 늘 그렇지는 않다. 게다가 항생제 내성이 증가하면 입원 기간 또는 치료 기간 연장, 비용 증가, 사망률 상승 등에도 영향을 미친다. 때로는 더 심각한 부작용이 따르는 대체 의학을 택해야 하기도 한다.

그렇다면 어떻게 이를 타개해야 할까? 애초에 이 압도적인 문제에 어떻게 접근해야 할까? 또 어떻게 해야 이 교활한 적군보다 항상 한 발 앞설 수 있을까?

끝없는 신약 개발에 기댄다는 건 해결책이 될 수 없다. 항생제 개발 속도는 최근 수십 년간 눈에 띄게 느려졌는데, 그중 가장 큰 문제는 비용이다. 신약 1종을 시장에 출시하는 데 약 10억 달러(약 1조 3000억 원)가 들어간다. 제약회사의 시각으로 보면, 항생제는 비교적 환자들이 많이 필요로 하는 약이 아니기 때문에 관절염 약이나 콜레스테롤 약처럼 매일 복용하는 약에 비해 수익성이 낮다. 2012년, 미국 의회는 항생제 개발을 장려하기 위해 '항생제 개발 촉진법(GAIN Act)'을 통과시켰다. 이 법에는 신약을 더 빠르게 승인하겠다는 약속과 특허 독점 기간을 5년 연장한다는 약속이 담겨 있다. 하지만 항생제 개발 촉진법은 통과된 지 10년이 지났음에도 새로운 항생제의 탄생을 크게 장려하지는 못했다.[129]

그렇지만 이 문제와 맞서 싸울 다른 아이디어가 부족하지는 않다. 우선 경각심이 중요하다. 의사에게는 항생제를 보다 신중하게 처방하고 바이러스성 감염에 항생제를 처방하지 않도록 하는 의식이 필요하다. 환자에게는 항생제를 요구해서는 안 된다고 알려야 한다. 모든 환자는 증상이 호전되기 시작하더라도 처방된 항생제는 모두 복용해야 한다. 복용을 너무 빠르게 중단하면 더 왕성한 세균이 죽지 않고 남아 있기 때문이다. 위생과 깨끗한 물이 부족한 곳의 상태를 개선하고, 백신 사용을 권장해 항생제가 필요한 상황을 줄이는 방법 또한 항생제 내성을 줄이는 데 큰 도움이 될 것이다. 그리고 무엇보다도 정부의 주도나 국제조약으로 농업 및 가축 대상의 항생제 사용을 제한한다면 엄청난 도움이 될 것이다.

구제에 도움이 될 만한 새로운 대체 요법도 있다. 한 예시로 과학자들은 살균 펩타이드를 생산해 미생물의 방어벽을 무너뜨릴 수 있는 유전공학 세균[130]을 연구하고 있다. 또 어떤 금속에는 항균 효과가 있다고 알려져 있어[131] 금속 나노입자를 사용하는 방식 또한 세균과 싸우는 새로운 잠재적 방법으로 연구되고 있다. 마지막으로 세균을 선택적으로 공격하는 '박테리오파지'라는 이름의 바이러스를 사용하는 전략인 '파지요법'도 또 하나의 유망한 방식으로 떠오르고 있다.*

*

파지요법이 새로운 방식이라는 건 완전히 옳은 말은 아니다. 박테리오파지는 20세기 초에 발견되었다. 서구 사회에서는 박테리오파지가 가진 치료상의 잠재력을 간과했으며, 특히 페니실린이 등장한 이후에는 무시하기까지 했다. 하지만 냉전을 거치며 과학 면에서 고립되어 다양한 항생제를 구할 길이 없었던 소련에서는 박테리오파지요법을 계속해서 널리 사용했다. 지금은 항생제 내성에 맞서야 한다는 절박함이 바이러스를 이용해 세균을 공격하는 이 전략을 다시 한번 서구 사회에 유행시키고 있다.[132]

인류 역사 전반에 걸쳐 수백만 명의 목숨을 앗아간 미지의 세균을 알아내고 정복하기 위한 모험은 비할 데 없는 위업의 이야기이자 오늘날까지도 계속되는 투쟁이다. 파스퇴르, 코흐, 에를리히, 플레밍, 플로리, 체인, 히틀리와 같은 거장들은 훌륭하면서 동시에 결점을 가진 사람들이었다. 이들의 모험담에는 놀랄 만큼 대담한 시도와 성취가 담겼고, 때로는 오만, 갈등, 옹졸한 원한으로 더럽혀졌다. 이들의 경쟁심 강한 성격은 수많은 싸움의 원인이 되었지만, 한편으로는 분명 이들이 더 높은 고지에 오르는 데 도움이 되었다. 이들은 보이지 않는 끈질긴 적에 맞서 우리가 스스로 자신을 보호할 도구를 남겼다. 부디 그 선물을 잘 사용할 감각이 우리에게 있기를 바란다.

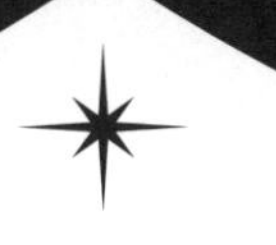

4장

바이러스성 감염

팬데믹

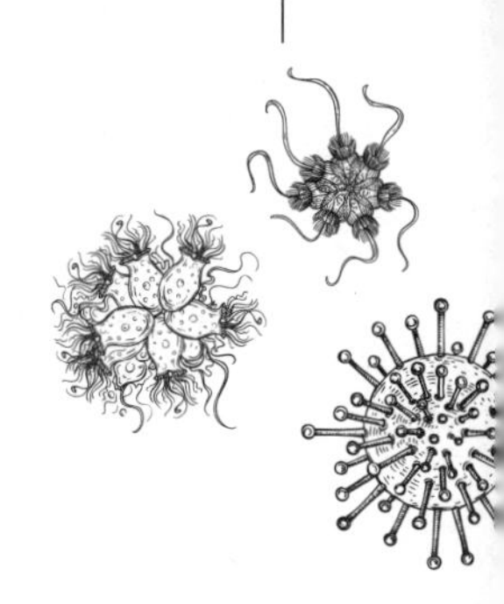

1952년 10월, 12세 소년 아르비드 슈워츠Arvid Schwartz는 미국 미네소타주 북부에 자리한 가족 농장에서 자전거를 타다 넘어졌다.[1] 흔치 않은 일이었다. 슈워츠는 자전거를 매우 잘 탔고 길에는 아무런 걸림돌도 없었다. 자리에서 일어난 소년은 두 다리에 다소 힘이 빠진 듯한 느낌을 받았지만, 신경 쓰지 않고 옷을 툭툭 턴 다음 오후 내내 돌아다니며 볼일을 보았다. 하지만 두 다리의 이상한 느낌은 희한하게도 이후 수일 동안 계속되었다. 그러다 두통이 생기고, 열이 나고, 몸이 가라앉기 시작했다. 다음 날 아침, 슈워츠는 침대에서 일어나려다 그대로 넘어져 바닥에 얼굴을 처박았다.

슈워츠는 두 다리가 마비되었다는 걸 깨달았다. 그는 겁에 질려 도와달라고 비명을 질렀다. 슈워츠의 아버지가 그를 안아 들고 아래층 소파에 눕혔다. 슈워츠의 부모님은 이후 3일 동안 불안한 마음으로 어떻게 해야 좋을지 이야기했다. 우선 조금 더 지켜보아야 할까? 아니면 의사를 불러야 할까? 고민 끝에 결국 그들은 의사를 불렀다. 자신의 진단을 확신할 수 없었던 의사는 미네아폴리스에 위치한 미네소타 대학병원에 슈워츠를 데리고 가보라고 권했다. 슈워츠의 아버지는 자동차 뒷좌석에 아들을 눕히고 베개와 담요 더미로 받친 다음 병원으로 향했다. 아름다운 가을날이었으나 슈워츠는 이상한 예감이 들어 오래도록 농장을 바라보았다. 아주 오랫동안 이곳에 돌아오지 못할 것 같다는 느낌이 들었다.

병원에서 허리천자(수액 채취나 약액 주입을 위해 요추에서 척수막 아래 공간에 긴 바늘을 찔러 넣는 일 — 옮긴이)를 실시하자 슈워츠의 부모가 생각한 최악의 악몽은 곧 현실이 되었다. 급성회백수염, 즉 척수성소아마비였다. 슈워츠는 곧바로 부모님과 격리되어 전염 병동으로 옮겨졌다. 슈워츠처럼 움직이지 못하는 아이들이 누운 침대가 한쪽 벽부터 반대쪽 벽까지 병동을 가득 메우고 있었다. 이후 8일 동안 슈워츠는 열에 들뜬 채 무기력하게 누워 있었다. 대부분의 시간을 천장을 쳐다보고 눈물을 흘리며 보낼 수밖에 없었다.

"그때는 내게 무슨 일이 생긴 건지 전혀 알지 못했다." 훗날 슈워츠가 비참했던 첫 며칠을 회고하며 말했다. 아무도 그에게 살 수 있다거나 죽을 수도 있다고 말해주지 않았다. 앞으로 이곳에서 일주일, 한 달 혹은 그보다 더 오랜 시간을 보내게 될지도 몰랐다. 슈워츠는 움직일 수 없었으므로 관장을 받았고, 방광을 비우기 위해 카테터를 삽입해야 했다. 그래도 울지 않을 때는 평범한 상황이라면 자신이 무엇을 하고 있었을지를 상상하는 데 신경을 집중하려 애썼다. "이제 아침 8시 반이니까 학교에 있겠구나. 이제는 9시 반이니까 맞춤법 수업이나 지리학 수업 시간일 거야."

첫 8일이 지난 후, 그는 또 다른 거대한 병동으로 옮겨졌다. 이곳에도 침대와 마비된 어린아이들이 바다를 이루고 있었다. 부모님을 볼 수 있긴 했지만 그것도 아주 잠시뿐이었다. 슈워츠의 어머니는 눈물을 훔쳤다. 병동 생활이 결국 8개월 동안이나 이어지게 될 줄은, 심지어 다시는 보조 기구 없이 걷지 못하게 될 줄은 그 누구도 알지 못했다. 가끔 치료사와 함께하는 스트레칭 운동과 온찜질 치료를 제외한다면 슈워츠의 하루는 지루함뿐이었다.

오래지 않아 그의 장애가 얼마나 심각한지 알 수 있게 되었다. 근력은 1~10까지의 점수로 평가되었는데, 정상 상태가 10점이라면 슈워츠의 두 다리는 계속 0점이었다. 전혀 움직일 수 없었다. 그나마 양팔에 미친 영향은 다리만큼 나쁘지는 않았다. 한쪽 팔이 살짝 마비된 게 전부였다. 등도 다소 약해졌지만, 간호사의 도움을 받아 보조기와 목발을 이용해 움직이는 방법을 배웠다.

슈워츠는 그래도 자기가 운이 좋은 편이라고 생각했다. 다른 아이들과는 다르게 관짝 같은 철의폐에 갇혀 있지 않아도 되었기 때문이다. 철의폐라는 이름의 거대하고 무시무시한 호흡 보조 장치는 어린아이의 작은 머리통만 한쪽 끝으로 내놓고는 전신을 무덤처럼 덮었다. 이러한 아이들은 횡격막을 조절하는 신경이나 호흡을 유지하는 뇌간이 폴리오바이러스에 의해 손상된 경우였다. 작은 몸을 밀봉된 철의폐 안에 가두고 강력한 모터로 양압과 음압을 번갈아 가하지 않으면 이 아이들은 숨을 들이마시거나 내쉴 수 없었다. 혼자서는 아무

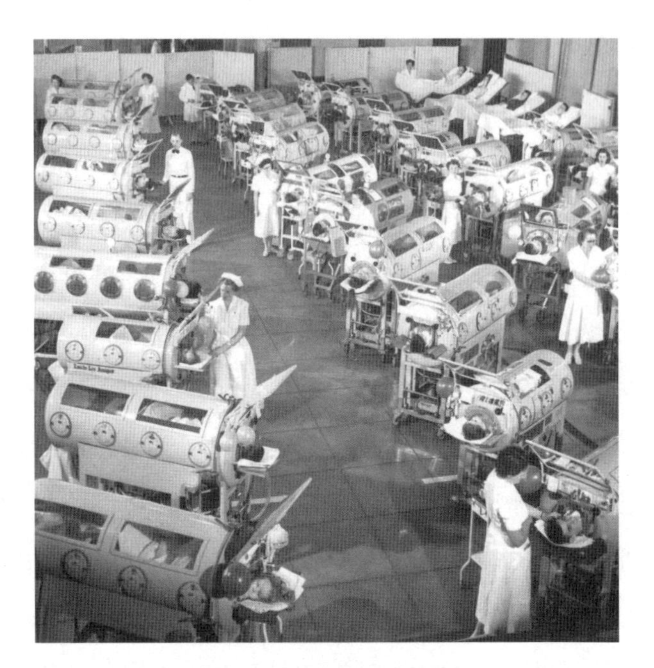

철의폐 안에 누운 아이들로 가득한 병원

것도 할 수 없었던 이 아이들은 삶의 모든 면에서 타인에게 기대어 살고 있었다.[2] 자원봉사자들이 밥을 떠먹여주었으며, 간호사들이 기계 옆면에 난 문으로 몸을 닦아주고 옷을 갈아입히고 가려운 곳을 긁어주었다. 정전이 일어났을 때 간호사나 간호조무사가 달려와 손으로 산소를 공급하지 못하면 아이들은 질식할 위험도 있었다.*

돌이켜보면 슈워츠가 이러한 일을 겪었던 시기는 급성회백수염 팬데믹이 거의 끝나갈 무렵이었다. 1900년까지만 하더라도 사실상

* 대다수 환자는 병세가 가장 위독하고 심각할 때만 철의폐를 사용했지만, 어떤 환자들은 수개월 혹은 수년을 거의 철의폐 안에 갇힌 채 살아갔다.

아무도 그 이름조차 들어보지 못했던 이 재앙은 이후 50여 년 동안 수많은 부모를 공포에 빠뜨리고 나라를 멈춰 세웠다. 급성회백수염이 발병한 지역에서는 여름이 되면 수영장, 영화관, 도서관 등이 전부 문을 닫았다. 부모들은 아이들이 집 밖에 나가거나 다른 아이들과 함께 놀지 못하게 했다. 그 누구도 이 끔찍한 질병과 맞서 싸워 이기는 법을 알지 못했다. 미스터리이자 공포 그 자체였다.

마비성 질병

급성회백수염은 대개 경미한 두통, 약한 감기 기운과 같은 무해한 증상으로 시작된다. 부모는 아이를 일찍 잠자리에 들도록 하지만, 아이는 그때부터 등과 다리에 고통이 느끼기 시작한다. 땀에 푹 젖어 잠 못 이룬 밤이 지나면, 아이는 무릎이나 팔에 약간 힘이 빠진 듯한 느낌을 받는다. 그다음 날 아침이면 부모는 작은 몸이 바닥에 쿵 쓰러지는 소리 또는 목이나 다리가 움직이지 않는다며 공포에 질려 비명을 지르는 아이의 소리에 눈을 뜨게 된다. 초기 증상을 진단하기 위해 찾아온 의사는 침대 곁에 앉아 아이에게 이렇게 묻는다. "여기 우리 친구 배꼽에 보이는 게 뭘까요?" 만약 배꼽을 보려고 고개를 들지 못한다면, 그 아이는 급성회백수염이 거의 확실했다.[3]

미스터리한 이 질병은 상대를 가리지 않고 공격했다. 어린 환자가 대부분이었으나 성인 역시 마찬가지였다. 부유한 사람과 가난한 사람, 도시 사람과 시골 사람 등 모든 인종을 가리지 않고 영향을 미쳤다. 아이가 급성회백수염에 감염되어도 다른 가족에게는 옮기지 않은 경우도 있었고, 반대로 온 가족이 감염된 경우도 있었다. 다음에는 어떤 마을이나 도시에서 급성회백수염이 유행할지, 여기에 어떻게 맞서 싸워야 할지 아무도 알지 못했다.

콜레라와 장티푸스가 유행할 때 도움이 되었던 격리와 엄격한 위생 조치도 이번에는 별다른 도움이 되지 못했다. 1916년 뉴욕시에서 급성회백수염이 유행했을 때는 길고양이 7만 2000마리[4]를 죽였으며, 매일 약 1500만 L의 물을 사용해 길거리를 청소했다. 공중보건당국은 '식당과 아이스크림 가게를 피해야 한다', '식수대를 폐쇄하고 공적 모임을 금지한다', '극도로 피로한 행위를 자제해야 한다', '모든 창문을 막아야 한다', '강박적으로 벌레를 잡아야 한다' 등 수많은 훈령을 발표했다. 이웃들은 서로를 피했으며, 많은 사람이 장갑을 착용했고 악수를 거부했다. 급성회백수염에 감염된 아이의 부모들은 눈에 보이지 않는 적으로부터 아이를 보호하려는 절박한 심정으로 아이의 책, 장난감, 침구를 불태웠다.

20세기 들어 등장한 급성회백수염이 '선진국에서 위생을 개선하면서 의도치 않게 발생한 결과'라는 사실을 처음부터 이해하기는 쉽지 않다. 폴리오바이러스는 일반적으로 수원지를 오염시키는 배설물을 통해 전파된다. 인류는 역사 대부분에 걸쳐 현대적인 위생 시설이 부족한 채 살아왔고, 오염된 물을 가까이 접하면서 주기적으로 낮은 수준의 폴리오바이러스에 노출되었다. 화장지도, 손 씻을 곳도, 개방 하수도 없었던 19세기의 옥외 화장실을 상상해보라. 모든 아이가 매일 일상생활 속에서 어떻게 폴리오바이러스를 마주했을지 쉽게 짐작할 수 있다. 더러운 손으로 입이나 코를 만지거나 오염된 물을 홀짝이기라도 하면, 폴리오바이러스가 소화계로 들어가 소장에서 증식한 뒤 대변으로 배출되었다.

대다수의 경우 생애 초기에, 특히 모체이행항체가 아직 혈류를 돌아다니는 시기에 낮은 수준으로 바이러스에 반복해서 노출되다 보면, 아이의 면역체계에서 폴리오바이러스에 대항하는 자체 항체를 생성할 수 있게 된다. 하지만 선진국에서 도시 지역의 위생 인프라를 개선한 이후로는 인구의 상당수가 유아기 때 폴리오바이러스에 노출되지 않기 시작했다. 그러다 보니 아이들의 몸속에서는 훗날 폴리오바이러스를 파괴해줄 림프구가 생겨나지 않았고, 아이들은 무방비 상태로 취학 연령까지 성장한 것이다. 이들은 앞선 그 어떤 세대보다 더 폴리오바이러스에 취약했다.

그러나 95%의 아이들은 바이러스에 감염되어도 아무런 증상을 보이지 않거나 매우 경미한 증상만 나타났다. 신체의 면역체계가 침입자를 격퇴했기 때문이다. 이러한 경우 부모들은 대개 아이가 폴리오바이러스에 노출되었다는 사실도 모르고 지나갔다. 그러나 폴리오바이러스가 면역체계를 따돌린 나머지 5%의 경우, 감기나 인플루엔자와 비슷한 증상부터 근육통, 피로, 목과 등의 뻣뻣함을 비롯한 더 심각한 징후까지 다양한 정도의 병증을 보였다. 여기서 마비성 급성 회백수염으로 진행되는 사례는 약 1% 정도였다.

마비가 일어나는 이유는 바이러스에게 혈류를 타고 이동해 척수 앞뿔이라는 부위에 안착하는 성질이 있기 때문이다. 폴리오바이러스는 이곳에서 회백질 운동신경세포를 공격한다. 척수에서 방출되는 이 신경세포는 본래 전신 근육에 움직이라는 명령을 전달하는 역할을 한다.*

종종 손상된 신경세포가 회복되면서 마비 상태였던 아이가 갑자기 신체적 힘을 전부 또는 일부 되찾는 사례도 있었다. 반대로 신경세포가 영원히 손상되는 경우도 있었다. 마비성 급성회백수염에 걸린 환자 중 최대 10%가 사망했다. 그중에서도 연수성 급성회백수염이라는 하위 집합의 사망률은 최대 60%까지 치솟았는데,[5] 이는 삼키는 작용과 기도를 제어하는 뇌신경 또는 호흡을 제어하는 뇌간 부위인 숨뇌가 손상되어 발생한다.

20세기 초 의사들은 급성회백수염에 완전히 무지했으며, 감염 물질이 무엇인지 의견을 하나로 모으지도 못했다. 세균이 급성회백수염의 원인이라고 믿는 사람들이 많았다. 그러나 1908년 오스트리아 의사 카를 란트슈타이너Karl Landsteiner**와 에르빈 포퍼Erwin Popper가 급성회백수염으로 사망한 어린아이의 척수를 검사했지만, 세균의 흔적을 전혀 찾아내지 못하면서 세균설은 거짓으로 증명되었다.

세균이 아니라면 무엇이 원인이었을까? 우선 감염병인 것만큼은 분명했다.[6] 급성회백수염에 걸린 척수 조직을 갈고 여과해 원숭이의 위에 주입했더니 급성회백수염이 발병했기 때문이다. 란트슈타이너와 포퍼는 당시 아직 이론상으로만 존재하는 유기체의 바이러스를

*
소아마비를 뜻하는 영어 단어 'poliomyelitis'에서 'polio'는 회백질, 'myelo'는 척수, 'itis'는 염증을 뜻한다.

**
란트슈타이너는 이후 인간의 네 가지 혈액형인 A, B, AB, O형을 발견한 공로로 노벨상을 받았다.

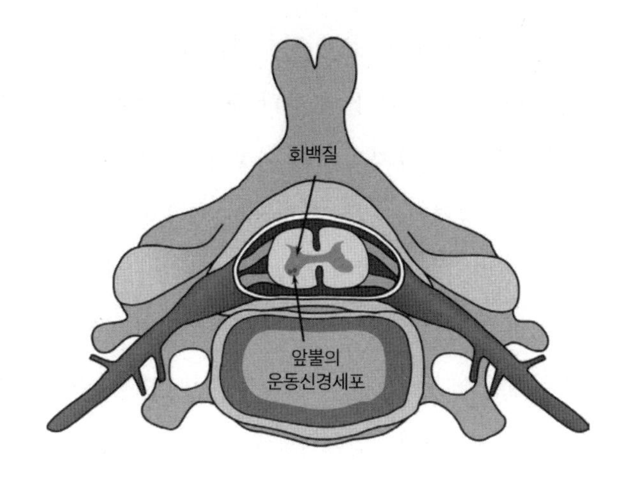

척수 단면도.
폴리오바이러스는 앞뿔의 운동신경세포를 공격한다.

다루고 있다고 추정했다.

미국의 연구원 사이먼 플렉스너Simon Flexner와 폴 루이스Paul Lewis도 이들의 결론을 뒷받침했다. 1909년 플렉스너는 "연구진이 필름 제조에서든 배지에서든 세균을 발견하는 데 완전히 실패했다. 유행성 급성회백수염의 감염 물질은, 지금까지 현미경으로는 확실히 입증되지 않은 미세한 여과성 바이러스 등급에 속하는 것으로 보인다."[7]라고 보고했다. 바이러스가 존재하며 질병을 일으킨다는 과학자들의 확신이 점차 모이고 있었지만, 바이러스 자체는 너무 작아 광학현미경으로 관찰할 수 없었다. 그러다 1930년대 들어서 전자현미경이 등장하면서 처음으로 바이러스를 관찰할 수 있게 되었다.

과학자들이 연구실에서 급성회백수염의 비밀을 천천히 밝혀내는 동안에도, 여름철이면 다시 급성회백수염이 유행하여 미국 전역을 공포로 몰아넣었다. 1916년 유행 당시에는 2만 7000건[8]의 마비와 6000명의 사망자가 발생했다. 뉴욕만 해도 발병 8900건, 사망자 2400명을 기록했다.[9] 피해자의 80% 이상이 5세 이하 어린이였으며 유아도 많았다. 급성회백수염으로 발생한 사망자 수는 심장병이나 암으로 인한 사망자 수보다 훨씬 적었지만, 무력한 어린아이들이 주 피해자였기에 다른 어떤 질병보다 더 무시무시하고 비통하게 느껴졌다. 1955년 실시한 어느 설문조사[10]는 미국인이 모든 재난을 통틀어 핵전쟁 다음으로 급성회백수염을 두려워한다는 사실을 보여주었다.

그러나 아이러니하게도 급성회백수염과의 전쟁에서 가장 중요한 터닝포인트가 된 것은 어린아이의 역경이 아니라, 급성회백수염이나 마비로는 자기 자신을 규정할 수 없다고 단언한 어느 39세 남성 피해자의 결단이었다.

보이스카우트 잼버리에서

1921년 7월 28일, 프랭클린 루스벨트Franklin Roosevelt는 허드슨강을 따라 맨해튼에서 베어산주립공원까지 이어지는 약 64km 거리의 크루즈 여행을 위해 증기 요트 '포칸티코'[11]에 탑승했다. 그는 주립공원의 보이스카우트 잼버리에 참석할 예정이었다. 2100여 명의 스카우트 단원이 참석하는 이 행사는 여름의 하이라이트였다. 루스벨트는 스카우트를 무척 아꼈으며, 남자아이라면 야외에서 시간을 보내야 한다고 생각했다. 특히 뉴욕 같은 빌딩 숲에 사는 아이라면 더욱 그랬다.

그리고 한편으로는 잠시 일에서 벗어나 쉴 기회를 고대하고 있었다. 그는 1920년 하반기 내내 주지사 제임스 콕스James Cox의 백악관행 티켓을 두고 민주당의 부통령 후보로서 선거 유세를 하고 다녔다. 대선에서 워런 하딩Warren Harding과 그의 러닝메이트 캘빈 쿨리지Calvin Coolidge에게 패배한 이후에도 혹독한 일정을 이어나갔다. 이번 잼버리만 끝나면 간절히 바라던 휴가였다. 베어산주립공원으로 가는 길에서 그는 긴장을 풀고 배에 탄 다른 친구들과 웃으며 이야기를 나누었다.

루스벨트는 그곳에서 연설을 하고 행진을 이끌었으며, 스카우트 단원들과 함께 구내식당에 앉아 전통적인 남부식 닭 요리 저녁식사[12]를 했다. 그는 즐거운 시간을 보내며 셀 수 없이 많은 사람과 악수했다. 그리고 그날 저녁 다시 배를 타고 돌아와 맨해튼에서 하룻밤을 보냈다. 다음 날부터는 그토록 기다려온 휴가가 시작되었다. 그는 어린 시절 살았던 뉴욕 하이드파크의 집에서 처음 며칠을 보낸 뒤, 캐나다 뉴브런즈윅주 캄포벨로섬에 위치한 여름 별장으로 가 가족들을 만났다.

1921년 8월 10일,[13] 루스벨트는 캄포벨로에서 가족들과 활기찬 하루를 보내고 있었다. 그는 나이가 가장 많은 세 아이를 데리고 배를 몰아 섬 주변을 돌았으며, 가까운 섬에서 발생한 작은 산불의 진화를 도왔고, 약 3.2km 정도를 하이킹했으며, 연못에서 수영을 즐겼다. 온갖 활동으로 가득했던 하루를 보내고 집에 돌아온 그는 저녁 식사 자리에서 등이 약간 욱신거리는 걸 느꼈다. 그는 아내 엘리너에게 너무 피곤해서 그런 것이니 걱정하지 말라고 당부하고는 일찍 잠자리에 들었다.

하지만 다음 날 아침, 잠에서 깨어나니 상태가 더 나빠져 있었다. 열이 38.8℃까지 올랐고, 힘이 잘 들어가지 않는 오른쪽 무릎에서 이상한 통증이 느껴졌다. 더 쉬면 괜찮아지겠지 하고 생각했지만, 저녁이 되자 통증이 더 심해지면서 등과 목까지 번져나갔다. 이윽고 왼쪽 무릎에도 점점 힘이 들어가지 않았다. 그는 자다 깨다를 반복하며 하룻밤을 더 보냈다.

이튿날 아침, 잠에서 깬 그는 양쪽 다리를 모두 움직일 수 없다는 걸 깨닫고 공포에 질렸다. 배나 엉덩이의 근육을 수축시킬 수도 없었고, 연필 한 자루조차 쥐지 못했다.

보스턴에서 달려온 하버드 의사 로버트 러벳Robert Lovett은 루스벨트의 상태를 진단하고 나쁜 소식을 전했다. 급성회백수염에 걸린 것이다. 그때는 아무도 알지 못했지만, 루스벨트는 이후로 다시는 걷지 못했다.

먼저, 루스벨트 같은 사람이 급성회백수염에 감염될 조건을 어떻게 갖추었는지 살펴보는 게 좋겠다.[14] 그는 부유한 가정의 자제로, 금지옥엽처럼 애지중지되며 어린 시절을 보냈다. 초등학교를 다녔다면 다른 아이들이나 새로운 환경에 노출되었겠지만, 그는 학교에 가지 않고 집으로 찾아오는 가정교사에게 교육을 받았다. 그러고는 배타적 기숙학교인 그로튼학교를 거쳐 하버드대학교에 진학했다. 따라서 어렸을 때는 다른 보통의 사람들에 비해 수많은 질병에 노출될 가능성이 적었다. 당대의 기준으로 미루어봤을 때, 루스벨트는 조금이라도 비위생적인 곳에서 살아본 적이 단 한 번도 없었다.

증명할 길은 없지만, 역사가들은 보이스카우트를 방문했을 때 폴리오바이러스에 감염되었을 가능성이 가장 크다고 본다. 베어산주립공원은 손꼽히게 인기가 많은 관광지였다. 매해 여름 약 7만 5000명[15]의 관광객이 주립공원을 찾아 등산로를 걷고 야영하며 호수에서 수영했다. 방문자가 너무 많았던 탓에 공원 측에서 권장 위생 지침을 따르는지, 식수가 깨끗한지 확인하지 못하는 일도 생겼다. 이동식 화장실은 필요에 비해 모자랐고, 옥외 화장실은 청소와 소독이 제대로 이루어지지 않았다. 관광객들이 종종 숲속이나 수변에서 볼일을 보는 건 흔한 일이었다. 그러므로 공원의 수원지 중 한 곳이 폴리오바이러스로 오염되었을 가능성도 상당히 크다. 물이나 레모네이드 한 잔이었을 수도, 구내식당에서 설거지에 사용한 물이었을 수도 있다. 그것도 아니면 어느 소년이 자기 손을 씻은 뒤 루스벨트와 악수를 나누었기 때문일 수도 있다. 어떤 식으로 찾아왔는지는 몰라도, 그 폴리오바이러스가 루스벨트의 입에 닿아 소화관으로 들어간 것만큼은 분명하다.

루스벨트는 7년에 걸쳐 여러 의사를 만났으며, 다시 다리를 움직이고 걸을 수 있게 만들어줄 치료법을 찾아다녔다. 그는 한 친구를 통해 조지아주 웜스프링스에 위치한 한 온천을 알게 되었다. 미네랄을 잔뜩 함유한 이 온천은 다리 마비 환자도 다시 정상적으로 걷고 있다고 느낄 정도로 부력이 매우 강했다.[16] 마비된 환자에게는 믿기지 않을 만큼 좋은 느낌이었다. 루스벨트는 이 온천에 치유 효과가 있어서 다리의 기능을 어느 정도 되돌려줄 것이라고 확신하기에 이르렀다. 그는 전 재산의 약 3분의 2에 달하는 20만 달러(약 2억 6600만 원)[17]를 들여 이 리조트를 매입했다. 그리고 이곳을 급성회백수염 환자들이 보조기를 벗어던지고, 잔디밭을 기어 다니고, 위축된 다리를 거리낌

없이 내보이며 반바지를 입고, 서로 편안하게 어울리는 장소로 바뀠다. 이곳에서는 급성회백수염이 이들에게 남긴 낙인을 찾아볼 수 없었다.

또한 루스벨트는 급성회백수염 환자들의 치료와 재활을 지원하고 급성회백수염에 관한 과학적 연구를 뒷받침할 막대한 자금이 필요하다는 사실을 인식했다. 1927년 루스벨트는 법률 파트너 배질 오코너 Basil O'Connor와 함께 자선기금 모금과 과학적 발견 사이의 관계에 혁신을 일으킬 단체, 조지아웜스프링스재단을 설립했다. 이 재단을 전신으로, 1938년 미국 국립소아마비재단이 탄생했다. 재단은 '마치 오브 다임스March of Dimes' 캠페인을 진행하며 급성회백수염 연구와 전국의 환자를 위한 기금을 연간 수백만 달러씩 모금했다.

이들은 급성회백수염을 미국인이 가장 두려워하는 질병으로 만드는 데도 성공했다. 사실 급성회백수염은 대중이 경계하는 대규모 유행병은 아니었다. 실제로는 급성회백수염보다 사고나 암으로 목숨을 잃는 어린이가 훨씬 많았다.[18] 그러나 휠체어에 탄 아이나 철의폐에 누운 아이 등 장애 아동의 이미지가 대두되면서 미국인 부모들은 급성회백수염을 가장 끔찍한 진단명으로 인식하게 되었다. 그리고 자연스럽게 그 재앙을 끝내는 데 일조하기 위해 기꺼이 지갑을 열었다.

이렇게 루스벨트와 오코너가 설립한 국립재단은 미국인 수천만 명의 기부금을 모아 수십 년간 급성회백수염에 맞서는 연구를 뒷받침해주었다. 백신 개발이 최선의 방법이자 어쩌면 유일한 방법이라는 게 점차 분명해졌다. 그러나 백신 개발에 얽힌 과제는 이후 수십 년 동안 절대 해결할 수 없을 것처럼 보였다.

젖 짜는 여인

인류가 처음으로 신체를 의도적으로 병원체에 노출해 면역체계를 강화하려 했던 기록은 1549년 발간된 중국의 어느 고서에서 발견되었다.[19] 다만 이 기법은 10세기부터 중국에서 시행되었다고 알려져 있다.[20] 중국인들은 천연두에 걸렸다가 살아남으면 평생 천연두에 대한 면역력이 생긴다고 믿었다. 의원들은 천연두 생존자의 농포 표본을 가져다 말리고 빻은 다음, 이렇게 만든 가루를 대롱을 이용해 아직 천연두에 걸리지 않은 사람의 콧구멍에 불어넣었다. 손이나 팔의 피부를 얇게 절개한 다음 이 물질을 문지르는 방식도 사용되었다. 통제하에 소량의 병원체에 노출되는 것이 바이러스를 흡입했다가 생기는 자연 감염보다는 심각한 감염이나 사망으로 이어질 가능성이 훨씬 적을 것이라는 생각으로 시행된 것이다. 이 방법은 경미한 정도의 병증만 일으키며 면역력을 안겨주었다. 훗날 런던의 왕립학회는 중국에서 근무했던 어느 동인도회사 직원을 통해 이 방법을 알게 되었다. 이 방법은 천연두의 다른 명칭인 두창을 본떠 '인두법'이라고 부른다.

인류가 천연두에 맞서기 위해 인두법을 시도한 데는 이유가 있었다. 천연두는 고대 이집트 시대부터 20세기까지 3000년에 걸쳐 수백만 명의 목숨을 앗아간 인류 역사상 최악의 질병 중 하나였다. 천연두바이러스는 감염성이 매우 높다. 18세기에만 천연두로 전 세계에서 매년 40만 명이 사망했는데,[21] 이는 다른 모든 감염병 사망자를 합친 수보다 많다. 천연두가 한 마을을 덮치면 거의 모든 주민이 천연두에 걸려 고열, 수포, 농포성 발진을 앓는 경우가 흔했다. 감염자 중 약 30%가 사망했고, 생존자들은 대부분 농포가 아물면서 얼굴에 끔찍하게 일그러진 흉터가 남았다.

서구에서 인두법을 처음으로 채택하고 홍보한 사람은 천연두가 어떤 피해를 남길 수 있는지 몸소 겪어 잘 알고 있었던 어느 여성이었다.[22] 오스만제국 주재 영국 대사의 아내였던 메리 몬터규Mary Montagu 부인은 젊은 시절 미인으로 유명했으나, 1715년 천연두에 감염된 이후 속눈썹이 모두 빠지고 얼굴에 심각한 곰보 자국이 남았다.

몬터규는 1717년 콘스탄티노플(이스탄불의 옛 이름 — 옮긴이)에서 두 명의 아랍인 의사가 인두법을 실시하는 모습을 목격했다. 그는 인두법의 효능을 확신하고 다섯 살 난 아들 에드워드를 인두법으로 접종시켰다. 1721년 잉글랜드로 돌아온 후, 콘스탄티노플 대사관 주치의로 근무했던 의사 찰스 메이틀랜드Charles Maitland를 통해 네 살 난 딸 메리까지 인두법으로 접종시켰다. 뒤이어 메이틀랜드는 뉴게이트감옥의 사형수 여섯 명에게 살아남을 경우 자유를 주겠다고 약속하고 이들을 대상으로 인두법을 실험했다. 여섯 명의 사형수는 모두 생존에 성공했다. 몬터규 부인은 자신의 친구이자 훗날 조지 2세George II의 배우자로 여왕이 되는 웨일스 공작부인 캐럴라인Caroline, the Princess of Wales을 설득했고, 1722년 캐럴라인의 두 딸 역시 인두법으로 접종을 받았다.

결과적으로 접종한 환자 중 약 2%에게 심각한 천연두가 발생해 사망했다. 위험성이 있기는 했지만, 그럼에도 인두법은 18세기에 걸쳐 잉글랜드 전역에 상당히 잘 자리 잡았다.

이제 세계는 대담한 실험으로 의학의 역사를 바꿔놓을 새로운 인물이 등장하기를 기다리고 있었다. 1749년, 잉글랜드 버클리 출신의 에드워드 제너Edward Jenner는 13세의 나이로 다니엘 러들로Daniel Ludlow라는 이름의 시골 의사 밑에 들어가 7년간의 도제 생활을 시작했다.

어느 날, 제너는 러들로가 농장에서 젖 짜는 여인 한 명과 천연두에 관한 이야기를 나누는 걸 우연히 들었다. 여인은 "저는 우두를 앓은 적이 있으니까 절대 천연두에는 안 걸릴 거예요."[23]라고 말했다. 젖소의 유방에 감염 반응이 나타나는 우두는 천연두보다 훨씬 약한 병이었는데, 젖소의 유방을 자주 만지는 젖 짜는 여인이 우두에 걸려 손에 농포가 생기는 일은 종종 있었다. 하지만 우두가 목숨을 위협한 적은 없었고, 사나흘 정도 약하게 앓고 나면 끝이었다. 여인은 우두에 걸린 이후로 천연두에 대한 보호막이 생겼다는 이야기를 믿었다.

당시의 제너는 이를 듣고도 아무것도 하지 않았다. 그는 아직 어린 아이일 뿐이었다. 우두에 걸리는 경우는 흔치 않았고 유행할 일도 거의 없었다. 제너는 그저 이 정보를 마음속 어느 구석에 묻어두었다.

이후 자신의 경력을 쌓아나가기 시작한 제너는 1770년대 들어 특정한 조건을 가진 15명의 사례를 조금씩 모아 논문으로 펴냈다.[24] 이들은 과거에 우두에 걸린 적이 있으면서, 천연두 감염자와 같은 집에 살거나 감염자를 간호하는 등 밀접하게 접촉해 천연두에 노출되었음에도 감염되지 않은 사람들이었다.

1796년 5월,[25] 제너가 사는 곳 부근의 농장에서 유행성 우두가 발병했다. 그는 이를 기회로 삼아 대담한 실험을 고안했다. 그는 세라 넴스Sarah Nelms라는 젖 짜는 여인의 손에 생긴 농포에서 고름을 약간

뽑아낸 뒤, 8세 소년 제임스 핍스James Phipps의 팔을 약 1.3cm 길이로 얕게 절개하고 넴스의 고름을 주입했다. 그 자리에 농포가 생겼고, 나중에는 딱지가 앉았으며, 나으면서 흉터가 남았다. 핍스는 며칠간 미열과 두통을 호소했으나 이내 괜찮아졌다. 제너는 소년이 완전히 건강을 회복했는지 확인하기 위해 6주를 기다렸다. 여기서 제너는 오늘날이라면 완전히 비윤리적인 행위로 여겨질 일을 감행했다. 천연두 환자의 종기에서 가져온 살아 있는 바이러스를 핍스에게 접종한 것이다.

건강한 소년이었던 핍스가 제너의 호기심과 직감을 확인하겠다는 욕망 탓에 목숨을 잃을 수도 있었다.그러나 핍스는 죽지 않았고, 이 이야기는 해피엔딩으로 끝났다. 몇 주에 걸쳐 가까이에서 지켜보았지만 핍스는 아무 증상 없이 멀쩡했다. 제너는 우두를 이용해 천연두를 막아낼 수 있단 사실을 증명해 보였고, 이 시술은 소를 뜻하는 라틴어 'vacca'에서 이름을 따와 백신vaccine 접종이라 부르게 되었다. 제너는 뒤이어 20명 이상을 대상으로 같은 실험을 반복하면서 효과를 확실히 증명했다.

1798년, 제너는 이 방법을 책으로 써 발표했다. 천연두 백신은 대서양을 건너 미국에서도 점차 인기를 얻었다. 토머스 제퍼슨Thomas Jefferson 대통령은 온 가족은 물론, 주변 버지니아 농장의 이웃들에게도 백신을 접종시켰다.* 프랑스에서는[26] 나폴레옹Napoleon이 모든 프랑스

*

유럽인이 북미로 들여온 천연두는 아메리카 원주민 수만 명을 죽음으로 몰고 갔다. 1807년에는 모호크족, 오논다가족, 세네카족, 오나이다족, 카유가족 등 다섯 부족 연맹이 제너에게 천연두 백신 방법을 개발한 데 대한 감사의 표시로 조가비 구슬 허리띠를 보냈다.

군 병사에게 백신 접종을 명령했다.*

제너는 유럽과 북미 전역에서 유명 인사가 되었다. 그러나 제너를 비롯한 그 누구도 왜 백신 접종이 효과가 있는지 이해하지는 못했다. 그는 인간의 면역체계에 대해 알지 못했고, 바이러스가 천연두를 일으킨다는 사실도 몰랐다. 심지어 바이러스가 무엇인지조차 알지 못했다.

바이러스

바이러스라는 용어는 '독'을 뜻하는 라틴어 단어에서 유래되었다. 바이러스와 세균은 완전히 다르다. 바이러스는 지구상에서 가장 흔한 생물학적 개체이면서, 단순하게 보면 캡시드라는 단백질 껍질이 감싼 작은 DNA 또는 RNA 조각이다. 또한 기생성이지만 자가 복제가 불가능하기 때문에 완전히 살아 있는 기생충과는 다르다고 본다. 크기는 세균보다 몇 배 더 작다. 너무 작아서 광학현미경으로는 보이지 않을 정도다. 20세기까지 바이러스의 존재가 확증되지 않았던 것도 이러한 이유가 크게 작용했다. 바이러스의 유일한 목적은, 숙주 세포를 감염시키고 감염시킨 세포에서 단백질을 생성하는 리보솜을 탈취해 스스로를 복제하는 것뿐이다. 이를 위해 세포에 달라붙은 뒤

*
1979년 세계보건기구(WHO)는 백신을 전파하려는 노력이 성공을 거둔 덕분에 전 세계적으로 천연두가 완전히 근절되었다고 발표했다. 다만 미국과 러시아에서 천연두 냉동 표본을 보관하고 있다.

자신의 DNA 또는 RNA를 세포에 주입한다. DNA 또는 RNA에서 전사라고 부르는 과정을 거쳐 생성되는 전령RNA(messenger RNA, 이하 mRNA)가 리보솜에 전달되면, 리보솜은 이 mRNA를 읽고 번역해 바이러스 단백질을 생산한다. 그 결과, 똑같은 바이러스 복제본이 탄생한다. 새로운 바이러스가 축적되면 대개는 숙주 세포를 압도하고 파괴한다. 이렇게 되면 숙주 세포가 산산이 부서지면서 바이러스들을 내뿜고, 이 바이러스들은 저마다 새로운 숙주를 찾아간다.

훗날 바이러스로 알려지는 비세균성 미생물이 존재할 수도 있다는 생각은 독일의 화학자 아돌프 마이어Adolf Mayer가 발견한 연구 결과에서 비롯되었다. 1880년대, 마이어는 담배 작물을 망치는 미스터리한 질병을 연구하고 있었다.[27] 그는 담뱃잎 색이 독특하게 빠지는 이 병을 가리켜 '담배모자이크병'이라고 불렀다. 마이어는 모자이크병에 걸린 담뱃잎을 짓이긴 뒤 약간의 물을 더해 만든 수액 같은 액체를 이용하면, 건강한 담배 작물에도 모자이크병을 옮길 수 있다는 사실을 발견했다. 그런데 감염된 수액과 작물 표본을 현미경으로 검사해도 아무것도 보이지 않았다. 그 어떤 세균도 발견할 수 없었다. 하지만 마이어는 보이지 않는 세균이 모자이크병의 원인이라고 확신했다.

1892년, 러시아의 과학자 드미트리 이바노프스키Dmitri Ivanovsky가 세균을 걸러낼 수 있을 만큼 촘촘하다고 알려진 도자기 재질의 특수 대용량 샹베를랑 필터를 사용해 모자이크병에 감염된 담뱃잎 수액을 여과했다.[28] 그러나 놀랍게도 여과된 액체는 여전히 감염성을 띠었다. 세균보다 더 작은 무언가가 질병을 일으키는 게 분명했다. 이바노프스키는 세균의 독성 물질이 원인일 수 있다고 생각했다. 이후

1898년, 네덜란드의 식물학자 마르티뉘스 베이에링크Martinus Beijerinck는 이 새로운 감염 매개체가 세균성이 아닌 액성전염물질 또는 '살아 있는 감염성 유동체'일 수 있다는 의견을 제시했다.[29] 그는 이를 '바이러스'라고도 불렀으며, 자연 상태에서 액체라고 생각했던 듯하다.

페니실린을 발견했을 때 인류가 세균성 질병을 정복하는 시대가 열렸던 것과는 달리, 바이러스에 맞서는 전쟁은 그에 비하면 훨씬 뒤처져 있었다. 바이러스학의 개척자들은 그들이 면역학이라 불릴 분야에 발을 들여놓았다는 사실을 알지 못했다. 더 많은 지식이 알려진 후에도 바이러스를 죽일 방법을 찾아내지는 못했다. 20세기 바이러스학자들은 바이러스에 맞서 싸울 가장 좋은 무기가 백신을 통한 예방이며, 어쩌면 이것이 유일한 무기일지도 모른다는 걸 깨달았다.

그러나 바이러스 백신을 만들기란 쉽지 않았다. 어떻게든 바이러스가 질병을 일으키지 못할 만큼 약하게 만들되, 환자를 보호할 면역반응을 일으키지 못할 만큼 약해지는 건 안 된다는 게 핵심이었다. 그야말로 종이 한 장 차이였다. 어떻게 바이러스를 정확하게 필요한 만큼만 약화할 수 있었을까?

1930년대, 남아프리카공화국 출신의 연구원 막스 타일러Max Theiler와 그의 미국인 동료 휴 스미스Hugh Smith는 뉴욕 록펠러연구소에서 황열을 연구하고 있었다.[30] 이들은 원인 바이러스를 병아리 배아 세포에 배양한 다음, 이를 일련의 새로운 조직배양에 반복적으로 전이하기 시작했다. 그러자 한 차례의 전이를 거칠 때마다 바이러스가 점차 약해지며 동물에 주입했을 때 덜 심각한 병증을 일으킨다는 점을 발견했다. 200차례 이상의 전이를 거치자 바이러스는 더 이상 병을 일으키지 못하게 되었다. 백신 대량생산에 사용할 수 있을 만큼 통제된 방식으로 바이러스를 약화하는 새로운 방식을 개발한 셈이었다.*

제너와는 다르게, 타일러를 비롯한 20세기 과학자들은 면역체계의 기반을 이해하고 있었다. 면역체계는 두 갈래로 나뉜다. 하나는 우리가 가지고 태어나는 선천성 면역체계고, 다른 하나는 우리가 살아가면서 만난 병원체의 영향으로 생기는 후천성 면역체계다. 선천성 면역체계, 즉 비특이적 면역체계는 보초병이자 응급구조대원 역할을 하는 세포와 단백질 군단이 끊임없이 순환하는 모양새라고 볼 수 있다. 외부 침입자가 감지되면 사이토카인이라는 단백질 전령이 경보를 울린다. 대식세포, 호중구, 비만세포, 단핵구 등의 세포를 포함하는 포식세포들은 침입 병원체를 끌어당기고 집어삼키고 파괴한다.

그러나 백신 연구와 관련된 면역체계는 후천성 면역체계, 즉 특이적 면역체계다. 이 면역체계에 속하는 림프구 B세포와 T세포는 기억 능력이 있어서 신체가 앞서 마주했던 병원체에 대한 빠르고 치명적인 대응 방법을 쌓아나간다. 병원체에 노출된 전적이 있다면 림프구는 이를 기회로 삼아 맞춤형 항체를 생성한다. 이 항체는 침입 병원체의 표면 단백질, 즉 항원을 인식하고 포식세포가 파괴할 수 있도록 침입자에게 표시를 남기므로 감염 물질이 자리 잡기 전에 박멸할 수 있다.

골수에서 생성되는 림프구는 골수에 남아 항체를 생성하는 B세포

*
두 사람이 개발한 백신 덕분에 제2차 세계대전 당시 남태평양을 비롯한 열대 지역에서 복무한 미군 병사 수백만 명이 황열에 감염되지 않을 수 있었다. 타일러는 이 공로를 인정받아 1951년 노벨상을 받았다.

가 될 수도 있고, 윗가슴에 위치한 가슴샘으로 이동해 두 종류의 T세포로 성장할 수도 있다. 두 종류 중 하나인 CD4+ T세포는 활성화 시 보조 T세포가 되어 미생물별 항체를 생성하는 B세포를 지원한다. 또 다른 하나인 CD8+ T세포는 활성화 시 킬러 T세포가 되어 바이러스에 감염된 세포를 인식하고 제거한다.

독성약화바이러스백신이 효과가 있으려면 항원성이 사라질 만큼 독성을 약화해서는 안 된다. 항원성이란, 후천성 면역체계가 병원체로 인식할 만한 성질을 말한다. 살아 있는 바이러스를 이용하는 독성약화백신 대신 사멸한 바이러스를 이용하는 사멸바이러스백신 또한 한 가지 대안이 될 수 있다. 하지만 20세기 중반의 바이러스학자들은 대개 사멸백신의 항원성이 더 약할 것으로 예상했기에 독성약화백신이 더 나은 선택지라고 믿었다.

두 가지 방식은 20세기 전반만 하더라도 과도한 논쟁이나 토론을 불러일으키지 않았다. 하지만 두 사람이 등장해 서로 반대 의견을 펼치기 시작하면서, 이 논쟁은 한순간에 바이러스학계에서 가장 중요한 주제로 떠올랐다. 헌신적이고 명석한 유대계 미국인인 데다 비극적인 질병을 치료하겠다는 목표를 품었다는 점까지, 이 두 사람은 아이러니하게도 수많은 공통점을 공유하면서도 상대방의 의견 역시 옳을 수 있음을 끝까지 인정하지 못했다. 이들의 아이디어와 야망 싸움은 이제 전 세계에 걸친 가장 광대한 무대, 즉 급성회백수염과 맞서는 전장에서 펼쳐졌다.

라이벌 관계

20세기 전반, 급성회백수염은 미국 전역의 지역사회에서 매해 여름마다 찾아오는 유행병이었다. 6월이 되면 몇몇 사람이 급성회백수염에 걸렸다는 소식과 함께 도시의 학교와 극장이 문을 닫았다. 아무도 놀이터와 해변을 찾지 않았다. 가족끼리 모여서 시간을 보내지도 않았다. 유행이 발생하면 '급성회백수염 공포'나 '급성회백수염, 죽음의 길'[31]과 같은 헤드라인이 신문을 뒤덮었다. 신문들은 1일 사망자 수를 보도했으며, 줄줄이 철의폐에 갇혀 누워 있는 어린아이들로 미어터지는 급성회백수염 병동의 사진을 실었다. 20세기 중반에 이르러서는 연간 발병 건수가 계속 치솟기만 했다. 1946년에는 미국 내 급성회백수염 발병 건수가 2만 5000건[32]이었고, 1949년에는 4만 2000건[33]이었다. 1952년에는 5만 8000건[34]에 달했다.

그러나 1940년대의 과학자들은 폴리오바이러스를 이해하는 데 있어, 란트슈타이너와 포퍼가 원숭이를 이용해 처음으로 폴리오바이러스를 분리했던 1900년대에 비해 조금도 더 나아가지 못했다. 급성회백수염이 어떻게 한 사람에서 다른 사람으로 옮는지 알 수 없었으나, 밀접 접촉만이 원인이 아님은 분명했다. 환자를 격리해도 확산을 막을 수는 없었기 때문이다. 환경을 관리한다고 해서 급성회백수염을 근절할 수는 없었지만, 그럼에도 수많은 사람이 급성회백수염을 막고자 집 안팎으로 DDT 살충제를 살포했다.

1947년, 연구원 조너스 소크Jonas Salk는 33세의 나이로 피츠버그대학교에 생긴 새로운 바이러스학 연구실 책임자가 되었다. 이 자리는 자신의 연구를 감독할 뿐만 아니라, 백지부터 시작해 연구진을 꾸릴 기회를 그에게 안겨주었다. 이는 몇 년이나 다른 이들의 지도를 받으며 연구해온 그가 오래도록 바라던 일이었다. 소크는 말투가 부드럽고 공감을 잘하며 근면하고 야심 차다는 평을 듣는 사람이었다. 경력 대부분에 걸쳐 인플루엔자를 연구했으며, 제2차 세계대전 당시에는 유럽에서 복무하면서 수천 명의 병사에게 면역력을 만들어주기도 했다. 그는 피츠버그대학교에서 미국 국립소아마비재단이 지원하는 넉넉한 자금으로 폴리오바이러스 연구에 집중하기 시작했다.

소크는 피츠버그대학교에 오기 전 인플루엔자에 효과적인 사멸바이러스백신을 개발하는 데 일조했다. 그리고 급성회백수염 백신도 근시일 내로 성공을 거두려면 사멸바이러스백신이 가장 현실적인 전략이라고 생각했다. 그는 다른 바이러스학자 대부분이 자기 의견에 반대한다는 걸 알고 있었다. 이들은 바이러스가 완전히 사멸하는 과정에서 방어적 면역 반응을 일으킬 능력이나 항원성이 대부분 또는 전부 사라질 게 분명하기 때문에 독성약화바이러스백신이 훨씬 더 낫다고 생각했다. 나아가 사멸바이러스가 효과를 발휘하더라도 일시적인 데 그칠 가능성이 크며, 몇 주 또는 수개월, 길어야 1년 정도만 효과가 이어질 것이라고 보았다. 이렇게 되면 평생에 걸쳐 여러 차례 계속 백신을 접종해야만 했다.

반대로 생바이러스백신은 한정된 기간에 신체를 속여 항체를 만들어내는 게 아니라, 체내에서 자연 감염과 똑같이 작용하면서 평생 가는 면역력을 만들어낸다. 생바이러스백신은 황열 및 천연두와 맞서 싸우기 위해 등장했으며 성공을 거두었다.

그러나 소크는 사멸바이러스백신만의 장점이 있다고 생각했다. 절대로 질병을 일으키지 못하는 사멸바이러스가 사람에게 더 안전한 선택지라고 믿은 것이다. 생바이러스백신을 사용하면 제대로 약화되지 않은 바이러스가 감염을 일으킬 가능성이 무조건 조금이라도 있었기 때문이다. 사멸바이러스백신은 앞서 인플루엔자뿐만 아니라 디프테리아, 장티푸스, 콜레라 등에 대해서도 효과를 발휘했다. 게다가 사멸바이러스백신을 만드는 게 독성약화바이러스백신을 만드는 것보다 훨씬 더 간단하다는 건 사실상 모든 바이러스학자가 인정하는 점이었다.

그러나 폴리오바이러스에는 백신을 구상하기에 앞서 답을 찾아야 할 중요한 질문이 산재해 있었다. 그중에는 너무나 기본적인 질문도 있었다. 이를테면, '폴리오바이러스는 어떻게 신체에 들어와 척수를 감염시킬까?' 하는 것이다.

수십 년 동안 연구자들은 대체로 비강을 통해 들어온 폴리오바이러스가 혈류를 완전히 우회하면서 곧바로 중추신경계로 향한다고 믿었다. 사실 바로 이러한 개념 때문에 수많은 연구자가 급성회백수염 백신 연구를 주저하기도 했다. 만약 이것이 사실이라면 혈류에 항체를 만드는 백신은 아무런 효과가 없을 터였다.

그러나 1941년, 앨버트 세이빈Albert Sabin이라는 이름의 또 다른 연구자가 이 개념을 바꾸는 데 일조했다. 훗날 소크의 숙적이 될 세이빈은 부검을 통해 폴리오바이러스가 비강에서 거의 발견되지 않으며[35] 소화관에서 훨씬 더 많이 발견된다는 사실을 확인했다. 이에 더해, 폴리오바이러스를 침팬지에게 주입할 때 뇌가 아닌 입으로 옮기는 데 성공하면서 소화관이 체내 진입로라는 설이 널리 인정받게 되었다.

또 다른 기본적인 질문도 남아 있었다. 폴리오바이러스는 몇 종류나 존재할까?

아무도 확실히 알지 못했다. 연구자들은 1940년대 말까지 적어도 두 종류의 폴리오바이러스가 존재함을 밝혀냈다. 하지만 얼마든지 더 많은 종류가 존재할 수 있었다. 효과적인 백신이라면 모든 종류의 폴리오바이러스를 막아낼 수 있어야 했다. 한 바이러스 계통이 여러 유형으로 구성되는 경우는 많다.[36] 그중 하나인 인플루엔자는 유형이 너무나 다양한 데다 자주 돌연변이를 일으키는 탓에 매년 새로운 백신을 환자에게 다시 접종해야 한다. 폴리오바이러스에 관한 답을 찾으려면 전 세계 모든 폴리오바이러스 균주를 구할 수 있는 대로 수집한 다음, 각 균주가 지금까지 알려진 폴리오바이러스의 특정 유형과 일치하는지 또는 새로운 유형인지 검사해야 했다.

소크는 이 원대한 연구에 참여하겠다고 자진해 나섰다. 소크의 연구실을 비롯한 여러 연구진이 전 세계의 바이러스 표본을 검사하는 수년간의 작업에 착수했다. 수고스럽다는 말로는 차마 다 표현하지 못할 작업이었다. 사방에서 소크의 연구실로 대변 표본, 인후 배양, 척수 검체 등을 보냈다. 연구진은 이 표본을 소량으로 나눠 원숭이의 뇌에 주입했다. 원숭이에게 급성회백수염이 발병하면 뇌와 척수를 적출해 폴리오바이러스를 분리했다. 그러고는 이 바이러스를 새로운 원숭이에게 주입했다. 제1형 바이러스 접종에서 살아남은 원숭이는 제1형 바이러스에 대한 면역을 얻었다.[37]

그런 다음, 이 원숭이에게 유형을 모르는 폴리오바이러스 균주를 접종했다. 아무런 병도 생기지 않는다면 연구진은 이 미지의 바이러스 또한 제1형에 속한다고 결론지었다. 그러나 제1형 면역을 가진 원숭이에게 병이 생긴다면 이 미지의 바이러스 균주는 또 다른 유형, 이를테면 제2형의 바이러스일 게 분명했다. 제2형 바이러스 접종에서 살아남은 원숭이는 제2형 바이러스에 대한 면역을 얻고, 그렇게 또 다른 여러 제2형 바이러스를 시험할 매개가 되었다.

실험은 그렇게 계속되었다. 굉장히 고통스럽고 단조로운 작업이었다. 1949년, 세 번째 유형의 폴리오바이러스가 확인되었다.[38] 유형 식별 프로그램은 1949년부터 1951년까지 3년간 계속되었다. 국립재단의 기금으로 진행된 이 연구에는 119만 달러(약 15억 8000만 원)[39]가 투입되었으며, 약 1만 7500마리의 원숭이가 희생되었다.

끝내 단 세 가지 유형의 폴리오바이러스만이 발견되었다.

이다음에도 넘을 수 없을 것만 같은 문제가 남아 있었다. 대량생산이 가능한 백신을 개발하려면 각 유형의 폴리오바이러스를 어떻게든 충분히 증식시켜야만 했다. 수백만 회분의 폴리오바이러스가 필요했다. 그러나 폴리오바이러스를 대량으로 증식시키기 어렵다는 점은 늘 연구진의 발목을 잡는 중대한 문제였다. 수십 년 동안 폴리오바이러스는 오직 원숭이의 신경조직으로 만든 배지에서만 성공적으로 배양되었다. 그러나 원숭이의 신경조직을 사람에게 주입하면 중독 반응을 일으키며, 때로는 뇌염이 발생하거나 사망에 이를 수 있다고 알려져 있었다. 원숭이 신경조직에서 키운 바이러스를 사용해 안전한 백신을 만들 수는 없었다. 그렇지만 어떤 매개를 사용하든 폴리오바이러스는 체외에서 조직배양으로 복제할 수 없다는 설이 오랜 세월 명백한 사실처럼 여겨졌다.

마침내 존 엔더스John Enders라는 이름의 의사가 이 개념에 도전했다. 엔더스는 보스턴 어린이병원 감염병연구소의 책임자였다. 1948년, 엔더스는 두 명의 조수 토머스 웰러Thomas Weller와 프레더릭 로빈스Frederick Robbins와 함께 태아의 근육과 피부 조직 배지에서 수두를 키우고 있었다.[40] 폴리오바이러스는 신경 이외의 조직에서는 자라지 않는다는 게 정설이었다. 하지만 우연히 여분의 폴리오바이러스 표본을 냉동고에 보관하고 있었던 연구진은 자신들의 직감에 따라 폴리오바이러스를 배지에 더해보기로 했다. 놀랍게도 폴리오바이러스는 근육과 피부 조직에서 풍성하게 자라났다. 정설이 틀렸던 것이다.

이제 원숭이의 신경조직처럼 사람에게 독성이 있는 매개를 사용하지 않고도 비신경성 조직을 이용해 샬레나 시험관에서 폴리오바이러스를 키울 수 있었다. 급성회백수염 백신이라는 꿈을 향해 단번에 거대한 한 걸음을 내딛은 셈이었다.*

이제 세상은 급성회백수염 백신에 관한 아이디어와 의지가 맞붙는 웅장한 전투를 기다리고 있었다. 표면적으로는 사멸바이러스백신을 옹호하는 이들과 독성약화생바이러스백신을 옹호하는 이들의 사고방식이 맞붙으면서 대중의 이목을 끌게 된 싸움이었다. 그러나 그 속내를 들여다보면 소크와 세이빈이라는 두 인물이 벌이는 라이벌 관계가 있었다. 두 사람은 남은 평생에 걸쳐 말과 과학, 무엇보다도 업적을 두고 그들만의 개인적인 냉전을 벌였다.

*
엔더스, 웰러, 로빈스는 이 발견으로 1954년 노벨상을 공동 수상했다.

세이빈은 소크보다 나이도 많고 경험도 훨씬 많은 선배 연구자로, 미국 오하이오주 신시내티 어린이병원의 소아과 연구 책임자였다. 세이빈은 자신을 비롯한 학계의 다른 권위자들보다 한참 후배인 소크가 너무 야심 차고 과하게 애쓰는 신출내기라고 생각했다. 그래서인지 여러 학회에서 소크를 향한 비판적인 시각을 숨기지 못했다. 바이러스학계의 선도자라고 하기에는 너무 보잘것없는 바이러스 분류 작업 따위를 담당하고 있다는 생각 또한 세이빈의 오만한 태도를 부추겼다.

이 점이 잘 드러나는 일화도 있었다. 1948년, 소크는 주요 연구자들이 모인 학술 모임에서 바이러스 분류 작업을 할 때 미지의 바이러스가 가진 감염력을 각각 실험하는 방법은 시간이 너무 오래 걸린다며 문제를 제기했다. 그보다는 미지의 바이러스가 저마다 생성하는 항체를 분리한 다음, 이 항체가 어떤 유형의 바이러스를 중화하는지 보는 편이 더 효율적이지 않겠냐고 물었다.

이는 매우 합리적인 제안이었고, 만약 이대로 한다면 시간을 많이 절약할 수 있을 터였다. 그러나 소크에게는 유감스럽게도 세이빈이 그의 질문에 가장 먼저 답했다. 사실상 후배를 깔보는 듯한 어조가 가득 담긴 답변이었다. "소크 박사, 이제는 자네도 이런 질문을 할 때는 지나지 않았습니까."[41]

추가로 설명을 덧붙였는데도 청중에게서 아무런 지지도 돌아오지 않자 소크는 의기소침해졌다. 그는 다음과 같이 회고했다. "이때는 마치 얼굴을 정통으로 걷어차인 기분이었다. … 반발, 적의, 힐난이 느껴졌다. 이후로도 이 모임에 참석할 때면 항상 이와 똑같은 기분을 느꼈다."[42]

1951년, 소크와 세이빈은 학회에 참석하기 위해 같은 배를 타고 덴마크로 떠났다. 훗날 소크는 이 여행길에서 세이빈의 태도가 어땠는지 회고했다. "한 번도 내 이름을 들어본 적 없던 사람조차 내가 피츠버그에서 온 애송이며, 지금까지 수행해온 따분한 작업을 발표하기 위해 덴마크로 가고 있다는 식으로 알게 되었다. 어느새 나는 세이빈이 나서서 끌어당기고 기준을 세워주지 않았더라면 크게 실패했을 게 분명한 사람이 되어 있었다."[43]

세이빈은 소크가 제시한 '폴리오바이러스 사멸백신'이라는 아이디어를 대놓고 반대했다. 1949년 미국 국립소아마비재단 이사장 오코너에게 보내는 편지에서 세이빈은 이렇게 썼다. "지금으로서는 급성회백수염과 같은 질병을 통제하는 데 있어 사멸바이러스백신에 실질적인 가치가 있다고 믿을 근거가 없으며 … 저는 대중에게 미숙하고 무책임한 약속을 하는 건 부당하고 불친절한 일일 뿐만 아니라, 결국은 국립소아마비재단의 중대한 노력에 심각한 위해를 끼칠 수도 있다고 생각합니다."[44]

다른 훌륭한 연구자들과 마찬가지로, 세이빈 역시 복잡한 성격의 소유자였다. 그는 거만하고 빈정거리기도 했지만, 한편으로는 윤리의식이 매우 높았으며 한결같이 목표를 추구했다.[45] 세이빈은 사멸바이러스백신보다 생바이러스백신을 개발하는 편이 더 오래 걸릴 것이라는 점은 인정했으나, 장기적으로 보면 생바이러스백신이 우월할 것이라 믿었다. 또한 아직 폴리오바이러스를 한참 더 연구하고 이해해야 한다고 생각했으며, 과학은 재촉한다고 될 일이 아니라고 여졌다.

그러나 오코너는 참을성 있는 인물이 아니었다. 루스벨트의 로펌 파트너이자 절친한 친구였던 그는 밑바닥 출신이라는 배경을 딛고 자라나 막대한 부와 영향력을 거머쥔 사람이었다. 오코너는 미국 역사상 가장 규모가 크고 영향력 있는 의료 자선 단체의 책임자로서, 한시라도 빨리 급성회백수염 백신을 찾아내야 한다고 생각했다.

소크도 같은 생각이었다. 소크에게는 백신이 공공에게 얼마나 중요한 사안인지 따로 되새겨줄 필요도 없었다. 소크의 피츠버그 연구실은 시립병원 지하에 위치했고, 위층의 병동은 급성회백수염에 시달리는 어린아이들로 가득했다. 소크와 연구진은 매일 연구실에 출근할 때마다 병동을 가로질러야만 했다. 한 간호사는 이곳에서 매일같이 벌어지던 비극을 다음과 같이 회고했다.

> 매일 새로운 환자가 16~17명씩 입원했다. … 그곳을 벗어나려면 몇 개의 병실을 지나야만 했는데, 아이들이 자기한테 온 편지를 읽어달라고 우는 소리, 물을 달라고 우는 소리, 왜 몸이 움직이지 않느냐고 울부짖는 소리가 들려왔다. 그럴 때면 그저 지나친다는 게 너무나 모진 일처럼 느껴졌다. 슬픔, 공포, 무력한 분노가 공기 중에 가득했다. 끔찍했다. 자살하고 싶지만 몸이 완전히 마비된 탓에 손 하나 까딱할 수 없다고 흐느끼던 고등학생 환자가 기억난다. 온몸이 마비된 여인들이 철의폐 안에 누워 정상적인 아이를 출산하던 게 기억난다. 작은 소녀가 며칠 내내 미동도 않고 누워 있던 모습이 기억나고, 그 아이가 회복해서 집으로 돌아갈 때 모두가 얼마

나 울었는지도 기억난다. 그리고 의료진이 소크 선생님께 서둘러 무슨 수라도 써달라고 진심을 담아 농담하던 것도 기억난다.[46]

소크는 오코너와 마찬가지로 속도가 생명이라고 생각했으며, 어쩌면 과학에서 완벽은 종종 선善의 반대말일지도 모른다고도 여겼다. 그는 동료들이 반대 의견을 내놓아도 아랑곳하지 않은 채 자체적으로 사멸바이러스백신을 개발하고 실험할 계획을 추진했다.

소크와 연구진은 엔더스의 업적을 재현해 비신경성 조직에서 폴리오바이러스를 키우는 작업에 돌입했다. 연구진은 원숭이의 신장 조직이 완벽한 배지라는 점을 발견했다. 신장 한 개만으로도 백신 6000회분을 생산할 만큼의 바이러스성 물질을 키울 수 있었다.[47] 이는 손이 많이 가고 고된 작업이었다. 우선 세 가지 유형의 폴리오바이러스마다 가장 독성이 강한 균주를 고른 뒤, 분쇄하고 여과한 신장 조직에 이 균주를 심고 배양기 안에 넣어 조심스럽게 관리했다. 다음은 바이러스를 죽여 중화하는 중요한 단계였다. 소크와 연구진은 배지를 메탄올의 산화로 얻는 무색의 기체인 포름알데히드에 담갔다. 이 작업 시 섬세하게 균형을 맞추는 게 매우 중요했다.[48] 포름알데히드 농도가 너무 높으면 급성회백수염에 맞서 면역 반응을 일으킬 백신의 힘이 약해질 수 있다. 반대로 농도가 너무 낮아도 바이러스를 제대로 죽이지 못하고 위험한 상태로 남을 수 있다. 실제로 급성회백수염을 유발하는 백신이라니, 생각만으로도 끔찍했다.

연구진은 프로토콜을 계속 매만졌다. 포름알데히드와 바이러스의 최적 농도는 무엇인가? 어떤 온도와 산성도에서 둘을 결합해야 하는가? 시간은 어떤가? 무엇보다도 안전성이 가장 중요했다. 이를 실험하기 위해 사멸바이러스를 배양할 때마다 그 표본을 원숭이에 주입하고 급성회백수염 증상이 나타나는지 관찰했다. 원숭이가 병에 걸리면 해당 회차를 통째로 폐기했다.[49] 병에 걸리지 않은 원숭이마저 신경조직에 급성회백수염의 흔적이 남지 않았는지 검사하기 위해 희생되었다.

소크와 연구진은 이윽고 인간을 대상으로 백신을 시험해도 되겠다는 자신감을 얻었고, 본인들에게 가장 먼저 백신을 접종했다.[50] 소크의 아내와 아이들에게도 접종했다. 이후 소크는 다수의 급성회백수염 환자를 수용한 시설인 '장애 아동을 위한 D.T. 왓슨의 집'과 '지적장애 아동을 위한 포크주립학교' 총 두 개 기관에서 지원자를 모집해도 좋다는 허가를 받았다.

1952년 6월, 부모들의 동의를 받아 시험 접종이 시작되었다. 백신 접종 전후로 환자에게서 피를 뽑아 폴리오바이러스 항체 수준이 높아졌는지 확인하는 것이 기본 전략이었다. 소크는 안절부절못했다. "아이들에게 급성회백수염 백신을 접종하고 나면 두세 달은 잠도 제대로 안 옵니다."[51] 훗날 그가 어느 인터뷰에서 털어놓았다.

다행히도 백신은 효과를 보였다.[52] 접종을 받은 그 누구도 병에 걸리지 않았다. 백신은 폴리오바이러스 3종 모두에 상당한 방어적 항체 반응을 만들어냈다.

1953년 1월, 소크는 펜실베이니아주 허쉬에서 저명한 바이러스학자들이 모이는 학회에 참석해 연구 결과를 발표했다. 청중 대다수는 사람이 쓸 수 있는 급성회백수염 백신이 등장하려면 아직 몇 년은 걸릴 것이라 예상했다. 백신 개발에 착수하기 전에 과학적 발견이 이루어져야 할 부분이 아직 한참 남아 있다고 생각했기 때문이다. 소크가 인간을 대상으로 성공적인 결과를 얻었다고 발표했을 때, 돌아온 반응은 좋지 않았다. 소크는 "날이 선 학회였다. 게다가 가장 날카롭게 날을 세우는 사람은 내가 아니었다."[53]라고 회고했다.

동료 과학자들은 놀라움, 의구심, 불신을 드러냈다. 아무도 입 밖에 내진 않았으나 분명 질투심이 학회장 안을 감돌고 있었다. 소크가 내놓은 백신의 유효성과 안전성을 두고 질문이 쏟아졌다. 사멸바이러스를 사용하는 방식도 비판을 받았다. 특히나 세이빈이 강경한 태도를 보였다. 소크는 이렇게 회고했다. "내가 한 일을 축소하려 애쓰는 듯 보였다. 그는 내 연구가 믿을 수 없거나 아무런 의미도 의의도 없는 것처럼 해석했다. 이를테면 아직 이것도 안 했고 저것도 안 했다, 이건 시기상조에 불과하고 저건 입증할 수 없다는 식이었다. 나중에 세이빈에게 물어봤던 기억이 난다. '왜 계속 부정적인 점만 강조하시나요?' 그러자 그는 '그것이 일을 과학적으로 하는 방법'이라고 대답했다."[54]

소크의 시험 결과가 대규모 임상시험에 착수해도 된다는 뜻인지를 두고 격론이 벌어졌다. 대다수의 참석자는 세이빈과 마찬가지로 반대 의견을 내놓았다. 그러나 국립재단의 연구 책임자 해리 위버Harry Weaver는 소크의 연구가 청신호 이상이라고 보았다. 위버는 초조하게 백신을 기다리다 이틀 후, 국립재단 이사회에서 과학자 한 명이 급성회백수염 백신을 만들었으며 소규모 시험에서 안전성과 유효성을 입증했다고 보고했다.[55] 그러고는 이제 현장 실험을 고려해야 할 때가 되었다고 말했다. 누군가 이 정보를 유출하면서 언론이 앞다투어 보도했고, 피츠버그의 기자 존 트로안John Troan이 소크를 콕 집어 지목했다. 트로안은 신문 〈피츠버그프레스〉에 이렇게 썼다. "지금까지 알려진 바에 따르면, 정확히 이와 같은 종류의 백신을 연구하고 있는 과학자는 우리나라에 단 한 명, 조너스 소크 박사뿐이다."[56] 위버는 이 흐름을 타고 연구의 진전에 박차를 가하기 위해 1953년 2월 26일, 뉴욕의 월도프 아스토리아 호텔에서 기자들과 함께 영향력 있는 정부 관계자와 의료계를 주도하는 이들이 참석하는 회담을 조직했다.

이제 소크조차 일이 너무 빠르게 진행되고 있다고 걱정하기 시작했다. 소크는 백신을 더 완벽하게 가다듬고 안전성을 한 번 더 확인하기 위해 추가 연구가 필요하다고 생각했다. 또 그는 동료 과학자들이 자신에게 쏟아지는 주목을 인정하지 않을 것이라며 걱정했다. 주간지 〈타임〉에서 '연구원 소크Researcher Salk'[57]라는 제목으로 기사를 보도하면서, 그의 사진 아래에 '대공세를 준비하라' 따위의 캡션을 단 이후에는 더욱 그랬다.

소크의 우려대로 동료 과학자들은 언론의 관심에 경악을 금치 못하고 있었다. 입증되지 않은 백신으로 대중의 박수갈채를 받는다거나, 동료의 평가를 거쳐 과학 학술지에 발표하기도 전에 연구 결과를 언론에 먼저 이야기한다는 건 과학자로서 양심 없는 짓이었다. 소크는 점점 더 과학자라기보다는 기회주의자처럼 비쳤고, 실제로는 아무것도 아니면서 과분하게도 급성회백수염과의 싸움을 이끌고 있다는 명성을 얻은 사람처럼 여겨졌다. 세이빈은 소크에게 편지를 보냈다. "〈타임〉에서 자네의 행복한 얼굴을 보니 기쁘긴 했다만, 사진과 같이 실린 내용은 형편없더군."[58] 그는 칭찬하는 척 비꼬면서 국립재단이 이유 없이 그를 밀어주고 있다고 비난했다. "그건 자네도 손댈 수가 없다는 것 잘 알겠네. 만약 고칠 수 있었다면 자네가 어련히 이야기를 바로잡았겠지."

그러나 가능한 한 빠르게 백신을 생산하라는 대중의 관심과 압박 앞에서는 세이빈은 물론 그 누구도 꼼짝할 수 없었다. 소크와 국립재단 모두 성과를 내야 한다는 강한 압박을 받았다. 날마다 신문을 장식하는 '머지않은 급성회백수염 정복!'이나 '급성회백수염 백신 등장 임박!'[59] 등의 헤드라인은 들뜬 상황을 잠재우는 데 전혀 도움이 되지 않았다.

소크를 모함하려던 사람들은 그가 관심을 원한다고 믿고 싶었겠지만 실상은 그보다 훨씬 더 복잡했다. 소크는 여러 차례 언론의 주목을 회피했다. 일부러 시간을 내가며 기자를 만나는 것도 싫어했고 사진사들이 본인이나 실험실의 사진을 찍는 것도 싫어했는데, 이는 대개 그러한 과정이 연구에 방해되었기 때문이다. 이와 별개로 소크가 취한 몇몇 행동은 바이러스학계의 다른 동료들이 아니라 자신이 선봉에 서서 급성회백수염과 싸우고 있다는 인식을 대중에게 심어줄 수밖에 없었고, 소크 또한 그걸 모르지 않았을 게 분명했다.

이러한 행동 중 하나는 1953년 3월 26일에 일어났다. 소크는 가장 정확한 정보를 전달하기 위해 공개 연설을 할 수 있도록 해달라고 국립재단에 지원을 요청했다. 백신을 향한 언론의 열광과 대중의 낙관이 심각할 만큼 시기상조라 걱정된다는 이유에서였다. 오코너는 그의 생각이 좋은 아이디어라고 판단했고, 소크는 미국 전역에 송출되는 CBS 라디오에 출연하게 되었다. 그는 〈과학자의 설명The Scientist Speaks for Himself〉이라는 15분 길이의 프로그램에서 연구 결과를 발표한 다음, 아직 훨씬 더 많은 연구가 필요하며 1~2년 만에 간단히 백신이 공급되지는 않을 것이라고 덧붙였다. 또한 "이번 주에 보고된 연구 결과는 백신 접종으로 생성된 항체량이 자연 감염 이후 생성된 항체량에 비견할 만하다는 점을 보여준다."[60]라고 못을 박아 이야기해서 낙관론이 봇물 터지듯 쏟아지기도 했다.

소크는 방송에 앞서 예의상 세이빈에게 연설문 초안을 보냈다. 하지만 세이빈은 격노한 채 소크에게 전화를 걸어 소크의 짜증을 돋웠다. 훗날 소크는 이렇게 회상했다. "그는 대중을 잘못된 길로 이끌고 있다고 말했다. … 나보고 방송에 나가지 말라고도 했다. 너무나 당황스러웠다."[61]

만약 대중의 기대를 잠재우는 게 소크의 목적이었다면, 그는 목적 달성에 실패했다. 이제 언론은 이를 '소크백신'이라고 부르기 시작했다. 게다가 소크의 몇몇 부하 직원까지 등 뒤에서 그를 '조너스 E. 그리스도'[62]라고 부르며 조롱했다. 세이빈은 점차 소리 높여 소크의 방식을 반대했다. 그는 의회 청문회에 참석해 소크의 백신으로 기대할 수 있는 방어 효과는 미미하며, 동료 과학자들이 아직 백신의 안전성을 확인하지도 못했다고 증언했다.[63]

그럼에도 국립재단의 백신자문위원회는 1953년 11월 투표를 통해 소크의 백신에 대한 대규모 연구에 착수하기로 의결했다. 중차대한 결정이었다. 어느 39세 과학자가 피츠버그의 지하 실험실에서 만들어 그때까지 불과 200여 명의 사람에게만 시범 접종한 실험적인 백신을, 이제 미국 전역에 걸쳐 수십만 명의 아이들에게 접종하기로 한 것이다.

1954년의 백신 실험은 이때까지의 의학 역사를 통틀어 가장 규모가 큰 임상시험이었으며 전 세계의 이목을 끈 사건이었다. 700만 명의 자원봉사자가 미국 44개 주와 1만 4000여 개[64]의 캐나다 학교에서 시범 접종을 도왔다. 미국에서만 초등학교 1~3학년 어린이 62만 3972명이 한 달 간격으로 세 차례씩 백신 또는 위약을 접종했다.[65] 위약을 접종한 대조군 외에도 아무런 시술을 받지 않은 어린아이들로 또 다른 대규모 대조군을 구성해 관찰하기도 했다.

모두가 백신에 찬성한 것은 아니었다. 어떤 부모는 자녀에게 실험적인 치료를 받게 할 수 없다며 거부했다. 1954년 4월 4일, 유명 라디오 진행자 월터 윈첼Walter Winchell은 라디오에서 공개적으로 백신을 조롱했다. "모두 주목해주십시오! 잠시 후 새로운 급성회백수염 백신 소식을 전해드리겠습니다. 살인 백신일 수도 있거든요!"[66] 윈첼은 제대로 사멸하지 않은 바이러스가 백신에 들어 있어 아이들에게 급성회백수염을 옮길 수 있다고 말하며 백신의 위험성을 강조했다.

이처럼 비판자들이 있었음에도 임상시험은 매우 성공적으로 진행되었다. 중도 이탈자 비율이 매우 낮았으며, 약 95%의 아이들이 총 세 차례의 접종을 모두 받았다.[67] 오코노와 국립재단은 백신에 대해 엄청난 확신을 품고 있었기에 임상시험 결과가 나오기도 전에 백신 생산을 시작하도록 900만 달러(약 119억 5600만 원)[68]를 제약회사에 위탁했다. 결과가 나오자마자 전국에 유통할 수 있도록 공급량을 준비하기 위해서였다.

연구 결과는 1955년 4월 12일 미시건대학교에서 발표하기로 했다. 온 나라가 숨을 죽이고 기다렸다. 사전 합의에 따라 오전 9시 10분에 현장 기자 150명에게 보도 자료와 연구 자료를 배포할 예정이었으나, 기자들은 임상시험을 감독한 과학자 겸 의사 토머스 프랜시스 주니어Thomas Francis Jr.가 공개 연설을 할 때까지 뉴스 보도를 연기하기로 합의했다. 현장에 보고서 다발이 도착하자 아수라장이 펼쳐졌다. 기자들이 열광하며 보고서 더미에 달려들었던 탓에 대학교 홍보 담당관 한 명이 광란의 인산인해를 뚫고 테이블 위에 올라가 보고서를 던져줘야만 했다.

보도 자료의 첫머리[69]는 다음과 같이 시작했다. "백신은 효과가 있다."

기자 트로안은 이렇게 회고했다. "그들이 손수레에 보고서를 싣고 들어오자 기자들은 날뛰며 소리를 질렀다. '효과가 있다! 있어! 효과가 있어!' 온 회장이 혼란의 도가니였다."[70]

백신은 안전했고 기본적으로 80~90%의 효과를 보였다.[71] 어떤 실험군에서는 어린이 20만 745명에게 백신을 접종하고 20만 1229명에게 위약을 접종했다. 백신을 접종한 집단에서는 10만 명당 28명꼴인 57명이 급성회백수염에 감염되었고, 위약을 접종한 집단에서는 10만 명당 71명꼴인 142명이 감염되었다.

위약 대신 관찰 비교를 사용한 또 다른 실험군에서는 어린이 22만 1988명에게 백신을 접종하고 72만 5173명을 접종 없이 관찰했다. 백신을 접종한 집단에서는 10만 명당 25명꼴인 56명이 급성회백수염에 감염되었고, 관찰 집단에서는 10만 명당 54명꼴인 391명이 감염되었다.

연구 허가부터 현장 실험이 완료될 때까지를 통틀어 국립재단이 백신 개발에 들인 금액[72]은 총 2554만 1622달러(약 339억 3204만 원)였다.*

이 소식은 곧바로 미국 전역과 전 세계에 보도되었다. 수많은 도시와 마을이 행복감에 젖어 축배를 올렸다. 교회는 종을 울렸고, 자동차는 경적을 울렸다. 미국 전역의 가정, 사무실, 가게, 학교에서 수많은 사람이 환호를 지르고 눈물을 훔쳤다. 신문들도 헤드라인으로 기쁨을 노래했다. 〈피츠버그프레스〉는 '급성회백수염, 정복되다!'[73]라는 헤드라인을 실었고, 〈뉴욕포스트〉는 '급성회백수염을 뿌리 뽑다!',[74] 홍콩의 〈사우스차이나모닝포스트〉는 '급성회백수염을 상대로 승리하다!'[75]라는 헤드라인으로 보도했다. 한 세대의 미국인이 이 소식을 들었을 때 자기가 무엇을 하고 있었는지 기억할 정도였다.

소크는 전 세계에서 가장 유명한 의사가 되었다. 발표 이후 그와 그의 가족들은 경찰의 호위를 받으며 기사가 운전하는 리무진을 타고 이동했다. 피츠버그에서는 시 공무원 사절단이 공항에서 그를 맞이했다. 소크의 아내 도나는 다섯 살 난 아들이 친구에게 전화하면서, "안녕, 빌리. 나 이제 여행 끝나고 돌아가는데, 나도 유명하고 아빠도 유명해졌어."[76]라고 말하는 걸 들었다.

언론은 소크를 사랑했다. 곧 전 세계에서 수백 가지 상과 명예 학

*

이 금액은 1955년 기준 대략 미국 국민 1인당 50센트에 달한다. 2022년 물가를 기준으로 하면, 총 비용은 27억 800만 달러(약 3조 5975억 7800만 원)로 환산할 수 있다.

위 제안, 인터뷰 요청, 연설 초청장이 물밀 듯 밀려들었다. 산더미 같은 편지와 수천 건의 전보도 받았다. 그의 이름을 딴 학교와 길거리가 생겨났다.

그러나 대중의 화려한 찬사를 한 몸에 받는다는 건 전문가로서 대가를 치러야 한다는 뜻이기도 했다. 소크의 과학계 동료들은 그의 행동과 과대 선전을 비판적인 시각으로 바라보았다. 이들에게 소크는 야망이 너무 크고 언제나 스포트라이트를 좇는 사람이자, 다른 이들과 함께 달성한 업적의 공로를 독차지하려는 사람으로 비쳤다. 무엇보다 소크가 새로운 과학적 개념이나 기술을 개발하거나 발명한 것도 아니었다. 이들은 소크의 백신이 기껏해야 미봉책일 뿐이며, 효과가 더 오래 지속되는 독성약화바이러스백신이 개발되고 나면 가치를 잃어버릴 것이라고 생각했다. 소크는 명성과 부를 얻기 위해 쉬운 길을 택했을 뿐이었다. 수년 후, 소크는 동료들의 따돌림을 두고 이렇게 말했다. "내게 일어날 수 있는 최악의 비극은 바로 '나의 성공'이었다. 나는 곧바로 내가 쫓겨났다는 걸 알아차렸다."[77]

사실 소크는 자신을 거의 신격화하고 분에 넘치는 찬사를 보내는 데 괴로워했다. 그는 언론에 더는 소크백신이라는 이름을 쓰지 말아 달라고 청하기도 했다.[78] 그러나 그 누구도 대중이 보내는 압도적인 숭배를 멈출 수는 없었다. 세상에는 영웅이 필요했고, 소크는 약간은 얼떨결에 그 역할을 받아들였다.

게다가 소크에게 영웅의 명성을 안겨주면서 대중의 뇌리에 가장 깊이 박힌 일화 중 하나는 대본을 썼다고 하더라도 그보다 더 잘 쓸 수는 없었을 것이다. 전국 단위의 연구 결과가 발표된 당일, 소크는

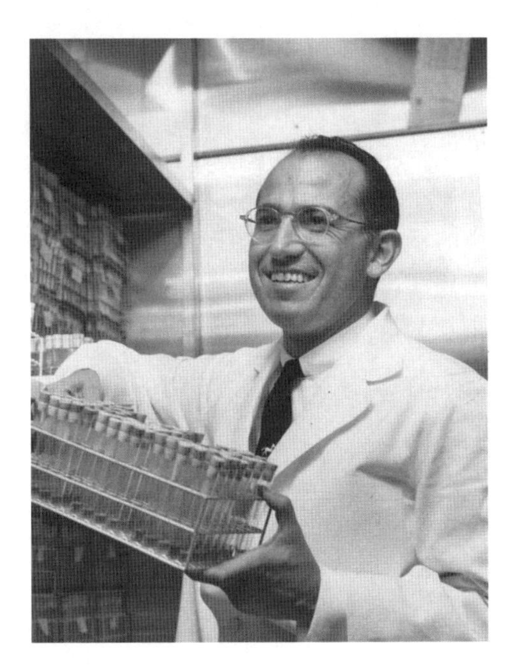

조너스 소크

에드워드 머로Edward Murrow가 진행하는 인기 뉴스 프로그램 〈시 잇 나우See It Now〉의 생방송에 출연했다. 머로는 소크에게 질문을 던졌다.

"이 백신의 특허는 누가 가지고 있나요?"[79]

"글쎄요, 국민이라고 하고 싶네요. 특허는 없습니다. 태양에 특허를 매길 수 있나요?"

소크는 자신이 개척한 백신으로 평생 한 푼도 벌 생각이 없었다. 그날 저녁, 머로가 소크를 불러 세우더니 충고했다. "당신은 지금 막 거대한 비극을 맞이한 겁니다." 소크가 무슨 뜻이냐고 묻자 머로가 답했다. "이제 다시는 무명으로 살 수 없을 테니까요."[80]

재앙

국립재단은 백신 생산과 유통 속도를 높이기 위해 몇몇 제약 제조사들을 엄선해 함께 일했다. 그러나 대중의 행복감이 가라앉기도 전에 재앙이 닥치고 말았다. 1955년 4월 24일,[81] 미국 아이다호주의 어느 의사가 새로운 급성회백수염 환자를 만난 것이다. 초등학교 1학년이었던 이 여자아이는 불과 6일 전 급성회백수염 백신을 접종받은 상태였다. 아이는 3일 후 숨을 거두었다. 4월 25일[82]에는 9일 전 백신을 접종한 갓난아기 하나가 마비성 급성회백수염으로 시카고의 어느 병원에 입원했다. 4월 26일에는 캘리포니아주에서 백신 접종 후 발병한 어린아이의 사례 다섯 건이 더 보고되었다. 국립재단은 연이어 공포에 휩싸였다. 무슨 일이 벌어지고 있었을까?

감염된 아이들은 모두 캘리포니아주 버클리에 있는 커터연구소라는 제약회사에서 제조한 백신을 접종받았다. 커터에서 제조한 백신은 곧바로 사용 중지되고 회수 조치에 들어갔으나, 이미 38만 회분이 접종된 후였다. 광범위한 조사[83]를 벌인 결과, 커터에서 소크가 확립한 엄격한 안전 프로토콜을 제대로 준수하지 않은 탓에 바이러스가 제대로 사멸되지 않고 산 채로 백신에 들어갔다는 점이 밝혀졌다. 커터의 불량 백신[84]으로 인해 환자 79명이 급성회백수염에 직접 감염되었으며, 해당 환자의 가족 105명과 밀접 접촉자 20명 또한 감염되었다. 대다수의 환자가 마비되었으며 그중 11명이 사망했다.

세이빈과 같이 반대 의견을 냈던 동료들로서는 발생할 수 있다고 경고했던 일이 정확히 벌어진 셈이었다. 제대로 약화되지 않은 바이러스가 질병을 유발할 수 있다는 사실은 독성약화바이러스백신을 비판하던 말이었으나, 이제는 아이러니하게도 소크의 사멸바이러스백신이 몰락하는 이유가 되고 말았다. 세이빈은 한층 공격 수위를 높여가며 의회에서 소크백신의 생산을 중단해야 한다고 증언했다. 소크는 커터 사태로 크게 동요했다. 소크는 미국 국립보건원(NIH)학회에서 동료 과학자들에게 가차 없이 비난을 받았으며, "이때가 생애 처음이자 마지막으로 자살 충동을 느꼈던 때"[85]였다고 회고했다.

커터에서는 생산이 중단되었으나 다른 제조사에서 만든 백신은 계속해서 유통되었다. 전국적으로 급성회백수염 발병 건수가 1952년 5만 8000건에서 1956년 1만 5000건[86]으로, 1957년에는 7000건으로 곤두박질쳤다. 소크의 명성은 커터의 아수라장을 뚫고 살아남아 새로운 경지에까지 이르렀다. 급성회백수염은 더 이상 여름마다 미국의 아이들을 볼모로 잡지 못했다. 부모들은 더는 두려워하지 않았다. 수영장도 문을 닫지 않았다. 부모들은 아이들이 야외에서 뛰어놀게 두었다.

세이빈의 기회

세간의 이목이 소크에게 집중되어 있을 때, 세이빈은 묵묵히 자기가 해야 할 일을 했다. 세이빈은 자신의 방식이 더 낫다는 걸 한 번도 의심하지 않았고, 계속해서 독성약화생바이러스 백신 개발에 매진했다. 여기에는 소크의 백신보다 유망한 장점이 몇 가지 있었다. 우선 더 저렴하고 쉽게 생산할 수 있다. 또한 경구 투여가 가능하고, 한 번만 투여하면 된다. 게다가 백신이 효과를 발휘하는 위치인 창자는 폴리오바이러스가 자연스레 자리를 잡는 곳이기도 하므로, 면역력이 더 오래 유지되고 잠재적으로는 평생 지속되었다.

소화관을 표적으로 하는 경구 백신은 폴리오바이러스의 수동 전달 또한 막을 수 있었다. 소크백신으로 면역력을 얻은 당사자는 급성회백수염에 걸리지 않을 수 있어도, 바이러스는 위장에서 살아남아 배설물로 빠져나가기 때문에 다른 사람이 감염될 위험이 있었다. 그의 백신은 이 단점을 장점으로 바꿀 수 있었다. 세이빈의 백신으로 면역력을 얻은 환자의 배설물을 다른 누군가가 섭취한다면, 그 배설물 안에 든 독성약화바이러스를 섭취하는 셈이므로 결과적으로는 그 사람 또한 면역력을 얻을 수 있다.

그러나 생바이러스백신을 완성하기란 쉽지 않았다. 바이러스가 면역 반응을 일으킬 정도로 강한 동시에 급성회백수염을 유발할 수는 없을 만큼 약한 정도를 유지해야 했기 때문이다. 세이빈은 폴리오바이러스를 원숭이의 조직에 여러 차례 통과시켜 독성을 약화시켰다.[87] 이 과정은 약화한 바이러스를 침팬지의 척추에 주입한 뒤에도 마비가 일어나지 않을 때까지 계속되었다.

1954년 말부터 1955년 초로 이어지는 겨울, 세이빈은 오하이오주 칠리코시에서 30명의 수감자들을 대상으로 백신을 실험했다.[88] 각 수감자는 현금 25달러(약 3만 2000원)와 약간의 형량 감경을 받았다. 임상시험은 순조롭게 진행되었다. 사망자는 없었고, 모든 수감자에게 폴리오바이러스 항체가 생겼다.

이제 세이빈은 딜레마에 빠졌다. 백신을 완전히 현장 검증하려면 앞서 소크백신을 접종받지 않았거나 방어 항체가 생긴 적이 없는 어린아이 수십만 명이 필요했다. 그러나 미국의 아이들 대다수는 이미 백신을 접종한 뒤였다. 세이빈은 백신을 접종하지 않은 대규모 인원을 미국 바깥에서 찾는 식으로 문제를 해결하려 했다. 소련으로 간 것이다.

냉전이 극에 달해 있던 시기에도 미국과 소련은 인도주의적 목적을 위해서라면 기술을 기꺼이 공유할 의사가 있었다. 소련은 급성회백수염 유행으로 골머리를 앓고 있었으며, 소크백신을 접종하는 데 어려움을 겪고 있었다.[89] 유리 주사기가 부족했던 탓도 있었다.

이로써 세이빈은 1956년 초청을 받아 소련으로 향했다. 뒤이어 소련 정부는 세이빈의 백신을 사용해도 좋다고 허가했으며, 1959년 대규모 임상시험을 통해 1000만 명의 아이들에게 면역력을 안겨주었다. 세이빈의 백신은 액체 상태로 투여할 수 있었으므로 점적기(스포이트가 달린 윗부분을 눌러 액체를 한 방울씩 떨어뜨리는 도구 — 옮긴이)를 통해 경구 투여하거나 단단한 사탕 안에 넣어 숨길 수도 있었다. 임상시험 결과, 세이빈의 백신 효과가 매우 높다는 사실이 증명되었다. 곧 소련 정부는 20세 미만의 모든 시민 7700만 명[90]을 대상으로 백신 접종을 의무화했다.

세이빈은 드디어 오랫동안 기다려왔던 빛을 보기 시작했다. 그는 소크백신을 계속해서 헐뜯으면서 유효성이 60~70%에 불과하다고 주장했으나, 실제로 공중보건국이 추정한 유효성은 90%였다. 또 세이빈은 자신의 백신을 바로 공급하지 않는다면 수백 명의 어린이[91]가 사망할 것이라고 경고했다.

한편 소크도 반격에 나섰다. 소크백신은 이미 그 누구의 예상보다도 오래 지속되는 효과를 보여주고 있었다.[92] 지난 5년 동안 미국의 급성회백수염 발병 사례가 92%[93] 감소한 건 소크백신 덕분이었다. 1961년 말의 정부 자료를 보면, 감소 비율은 97%[94]로 한층 더 높아졌다. 그러나 미국 의학협회는 국가 백신 프로그램을 소크백신에서 세이빈백신으로 바꾸는 방안을 옹호했다.

소크는 협회가 아직 미국에서 사용 허가도 나지 않은 백신으로 바꾸려 한다며 이의를 제기했다. 협회에 보내는 편지에서 소크는 이렇게 말했다. "새로운 백신 접종 프로그램 제안에는 과학적 정당성이 부족합니다. 백신 접종 절차를 한 형태에서 다른 형태로 바꾸고, 전 국민을 대상으로 재접종을 실시할 필요가 있다는 증거 역시 심히 부족합니다."[95] 소크는 정부가 기존의 계획을 고수하고 계속 자신의 백신을 사용하기만 한다면, 잠재적으로 급성회백수염을 근절할 수 있다고 믿었다.[96] 무엇보다도 소크는 자신이 개발한 백신만이 급성회백수염을 근절하는 백신이기를 바랐다.

1961년, 세이빈의 백신이 미국에서 공식 사용 허가를 받고 전국적으로 소크백신 대신 사용되기 시작했다. 소크는 낙담했다. 수십 년 후, 소크의 아들 피터는 인터뷰에서 이렇게 말했다. "아버지는 대개 무슨 일이든 좋게 넘어가려고 했지만, 그때 그 일은 너무 괴로운 사건이라고 말씀하셨습니다. 과학자로서 당신을 크게 욕보이는 일이었기에 좋게 넘어갈 수가 없었죠. 그 사건이 아버지를 평생 따라다니며 괴롭혔다고 해도 과언이 아닙니다."[97]

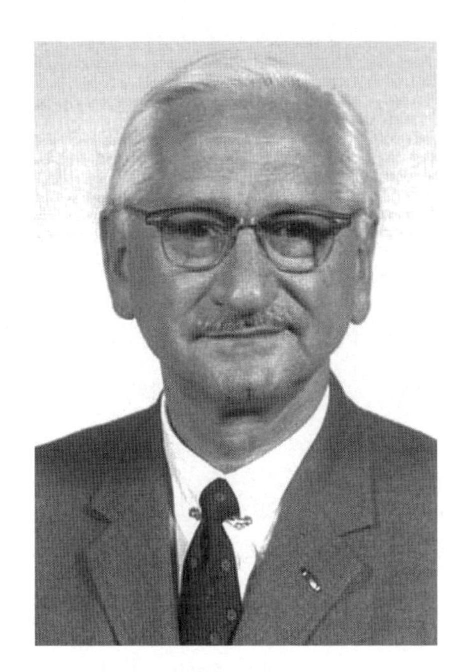

앨버트 세이빈

세이빈의 백신을 사용하면서 급성회백수염은 선진국에서 거의 완전히 자취를 감췄다. 1952~1981년[98] 마비성 급성회백수염 발병률은 10만 명당 13.7명에서 0.003명으로 떨어졌다. 종합해보면, 세이빈이 라이벌을 누르고 경쟁에서 최종 승리를 거머쥔 듯 보였다. 대중은 소크 때만큼 세이빈에게 열광하지는 않았지만, 과학계는 세이빈에게 감탄의 찬사를 보내며 수많은 상을 퍼부었다. 그는 미국 국가과학상을 받았으며, 권위 있는 미국 국립과학원 회원으로 선출되었다. 소크에 관해서는 회원으로 받아들일지 투표조차 하지 않은 곳이었다. 세이빈은 1969년 이스라엘 바이츠만과학연구소의 소장이 되었다. 그는 이후 1993년 심부전으로 숨을 거두었다.

소크는 1963년 피츠버그대학교를 떠나 미국 캘리포니아주 샌디에이고 부근에 소크생물학연구소를 설립했다. 의학과 과학 연구의 중심지인 소크연구소의 연구는 오늘날에도 계속되고 있다. 소크는 1980년대 들어 에이즈 백신을 연구했고, 1995년 심부전으로 사망했다.

하지만 두 사람이 세상을 떠난 뒤에도 소크백신과 세이빈백신 간의 싸움은 계속되었다. 세이빈백신은 전 세계 급성회백수염을 근절한다는 꿈을 거의 이룰 수 있을 것처럼 보였으나, 실제로 그러지는 못했다. 안타깝게도 생바이러스백신의 위험성 중 하나는, 극히 드물지만 급성회백수염을 유발할 수 있다는 점이다. 위험도는 백신 접종 100만 회당 약 두 건이었다.[99] 1990년대 중반에 이르자 전 세계적으로 급성회백수염 발병 사례는 세이빈백신으로 인한 발병 사례만 남았다. 미국에서는 매년 대략 12명의 환자가 발생했다. 세이빈백신만 사용해서는 급성회백수염 완전 박멸이라는 목표를 절대 달성할 수 없다는 사실이 분명해졌다.

1996년, 질병예방통제센터는 갓난아기를 대상으로 소크백신을 2회 접종한 뒤 세이빈백신을 1회 경구 투약하는 새로운 백신 프로토콜을 수립했다.[100] 그러나 이 방법 또한 급성회백수염을 완전히 근절하지는 못했다. 2000년, 질병예방통제센터는 완전히 소크백신만 사용하는 방식으로 선회했다. 커터연구소의 아수라장 사건 이후로 소크백신이 급성회백수염을 유발한 사례는 단 한 건도 없었다. 최종 승리가 소크에게 돌아갔다고 해도 될 만한 상황이었다.

그러나 사실 두 사람 모두 수많은 승리를 거둔 주인공들이었다. 두 사람 덕분에 미국인들은 두려움에 젖은 채 여름을 보내지 않을 수 있었다. 파스퇴르와 코흐 사이의 경쟁이 각각 위대한 성취를 달성할 수 있는 원동력이 되었던 것처럼, 소크와 세이빈 사이의 라이벌 관계 또한 결국은 인류에게 큰 도움이 되었다. 두 사람과 그들이 이끈 연구진들 덕분에 수십만 명이 목숨을 건졌고, 수백만 명의 아이가 마비를 피할 수 있었다.

팬데믹

2019년 12월 말, 34세 안과의사 리원량李文亮은 중국 우한 중앙 병원에서 일하고 있었다.[101] 그는 비정형 폐렴 진단을 받고 입원한 환자 일곱 명이 유난히 신경 쓰였다. 이 환자들은 모두 증세가 심각해 격리 치료를 받고 있었다. 이 중 한 환자의 표본을 연구실에서 분석했는데, 사스와 비슷한 유형의 코로나바이러스로 확인되었다. 리원량을 비롯한 의사들은 크게 놀랐다. 2019년 12월 30일 오후 5시 43분, 리원량은 비공개 위챗 그룹 대화를 통해 동료 의사들에게 메시지를 보냈다. "사스 확진 사례 일곱 건이 화난수산물시장에서 발생했다고 보고되었습니다. 환자들은 응급실에 격리되어 있습니다."[102]

한 시간 후, 대화방에 있던 누군가가 정부의 검열을 두려워하며 답신을 보냈다. "조심하세요. 저희 채팅방이 사라질 수도 있어요." 리원량은 답장을 보냈다. "최신 소식을 알려드립니다. 환자들은 코로나바이러스 감염으로 확인되었습니다. 다만 정확한 바이러스 균주 유형은 구분 중에 있습니다. 이 정보를 채팅방 외부로 유출하지 마시고, 가족들과 사랑하는 사람들에게 조심하라고 당부하세요."

리원량은 이 메시지를 공개할 생각이 없었지만, 그가 보낸 메시지 캡처본은 몇 시간도 채 되지 않아 중국 인터넷을 뜨겁게 달궜다. 다음날인 2019년 12월 31일, 우한의 정부 공무원들은 수십여 명의 환자가 새로운 코로나바이러스로 치료를 받고 있다고 인정했다.[103]

2020년 1월 8일, 리원량은 폐쇄각녹내장에 걸린 여성 환자를 진찰하고 있었다. 그런데 오래지 않아 환자에게 열이 나더니 코로나바이러스 확진 판정을 받았다. 알고 보니 환자는 화난수산물시장의 상인이었다. 이로 인해 리원량 또한 크게 앓았으며, 결국 자기가 다니는 병원의 집중 치료실에 들어가야 했다. 중국 정부는 리원량이 '루머를 퍼트리고 다닌다'며 그가 처음으로 보낸 위챗 메시지를 비난했고, 리원량은 공공질서를 해치는 거짓 발언을 했다는 각서에 강제로 서명해야 했다. 그해 1월 말, 리원량은 〈뉴욕타임스〉와의 인터뷰에서 회복하면 무엇을 할 계획이냐고 묻는 질문에 이렇게 답했다. "다른 의료인들와 함께 유행병에 맞서 싸울 겁니다. 그게 제가 진 책임이니까요."[104]

리원량은 2020년 2월 7일 아들과 아내를 남겨두고 세상을 떠났고, 그의 아내는 같은 해 6월 둘째 아이를 출산했다. 오래지 않아 전 세계를 파국으로 몰고 갈 팬데믹에 대해 처음으로 경고의 목소리를 낸 리원량은 내부 고발자로 박수갈채를 받았다. 그가 사망하자 대중의 슬픔과 정부를 향한 분노가 폭발했다. 우한 중앙 병원에서는 동료들과 시민들이 그를 기리기 위해 호루라기를 불었다. 정부 조사를 통해 리원량의 누명이 벗겨졌고, 그가 유죄를 인정한 각서가 폐기되었으며, 유족들에게 사과가 전해졌다. 리원량은 중국에서 민간인에게 주어지는 최고 영예인 '열사'로 공식 추서되었다.

야외 수산물 및 야생동물 시장에서 발생한 것으로 추정되는 코로나바이러스는, 이미 믿을 수 없는 속도로 중국을 벗어나 퍼져나가고 있었다. 2020년 1월 13일, 태국에서 한 건의 사례가 보고되었다. 며칠 뒤엔 1월 20일, 미국 워싱턴주에서는 5일 전 중국 우한을 방문한 사람에게서 바이러스가 검출되면서 첫 미국인 확진 사례가 발견되었다. 1월 23일, 중국 당국은 우한을 폐쇄하고 모든 대중교통 운행을 중단했으며, 도시 주민 1100만 명이 도시 안팎을 이동하지 못하도록 금지했다. 1월 30일에는 세계보건기구가 전 지구적 보건 위기를 선포했고, 이튿날에는 미국 트럼프 행정부가 중국발 여행자의 미국 입국을 통제하기 시작했다. 이 시점에서 확진자 발생 건수는 12개국에서 대략 1만 건으로 추정되었다.

2020년 2월 11일, 새로운 코로나바이러스가 일으키는 이 질병의 공식 명칭이 코로나바이러스감염증-19(COVID-19, 이하 코로나19)로 정해졌다. 여기서 '19'는 2019년의 줄임말이다. 3월 중순에 이르자 코로나바이러스가 전 세계로 확산되면서 준비되지 않은 세계를 뒤흔들고 모든 나라의 자원을 바닥냈다. 미국에서는 콘서트, 퍼레이드, 스포츠 경기, 회의가 줄줄이 취소되었으며, 모든 사람이 마스크를 착용하고 다니기 시작했다. 초·중·고등학교 및 대학교들은 건물 문을 걸어 잠그고 원격 수업으로 전환했다. 4월이 되자 1000만 명에 이르는 미국인이 실직했으며, 660만 명이 실업급여를 신청했다.[105] 이는 이때까지 최고 기록이었던 1982년의 69만 5000명을 가볍게 뛰어넘는 숫자였다.

허를 찔린 미국 정부와 국민은 속수무책으로 당했다. 현 세대는 1918~1919년에 전 세계에서 약 5000만 명의 목숨을 앗아간 스페인 독감에 관한 기억도 없고, 급성회백수염 사태도 거의 기억하지 못하는 세대다. 따라서 어느 날 갑자기 감염병이 나타나 이 정도로 일상이 무너질 줄은 꿈에도 상상하지 못했을 것이다. 미국인들에게 사스, 조류독감, 에볼라 출혈열을 비롯해 가까운 과거에 발생했던 전염병은 남의 문제였다. 미국인이 아닌 바다 건너 외국인들이 주로 영향을 받았기 때문이다.

미국은 코로나19에 대응하며 부족한 검사, 형편없는 접촉자 추적, 부적절한 개인 보호 장비, 산소호흡기를 비롯한 의약품 수급난에 발목을 잡혔다. 미국 내 확진자와 사망자 수가 급증하면서 전 세계 확진자 및 사망자 수 증가를 이끌었다. 감염병의 위력을 잊은 국가는 무릎을 꿇을 수밖에 없었다. 코로나바이러스에 맞서기 위해 여러 약물이 사용되었으나, 모두의 바람과 달리 만병통치약을 찾지는 못했다.

전 세계의 희망은 백신뿐이었다. 하지만 일반적으로 새로운 백신을 개발하려면 전임상시험, 인체 대상 임상시험, 규제당국의 승인을 포함해 5~10년 가까이 걸렸다. 모든 절차가 완료되기까지 기다린다면 과연 몇백만 명이 더 목숨을 잃겠는가?

결코 평범하지 않은 이 위협에 빠르게 대처하기 위해 백신 개발 속도를 높이려면, 그만큼 평범하지 않고 지금까지 한 번도 시도해본 적 없는 새로운 전략이 필요했다. 그리고 그 새로운 전략은 널리 알려지지 않은 소수의 영웅들 덕분에 조명받을 순간만을 기다리고 있었다.

바로 전령 mRNA의 힘을 이용하는 전략이었다.

mRNA

1802년 6월 28일, 스페인의 의사 프란시스코 발미스Francisco Balmis는 국왕의 명을 받들었다.[106] 신대륙 총독들이 국왕 카를로스 4세Charles IV에게 천연두 유행병과 싸울 수 있도록 지원을 요청하자, 카를로스는 발미스를 특별 사절단으로 파견한 것이다. 지금까지 이런 식으로 원정을 떠났던 적은 한 번도 없었다.

발미스는 신대륙 전역의 주민들에게 제너의 백신을 가져다주는 임무를 맡았다. 그런데 살아 있는 우두바이러스를 가지고 어떻게 대서양을 건넌단 말인가? 발미스는 냉장 시설도 가지고 있지 않았고 살균 보관 방법도 몰랐다. 원정을 위해 파견된 소형 코르베트함(근해에서 대잠함, 상선 호위, 침입 저지, 경비, 초계 등을 주 임무로 하는 전함 — 옮긴이)인 마리아 피타호에 소떼를 태울 수도 없었다. 국왕의 명은 불가능해 보이기만 했다.

이때 발미스는 한 가지 방안을 떠올렸다. 바로 고아들을 이용하는 것이다. 그는 고아 22명을 원정에 데려갈 계획을 세웠다. 모두 8~10세 사이였던 이 남자아이들은 우두바이러스를 보관하는 일종의 인간 배양기 역할을 맡았다. 발미스는 가장 먼저 두 명의 아이를 감염시킨 뒤, 마치 올림픽 성화를 전달하는 것처럼 시간을 두고 다른 아이들을 순차적으로 감염시켰다. 이렇게 하면 남아메리카에 도착했을 때 바이러스를 새로 배양할 수 있을 터였다.

2년 반에 걸친 발미스의 원정은 오늘날의 쿠바, 멕시코, 베네수엘라, 콜롬비아, 페루, 볼리비아에 천연두 백신을 안겨주었다. 그는 멕시코에서 다시 25명의 새로운 고아들을 구해 인간 배양기 대열을 재정비한 다음 태평양을 건너 필리핀으로 향했다. 또 그곳에서 마카오로 이동한 뒤 세계 일주를 끝내기 위해 서쪽으로 향했다. 22명의 고아들이 바이러스를 전해준 덕분에, 결과적으로 150만 명에게 백신을 접종[107]할 수 있었다.

이 놀라운 인도주의적 의료 원정은 역사적으로 독특한 사건 중 하나이며, 오늘날 우리에게 한 가지 결정적인 사실과 한계를 일러준다. 처음부터, 그러니까 제너부터 파스퇴르를 지나 세이빈과 그 이후의 인물들까지 모든 이가 생산한 백신은 전부 살아 있는 세포에서 발견하고 배양하고 옮기고 조작했다는 사실이다. 소크의 급성회백수염 백신 개발에는 오직 바이러스학자의 배양기로 쓰기 위해 농장에서 사육한 원숭이 수만 마리가 희생되었다. 미국에서는 해마다 인플루엔자 백신을 공급하기 위해 달걀 약 1억 4000만 개를 살아 있는 배양기로 사용해 바이러스를 길러야 했다. 바이러스학이 하나의 학문 분야로 태동할 때부터 백신을 만드는 방법은, 살아 있는 생물학적 유기체와 세포를 이용하는 방법뿐이었다.

그러나 이제는 상황이 달라졌다.

2000년대 초까지만 하더라도 펜실베이니아대학교의 중견 생화학자 커털린 커리코Katalin Karikó의 경력을 보고 깊은 인상을 받을 사람은 많지 않았다.[108] 커리코는 1985년 가족의 전 재산 1246달러(약 160만 원)를 딸의 곰 인형에 꿰어 넣고 헝가리에서 미국으로 이주했다는 놀라운 개인사를 가지고 있었지만, 과학자로서는 성공보다 실패를 더 자주 겪고 있었다. 그는 수십 년 동안 자신이 선택한 연구 분야인 mRNA의 과학을 밝히기 위해 부단히 노력했다. 그러나 한 번도 충분한 연구 자금을 확보하지 못했고, 늘 학문의 사다리를 오르지 못한 채 기초 단계에만 머물러 있었다. 독자적 연구 자금이 없었으므로 직업 안정성도 낮았으며, 1년 수입이 6만 달러(약 8000만 원)를 넘기지 못했다.

그래도 커리코는 언젠가 mRNA를 사용해 세포가 자가 치료제를 생산하도록 유도할 수 있으리라고 믿으며 이 개념을 고집스럽게 연구했다. 단백질 생성은 살아 있는 모든 세포의 기본 기능이다. 어떤 단백질을 생성할지 규정하는 부호는 각 세포의 핵 내부에 자리한 염색체 DNA에 적혀 있다. 이 DNA 주형을 바탕으로 생성된 상보적 mRNA 조각이 핵을 빠져나와 리보솜으로 이동하면, 리보솜이 mRNA의 지시를 읽고 아미노산 사슬을 생성하며 이 사슬이 접혀 단백질을 생성한다. 커리코의 연구는 합성으로 만든 mRNA를 세포에 주입하면 세포의 생산 능력을 탈취할 수 있으며, 리보솜을 통해 연구자가 원하는 단백질을 만들 수 있을 것이라는 전제를 바탕으로 했다.

1989년, 커리코는 작은 돌파구를 찾아냈다. 그는 펜실베이니아대학교의 심장전문의 앨리엇 바네이선Elliot Barnathan과 함께 세포에 우로키나아제 수용체라는 단백질 생성을 지시하고자 했다. 연구진은 세포가 지시를 따랐는지 감별하기 위해 방사선으로 표시한 우로키나아제 효소를 사용해 새 단백질과 결합하게 했다.

결과는 성공이었다.

세포들이 원했던 결과물을 생산해냈다. 커리코와 바네이선의 꿈이 그대로 현실에서 펼쳐진 셈이었다. 인간이 자연의 메커니즘을 조종해 마음대로 단백질을 생성할 수 있다는 건 전율이 일 만한 능력이었다. 커리코는 훗날 이 발견을 두고 〈뉴욕타임스〉 기자에게 "마치 내가 신이 된 것 같았다."[109]라고 말했다.

그러나 이러한 업적을 달성한 이후에도 몇 해 동안 좌절이 이어졌다. 커리코는 몇 번이고 보조금 거절을 감내해야 했으며, 1995년에는 공식 직급이 연구 조교수로 강등되었다.[110] 이제는 소속 대학교에서 공식적으로 학문적 지위를 인정받지 못하게 된 커리코는 현실을 마주해야만 했다. 마치 순리인 것처럼 포기할 수도 있었다. 학계를 떠나 제약회사나 바이오테크회사로 가면 더 많은 돈을 벌 수도 있었을 것이다. 그러나 커리코는 연구를 사랑했고, mRNA에 매료되어 있었기에 도저히 그만둘 수가 없었다.

결국 커리코는 앞으로 더 나은 지위를 보장할 수 없다고 하더라도 대학에 남기로 했다. 그는 계속해서 아침 6시에 출근했으며, 주말에도 대부분 출근해 연구 프로젝트에 매진했다. 이 프로젝트가 결실을 맺으리라고 기대하는 이가 거의 없다는 걸 알면서도 커리코는 흔들리지 않았다.

그러다 1997년 바네이선이 대학을 떠나자, 커리코의 자리는 완전히 사라졌다. 그는 고생 끝에 어느 신경외과의사의 연구실에 들어갔으나, 2년 후 이 의사마저 대학을 떠났다. 그러나 그는 바로 이 시점에 자신의 인생을 바꿀 누군가를 만나게 되었다. 그가 만난 사람은 면역학자 드루 와이스먼Drew Weissman이었다. 커리코는 와이스먼에게 말했다. "저는 RNA를 연구하는 과학자예요. RNA로 무엇이든 만들 수 있죠."[111]

와이스먼은 커리코에게 기회를 주기로 했다. 그리고 2004년, 두 사람은 혁신을 일으켰다. 지난 수년간 살아 있는 동물에게 mRNA를 사용하기가 어려웠던 가장 큰 이유는, 면역체계가 합성 mRNA를 외부 침입자로 판단했기 때문이다. 그래서 mRNA가 대상 세포에 도달하기도 전에 파괴당하고 말았던 것이다. 커리코와 와이스먼은 합성 mRNA에 슈도유리딘이라는 분자를 더하면 면역체계가 속아 이를 자연 분자로 받아들인다는 사실을 발견했다. 두 사람은 신체의 적혈구 생성을 유도하는 단백질인 적혈구생성소의 생산을 늘리기 위해 원숭이 세포에 합성 mRNA를 사용했다. 그리고 같은 방식으로 실험한 생쥐의 적혈구 숫자가 증가했음을 확인하고 성공을 확신했다.[112] 이들은 이 방법을 이용하면 신체가 효소, 호르몬, 자연 발생하는 약제, 백신 등 유익한 단백질을 얼마든지 만들어내도록 도울 수 있음을 깨달았다.

신생 바이오테크회사 두 곳이 커리코와 와이스먼의 과학 보고서에 주목했다. 바로 미국 매사추세츠주 케임브리지에 위치한 모더나와 독일의 바이오엔텍이었다. 2010년대 중반, 이 두 회사는 거대세포바이러스와 지카바이러스를 비롯한 여러 바이러스에 맞서 백신 개발에 힘쓰고 있었다.

그러다 코로나19가 나타났다. 2020년 1월 10일, 중국 과학자들이 새로운 코로나바이러스(SARS-CoV-2)의 유전자 서열을 세상에 공개했다. 그러자 불과 몇 시간 만에 바이오엔텍이 이 부호를 사용해 mRNA 백신을 개발했다. 모더나 또한 이틀 만에 같은 성과를 올렸다.

두 회사 모두 부호의 어떤 부분이 코로나바이러스의 스파이크 단백질을 만들어내는지 밝혀내야만 백신 개발에 성공할 수 있었다. 스파이크 단백질이란, 바이러스 바깥쪽에 튀어나온 독특한 분자를 말한다. 몇몇 세포가 백신의 유도를 따라 일시적으로 스파이크 단백질만 생산한다면, 이것만으로도 충분히 면역체계의 눈에 띌 수 있다. 이렇게 되면 신체는 코로나19가 감염을 일으켜도 이를 빠르게 진압할 터였다. 적절한 DNA 부호를 아는 것만으로도 연구원들이 자유 뉴클레오티드(핵산을 구성하는 단위 — 옮긴이)를 이용해 동일한 서열을 조립할 수 있었다. 이 DNA는 mRNA로 전사되는데, 이때 mRNA는 지질 껍질에 둘러싸여 세포에 침투할 때까지 보호받는다.

모더나는 유전 부호가 공개된 지 불과 42일 만에 실험 백신 표본을 미국 국립보건원에 보내 검증을 요청했다. 이로부터 9개월이 채 지나지 않은 2020년 11월 8일, 바이오엔텍과 파트너사 화이자는 그들의 백신이 매우 성공적이며 코로나19에 대해 90%의 효과를 보였다는 연구 결과를 발표했다. 모더나 백신의 임상시험 또한 비슷한 성공을 거두었다.

역사상 처음으로 세포 배양액에 바이러스를 키우거나, 동물 모델을 활용해 바이러스를 약화하거나, 불운한 고아들을 이용해 바이러스를 운송하지 않고 백신을 만들어낸 것이다. 오늘날에는 그저 원하는 단백질을 만드는 데 필요한 DNA 뉴클레오티드 서열만 알면 된다. 이 덕분에 제약은 이제 컴퓨터 프로그래밍과 비슷한 작업이 되었다. 과학자들이 원하는 대로 지령을 짜 맞춰 신체의 세포에 보내기만 하면 나머지는 세포가 알아서 진행한다. 과학자들이 지령을 살짝 비틀거나 조정할 수도 있다.

세이빈백신을 비롯해 지금까지 등장했던 모든 독성약화백신과는 다르게, mRNA 기반의 코로나19 백신이 환자에게 코로나19를 일으킬 가능성은 전혀 없다. 백신의 영향으로 생성되는 단백질이 바이러스가 아니라, 작은 바이러스 껍질 조각에 불과한 비병원성 코로나바이러스 스파이크 단백질이기 때문이다.

커리코와 와이스먼이 개척한 mRNA 기술의 잠재적 효용성은, 어떻게 말해도 과언이 아닐 정도로 막대한 인정을 받고 있다. 몇 년만 더 있으면 HIV, 에볼라바이러스, 신종인플루엔자(H1N1), 지카바이러스 등 가장 위험한 바이러스에 대해서도 백신이 등장할지도 모른다. 어쩌면 세포에게 호르몬이나 인슐린을 생산하라고 명령을 내리게 될지도 모른다. 심장병 환자들에게는 세포가 산화질소처럼 유익한 혈관확장제를 지속적으로 생산하도록 유도하는 방안도 가능할 수 있다. 환자가 지닌 암성 세포의 서열을 입력해, 환자의 면역체계가 신체의 정상 세포는 그대로 두고 암세포만 공격하도록 유도할 개인 맞춤형 백신을 개발할 수도 있을 것이다.

코로나19 백신이 단 10개월 만에 개발되었다는 사실은 현대 의학이 일으킨 기적이라 할 수 있다. 그러나 인류의 영리함을 찬송하는 데 빠지기보다는, 감염병 앞에서 우리가 얼마나 초라해졌는지 인정하는 편이 더 현명할 것이다. 감염병은 이 책에서 살펴본 여러 눈부신 발전 덕분에 세계 최악의 살인마 자리를 잃었지만, 여전히 전 세계 영유아 사망자의 3분의 2[113]와 개발도상국 사망자의 4분의 1에서 3분의 1가량은 감염병 때문에 목숨을 잃고 있다. 최근의 역사를 살펴보면 대략 10년마다 새로운 감염병이 등장해 지역성 유행병을 일으키고, 한 세기마다 한 번은 전 세계적 팬데믹이 일어나는 양상을 볼 수 있다.

코로나19는 우리에게 선명한 교훈을 남겼다. 전 세계가 감염병에 너무 느린 속도로 뒤늦게 대응했다는 데는 의심할 여지가 없다. 우리가 팬데믹에 대처한 방법은 여러 면에서 중세 사람들의 대처법과 크게 다르지 않았다. 역병이 닥치자 사람들은 집에 숨고, 환자를 격리하고, 교역을 중단하고, 외국인을 내쫓았다. 무지와 두려움으로 판단력이 흐려질수록 정확하지 않은 방법을 무턱대고 쓰는 경향도 있었다. 1997년, 홍콩에서 H5N1 조류인플루엔자바이러스가 발생해 여섯 명이 사망했을 때는 닭 150만 마리를 살처분했다.[114] 2003년, 네덜란드에서 H7N7바이러스(조류인플루엔자바이러스의 가장 강력한 아형 — 옮긴이)가 발생해 한 명이 사망했을 때는 거의 3000만 마리에 가까운 닭을 살처분했다.[115]

우리가 그토록 요란한 조치를 취하는 이유는 더 똑똑하게 상황을 처리할 방법을 모르기 때문이다. 그러므로 코로나19 팬데믹의 혼돈이 가라앉고 나면, 전 세계는 축배를 들어 올릴 유혹을 이겨내고 실패가 남긴 교훈이 가장 값지다는 사실을 기억해야 할 것이다.

우리에게는 수많은 교훈이 남아 있고, 심지어 그중 가장 중요한 몇몇 교훈은 기술이나 환자를 다루는 방법과 아무런 관련이 없다. 그저 전 세계 곳곳의 기본 위생을 개선하고 백신 접종률을 높이기만 해도 큰 진전을 이룩할 수 있다. 검사, 접촉자 추적, 개인 보호 장비 따위의 여건을 적절하게 마련하는 등 당연해 보이는 조치만 제대로 취하더라도, 다음 팬데믹이 찾아왔을 때 정부와 지도자들에 대한 대중의 신뢰를 훨씬 높일 수 있을 것이다. 인공호흡기를 비롯한 특수 의료 장비 및 의약품을 비축하고, 이러한 도구를 필요한 곳에 제때 운송할 수 있도록 준비하는 건 미리 계획만 한다면 그다지 어려운 일도 아니다. 보건 인프라, 검사 기술, 감시 개선, 의료 연구에도 더 많은 투자가 이루어져야 한다.

우리는 우리가 겪은 사태에서 반드시 가르침을 얻어야 한다. 또한 지난 150년간 감염병에 맞서 싸우며 우리가 이룩한 수많은 진보를 자랑스럽게 여겨야 한다. 그리고 한편으로는 우리가 얼마나 많은 전투에서 승리한들, 절대 완전히 끝내지는 못할 감염과의 전쟁을 치르고 있음을 깨달아야 한다.

THE MASTERS OF MEDICINE

5장

암

당황스럽도록 복잡한 배열

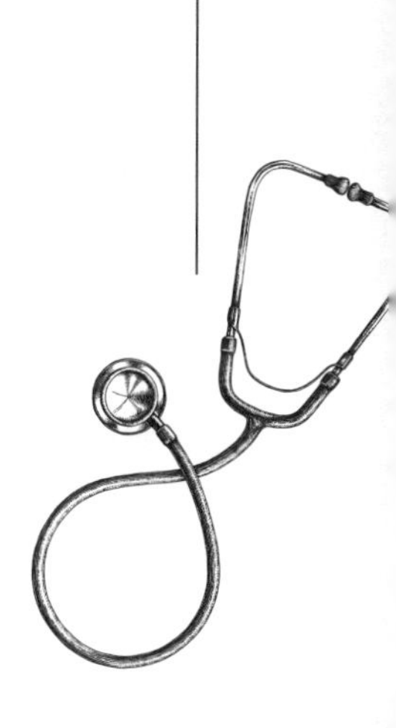

11살 된 에이나르 구스타프슨Einar Gustafson[1]은 보스턴 브레이브스라는 야구팀의 팬이었다. 그는 이 야구팀을 거의 종교처럼 받들었지만 실제로 경기를 직관한 적은 없었다. 그의 가족들은 캐나다 국경과 48km도 채 떨어지지 않은 미국 메인주 뉴스웨덴 부근에서 감자 농장을 운영했다. 640km 넘게 떨어진 보스턴까지 가려면 차를 타고 꼬박 하루를 달려야 했다. 그렇지만 라디오에서는 브레이브스의 경기를 생중계했고, 에이나르는 명단에 오른 모든 선수를 알았다. 1947년 늦여름, 에이나르는 브레이브스가 브루클린 다저스를 잡고 내셔널리그의 우승기를 두고 다투었으면 좋겠다고 기도했다.

메인주 북부에서 자연에 둘러싸여 자란 에이나르는 야외 활동이 익숙했다. 주중에는 매일 교실 하나짜리 학교에 걸어가 수업을 들었다. 에이나르는 날씬했으며 솔직하고 순수한 성가대 소년 같은 생김새였다. 그는 사려 깊고 내성적이었지만 말수가 적지는 않았다. 때로는 이상할 만큼 자신감 넘치고 자기 자신을 과신한다는 인상을 주기도 하는 평범한 소년이었다.

어느 날, 에이나르는 학교에 걸어가다가 위가 이상하게 뒤틀리는 듯한 느낌을 받았다. 그리고 점차 심해지더니 극심한 복통으로 변했다. 에이나르의 부모님은 가까운 마을인 카리부의 병원으로 그를 데려갔지만, 그곳의 의사들은 무엇이 잘못되었는지 알아내지 못했다. 수술을 진행했으나 여전히 밝혀진 건 없었다. 결국 에이나르는 남쪽으로 약 355km 떨어진 도시 루이스턴에 위치한 더 큰 병원으로 옮겨졌다. 이곳의 의사는 에이나르에게 충수염(맹장 끝에 6~9cm 길이로 달린 충수돌기에 염증이 발생하는 것으로, 흔히 맹장염이라고 불리는데 이는 잘못된 명칭이다 — 옮긴이)이 생겼을 수 있다고 생각했다. 에이나르의 부모님은 아이를 걱정하며 두 번째 수술에 동의했다. 그러나 에이나르의 충수에는 염증도, 감염도 없었다. 하지만 의사는 전혀 다른 문제를 발견했다. 종양이었다.

의사는 종양을 제거하고 마침내 진단을 내렸다. 이야기를 들은 에이나르의 아버지가 눈물을 보이자 에이나르는 불안감에 휩싸였다. 아버지는 좀처럼 감정을 드러내는 사람이 아니었기 때문이다. 에이나르의 병명은 암, 그것도 드문 형태의 림프종이었다. 종양을 제거한다고 해서 에이나르를 치료할 수 있는 건 아니었으나, 의사는 그것 말고는 에이나르에게 해줄 수 있는 게 없었다. 당시에는 림프종 진단을 받은 어린아이의 90%[2]가 사망했다. 에이나르가 살날도 이제 불과 6주 정도밖에 남지 않은 듯했다.

모든 희망이 사라지기 직전, 루이스턴의 의사들은 구스타프슨 부부에게 에이나르를 진료해줄 수도 있는 곳이 마지막 한 군데 남아 있다고 말했다. 보스턴 어린이병원에는 백혈병을 비롯한 혈액암에 걸린 아이들을 받아주는 의사들이 있었던 것이다. 안타깝게도 백혈병은 예외 없이 사망에 이르는 병이었으므로 이곳의 어린아이들도 결국은 모두 사망했지만, 이곳에 가면 실험적인 치료를 받아볼 수도 있었다. 에이나르의 림프종에 어떻게든 손을 쓸 수 있다면, 그 방법은 그곳의 의사들이 알고 있을 터였다.

이판사판의 수였으나 치료될 가능성이 전혀 없는 편보다는 조금이라도 있는 편이 나았다. 결국 구스타프슨 부부는 아들을 데리고 보스턴으로 갔다. 그리고 그곳에서 구스타프슨 가족의 삶뿐만 아니라 에이나르와 비슷한 처지의 아이들 수천여 명의 삶까지 전부 송두리째 바꿔준 일이 펼쳐졌다.

암과의 전쟁

미국에서는 매년 약 190만 명이 암에 걸렸다는 비보를 듣는다.[3] 미국의 연간 사망자 중 약 60만 명에 달하는 21%가 암으로 사망한다. 결국에는 미국인 세 명 중 한 명[4]은 암 때문에 목숨을 잃을 것이라는 추정도 있다. 의사들은 한 세기도 더 전부터 암과 부단히 싸워왔다. 그러나 여러 암이 발생할 만큼 인간의 평균 수명이 높지 않았던 시절에는 암을 가장 심각한 사망 요인으로 손꼽지는 않았다. 더 많은 사망자를 만들어낸 수많은 감염병도 아직 극복하지 못했기 때문이다.

그러나 1938년에 이르자, 암은 심장병의 뒤를 이어 두 번째로 많은 미국인의 사망 원인[5]이 되었다. 이때부터 암은 2위 자리를 꾸준히 지키고 있다. 게다가 20세기 들어 심장병으로 인한 사망자 수는 점차 줄어드는 반면, 암으로 인한 사망자 수는 점차 늘어나면서 그 간극이 좁혀지고 있다.

지난 50년 동안 인류는 놀라운 기술 발전을 이룩했다. 이러한 발전은 인터넷부터 클라우드까지, 인간 게놈 프로젝트부터 거의 모든 의료 부문에 걸친 극적인 진보까지 광범위한 범위를 모두 포함한다. 그런데 왜 종양학에서는 그에 상응하는 발전을 달성하기 어려웠을까?

앞으로 자세히 살펴보겠지만, 그 답은 말 그대로 복잡하다. 하지만 종양학은 이따금씩 놀라운 돌파구를 찾아내며 진화를 계속해왔다. 행운, 끈기, 노고로 찾아낸 몇몇 돌파구는 정말이지 믿기 어려울 정도다. 살인과 기만을 일삼는 이 적군에게 맞설 방법을 찾으려 애썼던 선구자들은 담당하는 대부분의 환자가 사망하는 슬픔에도 굴하지 않는 용기와 의지를 보여주었다. 질 게 뻔한 싸움을 계속한다는 건 쉬운 일이 아니다. 잘못되면 환자의 병세가 악화될 수 있고, 자칫 죽음을 앞당길 수도 있다. 게다가 잘 되어봤자 기껏해야 생명을 몇 주 혹은 수개월 늘려줄 뿐인 검증되지 않은 요법을 환자에게 권하기란 쉽지 않다. 그러나 수많은 종양전문의는 바로 그렇게 혁명을 이끌었다.

암이란, 사실 수백 가지 이상의 다양한 질병을 가리키는 용어다.

대개는 무분별하고 불필요한 세포 분열이라는 근본 문제에서 시작되긴 하지만, 놀라울 만큼 균일하지 않다. 다양한 악성종양이 서로 다른 유병률, 특징, 예후를 보인다. 사실상 신체의 모든 장기가 암의 영향을 받을 수 있다. 아무런 티도 내지 않고 잠복해 있는 종양도 있고, 신체 곳곳으로 빠르게 전이되는 종양도 있다. 심지어 같은 유형의 암이라도 굉장히 다양한 양상이 나타날 수 있다. 예를 들면 백혈병에는 발병 후 몇 주 안에 사망에 이를 수 있는 공격적인 형태의 급성 백혈병도 있고, 수 년간 안정적인 상태를 유지할 수 있을 정도로 통증이 없는 무통성 만성 백혈병도 있다.

암은 바로 이 변이성 때문에 다른 모든 질병과 구별된다. 우리는 거의 지난 한 세기 내내 변덕스럽고 끝없이 변하는 상대를 향해 마구잡이로 달려들다가 가로막히기를 반복했다. 의사들은 지난 수십 년간 모든 암을 죽일 방법을 찾아다녔다. 이루어지지 못한 이 꿈의 저변에는 무지가 있었다. 암과 관련해 가장 먼저 발견된 돌파구들이 이성과 과학을 기반으로 한 연구가 아니라, 실증적이고 무차별적인 시행착오를 거친 끝에 발견되거나 때로는 순전히 요행으로 발견된 이유도 여기에 있다.

아폴로 11호가 달 착륙에 성공했을 무렵인 1971년, 리처드 닉슨 Richard Nixon 대통령은 그 유명한 '암과의 전쟁'을 야심 차게 선포했다. 이 노력은 여러 측면에서 성공을 거두지 못한 데다, 심지어 잘못된 길로 이끌기도 했다. 결과적으로, 20년이 지난 후에도 우리는 아직 암과의 전쟁에서 승리를 거두지 못했다. 솔직히 말하자면 승리를 향해 나아가고 있다고 말하기도 어려울 듯하다.

하지만 완전히 패배한 것도 아니다. 셀 수 없이 많은 의사의 헌신과 헤아릴 수 없는 환자들의 용기가 모여 발전을 일구어내면서 수십만 명이 목숨을 구하기도 했다. 사실 이 여정을 시작할 때 의사들이 얼마나 한심할 정도로 무지했는지를 생각해보면, 지난 50년간의 발전은 거의 기적이라 할 만하다.

절단 혹은 방사선 조사

지난 수천 년 동안 암성 종양을 치료하는 유일한 방법은 수술뿐이었다. 마취도 방부제도 없었지만, 가끔씩 종양이 흉측할 만큼 커져버린 환자는 위험을 무릅쓰고 이발사 겸 외과의사를 찾아가 종양 절제를 시도했다. 당연하게도 이러한 수술은 매우 드물었다. 극심한 고통을 감당해야 한다는 사실만으로도 수술은 최후의 선택지로 밀려나곤 했다. 그러나 19세기 중반에 마취 기술이 등장하자 외과의사들은 한층 대담해졌다. 가장 대담했던 의사 중 한 사람은 탁월한 수술 혁신가로 잘 알려진 윌리엄 홀스테드William Halsted였다. 그는 미국 메릴랜드주 볼티모어에 위치한 존스 홉킨스 병원에서 일했다.

홀스테드는 코카인[6]의 도움을 빌려가면서 지치는 줄도 모르고 연구에 매진했다.* 그는 탈장, 동맥류, 갑상샘과 담낭 질병을 비롯한 다

*

홀스테드는 코카인을 국부 마취제로 사용할 수 있는지 조사하기 위해 스스로 시험해보았다가 코카인에 중독되었다. 당시는 코카인의 잠재적 중독성이 완전히 밝혀지지 않았을 때였다.

양한 질환을 치료하기 위해 여러 가지 새롭고 성공적인 수술 방법을 개발했다. 또한 미국 최초의 정식 외과 레지던트 수련 교육 시스템을 확립하기도 했다.

홀스테드는 암을 적출하는 방식으로 단순하게 접근했다. 그러나 이 방법에는 문제가 있었다. 종양을 완전히 제거하더라도 수개월 또는 수년이 지난 뒤 적출 부위 가장자리를 따라 다시 암이 생기는 경우가 많았던 것이다.[7] 그러면 외과의사는 환자를 수술실로 데려가 또다시 암을 도려냈다. 이게 끝이 아니다. 같은 부위나 멀리 떨어진 부위에 또다시 암이 나타나면, 의사들은 다시 한 번 더 수술해야 했다. 이처럼 두더지 잡기 식으로 반복되는 수술을 피하기 위해 홀스테드는 애초에 원발 종양을 적출할 때 암 주위의 조직까지 넓게 잘라냈다. 그는 암이 종양에서 시작해 바깥쪽으로 직접 번지는 것 같다고 추론했다.[8] 그렇기에 정상처럼 보이는 조직에 숨어 겉으로 보이지 않는 암세포를 박멸하려면, 합리적으로 가능한 만큼 조직을 넓게 도려내는 게 가장 좋은 방법이라고 판단했다.

이러한 시각으로 유방암을 바라본 홀스테드는, 1894년 유방뿐만 아니라 그 아래의 가슴(흉벽)근육 및 목과 겨드랑이의 림프절까지 제거하는 광범위한 수술법[9]을 처음으로 시도했다. 이 방법은 훗날 '근치유방절제술'이라고 불리게 된다. 환자의 외형이 심하게 변하기는 했으나, 암으로 죽느니 망가진 외형으로라도 사는 게 낫다고 의사들은 생각했다. 그래서 가능한 한 공격적으로 치료하는 게 여성들을 돕는 일이라고 믿었다. 19세기 잉글랜드의 어느 외과의사는 덜 공격적인 방식이 "환자를 위한 잘못된 친절"[10]이라고 말하기도 했다.

실제로도 외과의사들은 신체의 다른 부위로 전이되지 않고 국소 부위에만 암이 남아 있는 여러 환자의 목숨을 구하는 데 성공했으나, 한편으로는 암이 재발해 사망에 이르는 환자도 상당히 많았다.

암을 치료하는 두 번째 방법은 1895년 독일의 물리학자 빌헬름 뢴트겐Wilhelm Röntgen이 우연히 어떤 사실을 발견하면서 시작되었다. 뢴트겐은 유리로 된 진공 크룩스관(관 속의 기체 압력이 수은주압력 0.1mm 정도 이하인 방전관 — 옮긴이) 안에서 전류가 만들어내는 음극선 현상에 푹 빠져 있었다. 백금시안화바륨을 입힌 스크린을 크룩스관과 불과 몇 cm 거리에 두면 스크린에 비치는 빛을 보고 광선을 탐지할 수 있었다.

1895년 11월 8일 저녁, 뢴트겐은 빛이 빠져나가지 못하도록 검은색 판지로 크룩스관을 감싸보았다.[11] 이렇게 하면 빛 간섭이 없어지므로 형광빛이 훨씬 더 잘 보일 것이라 생각한 것이다. 그러나 실험실 불을 끄자 희미한 초록색 빛이 방 안에 어른거렸다. 바륨 스크린에서 흘러나오는 빛이었다. 아직 스크린을 크룩스관 근처로 옮기지 않았기에 스크린과 관은 적어도 약 180cm 이상 떨어져 있었다.

뢴트겐은 이를 파고들기 시작했다. 그는 음극선이 180cm는커녕 고작 몇 cm밖에 뻗어나가지 못한다는 사실을 알고 있었다. 방 안을 가로지르는 빛이 무엇인지는 몰라도 음극선은 확실히 아니었다. 따라서 그는 또 다른 종류의 비가시광선이 존재할 것이라고 추론했다. 이 비가시광선의 성질을 전혀 알 수 없었던 뢴트겐은 종종 이를 가리켜 X선이라고 불렀다. 그리고 X선이 트럼프 카드 두 벌, 1000쪽짜리 책, 심지어는 두툼한 나무 블록 여러 개까지 투과한다는 점을 발견했다.[12] 물체를 들고 스크린 앞에 대보던 그는 놀라운 사실을 발견했다. 스크린에 자신의 손뼈가 보였던 것이다. 그는 X선이 인간의 살을 투과하지만 뼈에는 가로막힌다는 걸 깨달았다.

뢴트겐이 X선을 발견했다는 소식에 영감을 얻은 이들은 곧 X선을 암 치료에 이용하기 시작했다. 이를 처음으로 시도한 사람은 시카고의 의과대학 학생 에밀 그루브Émil Grubbé였다. 그루브는 1896년 국소 종양을 치료하는 데 방사선을 사용한 최초의 인물로 역사에 이름을 남겼다. 그는 음극선 관을 자체 제작해 연구에 사용했는데, 왼손을 관 바로 옆에 두었더니 살갗이 부으면서 물집이 생기고 고통이 찾아왔다.[13] X선이 정상 조직에 해를 입힌다는 사실을 깨달은 것이다.

그루브는 유방절제술 이후에도 유방암이 재발한 어느 여성 노인 환자에게 X선을 사용해 치료를 시도했다. 그루브는 18일간 연이어 종양을 치료했다.[14] 환자로서는 고통스러운 치료였지만, 다행히도 종양은 점차 작아졌다. 이 환자는 이후 뇌로 암이 전이되면서 숨졌으나, 긍정적인 초기 결과 덕분에 그루브는 다른 국소 종양 환자에게도 X선요법을 사용해볼 용기를 얻었다. 암을 치료하는 새로운 방법인 '방사선 치료'가 탄생하는 순간이었다.

한편 프랑스에서는 이와 비슷한 비가시광선이 우라늄을 비롯한 천연 광물에서 자연 발생할 수 있다는 사실이 발견되었다. 그러자 이에 영감을 받은 부부 과학자 피에르 퀴리Pierre Curie와 마리 퀴리Marie Curie가 또 다른 방사성 물질을 찾아 나섰다. 1898년, 퀴리 부부는 피치블렌드(역청우라늄석)라는 복합 광물에서 폴로늄 원소와 라듐 원소를 발견했다. 폴로늄은 마리의 고향 폴란드에서 따온 이름이고, 라듐은 광선을 뜻하는 라틴어 단어에서 비롯된 이름이다. 마리는 라듐의 존재를 증명하기 위해 다 쓰러져가는 나무 오두막에서 수 톤에 달하는 피치블렌드를 분쇄하고 가열하고 용해하고 여과하며 장장 4년을 보냈다.[15] 1902년, 마침내 마리는 순수한 라듐 0.1g을 추출하는 데 성공했다.

그러나 안타깝게도 방사선의 해로운 영향을 알지 못했던 마리는 완전한 승리를 거두지 못했다. 피치블렌드를 다루는 그의 두 손에는 화상이 가득했으며 색도 검게 변했다. 방사선 노출로 골수가 상하면서 결국 재생불량빈혈이 생겼고, 마리는 이로 인해 1934년 세상을 떠났다. 그렇지만 퀴리 부부는 수술보다 덜 위험하고 외관 변형도 심하지 않은 새로운 방식으로 암을 치료할 가능성[16]이 라듐에 있음을 알게 되었다.

의사들은 곧 병변이 얕게 나타나는 표재성 피부암 치료에 라듐을 활용하기 시작했다. 수술을 통해 라듐 펠릿(무균으로 만든 원기둥 모양의 압축 제제 — 옮긴이)을 삽입하면 더 깊은 곳의 종양과도 맞서 싸울 수 있었다.

그렇지만 이처럼 초기 발전이 이루어지는 동안에도 암 진단의 예후는 변함없이 처참했으며, 거의 모든 환자가 사망에 이르렀다. 수술과 방사선 치료도 국소 종양을 가진 환자들에게나 한 줄기 희망이 될 뿐이었다. 멀리 떨어진 다른 신체 부위에 소리 소문 없이 암을 심어버리는 개별 암세포를 막을 방법이 없었다.

이로부터 반세기에 가까운 시간이 흐르고 나서야 새로운 암 치료법의 등장을 알리는 색다른 돌파구가 발견되었다.

제2차 진주만

1943년 12월 2일, 이탈리아 동남부 해안의 바리 항구에는 연합군의 선박이 가득 정박해 있었다. 탄약과 군수 물자를 잔뜩 실은 화물선과 유조선이 서로 선체가 맞닿을 만큼 빽빽하게 들어서 있었다.[17] 바리는 영국군 점령 지역에 속했다. 연합군이 이탈리아를 침공하자 이탈리아 정부는 빠르게 항복했으나, 독일 정부는 어떤 대가를 치러서라도 이탈리아를 포기하지 않겠다고 결심한 듯했다. 수많은 선박의 하역 속도를 높이기 위해 평소와 다르게 바리 항구의 정전 명령도 철회되었다.

영국군은 독일군의 루프트바페 전력이 바닥났으며, 적군이 공습을 벌일 가능성은 희박하다고 판단했다. 대공 방어 체계는 거의 없다시피 했고, 한 개 포대[18]만이 도시를 방어하고 있었다. 그날 오후, 영국 공군 중장 아서 코닝햄Arthur Coningham은 기자회견에서 독일군은 가망이 없다며 오만한 태도로 빈정거렸다. "이 구역에서 루프트바페가 무슨 짓이라도 하려 든다면 그건 저에 대한 모욕이라고 생각하겠습니다."[19]

바로 그날 저녁 7시 25분경, 폭격기 '융커스 Ju 88' 105대[20]가 바리에 강하해 20여 분간 압도적인 공격을 퍼부었다. 함대가 이토록 아무런 준비도, 방어 태세도 갖추지 못하고 당한 경우는 드물었다. 연료와 탄약을 가득 싣고 다닥다닥 붙어 선 수많은 선박에 독일군이 심어 둔 폭탄이 줄지어 폭발했다. 총 17척이 가라앉고 여덟 척이 크게 손상되었다.[21] 부두 근처에 위치한 송유관이 파괴되면서 쏟아져 나온 연료가 항구로 흘러들었고, 여기에 불이 붙으면서 화재 규모가 더욱 커졌다.[22] 새까만 연기가 하늘을 메웠고, 수면은 기름으로 뒤덮였다. 사람들은 불타오르는 선박에서 얼음장 같은 아드리아해의 바닷물 속으로 몸을 던졌다. 구조된 몇몇 이는 기름을 뒤집어 쓴 채 몸을 벌벌 떨었다. 루프트바페는 도시에도 폭격을 퍼부으며 수많은 건물을 무너뜨리고 민간인을 죽였다. 해군과 민간인을 포함한 사망자 수가 1000명이 넘었다.[23]

군에서는 이 폭격을 가리켜 '제2차 진주만'[24]이라 불렀다. 바리 항구는 이후 3개월 동안 제구실을 하지 못했다. 연합군으로서는 돌이킬 수 없는 재앙이었다. 상황이 이보다 더 나쁠 수는 없었다.

하지만 더 나쁜 일이 기다리고 있었다. 폭격이 한참 벌어지는 와중에도 바다에서 씨름하는 병사들과 몸을 숨기려 도망치던 민간인들은 무언가 이상한 점을 눈치챘다. 어떤 냄새가 나고 있었던 것이다. 마늘 같기도 하고 겨자 같기도 한 특이한 냄새였다.[25] 냄새는 항구 전체에 짙게 내려앉았으나, 그게 무엇 때문인지 아는 사람은 없었다.

냄새의 원인은 일급 기밀이었다. 미국의 리버티선(제2차 세계대전 중 미국이 건조한 수송선으로, 정식 명칭은 '리버티급 수송선' — 옮긴이) '존 하비호'에는 개당 무게가 27~32kg[26]에 달하는 머스타드가스 폭탄 2000개가 비밀리에 실려 있었던 것이다. 존 하비호에서 폭발이 일어나자 유독 물질은 공기 중에 부유하는 작은 고체나 액체입자 에어로졸이 되어 공기로 퍼져나가고 액체 형태로 항구에 유출되었다. 유독 물질은 물속에서 찐득찐득한 기름과 뒤섞였고, 화염과 폭발을 피해 물에 뛰어든 선원 수백 명이 이를 그대로 뒤집어썼다. 한편에서는 유독성 구름이 바리 시내를 떠돌았다. 코를 찌르는 마늘 냄새가 사방에 스며 있었다.

병원은 이미 심각한 부상자들로 만석이었다. 부상의 정도가 비교적 심하지 않은 사람들은 더러워진 옷을 그대로 입거나 담요를 뒤집어쓰고 하루를 꼬박 기다려야만 했다. 환자들이 유독 물질을 뒤집어썼다는 사실을 의사가 알았더라면, 분명 옷을 벗고 곧바로 몸을 씻으라고 지시했을 것이다. 결국 군인 628명이 머스타드가스에 중독되어 광범위한 화학적 화상과 물집, 심각한 결막염, 일시적 실명까지 다양한 증상을 보였다.[27] 한 달 만에 83명이 사망한 사건이었다.

이 사실을 알면 독일이 보복성 화학 공격을 펼칠 수도 있다고 생각한 연합군은 머스타드가스 사태를 은폐하려 했다. 그러나 군의관 스튜어트 알렉산더Stewart Alexander는 화학 무기가 아니라면 자기가 마주한 수많은 환자의 소견이 설명되지 않는다고 추론했다. 항구 바닥에서 머스타드가스 유독 물질을 담은 미국제 폭탄 외피가 터지지 않은 채로 발견되자, 그의 의심은 확신이 되었다.[28] 독일, 미국, 영국이 서명한 1925년 제네바의정서[29]에서는 전쟁 중 유독가스의 사용을 금지했으나, 그러한 가스의 소유까지 금지하지는 않았다. 미국은 적군이 먼저 화학적 무기를 사용할 경우 보복할 수 있도록 예방 조치로 머스타드가스를 유럽에 들여놓았다고 전해진다.

알렉산더는 폭격이 있던 날로부터 며칠 만에 이상하고 놀라운 사실을 발견했다. 머스타드가스 중독에서 살아남은 환자들의 백혈구 수[30]가 극도로 낮았던 것이다. 정상 백혈구 수는 1μL(마이크로리터)당 4500~1만 1000개다. 그런데 생존자 중에는 백혈구 수가 100개 이하로 떨어진 사람도 있었다. 이로 인해 알렉산더는 감염에 맞서 싸우는 백혈구를 만들어내는 골수가 머스타드가스 탓에 손상되었음을 깨닫게 되었다.

여기서 그는 과도한 백혈구 생성과 관련된 암을 치료하는 데 머스타드가스를 사용할 수도 있겠다는 생각을 떠올렸다. 훗날 알렉산더는 그때 들었던 생각에 대해 이렇게 회고했다. "머스타드가스에 이러한 효과가 있다면, 백혈병이나 림프육종 환자들에게는 어떻게 작용할까?"[31] 제1차 세계대전에서는 머스타드가스가 골수에 미치는 영향이 거의 알려지지 않았으며 그 이후로도 별다른 연구가 이루어지지 않았는데, 바리 사태가 발생하면서 과학자들이 면밀히 연구하고 추적할 대규모 피해자 집단이 생겨버린 셈이었다.

미국에서는 화학전 부대의 의료과 책임자 코닐리어스 로즈Cornelius Rhoads 대령이 알렉산더의 연구에 주목했다.[32] 1944년, 로즈는 기밀 임상시험을 조직해 암 환자 160명을 대상[33]으로 머스타드가스에 사용되는 화학물질 파생물인 질소 머스타드를 사용했다. 연구에서는 림프종 환자에게 긍정적인 결과가 보고되었으며, 1949년 미국 식품의약국은 일종의 질소 머스타드인 머스타겐을 최초의 암 화학요법 약물로 승인했다. 머스타겐은 오늘날에도 계속 사용되는 화학요법제의 한 계열인 알킬화약물의 조상이다.

바리를 덮친 끔찍한 재앙으로 인해, 이제 사람들은 새로운 방법으로 암과 싸울 수 있게 되었다. 국소 종양은 수술과 방사선 요법으로도 치료할 수 있었으나, 그것만으로는 혈액암이나 전신에 퍼진 암을 치료할 수 없었다. 화학요법은 놀라운 가능성을 제시했다. 암이 어디에 있든 그 암을 죽일 수 있기 때문이다.

가망 없는 병

1940년대 말, 시드니 파버Sidney Farber[34]는 보스턴 어린이병원의 병리학과장으로서 명망과 위신을 누리고 있었다. 지금까지 머리에 쓴 월계관만으로도 남은 커리어를 편안하게 보낼 수 있을 정도였다. 하지만 그는 남들이라면 생각지도 못했을 일에 뛰어들었다. 병리학부에서 벗어나 세계에서 가장 끔찍하고 가망 없는 병 중 하나인 '소아백혈병'에 도전장을 내민 것이다.

어린이에게 백혈병은 사형 선고나 마찬가지다. 백혈병은 미성숙한 백혈구가 너무 활발하게 증식하면서 건강한 적혈구, 백혈구, 혈소판의 정상 생산을 방해하고 골수를 망가뜨리는 병이다. 소아백혈병의 97%가 급성으로 발병하며, 갑작스러운 발열, 기면, 창백한 안색과 체중 감소가 특징적으로 나타난다. 소아백혈병의 조짐이 보여 채혈을 해보면, 혈액에 비정상적인 백혈구가 너무 많아서 백색 찌꺼기나 고름처럼 보일 정도다. 혈소판이 제대로 생성되지 않으면 쉽게 출혈이 생기고, 적혈구가 부족하면 빈혈이 생긴다. 그리고 림프구가 적절하게 기능하지 못하면 감염이 생기기 쉬워진다. 죽음은 놀라울 만큼 빠르게 찾아온다. 많은 환자가 진단을 받고 불과 몇 주 만에 사망했다.

수많은 젊은 의사가 이 끔찍한 병이 어린아이들의 목숨을 앗아가는 비극을 지켜보았다. 이들은 다시는 소아 종양학이라는 우울한 분야에 발을 들일 생각을 하지 못했다.[35] 백혈병은 치료할 수 없는 병이었다. 고체 종양이 아니라 혈액암이었기에 수술로 절제할 수도 없고,

X선을 조사할 수도 없었기 때문이다. 그러나 파버는 한 가지 아이디어를 떠올렸다. 그는 루시 윌스Lucy Wills라는 영국인 의사의 연구에서 영감을 얻었다.

1930년대 초, 윌스는 가난하고 먹을 게 부족했던 인도의 공장 노동자에게 자주 발생하던 영양성 빈혈을 연구하고 있었다. 그는 환자의 혈구 수를 늘려줄 영양식을 찾아냈는데,[36] 이는 바로 효모 추출물로 만든 스프레드 잼 '마마이트'였다. 끈적한 갈색 페이스트 형태의 마마이트는 맛이 매우 강하고 짜다. 마마이트에서 가장 두드러지는 유효 성분은 엽산염으로도 알려진 엽산이었다. 당시에는 알려지지 않았으나, 정상적인 경우라면 과일과 채소로 섭취할 수 있는 엽산은 DNA 구조의 핵심 구성 요소이자 세포 분열에서 핵심 역할을 담당한다. 엽산 결핍이 가장 심각하게 영향을 미치는 신체 부위는 세포 분열이 가장 활발하게 일어나는 골수이며, 바로 이 때문에 영양 결핍 환자들에게 빈혈이 생겼던 것이었다.

윌스가 환자들에게 엽산을 투여해 비정상적인 혈액 생산을 치료했다는 소식을 접한 파버는 같은 방법이 백혈병을 앓는 어린이에게도 도움이 될 수 있겠다고 생각했다. 1945년, 뉴욕의 마운트 시나이 의과대학 소속 과학자들은 실험쥐에 엽산을 주사하자 89마리 중 38마리의 종양이 줄어들었다고 보고했다.[37] 엽산이 암의 퇴행을 일으킬 가능성이 있어 보였다. 파버는 이를 실행에 옮기기로 결심했고, 소규모 임상시험을 조직해 백혈병 환자들에게 엽산을 주사했다.

하지만 이는 실수였다. 파버가 시도한 요법은 백혈병을 퇴행시키지 못했을 뿐 아니라, 오히려 병을 악화시키고 죽음을 재촉하기까지

했다.[38] 파버는 크게 당황했고, 동료 의사들도 경악을 금치 못했다. 파버가 너무나 끔찍한 오류를 범했던 것이다. 파버의 요법은 백혈병의 특징인 '억제되지 않은 세포 분열'을 재촉했다. 마치 불에 기름을 부은 꼴이었다.

그러나 파버는 이 실패에서 교훈을 얻을 수 있다고 생각했다. 엽산이 악성 백혈병 세포의 생성에 힘을 실어준다면, 환자들에게 엽산의 길항제인 항엽산제를 투여하면 어떻게 될까? 윌스에게 치료받은 인도 극빈층 환자들의 빈혈을 재현해 소아백혈병 환자들에게 유리하게 이용할 수 있다면? 혁신적인 의사이자 화학자였던 옐라프라가다 수바라오Yellapragada Subbarao[39]가 파버에게 엽산 길항제 분자를 공급해주었는데, 이것이 바로 훗날 '아미노프테린'으로 알려지는 약물이었다.

1947년 12월 28일, 파버는 2세 소아백혈병 환자 로버트 산들레르Robert Sandler에게 처음으로 이 방법을 사용했다.[40] 그러자 파버의 기대를 훨씬 뛰어넘는 놀라운 반응이 나타났다. 1μL당 최대 6만 개까지 높아졌던 산들레르의 백혈구 수(정상치는 4500~1만 1000개)가 극적으로 떨어지더니, 3일 만에 정상 범위 안으로 들어온 것이다. 아이의 안색과 식욕도 돌아왔다. 더는 무기력하지도 않았으며, 기민하고 기운이 넘쳤다. 산들레르는 다시 정상적인 어린이처럼 보였다.

하지만 안타깝게도 이러한 회복세는 일시적일 뿐이었다. 몇 달 후 산들레르의 백혈병이 재발했고,[41] 이번에는 더 많은 엽산길항제도 아무런 도움이 되지 못했다. 결국 산들레르는 1948년에 사망했다. 그러나 파버는 지금까지 그 누구도 하지 못한 일을 자신이 해냈다는 걸 알고 있었다. 백혈병 환자의 완화를 유도했기 때문이다. 이는 잠시나마 암세포가 줄어들거나 사라졌다는 뜻이었다.

파버는 곧 다른 소아 환자들도 치료하기 시작했으나, 수많은 동료 의사가 파버의 방법을 심각하게 반대하고 나섰다.[42] 심지어 격노하는 의사도 있었다. 엽산길항제 치료는 암세포와 정상 세포를 가리지 않고 모든 분열하는 세포에 악영향을 미쳤다. 모낭 세포와 장내 상피 세포처럼 빠르게 증식하는 세포들 또한 죽으면서 탈모, 설사, 구강 궤양, 구역과 구토가 발생했다. 파버의 실험적인 약물을 사용하면 소아 환자들이 극도로 힘들어했다는 말이다. 이 아이들은 누가 무슨 짓을 하건 어차피 죽을 운명이었다. 왜 파버는 아이들이 편안하게 생을 마감하도록 두지 않고 구태여 고문하겠다는 걸까?

그러나 파버는 포기하지 않았다. 1948년, 파버는 가장 먼저 치료를 받은 환자 16명 중 10명이 일시적 완화를 보였다고 발표했다.[43] 모든 환자가 결국 사망하긴 했지만, 일부 소아 환자는 6개월을 더 살기도 했다. 당연히 일반인이 보기에는 그다지 대단할 것 없는 성과처럼 보이겠지만, 백혈병의 세계에서 이는 중대한 성취였다. 파버는 암울한 진단을 받고 고통스러워하는 환자들에게 한 줄기 희망을 비추기 위해 가혹하다고 할 수도 있는 일을 기꺼이 할 생각이었다. 그리고 이를 원하는 환자들도 있었다. 파버의 소식을 들은 절박한 부모들이 백혈병에 걸려 죽어가는 아이를 데리고 각지에서 보스턴으로 모여들었다. 이들은 파버가 어떤 기회라도 준다면 무엇이든 할 의지가 있었다.

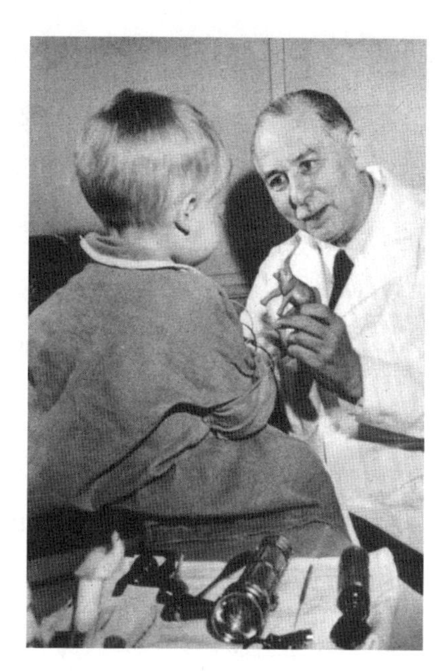

시드니 파버

지미

아이러니하게도 파버가 보스턴에서 처음으로 성공을 거두고 수많은 환자와 가족이 보스턴 어린이병원으로 찾아올수록, 의사들이 얼마나 무지한 채로 암과 싸우고 있는지가 더욱 선명하게 드러났다. 지금까지 가망이 없다며 쉽게 손을 놓아버렸던 사례에 이제 한 줄기 희망이 내리쬐고 있었다. 소아 환자들에게서 2~3개월간 찰나의 완화가 나타나기 시작하자, 이보다 더 나은 결과를 만들어내야 한다는 압박감도 자연스럽게 따라왔다. 파버는 누구보다도 무거운 기대를 짊어지고 있었으나, 갑자기 모든 걸 혼자 해내기에는 역부족이었다. 터

놓고 말하자면, 파버를 포함한 의사들은 암이 왜 생기는지 모르고 있었다. 악성 세포가 왜 그렇게 끝도 없이 활발하게 생겨나는지, 그러한 악성 세포가 어떤 법칙을 따라 전신에 퍼지는지 아는 사람은 아무도 없었다. 우연에 기대지 않은 채 새로운 암 치료법을 찾아내려면, 우선 암에 관한 기본 과학부터 더 잘 이해해야만 했다. 필요한 지식을 얻으려면 수십 년에 걸친 대규모 연구가 이루어져야만 했고, 파버는 여기에 막대한 자금이 필요하리라는 걸 알았다.

파버는 백혈병과 싸우기 위한 연구에 돌입하는 데 필요한 수백만 달러를 모금할 방법을 궁리하던 중, 이미 이와 매우 비슷한 상황에서 연구 기금을 성공적으로 모금하고 있는 단체 하나를 떠올렸다. 미국 국립소아마비재단이 '마치 오브 다임스' 캠페인을 통해 매년 수백만 달러를 모금하고 있는 게 떠오른 것이다. 파버는 이 재단을 모방해 소아암 치료에 전념하는 자선단체를 만들겠다는 야심 찬 계획을 세웠다. 그리고 뉴잉글랜드의 자선단체 버라이어티 클럽[44]과 협업해 1948년 소아암연구기금을 창설하는 데 일조했다. 소아암연구기금 창설 기념식에서는 추첨 행사를 통해 4만 5456달러(약 5820만 원)가 모금되었다. 적지 않은 금액이었으나, 암 연구에 혁명을 일으키려는 파버의 열망을 실현하기에는 턱없이 부족했다.

파버의 암 기금이 국립소아마비재단에 필적할 성공을 거두려면 그만큼 효과적인 마케팅과 홍보 방식이 필요했다. 국립소아마비재단은 용감한 어린아이들이 보조기를 착용하고 걸으려 애쓰는 모습을 포스터로 제작해 기부를 장려했다.[45] 미국인의 심금을 울리려면 이와 비슷한 무언가를 할 필요가 있었다. 파버는 모든 소아암 환자를 대표할 어린이 환자를 찾아야 했다. 친근하고 귀여우면서도 씩씩한 어린이어야 본보기가 될 수 있을 터였다. 또 병세가 너무 심해서도 안 되었다.

하지만 파버에게 치료를 받는 백혈병 환자는 대다수가 활기를 잃어버리고 죽음을 눈앞에 두고 있었다. 이들의 모습을 담은 사진을 보면 고무되기는커녕 우울해지기 쉬웠고, 암 환자들에게 아무런 희망도 없다는 인식만 강해질 수 있었다. 파버는 입원 병동의 아이들을 한 명씩 세심하게 살펴본 끝에 마침내 완벽한 소아 환자 한 명을 발견했다.[46]

미국 메인주 북부에서 온 12세 소년 에이나르는 다른 환자들보다 더 건강했다. 백혈병이 아니라 흔치 않은 복부 림프종을 진단받았기 때문이다. 파버는 엽산길항제를 사용해 에이나르를 치료했고 긍정적인 결과를 얻었다. 에이나르는 외모에서건 말투에서건 전형적인 미국인 어린이 같았다. 파버가 원하는 요소에 완벽하게 들어맞는 아이였다. 파버는 에이나르의 사생활을 보호하기 위해 익명을 사용해야겠다고 생각했다.

그리고 아이에게 '지미'라는 이름을 지어주었다.

1948년 5월 22일, 지미는 캘리포니아주 기반의 토요일 저녁 라디오 프로그램 〈트루스 오어 컨시퀀시스Truth or Consequences〉에 출연해 미국 국민에게 이름을 알렸다. 라디오 진행자 랄프 에드워즈Ralph Edwards는 보스턴의 병실에서 기다리고 있는 지미와 통화를 연결하기 전에 청취자들에게 귀띔했다.

"오늘 저녁에는 지미라는 어린 친구를 만나보겠습니다. 지미의 성은 알려드리지 않을 겁니다. 지미는 전국 곳곳의 가정과 병원에 있는 다른 수천 명의 소년 소녀들과 똑같은 아이니까요. 지미는 암에 걸렸지만 그 사실을 모르고 있답니다. 이 멋진 어린이 친구는 자기가 왜 다른 친구들과 함께 바깥에 나가 놀 수 없는지 모르지만, 그래도 야구를 사랑하고 가장 좋아하는 팀인 보스턴 브레이브스의 일거수일투족을 꿰고 있습니다.

이제 라디오의 마법을 빌려 여러분을 미국 건너편에 있는 지미의 곁으로 모셔보겠습니다. … 지미는 지금까지 저희가 한 말을 못 들었습니다. 이제 지미의 병실에 스피커를 틀어주시죠. … 지미, 나와주세요. 안녕하세요, 지미 군?"

드디어 지미의 깨끗한 목소리가 전파를 타고 흘러나왔다.

지미: 안녕하세요!

에드워즈: 안녕하세요, 지미 군! 라디오 프로그램 〈트루스 오어 컨시퀀시스〉의 랄프 에드워즈입니다. 듣기로는 야구를 좋아한다던데, 정말인가요?

지미: 네! 제일 좋아하는 스포츠예요.

에드워즈: 제일 좋아하는 스포츠군요! 올해는 누가 우승할 것 같나요?

지미: 보스턴 브레이브스가 이겼으면 좋겠어요.

에드워즈: (웃으며) 보스턴 브레이브스에서는 어떤 선수가 제일 좋나요?

지미: 조니 세인Johnny Sain이요.

에드워즈: 조니 세인이라, 투수요? 2년 연속 20게임에서 승리를 거

둔 선수 말하는 거죠? 포수 중에서는요?

지미: 필 마시Phil Masi요.

에드워즈: 그렇군요. 필 마시를 만나본 적이 있나요?

지미: 아니요….

마시: (병실에 들어가며) 안녕, 지미! 필 마시라고 한단다.

에드워즈: 뭐라고요? 누구죠, 지미?

지미: 필 마시예요!

에드워즈: 마시가 어디에 있다는 거죠?

지미: 제 방에요!

에드워즈: (점점 신나하며) 자, 이건 몰랐죠? 일리노이주 벌린에서 온 필 마시가 지금 지미의 병실에 있습니다. 지미, 팀 최고의 홈런 타자는 누구인가요?

지미: 제프 히스Jeff Heath요.

히스: (걸어 들어오며) 고맙다, 지미! 너도 물론 할 수 있을 거야!

에드워즈: 또 누구죠, 지미?

지미: (숨을 들이키며) 제프… 히스요!

에드워즈: (스튜디오 청중이 감탄하며 웃는 소리와 함께) 그렇죠! 지금 같이 있는 거죠?

지미: 네!

방송이 계속될수록 지미의 영웅들이 줄지어 들어오면서 병실을 가득 채웠다. 보스턴 브레이브스 선수 에디 스탠키Eddie Stanky, 조니 세인, 워런 스판Warren Spahn, 밥 엘리엇Bob Elliott, 얼 토거슨Earl Torgeson이 차례로 들어오면서 티셔츠와 사인한 사진을 비롯한 선물을 안겨주었다. 선물 중에는 토거슨이 경기에서 사용한 배트도 있었다. 이제 보스턴 브레이브스의 매니저 빌리 사우스워스Billy Southworth가 방송에 등장했다.

사우스워스: (지미에게) 우리 팀 어떤 것 같니?
지미: 멋있어요!
에드워즈: 지미, 빌리 사우스워스가 놀라운 소식을 전해줄 거예요. 빌리, 우리 지미 군에게 전해줄 소식이 뭐죠?
사우스워스: 내일 보스턴 브레이브스 필드에서 두 번 연속 컵스 경기가 있거든. 우리는 내일을 '지미의 날'이라고 부르기로 했어. 네 첫 번째 경기니까 말이야, 지미…. 내일 꼭 너를 위해 이길 거란다! 그렇죠, 선수들?
브레이브스 선수 일동: 그럼요!

뒤이어 사람들이 피아노 한 대를 병실 문 앞까지 끌어왔고, 지미와 선수 일동은 미국 야구의 대표적인 응원가 〈나를 야구장으로 데려가 주오Take Me Out to the Ball Game〉를 소리 높여 불렀다. 사랑스럽게 음 이탈을 내는 지미의 목소리가 특히 잘 들렸다. 방송은 총 7분간 이어졌다. 에드워즈가 지미에게 작별 인사를 건넸고, 곧 보스턴과의 연결이 끊어졌다. 에드워즈는 곧바로 청중에게 침울하고 진지한 투로 말했다.

"여러분, 이제 봅시다. 지미가 저희 말을 못 듣는 거 맞죠? 좋습니다…. 지금 지미와 같은 수천 명의 소년 소녀들이 암으로 고통받고 있습니다. 소아암을 치료할 방법을 찾기 위한 연구를 여러분이 도와

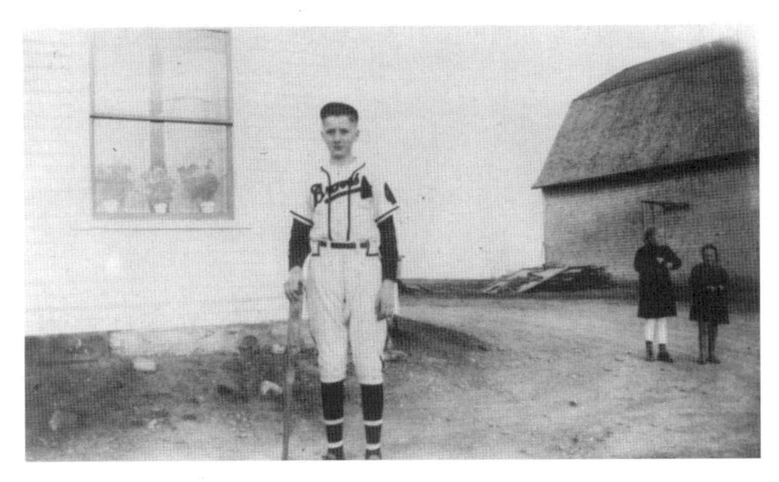

에이나르 구스타프슨(지미), 1948년 가족 농장에서 찍은 사진.
보스턴 브레이브스 선수들이 준 유니폼을 입고 있다.

주시면 아이들에게 행복을 안겨줄 수 있습니다. … 여러분, 이건 우리끼리 우승컵을 놓고 벌이는 경기가 아닙니다. 이건 우리가 지미처럼 가여운 소년 소녀들에게 무엇보다도 큰 우승컵인 인생을 안겨줄 기회입니다. 표현할 수 없을 만큼 거대한 가치가 있는 이 일에 여러분의 마음을 모아주세요."[47]

방송 이후, 대중의 압도적인 반응이 쏟아졌고 방송 당일 저녁부터 사람들이 보스턴 어린이병원 로비에 줄을 서 기부했다.[48] 전국 각지에서 기부금이 밀려들었다. 받는 사람에 '매사추세츠주 보스턴의 지미'라고만 적힌 편지와 엽서도 산더미처럼 쏟아졌다. 결국 총 23만 1000달러(약 3억 원)가 넘는 기부금이 모였다. 파버의 연구 기금은 곧 '지미펀드'로 이름을 바꾸었으며, 오래지 않아 국립소아마비재단보다 더 큰 성공을 거두며 오늘날까지 계속 운영되고 있다. 1952년 보스턴에는 오직 소아암을 연구하고 치료하기 위해 임상 치료 공간과 연구

설비를 갖춘 새로운 지미펀드 건물이 완공되어 개장을 준비했다.*

화학요법

1950년대와 1960년대에는 더 많은 화학요법제가 발견되고 개발되었다. 1949년에는 더 우월한 항엽산제인 메토트렉사트가 등장해 아미노프테린보다 더 큰 효과와 적은 독성을 증명해 보였다. 또한 태반의 특수 세포에서 자라나는 암인 융모막암종을 치료하는 효과도 발견되었다.[49] 이 시대에는 수많은 의사가 암을 한 가지 방법으로 치료할 수 있는 단일한 질병으로 생각했지만, 이때도 새로운 화학요법제를 찾기 위한 모험은 자연과 실험실 양측에서 계속되고 있었다.

1951년, 두 명의 생화학자 조지 히칭스George Hitchings와 거트루드 엘리언Gertrude Elion은 세포 DNA의 기능을 차단하고 세포 분열을 막는 새로운 화합물 '6-메르캅토푸린'을 합성하는 데 성공했다.[50] 곧 이 약물이 백혈병에서도 완화를 유도할 수 있다는 게 증명되었다.

한편 항암 성질을 가진 화합물을 찾기 위해 지구상의 식물과 동물 왕국을 뒤지는 연구원들도 있었다. 이들은 산꼭대기와 바다, 정글과 초원을 헤매며 여러 물질을 시험했다. 심지어는 암에 대항할 항생제를 개발하는 바탕이 될지도 모른다는 생각에 암으로 사망한 환자의

*
이 기관은 1974년 시드니 파버 암센터로 이름을 바꾸었으며, 1983년에는 자선 사업가이자 경영인이었던 찰스 다나Charles Dana를 기리기 위해 다나-파버 암센터로 이름을 바꾸었다.

무덤에 쌓인 흙먼지를 실험하기도 했다.[51]

드물지만 성공하는 경우도 있었다. 1952년, 캐나다 토론토의 의사 클라크 노블Clark Noble은 당뇨병 치료 성분을 조사하기 위해 자메이카에서 일일초(학명 Vinca rosea) 표본을 구해왔다.[52] 클라크의 형제이자 내분비 전문의였던 로버트 노블Robert Noble은 일일초 추출물을 실험쥐에 주사했다.[53] 그러자 놀랍게도 항당뇨 반응이 일어나는 대신 감염이 발생하더니 빠르게 사망했다. 당뇨 치료제로는 아무런 쓸모가 없어 보였지만, 빠르게 감염이 일어났다는 점에서 로버트는 무언가가 생쥐의 면역체계를 억제한 것 같다고 생각했다.

로버트는 일일초가 골수의 백혈구 생산을 현저하게 떨어뜨린다는 사실을 확인하고, 유효 성분을 정제해 새롭고 효과적인 항암 화학요법제 '빈블라스틴'을 만들어냈다. 빈블라스틴은 새로운 화학요법제 계열인 알칼로이드 중에서도 가장 먼저 등장한 약제다. 로버트는 이후 미국의 제약사 일라이 릴리 앤드 컴퍼니와 협력해 분자를 정제하고 부작용이 약간 더 적은 버전을 만들어냈다.[54] 이렇게 만든 빈크리스틴은 1961년부터 사용되기 시작했다. 빈크리스틴은 세포분열 과정에 꼭 필요한 미세관인 세포골격단백질과 결합하고, 그 기능을 방해하는 방식으로 작동한다.

이처럼 실패한 약물 후보 물질에서 세포를 죽이는 성질을 발견하고, 이를 이용해 운 좋게 항암 치료제를 발견하는 방식은 일종의 유행처럼 자리 잡았다. 1954년, 파버는 러트거스대학교의 토양생물학자이자 스트렙토마이신을 공동 발견해 노벨상을 받은 셀먼 왁스먼에게서 실패한 항생제 후보 물질 표본을 받았다. 왁스먼이 건네준 약물

악티노마이신D는 세균의 DNA를 방해했으나, 세균 세포뿐만 아니라 인간의 정상 세포도 죽였기에 항생제로는 사용할 수 없었다. 이러한 특징을 알게 된 파버는 빠르게 분열하는 암세포를 선별적으로 죽이는 데 사용할 수 있겠다고 생각했다. 암에 걸린 실험쥐에게 악티노마이신D를 사용하자 종양이 점차 줄어들더니 사라졌다. 파버와 연구진은 악티노마이신D를 인간에게도 실험했다.[55] 악티노마이신D는 백혈병에는 효과가 없었으나, 소아 신장암인 윌름스 종양에는 매우 효과적이었다.

그런데 안타깝게도 모든 성공 사례에는 끔찍한 부작용이 뒤따라 발생했다. 실제로 이 '요법'들은 정상 세포와 암세포를 비롯한 모든 인간 세포를 죽이는 독이었다. 따라서 증식 속도가 빠른 암세포가 먼저 사멸하기 때문에 암세포를 죽일 만큼 오래 투약하되, 다른 건강한 세포를 너무 많이 죽이지는 못할 만큼 적당한 시점에서 투약을 중단하는 게 주요 관건이 되었다. 정상 혈구 수가 감소하면서 감염, 출혈, 빈혈 등의 합병증을 예상할 수 있는 데다, 약물마다 가혹한 부작용이 뒤따르면서 저마다 독특한 명성을 얻었다. 메토트렉사트는 간과 폐 손상을 일으켰고, 6-메르캅토푸린은 견디기 어려울 정도의 구역과 구토가 생겼다. 빈크리스틴은 저나트륨혈증, 말초신경병증, 변비를 유발했으며, 악티노마이신D는 몸을 가누기 어려운 피로감이 생겼고 약물이 정맥 밖으로 새어 나가기라도 하면 피부 괴사가 발생했다.

이 끔찍한 부작용들은 항암 화학요법을 제한하는 요인이 되었다. 그러나 약물을 더 많이, 더 오래 투약할수록 더 많은 암세포를 죽일 수 있었으며 그에 따라 완화 가능성도 커졌다. 그래서 의사들은 최대한도까지 화학요법을 사용하고자 했으며, 때로는 죽음의 문턱까지 다가가기도 했다. 이 음울한 개념은 '최대내성용량(MTD)'[56]이라는 이름으로 널리 알려졌다.

이렇게 암과 환자 중 누가 먼저 죽는지 대결을 벌일 담력이 없는 의사도 많았다. 불과 몇 주 혹은 몇 달만이라도 완화될 수 있다는 실낱같은 희망에 기대어, 환자에게 독을 주입하고 생애 마지막 남은 며칠을 고통 속에 몰아넣는다는 건 웬만한 용기로는 할 수 없는 일이었다. 하지만 이러한 조건 속에서도 암과 싸우겠다는 결의를 한결같이 내비쳤던 사람들이 있었다. 이름이 거의 똑같은 미국 국립암센터(NCI) 소속의 두 종양전문의 에밀 프레이Emil Frei와 에밀 프레이라이치Emil Freireich였다.

직장에서 구분하기 쉽게 '톰'이라는 별명으로 불렸던 에밀 프레이는 차분하고 겸손한 사람이었다. 반대로 '제이'라고 불린 에밀 프레이라이치는 목소리가 크고 논쟁을 좋아했으며 행동거지가 요란했다. 서로 어울릴 수 없을 것만 같은 두 사람은 같은 시기에 여러 화학요법 약제로 환자를 치료할 수 있다는 잠재력에 매료되었다.

이들은 여러 약물의 다양한 작용 기전으로 암세포를 공격하면 약물 내성이 덜 발생하고, 암세포를 죽이는 부가적인 효과를 가져올 수 있다고 생각했다. 그러나 어떤 약물은 구역질을 유발하고 또 어떤 약물은 간 손상을 일으키는 등 약물마다 다른 부작용이 나타났으므로,[57] 두 사람은 어느 쪽의 부작용도 환자를 압도할 만큼 심해서는 안 된다고 보았다. 여러 부작용이 동시에 발생하더라도 환자가 견뎌낼 수만 있다면, 두 가지 약물을 통해 더 강력하게 암세포를 죽일 수 있을 터였다. 적어도 이론상으로는 그러했다.

그 과정은 한마디로 지옥이었지만, 효과가 있어 보였다. 프레이와 프레이라이치는 소아백혈병 환자들에게 두 가지 약물을 사용하기 시작했다. 아이들은 매우 고통스러워했지만, 완화 기간은 확실히 늘어났다. 심지어 몇몇 약물의 경우, 복합으로 사용하면 각 약물의 암세포 사멸 효과가 나란히 나타나는 데 그치지 않고 상승효과까지 일으켰다.

이러한 결과에 힘입은 대담한 두 의사는 곧 한발 더 나아가 다른 의사들이라면 꿈도 꾸지 않았을 방법을 시도하기 시작했다. 환자에게 한 번에 네 종류의 약물을 투여하기 시작한 것이다. 1961년 미국 국립암센터에서 처음 사용된 이 프로토콜은, 사용되는 약물인 빈크리스틴, 아메톱테린(메토트렉사트), 6-메르캅토푸린, 프레드니손의 이름을 따 'VAMP'라고 불리게 되었다.* 소아 환자들은 2주간 이 요법으로 치료를 받은 다음, 2주간 휴식하기를 총 여섯 차례 반복했다.

다른 의사들은 두 사람의 실험에 혀를 내둘렀다.[58] 그들은 VAMP가 비윤리적이며 터무니없이 잔인하다고 여겼다. 파버조차 VAMP에 강경하게 반대하며 이렇게 말했다. "그런 치료법은 들쥐나 생쥐에게는 괜찮아도 어린이들에게는 끔찍한 해를 입힙니다. 그 약물들은 전부 유독성 약물입니다. 절대 우리 어린이들에게 그런 실험을 하도록 둘 수 없습니다."[59] 파버는 화학요법 약물을 한 번에 하나씩만 사용했으며, 한 가지 약물만 써도 엄청난 고통이 뒤따르므로 그 이상을 아

* 프레드니손은 보통 항염증제로 사용되는 스테로이드다. 암 치료에 사용되면 백혈구의 조기 세포 자살을 유도한다. 세포 자살이란, 세포의 정상 수명 주기가 끝나면서 세포가 죽는 것을 말한다.

이들에게 사용해서는 안 된다고 생각했다.

프레이와 프레이라이치는 아이들을 기니피그처럼 사용한다는 비난을 받았다. 두 사람은 강연할 때마다 가차 없는 비난에 시달렸다. 의로운 열기에 휩싸인 일부 청중은 "축산물 시장인 줄 알았다. 여기가 정육점이냐!"[60]라며 불쑥 발언하기도 했다. 당시 두 사람에게 지도를 받았으며 훗날 미국 국립암센터 원장이 되는 빈센트 데비타Vincent DeVita는 그때 스승들이 어떤 독설을 견뎌야 했는지 회고했다. "당황스럽고 충격적인 광경이었습니다. 의사들이 다른 의사를 그렇게 대하는 건 본 적이 없었죠."[61] 데비타를 비롯한 젊은 의사들은 스스로를 의심하기 시작했다. "이게 정말 옳은 일일까? 다른 의사들이 비윤리적인 행동이라고 말하는 짓을 우리가 방조하고 있는 걸까?" 데비타가 자문했다. 머지않아 사람들은 유망한 수련의들에게 프레이와 프레이라이치를 피하라고 조언했으며,[62] 두 사람이 극단적이고 타협을 모르며 종양학계의 권위자들이 이끄는 주류와는 거리가 멀다고도 했다.

한동안은 비판자들이 옳은 것처럼 보였다. 소아백혈병 환자들에게 유독성 VAMP 혼합물질[63]을 투약하면 암세포와 함께 정상 골수세포 역시 거의 완전히 씻겨나갈 수밖에 없었다. 부모들은 3~5세 아이들이 머리카락이 모두 빠지고 기운을 잃은 채 축 늘어지며, 끔찍한 감염과 자연출혈이 발생해 혼수상태에 빠지는 모습을 뜬눈으로 지켜봐야만 했다. 몇 주에 걸쳐 세포에 독을 먹이는 동안, 종양전문의들은 부모들에게 조금만 더 버텨서 끝까지 치료하자고 설득했다. 미국 국립암센터 소속의 젊은 의사였던 데이비드 네이선David Nathan은 어린 아이들이 고통에 시달리며 그만두고 싶어 하던 모습을 회고했다. "정말 악몽같은 시간이었다. … 그건 연구가 아니라 사형 집행이었다. 나는 눈앞의 광경에 경악을 금치 못했다."[64]

그러다 놀라운 일이 일어났다. 수많은 환자가 연이어 죽음의 문턱까지 다녀온 끝에 마침내 60%[65]가 완화된 것이다. 단일 약물만 사용하는 기존 요법에 비해 훨씬 더 높은 회복률을 달성한 셈이었다. 게다가 아이들의 골수 기능이 서서히 회복하기 시작하면서, 그때까지 다른 어떤 방법으로 유도했던 것보다 완화된 상태가 더 오랜 기간 이어졌다. 파버의 단일약물요법으로 유도한 완화는 불과 몇 주에서 몇 개월 동안만 지속되었으나, VAMP로 유도한 완화는 수개월이나 수년까지 이어졌다. 1975년에 이르자 소아백혈병의 5년 생존율이 53%까지 높아졌다.[66] 치사율 100%에서 불과 15년도 채 지나지 않아 이룩한 놀라운 성과였다.

그러나 이를 두고 암을 상대로 대대적인 승리를 거두었다며 눈 가리고 아웅 하는 사람은 없었다. 백혈병 생존율은 시간이 지날수록 점점 높아졌으나,* 다른 많은 암에서는 화학요법이 지속적인 완화를 불러오지 못했다. 가장 큰 문제는 다약제 내성이었다. 세균이 항생제를 회피할 수 있는 것처럼, 암세포 또한 돌연변이를 일으키고 화학요법 약제의 살육에서 살아남는 방법을 학습한다.** 백혈병, 호지킨 림

*
오늘날 급성 소아백혈병은 약 90%의 사례에서 치료가 가능하다.

**
암세포의 내성이 발달하는 예시 한 가지를 살펴보자. 메토트렉사트는 필수 효소인 DHFR(디히드로엽산환원효소)를 차단해 세포 내 DNA 합성을 방해한다. 그러나 메토트렉사트에 노출된 암세포는 이 약물의 작용이 미치는 영향을 극복하기 위해 DHFR 생산을 늘리는 능력을 보여주었다.

프종, 유잉육종, 고환암과 같은 비교적 드문 암에 맞서 성공을 거두었음에도 폐암, 유방암, 대장암 등 흔한 암에 걸린 환자들에게는 여전히 별다른 희망이 없었다. 1963년 미국 내에서 모든 암의 5년 생존율[67]은 약 37%였다.

더 나은 무기가 없는 상황에서 종양전문의들은 다양한 복합 약물 프로토콜에 각 약물의 투약량, 배치, 투약 기간 따위를 바꿔가며 수십 년을 버텨야만 했다. 가능한 약물 조합이 점차 셀 수 없이 많아지면서 각 요법이 실제로 얼마나 효과가 있는지, 앞서 시도한 요법보다 더 효과가 있는지 판단하기가 점점 더 어려워졌다.

1971년, 닉슨 대통령이 미국에 '국립암관리법National Cancer Act'을 발표하며 암과의 전쟁을 선포한 이후로 암 연구 기금은 곧바로 1억 달러(약 1328억 5000만 원)가량 극적으로 증가했다. 하지만 암 연구가 암의 분자 기반에 관한 새로운 지식을 발견하는 작업보다는, 주로 수만 가지 천연 또는 화학물질 표본이 암세포를 죽일 수 있는지 시험해보는 실증적 시행착오 전략을 가리킨다는 사실은 변하지 않았다.*

암과의 전쟁을 선포한 지 15년이 지난 1986년 〈뉴잉글랜드 의학저널New England Journal of Medicine〉에 게재된 어느 주요 논문에 따르면, 미국 내에서 암으로 인한 사망은 줄어들지 않았으며 오히려 1962~1982년까지 8.7%[68] 증가했다. 이 논문의 저자들은 평이한 어투로 "우리는 암과의 전쟁에서 패배하고 있다."라고 말했다. 프랜시스 크릭Francis Crick과

*

이렇게 발견된 새로운 약물로는 주목에서 추출한 파클리탁셀(탁솔), 메이애플 열매에서 추출한 에토포시드, 세균이 생산하는 블레오마이신 등이 있다.

함께 DNA의 이중나선 구조를 밝혀낸 노벨상 수상자 제임스 왓슨James Watson은 암을 "마법으로 영향을 미치려 하는 검은 상자"[69]라고 표현했다. 이후로도 수십억 달러에 달하는 연구 기금이 수포로 돌아가자 좌절감이 팽배하기 시작했으며, 종양학회에서는 이 학회장에 폭탄이 터져서 전국의 종양전문의 대다수가 사라진다면 더 많은 사람의 목숨을 구할 수 있지 않겠냐는 으스스한 농담[70]이 나오기도 했다.

암에 맞서는 화학요법의 발전을 향해가는 50년에 걸친 오디세이는 때때로 놀라운 성공을 거두기도 했다. 바리 사태와 파버의 대담한 비전에서 비롯된 일련의 발견은, 이전까지 아무런 희망도 없었던 수만 명의 환자에게 희망을 안겨주었다. 하지만 화학요법으로 세포를 무차별 파괴하는 방식은 절대로 그토록 바라던 암 만병통치약이 될 수 없었다.

여기서 더 나아가려면 여전히 근본적인 문제에 대한 답을 찾아야 한다. 아직 기본적인 질문도 남아 있다. 암은 어디에서 오는가? 어떻게 번성하는가? 무엇 때문에 전이되는가? 암이란 그 누구의 추측보다도 훨씬 더 복잡한 수수께끼라는 걸 증명해 보이듯, 이러한 질문은 수십 년간 해결책보다 더 많은 의문을 자아냈다.

'이질성'이라는 정의

전 세계 각지의 연구원들은 자신들도 모르는 사이 함께 수천 조각짜리 퍼즐을 맞춰나가는 중이라고 할 수 있었다. 그들은 거의 한 세기에 걸쳐 거대한 그림의 일부를 밝혀줄 발견을 찾아다녔다. 1930년대, 개의 전립샘을 연구하던 시카고의 비뇨기과 의사 찰스 허긴스Charles Huggins는 개의 고환을 제거하면 전립샘이 줄어든다는 사실을 발견했다.[71] 그는 이것이 테스토스테론 호르몬의 감소로 나타난 결과라고 추론했고, 테스토스테론 수치를 낮추면 전립선암에 긍정적인 영향을 미칠 수도 있겠다고 생각했다. 전립선암에 걸린 개의 고환을 제거해 테스토스테론 생산을 제거하자,[72] 이 개들의 종양이 줄어들었다.* 그렇게 허긴스는 어떤 암은 호르몬의 영향을 받는다는 괄목할 만한 새로운 사실을 발견했다.

치사율이 더 높은 유방암과의 싸움에도 이 정보가 적용되었다. 유방 종양이 호르몬에 의존한다는 단서는 1896년, 스코틀랜드의 외과 의사 조지 비트슨George Beatson[73]이 유방암 환자 세 명의 난소를 제거했더니 종양 크기가 획기적으로 줄어들었다는 사실을 발견했을 때부터 드러나기 시작했다. 수십 년 후 과학자들은 세포의 성장과 분열을 촉진해 유방 조직을 유지하는 호르몬인 에스트로겐의 원천이 난소라는 사실을 알게 된다. 1960년대 화학자 엘우드 젠슨Elwood Jensen은 수많은 유방 조직 세포의 세포벽 내에 자리한 에스트로겐 수용체를 밝혀내기 위해 호르몬에 방사성 표지법을 이용했다. 흥미롭게도 모든 유방 세포에 에스트로겐 수용체가 있지는 않았다.** 그러나 젠슨은 에스트로겐 감소가 유방암을 치료하는 한 가지 방법이 될 수 있다고 생각했다.

*

오늘날에는 이 방식을 가리켜 '남성호르몬 차단요법'이라고 부른다.

**

유방암의 약 60~80%가 에스트로겐 수용체를 보유한다.

이러한 아이디어가 결실을 맺어 1971년 등장한 에스트로겐 길항제 '타목시펜'은 유방 종양과 폐 전이암을 축소하는 데 효과를 보였다.[74]

타목시펜은 치료제가 아니었다. 또한 에스트로겐 수용체를 보유한 종양에만 효과가 나타난다는 사실도 곧 드러났다. 그러나 타목시펜은 세포를 무차별 중독시키는 방식이 아닌 다른 방식으로 설계된 최초의 효과적인 항암 약물이었다. 한 가지 암의 특정 하위 집단에만 한정적으로 사용할 수 있음을 감안하더라도, 종양전문의들에게는 든든한 새 도구였다.

이와 같은 시기에 또 다른 혁신적인 의사 한 명이 완전히 다른 방식으로 암을 치료하기 위해 연구하고 있었다. 1967년, 34세 의사 주다 포크먼Judah Folkman은 보스턴 어린이병원 외과의 역대 최연소 의국장이었다. 그는 종양이 혈관을 끌어당기기 위해 일종의 신호, 어쩌면 성장인자를 뿜어낸다는 특이한 아이디어에 사로잡혔다. '혈관신생'이라는 이름으로 불리는 이 이론 때문에 그는 수십 년간 종양전문의들 사이에서 웃음거리가 되었다. 당시 암 연구는 화학요법 약제에만 초점을 맞추고 있었으며, 그 누구도 혈관이 어떠한 역할을 담당한다고 생각하지 않았다. 하지만 포크먼은 굴하지 않았다. 외과의사로서 종양이 신생 혈관에 두껍게 둘러싸인 놀라운 광경을 수도 없이 보았기 때문이다.[75]

포크먼은 오랫동안 자신의 주장을 뒷받침할 증거를 찾지 못했다. 그는 종양이 혈관을 자기 쪽으로 끌어당기기 위해 내뿜는 성장인자를 분리하고 정제하기 위해, 종양 조직을 혼합해가며 연구를 계속했다. 어떤 의사는 그가 "흙먼지를 정제한다."[76]라고 비난하기도 했다.

같은 병원의 또 다른 의사 하나도 그가 "이곳의 연구를 비웃음거리로 만들고 있다."[77]라고 했다. 데비타는 포크먼의 평판이 나빴다고 회고했다. "연례 학회가 열리면 포크먼은 거의 매해 발표를 했다. 우스운 일이었다. 청중석에 앉은 의사들은 사실 그를 비웃고 있었다."[78]

1983년, 포크먼은 마침내 자신을 비난하던 이들이 틀렸음을 증명해냈다. 자신의 연구실에서 혈관내피세포의 성장을 촉진하는 분자를 분리하는 데 성공한 것이다. 연구진은 이를 '섬유아세포 성장인자'로 명명하고, 과학 전문 주간지 〈사이언스〉에 발표했다.[79] 종양의 혈액 공급을 감소시켜 종양 크기를 줄일 수 있다는 놀라운 전망은 곧 혈관신생 억제제 개발을 향한 경쟁에 불을 붙였다.

가장 먼저 발견된 억제제 중 하나인 알파인터페론은 혈관종 치료에 효과가 있었다. 2004년에는 혈관내피 성장인자라는 단백질을 차단하는 단클론 항체 아바스틴(베바시주맙)이 처음으로 FDA의 승인을 받아 시장에 출시되었다. 아바스틴은 결장암, 폐, 신장, 뇌의 질병을 치료하는 데 사용되고 있다. 혈관신생 억제제만으로는 암을 치료할 수 없지만, 그럼에도 아바스틴은 종양학자들이 암과의 전쟁에서 지평을 넓힐 수 있도록 하는 중요한 무기가 되어주었다.

점점 더 많은 과학자가 암의 진정한 원인을 밝히는 데 일생을 바치기 시작했다. 그러나 암이 사람의 신체에서 자연 발생할 뿐만 아니라 발암물질에 노출될 때 외부 요인으로 발생하기도 한다는 사실이 관찰되면서, 연구자들의 이론을 미궁에 빠뜨리기도 했다. 발암물질의 위험성이 알려진 지는 2세기도 더 넘었다. 1775년, 영국의 외과의사 퍼시볼 포트Percivall Pott[80]는 자기에게 오는 음낭암 환자들이 거의 하나

같이 굴뚝 청소부로 일했던 남자아이라는 사실을 알아차렸다. 포트는 만성적으로 피하에 남아 있는 그을음이 음낭암의 원인이라는 점을 밝혀냈다. 발암물질을 밝혀낸 셈이었다. 라듐, 중피종을 유발하는 석면, 담배 등을 비롯한 다른 환경 발암물질도 널리 알려졌다.

이러한 외부 요인은 모든 암을 유발하는 단 하나의 원인을 찾으려던 의사들에게는 당혹감을 선사했지만, 한편으로는 예방을 통해 암 사망률을 줄일 황금빛 기회를 선사해준 셈이다. 흡연을 억제하기 위한 산업 규제와 캠페인이 화학요법, 방사선 치료, 수술보다 훨씬 더 많은 사람의 목숨을 구했다는 데는 의심의 여지가 없다. 여러 면에서 보았을 때 암을 공격하는 가장 좋은 방법은 예방과 선별검사를 통한 방어였다.

1920년, 그리스의 세포학자 조지 파파니콜라우George Papanicolaou[81]는 코넬대학교 의과대학에서 기니피그의 월경 주기를 연구해달라는 독특한 과제를 받았다. 특히 기니피그는 월경 중이라도 출혈을 육안으로 관찰할 수 없기 때문에 한층 더 까다로운 과제였다. 파파니콜라우는 능수능란하게 기니피그에게서 자궁 경부 세포 소량을 긁어내 현미경으로 관찰하기 시작했다. 그는 수십 년간 인간의 자궁 경부 세포를 연구하며, 월경 주기의 각 시점에 따라 자궁 경부 세포의 형태가 어떻게 달라지는지 알아냈다. 그는 자궁 경부 세포만 보고도 해당 여성이 월경을 시작한 지 며칠이나 되었는지 맞출 수 있을 만큼 뛰어난 전문가가 되었다.

파파니콜라우는 이를 연구하는 과정에서 필연적으로 자궁경부암에 걸린 여성들을 종종 마주했다. 그는 이들의 세포를 관찰한 후 자궁경부암으로 핵, 세포질, 소기관의 이상 등 독특한 세포학적 변화가 나타난다는 점을 밝혀냈다. 곧이어 자신이 암을 검사하는 새로운 방법을 발견했다는 사실을 깨달았다. 파파니콜라우는 1928년 '새로운 암 진단New Cancer Diagnosis'[82]이라는 제목의 논문을 발표해 자신의 기법을 설명했는데, 이는 훗날 '팹 테스트'라 불리게 된다.

그러나 논문 발표 이후 20여 년 동안 그 누구도 여기에 관심을 주지 않았다. 몇몇 병리학자가 파파니콜라우의 방법에 관심을 가지기도 했지만, 평가하기 어렵고 축축한 슬라이드 표본을 들여다보는 방법을 높게 평가하지는 않았다. 정말 자궁경부암이 걱정된다면 생체검사를 통해 더 확실하게 발견할 수 있었다. 파파니콜라우는 자신의 시험법을 활용할 다른 길을 찾아야겠다고 결심했다.

그는 자궁 경부의 악성 세포가 하룻밤 새 갑자기 암으로 변하지는 않는다는 사실을 알고 있었다. 오히려 세포에서 불연속 변화가 점진적으로 나타나면서 결국에는 암성을 띠게 되는 식이었다. 이 전암 단계의 변이를 이용하면 선별검사에서 자신의 검사 기법을 활용해 의심 환자를 식별하고, 암이 생기기도 전에 치료할 수 있겠다는 걸 깨달았다.

1952년, 미국 국립암센터에서 실시한 대규모 임상시험[83]을 통해 파파니콜라우의 팹 테스트 유효성이 확인되었다. 전암 단계의 변이가 일어난 여성은 간단한 외과적 처치를 통해 위험한 병변을 제거하고, 암으로 발전할 가능성을 크게 낮출 수 있게 되었다. 파파니콜라우의 선별검사를 통해 전 세계 600만 명 이상[84]의 여성이 목숨을 구한 것으로 추정된다. 이 검사는 암을 무찌르기 위한 여정에서 적이 완전한 힘을 갖추기 전에 싹부터 잘라낼 새로운 방법을 제시해주었다.

파파니콜라우와 같은 의사라면 암을 조기에 발견하는 데 도움이 되는 도구를 만들어냈음을 자랑스럽게 여겼을 것이다. 그러나 파파니콜라우의 연구는 애초에 자궁경부암이 왜 생기는지를 전혀 설명하지 못했다. 만약 오늘날 우리가 아는 사실을 파파니콜라우도 알았다면, 그는 아마 큰 충격에 빠졌을 것이다. 자궁경부암은 성적 접촉을 통해 전파되는 인유두종바이러스(HPV)가 유발한다. 암의 기원을 이해하고자 하는 사람이라면, 이를 보고 어쩌면 영영 암을 지배하지 못할 수도 있겠다는 회의적인 시각을 키우게 될지도 모른다. 암을 유발하는 당황스럽고도 무수히 많은 가능성을 마주하게 될 테니 말이다. 암은 발암물질, 바이러스, 성병 등으로 유발될 수도 있고, 자연 발생할 수도 있으며, 호르몬과 혈관 성장인자 혹은 아직 발견되지 않은 수많은 요인에 영향을 받을 수도 있다.

암이 사실은 바이러스가 유발하는 감염병일 수도 있다는 흥미로운 생각은 20세기의 과학자들과 대중을 사로잡았다. 1911년, 31세 바이러스학자 페이턴 라우스Peyton Rous[85]는 암의 원인에 관한 동시대의 여러 이론에 중대한 의문을 던지는 연구를 수행했다. 뉴욕의 록펠러연구소 소속이었던 라우스는, 닭의 근육과 힘줄을 비롯한 결합조직에서 나타나는 드문 유형의 육종을 연구하고 있었다. 그는 종양을 적출해 액체가 될 때까지 갈았고, 이 혼합물을 일련의 필터로 여과해 세포, 세균, 오염물질을 모두 제거한 후 세포가 담겨 있었던 액체만 남도록 정제했다. 그런데 암세포가 전혀 없는 이 액체를 닭에게 주입하자 암이 발생했다.[86]

놀라운 일이었다.

암을 유발하는 원인이 꼭 암세포 자체에 있지만은 않다는 증거였다. 라우스의 필터를 통과할 만큼 작은 유기체는 바이러스뿐이었다. 그래서 그는 바이러스가 암을 유발한다는 가설을 세웠다. 이는 당시 우세했던 모든 이론에 정면으로 맞서는 가설이었다. 결국 라우스가 옳았다. 이러한 유형의 암을 유발하는 바이러스는 훗날 라우스육종 바이러스(RSV)라고 불리게 된다.

이를 발견해낸 연구진은 이제 또 다른 질문을 던지기 시작했다. 모든 암이 바이러스로 생기는 것일까? 암은 감염병일까? 얼마든지 가능해 보였다. 아직까지 바이러스를 제대로 이해하는 사람이 없고, 시각적으로 관찰할 수도 없다는 사실은 바이러스를 더욱 미스터리한 물질로 만들었다. 연구진은 인간에게 암을 유발하는 바이러스를 찾기 시작했다.

이러한 연구는 한동안 결실을 맺지 못했다.[87] 하지만 1957년, 아일랜드의 외과의사 데니스 버킷Denis Burkitt 덕분에 상황은 달라지기 시작했다. 그는 우간다에서 근무하던 중 턱에 종양이 자라나 외관이 끔찍하게 변형된 아이들을 만났다. 버킷은 이것이 아직 서구에서는 연구된 적 없는 극도로 공격적인 형태의 림프종임을 눈치챘다. 그는 아프리카 전역의 의사들에게 문의해 특징적인 패턴을 찾아냈다. 모든 발병 사례가 사하라 사막 이남 아프리카를 가로지르는 띠 모양의 지역[88]에 한정되어 있었던 것이다. 남아프리카와 아프리카 북부에서는 발병 사례가 한 건도 없었다. 발병 위치마다 지도에 압정을 꽂아 표시했더니, 모든 압정이 아프리카 대륙 한가운데에 수평선 모양으로 늘어섰다.

해석하기 어려운 결과를 발견한 버킷은 두 명의 동료와 함께 중고 스테이션왜건을 타고[89] 1만 6000km의 여행길에 올랐다. 그리고 총 12개국의 수많은 병원과 선교기지를 방문해, 이와 유사한 종양을 가진 어린이를 보았다는 사람을 모조리 찾아다녔다. 버킷은 이 독특한 림프종의 발병이 해당 지역의 온도[90] 및 강수량과 관련되어 있다는 점을 발견했다. 이 암은 온도가 약 15.5℃ 이하로 떨어지지 않고, 연간 강수량이 약 508mm 이상인 고온다습한 지역에서 주로 발병했다.

이러한 발병 패턴은 이전에 체체파리가 일으키는 수면병이나, 아노펠레스 모기가 옮기는 말라리아 등 전파성 질병에서도 발견된 바 있었다. 버킷은 오늘날 버킷림프종으로 알려진 이 암이 감염병에서 전형적으로 볼 수 있는 전파 수단을 타고 퍼진다는 사실을 발견했다.

1963년, 버킷은 일련의 종양 표본을 영국의 바이러스학자 마이클 엡스타인Michael Epstein에게 보냈다.[91] 엡스타인은 동료 이본 바Yvonne Barr와 병리학자 버트 아총Bert Achong과 함께 전자현미경으로 이 림프종 세포를 검사해, 이미 알려져 있던 바이러스의 일종인 '엡스타인-바바이러스'를 식별했다.*

인간에게 암을 유발하는 바이러스가 처음으로 발견된 것이다.

*

엡스타인-바바이러스는 감염성 단핵구증을 유발하는 것으로 흔히 알려져 있다.

미국의 시사 화보 잡지 〈라이프〉는 이 소식을 '암이 감염병일지도 모르는 새로운 증거New Evidence That CANCER MAY BE INFECTIOUS'[92]라는 제목의 표지 기사로 보도했다. 라우스는 주류로 인정받지 못하고 무시당하다가, 결국 이를 발견한 지 50년도 더 지난 1966년에 노벨상을 받았다.* 이후에는 간에 염증을 일으키고 간암으로 발전하는 B형 및 C형 간염바이러스, 자궁경부암을 유발하는 인유두종바이러스 등 암을 유발하는 다른 바이러스도 발견되었다.

게다가 1984년, 두 명의 호주 의사 배리 마셜Barry Marshall과 로빈 워런Robin Warren이 위 내에서 위암으로 발전할 수도 있는 염증을 일으키는 '헬리코박터 파일로리균'을 발견하면서 상황은 더욱 복잡해졌다.** 마셜은 세균이 위염의 원인임을 증명하고 코흐의 가설을 만족시키기 위해 대량의 헬리코박터 파일로리균을 배양액에 섞어 마시는 대담한 실험을 감행했다.[93] 그는 수일 내에 심하게 앓아누웠으며 구역, 구토, 발열에 시달렸다.

내시경 생체검사를 통해 마셜의 위에 헬리코박터 파일로리균이 가득하며 위염과 위궤양이 생겼다는 사실이 확인되었다. 지금까지는 미생물이 아니라 스트레스가 원인이라고 여겼던 질병들이었다. 마셜은 항생제 덕분에 완전히 회복했다. 이제는 세균까지 암의 원인이라는 게 증명된 셈이었다. 암의 이질성은 대항하기 어렵게만 보였고, 암의

*
라우스는 발견부터 노벨상을 수상하기까지의 기간이 가장 긴 수상자라는 기록을 가지고 있다. 그의 발견은 1911년이었고, 노벨상 수상은 이로부터 55년 후였다. 그는 허긴스와 공동 수상했다.

**
마셜과 워런은 이 발견으로 2005년 노벨상을 받았다.

원인과 치료제를 찾겠다는 목표는 점점 더 멀어지는 듯했다.

분자 기반

바이러스가 암을 유발할 수 있다는 놀라운 사실은 여러 새로운 연구에 불을 지폈다. 그리고 결국에는 본질부터 다른 수많은 유형의 암이 어떻게 촉발되는지에 관한 가장 강력한 통합 이론이 등장하기에 이르렀다. 1970년, 위스콘신대학교의 바이러스학자 하워드 테민Howard Temin과 매사추세츠 공과대학의 바이러스학자 데이비드 볼티모어David Baltimore*는 라우스육종바이러스를 비롯한 특정 RNA 바이러스가 '역전사효소'라는 이름의 효소를 사용해 RNA를 DNA 사본으로 전환한다는 사실을 독자적으로 밝혀냈다.[94]

이는 평소 우리 세포에서 일어나는 일과는 정반대였다. 일반적인 전사(DNA를 원본으로 해 RNA가 만들어지는 과정 — 옮긴이)에서는 DNA 유전체에서 RNA 메시지를 만들고, 이 메시지가 리보솜으로 이동해 특정 단백질을 생산하라고 지시한다. 테민과 볼티모어의 발견은 곧 역전사효소를 가진 RNA 바이러스라면 RNA 유전 부호를 DNA 사본으로 전환해 숙주 세포의 기존 DNA에 삽입할 수 있다는 뜻이었다. 이것이 바로 특정 RNA 바이러스가 암을 유발하는 방식이었다.

*

테민과 볼티모어는 1975년 레나토 둘베코Renato Dulbecco와 노벨상을 공동 수상했다. 테민은 앞서 1950년대 캘리포니아 공과대학교에서 둘베코의 연구실 소속으로 라우스육종바이러스를 연구했다.

세포의 유전체에 변성을 일으키고, 그렇게 만들어진 세포가 끝없이 분열하는 식이다.

이 과정을 연구하는 데 라우스육종바이러스를 이용한 이유는 이 바이러스만이 네 가지 다른 유전자[95]를 가지고 있었기 때문이다. 범인은 그중 하나인 'Src('사르크'라고 읽는다)'였다. 암을 유발하는 이 종양유전자는 키나아제라는 단백질을 암호화한다. 키나아제는 세포가 반복적으로 분열하도록 촉진하는데, 이는 마치 세포 내부의 전원 버튼을 켜고 증식을 지시하는 모양새다.

또한 Src가 외래 유전자가 아니라는 더 중요한 사실도 발견되었다.[96] 샌프란시스코 캘리포니아대학교의 두 과학자 해럴드 바머스Harold Varmus와 마이클 비숍Michael Bishop이 진행한 연구는, Src유전자가 사실 인간 유전체 및 여러 동물 유전체의 정상적인 일부분임을 밝혀냈다.* 이러한 발견은 종양유전자가 존재하지만 모든 세포에서 활성화되지는 않았을 수 있다는 새로운 이론으로 이어졌다. 이 유전자는 '원종양유전자'라고 불리며,[97] 잠재적으로 돌연변이를 일으켜 종양유전자가 되고 암을 유발할 수 있다.

그렇다면 돌연변이는 어떻게 발생할까? 돌연변이는 운 나쁘게 자발적으로 일어날 수도 있고, 발암물질이나 바이러스, 방사선과의 상호작용을 통해 촉진될 수도 있다. 이로써 적어도 암의 원인을 설명할 공통분모가 마련되었다. 종양유전자가 활성화되면 암이 발생한다. Src를 운반하는 바이러스는 암의 원인이 아니었다. 그저 이동 수단으

*
비숍과 바머스는 이 발견으로 1989년 노벨상을 받았다.

로써 여기저기 간섭하기 좋아하는 유전자를 정상 세포에 데려오고, 종양유전자를 활성화시켜 무분별한 세포 분열을 촉진할 뿐이었다.

그러나 여기서 끝이 아니다. 안암의 일종인 망막모세포종에 관한 여러 연구에서는 정상 상태에서 세포 분열을 억제하는 또 다른 유형의 유전자인 종양억제유전자(항암유전자로도 알려져 있다)의 중요성이 밝혀졌다. 만약 억제유전자가 돌연변이를 일으켜 비활성화된다면 기존의 신호나 억제력이 사라지므로, 이 또한 세포의 증식을 촉진할 수 있다.[98] 인간 유전체라는 큰 그림을 원종양유전자와 종양억제유전자가 긴밀하게 통제하면서, 정상 상태에서 건강한 성장의 범위 내로 세포 분열을 제한하는 모양새였다. 그러나 만약 변이가 발생해 어느 한쪽에 기능부전이 생긴다면, 다시 말해 종양유전자가 활성화되거나 종양억제유전자가 비활성화된다면, 기하급수적인 암성 세포 성장이 뒤따라 나타났다.

1980년대에는 ras, myc, neu 등의 종양유전자 100개 이상과[99] p53,* VHL, APC 등의 종양억제유전자가 발견되었다. 이처럼 눈에 띄게 지식이 늘어나면서 여러 국면에서 즉각 승리를 거둘 수 있었다. 예컨대 종양억제유전자 BRCA1과 BRCA2가 발견되면서 유방암에 취약한 여성을 파악할 수 있게 되었다. 유전자 어느 한쪽에 돌연변이가 발생해 억제력이 사라지면, 공격적인 유방암 또는 난소암이 발달할 가능성이 커진다. 이 경우 평생 발암 확률이 50~80%에 이른다. 이

* p53은 인간이 걸리는 암의 최대 50%에 관여하는 것으로 추정된다. 그러나 대다수의 암은 다원 유전성이어서 한 가지 유전자가 아니라 여러 유전자의 돌연변이로 발생한다.

발견 덕분에 여성들이 다양한 유방암 예방요법을 선택할 수 있게 되었다. 오늘날 수많은 여성이 타목시펜을 사용하거나, 유방조영술 대신 더 민감한 유방 MRI 검사를 받거나, 유방암이 발병할 가능성을 완전히 제거하기 위해 예방적 유방절제술을 고려한다.

종양유전자와 종양억제유전자를 이해하게 되자, 종양전문의들은 드디어 무차별적으로 세포를 죽이는 전통적인 화학요법에서 벗어나 특정 분자를 표적으로 노릴 수 있게 되었다. 1984년에는 단백질의 일종인 사람 표피성장인자수용체2를 암호화하는 새로운 종양유전자 HER2가 식별되었다. 유방암 중에서도 이 종양유전자가 관여하는 약 20~30%에서는 세포에서 HER2 단백질이 비정상적으로 많이 발견되었다. 종양전문의 데니스 슬라몬Dennis Slamon과 미국 생명공학기업 제넨텍의 과학자 악셀 울리히Axel Ullrich가 선봉에 서서 세포의 HER2 단백질에 결합해 이를 차단하는 단클론항체를 만들어내기 위해 애썼다.[100] 이들의 노력은 1998년 새로운 유방암 치료제인 '허셉틴(트라스투주맙)'으로 결실을 맺었다.

금세기에는 특정 분자를 표적으로 하는 새로운 암 치료제가 수십여 가지 출시되었다. 만성 골수성 백혈병 치료에 쓰이는 글리백(이마티닙), 다발골수종에 쓰이는 벨케이드(보르테조밉), 두경부암에 쓰이는 얼비툭스(세툭시맙), 폐암과 췌장암에 쓰이는 타세바(엘로티닙) 등이 여기에 포함된다. 이러한 약물에는 대체로 이전에 쓰이던 화학요법제에 흔히 뒤따랐던 끔찍한 부작용이 나타나지 않는다. 2005년에 시작해 2018년까지 이어진 대규모 프로젝트 '암 유전체 지도(TCGA)'는, 가장 흔하고 치명적인 암 30가지 이상을 대표하는 1만 개 이상의 종양에 관한 완전한 유전체 서열을 밝히는 것을 목표로 진행되었다. 전 세계 과학자들은 이 본격적인 연구를 통해 암의 기반이 밝혀지고, 새롭고 효과적인 약물이 다수 등장할 것이며, 나아가 맞춤 의학의 미래를 예고할 수도 있으리라고 예상했다.

그러나 안타깝게도 기대와는 다른 상황이 펼쳐졌다. 앞서 언급한 신약들이 등장하기는 했으나, 암의 분자 기반은 알면 알수록 우리에게 돌파구를 알려주기보다는 찬물을 끼얹었다. 암이 상상했던 것보다 훨씬 더 복잡하다는 사실을 알게 되었기 때문이다. 이제는 암이 발생하는 원인을 한 가지로 통합해서 설명할 수 있게 되었으나, 대다수의 암을 유발하는 돌연변이는 너무나 다양했다. 이를 치료 목적으로 활용하기까지는 수십 년이 걸릴 것이다.

대다수의 암은 한 가지가 아니라 다수의 유전적 이상으로 발생한다. 예컨대 췌장암에서는 12가지 이상이 발견된다.[101] 수십 혹은 수백 가지 유전 변이가 나타나는 암도 많고, 같은 종류의 암에서도 종양마다 다른 유전 변이가 나타나기도 한다. 임상적으로 동일한 두 환자의 유방암에서 완전히 다른 유전자 돌연변이가 두드러질 수 있다는 뜻이다. 2006년 유방암과 결장암을 대상으로 한 어느 연구에서는 서로 다른 189가지 유전자 돌연변이가 발견되었으며, 종양마다 평균 돌연변이 개수는 11개였다.[102]

게다가 종양 하나를 이루는 세포들 사이에서도 유전적 일관성이 나타나지 않는 경우도 종종 있다. 예컨대 난소암 종양 하나에서 서로 인접한 세포들만 해도 공통 변이 하나 없이 다양한 유전 돌연변이가 나타날 수 있다. 이를 가리켜 '종양 내 이질성'이라고 한다. 단일 세포가 수백만 번 복제되며 자라나 종양이 되기에, 그 종양의 모든 세포가 동일할 것이라는 옛날 옛적의 아이디어는 이제 지나치게 단순하고 순진한 가설이었음이 증명되었다.

우리는 암 앞에서 겸손해질 수밖에 없다. 2002년 〈뉴잉글랜드 의학저널〉에서 과학자 윌리엄 한William Hahn과 로버트 와인버그Robert Weinberg는 이렇게 썼다. "암의 분자 기반에 관한 지금까지의 실제 연구 과정은 실망스럽다. 인간 암의 분자를 분석할수록 각 암세포에 작용하는 소수의 유전적·생화학적 결정 요인이 밝혀지기보다는, 그러한 요인들이 이루는 당황스럽도록 복잡한 배열이 드러나고 있다."[103]

암에 관해 더 많은 것이 밝혀질수록 더 놀라운 사실이 드러나고 있다. 암은 종양유전자, 호르몬, 혈관신생, 유전학, 바이러스, 세균, 발암물질 등의 영향을 받는 정교한 생태계를 구성하며 자라난다. 분자표적이 등장한 이후에도 아직까지 수많은 암이 정복되지 않았다. 이러한 발전 덕분에 획기적인 돌파구를 몇 차례 찾아내기도 했지만, 너무 많이 진행된 악성종양을 치료하는 데는 여전히 그 모든 부작용을 감내하며 화학요법을 주로 사용하고 있다.

한마디로, 우리에게는 여전히 암과 맞서 싸울 새로운 무기가 필요하다.

다행히도 어떤 무기는 손만 뻗으면 닿을 거리에 있다. 이 무기는 위대한 전망을 품고 있지만, 사실 그 바탕에는 거의 한 세기 동안 허풍이나 다름없는 소리라며 조롱받던 아이디어가 있었다.

돌팔이, 용기, 희망

1891년, 윌리엄 콜리William Coley[104]는 뉴욕의 28세 신출내기 외과의사였다. 하버드 의과대학을 졸업한 그는 남부럽지 않은 성공을 이룰 수 있을 것처럼 보였다. 그러나 콜리는 탄탄대로를 따라 걷지 않았다. 그가 초기에 담당했던 환자 중에는 예쁘고 생기발랄한 17세 여자아이 엘리자베스 더실Elizabeth Dashiell이 있었는데, 그는 이후 수년 동안 콜리에게 지대한 영향을 미치며 인생의 경로를 바꿔놓았다.

더실은 당시 미국 석유 산업을 독점하다시피 한 기업인 스탠더드 오일 창립자의 아들 존 록펠러 주니어John Rockefeller Jr.와 친한 사이였다. 두 사람은 공개적으로 연인은 아니었으나, 수많은 편지를 주고받았으며 둘이서만 마차를 타고 산책을 다닐 정도로 마음 맞는 친구였다. 안타깝게도 더실의 손에는 드문 유형의 육종이 자라나고 있었다. 콜리는 네 차례 수술을 진행했고, 결국 더실의 손을 절단하기에 이르렀다. 하지만 때는 이미 늦은 뒤였다. 콜리가 "내가 본 그 어떤 종양보다 심한 악성"[105]이라고 묘사했던 더실의 암은 이미 전신에 퍼져 있었고, 곧 그는 숨을 거두었다.*

더실의 죽음에 크게 영향을 받은 콜리는 이 젊은 여성을 죽음으로 몰고 간 드문 질병을 연구하겠다고 결심했다. 그는 근무하던 병원의 기록을 뒤적이며 이와 같은 종류의 암을 앓았던 환자가 있는지 살펴

*

이 사건은 더실과 매우 가까웠던 록펠러 일가가 암 연구에 헌신하는 시발점이 되었으며, 1901년 록펠러의학연구소를 설립하는 계기 중 하나이기도 했다.

보았다. 그리고 7년 전 이곳에 입원했던 31세 독일계 이민자[106] 프레드 스타인Fred Stein의 사례를 보고 호기심을 느꼈다. 스타인의 목에는 주먹만 한 크기의 거대한 육종이 자라고 있었다. 그를 담당했던 의사 윌리엄 불William Bull은 3년간 네 차례 수술을 하며 종양을 완전히 제거하려 했으나 실패했다. 암이 계속 끈덕지게 자리를 지키는 통에 불은 '아무런 희망도 없다'[107]라고 생각할 정도였다. 더는 그를 위해 해줄 수 있는 게 없었다.

마지막 수술 이후, 스타인의 수술 부위에 화농성연쇄상구균으로 인한 심각한 단독(세균에 감염되어 피부가 빨갛게 부어오르는 피부질환 — 옮긴이) 감염이 일어났다. 스타인은 고열에 시달렸으며 죽기 직전까지 내몰렸다. 그런데 여기서 기적 같은 일이 일어났다. 감염에 호되게 당하고 있을 때 잔류 암이 줄어들기 시작한 것이다. 열은 치솟았다가 가라앉기를 반복했는데, 고열이 정점에 달할 때면 종양이 부드러워지더니 조금 더 작아지는 것처럼 보였다. 4개월 이상 면밀한 관찰을 받던 스타인의 열이 드디어 가셨을 때, 담당의 불은 종양이 사라졌다는 걸 발견했다. 잔류 암의 흔적도 보이지 않았다.

스타인은 어떻게 완치되었던 것일까? 그 이유에 대해서는 아무도 정확히 알지 못했지만, 어떻게든 자가 치유가 일어난 것 같았다.

콜리는 말기 암 환자가 설명할 수 없는 방식으로 자가 치유되었다는 스타인의 이야기에 푹 빠졌다. 아마 스타인에게 나타났던 고열이 그의 완치에 박차를 가했던 듯했다. 콜리는 암이 재발하지는 않았을지 궁금했다. 확실히 가능성 있는 이야기였다. 스타인은 아직도 살아있을까? 콜리는 스타인의 근황이 궁금했지만, 아쉽게도 스타인의 현재 주소는 남아 있지 않았다. 그를 찾을 길이 없었다.

하지만 콜리는 불굴의 의지로 직접 스타인을 찾기 시작했다. 아무런 단서도 없고 스타인이 살아 있다는 확신도 없었지만 상관없었다. 콜리는 뉴욕 로어이스트사이드의 여러 공동주택을 돌며[108] 집집마다 문을 두드리고 지나가는 사람을 붙잡아가며 물어보았다. 그의 수색은 몇 주가 계속되었다.

그러던 중 마침내 콜리는 스타인을 찾아냈다.

콜리는 그의 아파트로 찾아갔다. 스타인은 지난 수술이 남긴 목의 흉터가 두드러져 보이긴 했으나[109] 여전히 건강하게 살아 있었다. 콜리가 스타인을 데리고 담당의였던 불을 찾아가자, 불은 자신이 수술했던 환자가 맞으며 말기 암 진단을 받고도 살아난 사람임을 확인해 주었다. 콜리는 스타인이 앓았던 감염과 고열이 암을 극복할 수 있었던 열쇠라고 확신하게 되었으며, 어쩌면 세균이 직접 종양을 공격했을지도 모른다고도 생각했다(하지만 이는 틀린 생각이었다).

여기서 콜리는 대담한 새 전략을 떠올렸다. 바로 또 다른 육종 환자를 찾아 그 환자에게 화농성연쇄상구균을 고의로 감염시키고 단독을 일으켜 같은 치료 효과를 재현한다는 전략이었다. 이후 보고서에서 콜리는 이렇게 기록했다. "만약 단독이 … 명백한 육종 사례를 치유할 수 있다면 … 유사한 사례에서도 단독을 인위적으로 만들면 동일한 양성 작용이 나타나리라고 가정하는 게 맞을 듯하다."[110]

여기서 그가 '양성'이라는 단어를 사용했다는 점은 다소 의아하다. 환자를 해하지 않겠노라고 선서하는 의사가 치명적인 세균을 환자에게 감염시킨다는 게 얼마나 위험한 일인지 모를 리 없기 때문이다.

하지만 콜리는 자신의 생각이 터무니없어 보일지 몰라도 절박한 말기 환자들에게는 합리적인 선택지가 될 수 있다고 생각했다. 그는 적합한 첫 사례를 찾으면 접종을 시도하기로 결심했다.[111]

오래지 않아 콜리는 환자를 찾을 수 있었다.[112] 1891년 5월, '시뇨르 졸라Signor Zola('졸라 씨'라는 뜻)'라고만 기록된 이탈리아 출신의 35세 남성이 콜리를 찾아왔다. 졸라에게는 말기 경부 육종이 있었다. 그는 각기 다른 네 개의 연구실에서 키운 세균을 접종하는 데 동의했다. 그러나 콜리가 필수 요소라고 생각했던 고열 반응이 접종 이후에도 나타나지 않았다. 독성이 더 강한 세균을 추가 접종했으나 이번에도 소용이 없었다. 낙담한 콜리는 유럽을 여행하던 동료[113]에게 베를린으로 가서 코흐를 만나달라고 부탁했다. 미생물의 대가인 코흐라면 단독을 일으키는 가장 강력한 세균 표본을 자신에게 기꺼이 내어줄지도 모른다고 생각했다.

코흐는 콜리의 부탁을 들어주었다. 코흐는 콜리의 친구를 통해 치명적인 균주를 보내주었고, 콜리는 이를 즉시 졸라의 목에 직접 주사했다. 곧 졸라는 심하게 앓아 누웠다. 고열이 40.5℃까지 치솟았다. 졸라의 목숨이 위태로울 만큼 위험한 요법이었지만, 곧 종양의 크기가 확연이 줄어들었다. 2주 후 졸라가 감염에서 회복했을 때 종양은 완전히 사라지고 없었다.

콜리가 해냈다. 발열을 유도해 신체에 모종의 충격을 가하고 악성 종양을 몰아내는 식으로 환자를 치료한 것이다.

그는 이것이 놀랍고도 새로운 발견이라고 생각하고 이를 발전시키는 데 전념했다. 하지만 다른 암 환자 12명에게도 세균 접종을 시도했으나,[114] 결과는 일관적이지 않았다. 환자 네 명에게서는 긍정적인 반응이 나타났으나, 다른 두 명에게는 죽음을 재촉한 꼴이 되었다. 수많은 의사가 콜리의 방식을 회의적으로 바라보았으며, 심지어는 조롱하는 이들도 있었다. 이를 증명되지 않은 방식이라고 생각하기도 했고, 그가 보고한 성공 사례를 직접 재현할 수 없었기 때문이기도 했다.[115]

그러나 콜리는 굴하지 않았다. 1899년, 콜리는 가열 사멸한[116] 세균성 유기체 혼합물을 만들어 '콜리 독소'라고 이름 붙이고, 제약회사 파크-데이비스 앤드 컴퍼니를 통해 상업적으로 판매했다. 수십 년 동안 수백여 명의 환자들에게 이 독소를 사용했으나 다양한 결과가 돌아왔다. 어떤 환자는 종양이 줄어들거나 증상이 나아지기도 했지만, 또 다른 어떤 환자는 치료하기 힘든 감염이 생겨 상황이 훨씬 악화되기도 했다. 많은 의사는 콜리 독소가 방사능이나 이후의 화학요법 등 더 예측 가능한 요법에 비해 불안정하고 신뢰할 수 없다고 보았다. 콜리는 수십 년간 가혹한 비난과 경멸에 시달리면서도 자신의 요법을 쉼 없이 홍보했다.[117] 콜리 독소는 1952년까지 판매되었으나,[118] 1960년대 들어서는 FDA와 미국 암협회가 이 약물의 유효성을 부정했다. 수십 년이 지난 뒤 이루어진 소급 평가에서는 콜리가 의사로 일한 40년간 1000명 이상의 환자에게 세균주사요법을 사용했으며,[119] 그중 최대 500명의 종양이 어느 정도 줄어들었다고 주장했다.

콜리의 연구는 처음 시작부터 장장 한 세기 동안 인정과 무시의 경계선에서 줄타기를 하며 종양학이라는 영역 끝자락에 매달려 있었다. 하지만 오늘날 콜리는 대담하게 환자를 고의로 감염시켜 자신도

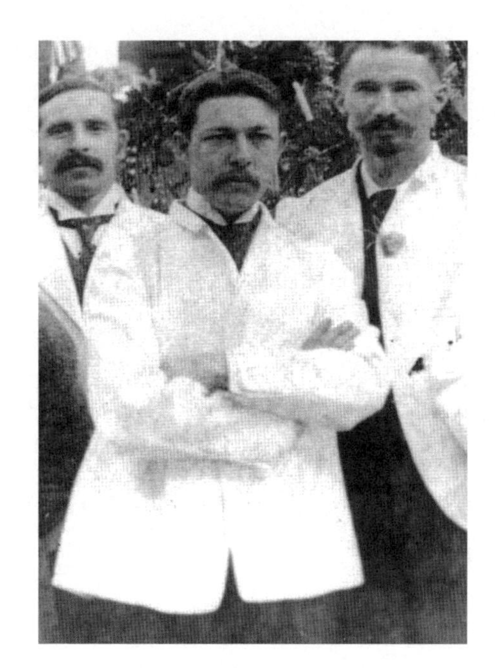

윌리엄 콜리, 1892년 촬영

모르게 면역체계가 암을 공격하도록 만든 일종의 예언자로 여겨진다. 20세기에는 면역체계가 암을 이물질로 인식하지 못하고 무시한다는 게 통설이었다. 이는 당연한 전제처럼 보였다. 악성 세포는 정상 세포에서 자라나기 때문이다.

하지만 반드시 그런 것은 아니었다.

면역요법의 전망

콜리가 문을 연 종양학의 이 하위 분야는 오늘날 '암 면역요법'으로 알려져 있다. 대체로 암 면역요법이라 하면, 면역체계가 암을 치료하기 위해 동원하는 모든 수단을 가리킨다. 대다수의 다른 세포와 마찬가지로, 암세포에도 외부 환경에 노출되는 표면에 독특한 단백질 또는 항원이 드러나 있다. 그리고 이것은 항체를 비롯한 다른 단백질과 결합할 수 있다. 이것이 면역요법이 가능한 까닭이다. 암세포는 돌연변이를 일으키고 화학요법 약제를 회피하는 능력을 기를 수 있다. 하지만 면역체계 역시 적절한 자극을 받으면 다양한 적군의 위협에 발맞춰 진화하고 적응할 수 있으므로 암세포가 피해갈 수 없다. 이 핵심 사실 덕분에 면역요법은 암을 해결할 매혹적인 방법으로 떠올랐다.

그러나 콜리의 아이디어는 1970년대 중반 미국 국립암센터의 외과 의국장 스티븐 로젠버그Steven Rosenberg가 다시 한번 숨결을 불어넣은 후에야 비로소 수면 위로 떠올랐다. 그전까지는 여전히 배척의 그림자 속에 숨어 있었다. 신기할 정도로 콜리와 비슷한 이야기를 지나온 로젠버그는 레지던트였던 28세에 놀랍고 불가해한 방식으로 암에서 회복한 환자 한 명을 만났다. 제임스 단젤로James D'Angelo라는 이름[120]의 이 환자는 로젠버그에게 담낭 수술을 받을 예정이었다. 그런데 알고 보니 그는 11년 전인 1958년에 전이성 말기 위암을 앓았다가, 수술 후 심각한 감염을 겪으며 희한하게도 암이 사라졌다고 했다. 로젠버그는 담낭 수술을 실시한 다음, 환자의 간과 복부를 면밀히 살펴보았다. 기록에는 1958년 여러 전이종양으로 장기가 갈기갈기 찢겨 있었다고 되어 있었지만, 실제로는 암의 흔적조차 찾을 수 없었다.

로젠버그 또한 콜리와 마찬가지로 암이 자연적으로 사라졌다는 이 남자의 이야기에 완전히 사로잡혔다. 그러나 8년 가까이 되는 세월을 사이에 둔 두 의사에게는 큰 차이점이 하나 있었다. 콜리와는 다르게, 로젠버그는 면역체계를 이해하고 있었다는 것이다. 로젠버그는 면역체계에 속한 T세포가 암세포를 이물질로 인식하고 죽일 수 있다고 생각했다. 다만 종양마다 너무 다르고 새 항원을 드러낸 악성 세포가 가득하기 때문에 활성 T세포가 제 역할을 다할 때가 드물다고 믿었다. 암과 면역체계가 전투를 벌인다면 암은 수백만 규모의 강력한 군대를 이끌고 나오지만, 면역체계에는 비교적 적은 수의 T세포 보병들밖에 없는 셈이다.

로젠버그는 이 가설을 바탕으로 새로운 요법을 구상했다. T세포의 성장을 촉진하는 시토카인 IL-2를 이용해 환자의 T세포 활동을 과열시키려는 계획이었다. 환자에게 IL-2를 직접 투여할 수도 있었고, 환자의 T세포를 추출[121]한 다음 IL-2를 사용해 수백만 배 증식시킨 뒤 다시 환자의 신체에 주입할 수도 있었다. 아군에게 거대한 지원군을 쏟아부으며 암을 상대로 형세를 역전시키려는 계획이었다.

로젠버그의 아이디어는 1980년부터 1984년까지 4년간 실패를 거듭했다. 그는 66명의 환자에게 이 요법을 시도했으나,[122] 아무도 효과를 보지 못하고 전원이 사망했다. 그러다 1984년 11월, 로젠버그는 전이성 말기 흑색종을 앓던 여성 해군 린다 테일러Linda Taylor를 치료했다. 테일러의 의료 기록에는 '사망 임박'이라는 도장이 찍혀 있었다. 그는 테일러의 T세포를 실험실에서 수십억 배 증식시켜 다시 환자의 혈류에 주입했다. 그다음 그의 면역체계가 과하게 구동되기를 바라며, IL-2를 일반적인 용량보다 많이 반복 접종했다.[123]

효과가 있었다. 테일러의 종양은 이후 4개월에 걸쳐 작아지더니 결국 사라졌다.

로젠버그는 이 성공으로 잠시간 의료계의 유명 인사가 되었다. 그는 〈뉴스위크〉 표지[124]에 실렸으며, 〈피플〉 매거진의 '1985년 요주의 인물 25명' 중 한 사람으로 선정되었다. 그러나 로젠버그의 치료는 일관된 성공을 거두지는 못했다. 그는 암을 정복하지 못했으나 면역체계의 T세포가 암을 무찌르는 데 도움이 될 수 있다는 중요한 원칙을 확인해주었다. 물론 항상 그런 건 아니었다. 게다가 보강 세포 수십억 개를 밀어 넣는 조력이 없으면 이마저도 불가능한 듯했다.

T세포가 일부 암세포를 이물질로 인식할 수 있으면서도[125] 왜 모든 암세포를 인식하지는 못하는 걸까? 적어도 더 자주 인식할 수는 없는 걸까? 암이 면역체계를 회피하는 방식에 관해서는 아직 더 연구하고 파악해야 할 것이 한참 남아 있었다.

텍사스 토박이 과학자 짐 앨리슨Jim Allison의 연구는 이 질문들에 어느 정도 해답을 제시해주었다. T세포를 면밀히 연구한 끝에 앨리슨은 세포막에 자리하는 핵심 단백질인 T세포 수용체를 밝혀냈다. 과학자들은 항원이 자연스레 T세포 수용체와 결합해 이를 활성화시키고 면역체계의 공격을 개시할 것이라고 생각했으나, 실제로는 그렇게 간단하지 않았다. 핵심 역할을 담당하는 또 다른 세포막 단백질이 있기 때문이다. 그중 하나인 CD28까지 활성화되어야 세포를 자극할 수 있었다. 반대로 또 다른 단백질 CTLA-4는 세포에 비활성화 신호를 보내 면역체계를 억제했다.

신체는 오늘날 '관문'이라고 불리는 안전 메커니즘을 갖춰 면역체계가 과잉 반응을 일으키지 않도록 예방하는 방향으로 진화해왔다. 이제 면역체계에 관한 훨씬 더 복잡한 전망이 떠오르기 시작하고 있었다. T세포를 활성화해 외래 항원을 공격하려면, 여러 자극 단계를 수행하는 동시에 억제 신호를 없애야만 했다.

그러다 앨리슨과 연구진이 수행한 실험에서 충격적인 사실이 새롭게 드러났다. 실험쥐의 암세포[126]가 억제 단백질인 CTLA-4를 자극하는 신호를 보내고 있다는 것을 밝혀낸 것이다. 암세포는 CTLA-4를 자극하는 신호를 생성해 면역체계의 공격 구동을 억제하는 식으로 진화했다. 이는 혈관을 끌어당기기 위해 혈관내피 성장인자를 표출하고, 미세 환경을 자신에게 유리한 방향으로 바꿨던 것과 마찬가지였다. 여기서 앨리슨은 T세포의 CTLA-4 수용체와 결합할 항체를 만들어내 CTLA-4의 억제 기능을 차단하고 면역체계가 전력으로 암을 상대할 수 있도록 만드는 방법도 가능할 수 있음을 깨달았다.

1996년, 앨리슨은 이 아이디어를 그대로 실행에 옮겼다. 앨리슨이 만든 CTLA-4 억제 항체[127]는 실험쥐의 암을 치료하는 데 성공했다. 항체를 투입하자 실험쥐의 자체 면역체계가 크게 활성화되더니, 종양이 없어질 때까지 공격을 가했다. 앨리슨은 사람을 대상으로 CTLA-4 억제제를 시험하고 시장에 출시할 의사가 있는 제약회사를 찾아내는 데 수년이 걸렸지만, 결국에는 성공했다. 2011년, FDA가 최초로 승인한 관문 억제제 여보이(이필리무맙)가 흑색종 치료제로 출시되었다.

한편 면역 반응을 잠재우는 또 다른 관문 단백질이 발견되어 PD-1이라고 불리게 되었다.* 2014년에는 PD-1을 차단하기 위한 두 가지 신약, 옵디보(니볼루맙)와 키트루다(펨브롤리주맙)가 흑색종과 폐암 치료제로 승인을 받았다. 2015년에는 전이성 말기 흑색종을 앓으며 간과 뇌에도 종양이 생긴 91세 전 미국 대통령 지미 카터Jimmy Carter[128]가 일련의 방사선 치료 이후 키트루다 치료를 받았다. 3개월 만에 모든 종양이 사라졌고, 카터는 완치되었다.

곧 더 많은 성공이 뒤를 이었다.

과학자들은 환자 고유의 종양세포가 외부에 드러내는 항원을 특정해 인식하는 T세포 표면 수용체를 개발했다.[129] 이는 부수적인 피해를 최소화하고 암세포만을 공격하는 지능형 레이저 유도 폭탄을 개발한 것과 마찬가지였다. 이를 실현하려면 병을 일으키지 않는 비병원성 바이러스를 전달 매개로 새로운 유전적 지시를 T세포에 입력하고, 디자이너 단백질인 키메라항원수용체(CAR)를 생산하도록 유도해야 한다. 이 수용체가 '키메라'라고 불리는 이유는 어떤 부분에서는 종양 항원을 인식하는 항체이면서, 또 어떤 부분에서는 T세포 수용체 단백질이기 때문이다. 현재는 이를 사용한 요법을 가리켜 'CAR-T세포 치료'라고 한다.

오늘날에는 환자의 혈액 표본을 연구실에 보내면 2주 내로 해당 암세포의 유전체를 분석하고 고유한 표면 단백질을 파악한다. 그러면 이 단백질을 만드는 데 어떤 DNA 서열이 필요한지 판단할 수 있다. 이 DNA를 바이러스 매개체를 통해 T세포에 전달하면, T세포는 해당 암세포를 표적으로 삼아 공격할 키메라항원수용체를 생성한

*

2018년, PD-1을 발견한 앨리슨과 혼조 다스쿠本庶佑는 노벨 생리의학상을 공동 수상했다.

다. 이러한 맞춤형 CAR-T세포를 수십억 개까지 증식시키고 다시 환자에게 주입하면 종양을 찾아내 파괴할 수 있다. CAR-T세포는 '살아 있는 약물'이라고 불리는데, 체내에서 증식하고 수년간 순환계에 남아 있으므로 같은 항원을 표출하는 종양세포가 재발하더라도 이를 공격할 수 있기 때문이다. 어쩌면 완화가 무기한 이어질 수도 있다.

2012년에는 CAR-T세포 치료의 임상시험 하나가 전 국민의 심금을 울리기도 했다. 가장 먼저 시험에 참가한 환자이자 말기 백혈병에 시달리던 6세 여자아이 에밀리 화이트헤드Emily Whitehead[130]가 펜실베이니아대학교에서 의사 칼 준Carl June에게 치료를 받고 극적으로 완치한 것이다. 에밀리와 에밀리의 부모는 TV 프로그램 〈굿모닝 아메리카Good Morning America〉에 출연해 인터뷰했으며, 켄 번즈Ken Burns가 촬영한 암 관련 다큐멘터리에서도 에밀리의 이야기를 다루었다. 2017년에는 급성 림프구성 백혈병 치료제로 FDA의 승인을 받은 킴리아(티사젠렉류셀)와 미만성거대B세포림프종 치료제로 승인을 받은 예스카타(엑시캅타진 실로류셀)를 CAR-T세포 치료 약물로 사용할 수 있게 되었다.

CAR-T세포요법은 한때 공상과 꿈에 불과했던 개인 맞춤형 암 백신을 현실로 만들어주었다. 아직은 면역요법 혁명이 막 일어나기 시작한 단계이며, 이 요법이 모든 암에 효과를 보이는 것도 아니다. 하지만 면역학자들은 연구에 매진하고 있으며, 이제 T세포를 넘어 대식세포 등의 백혈구까지 연구를 확장하고 있다. 나아가 '순환 종양 DNA(CT-DNA)'라는 이름의 새로운 액체 선별검사가 등장하면서 암 검사의 혁신을 예고하고 있다. 절묘한 민감성을 자랑하는 이 검사는 혈류에 떠돌아다니는 암세포 DNA를 감지할 수 있다. 암은 물론이며 치료 후 재발하는 암까지 검사할 수 있고, 때로는 암의 유전체까지 완전하게 포착한다. 그러므로 여기서 얻은 정보를 지침으로 활용해, 암세포가 체내에서 종양을 형성할 수준이 되기 전부터 CAR-T세포요법을 사용하는 방법도 구상해볼 수 있다.

지미의 귀환

1997년, 지미펀드 개발부 사무실에서 근무하던 캐런 커밍스Karen Cummings는 기부금과 함께 편지가 든 봉투 하나를 열었다.[131] 발신인인 필리스 클로슨Phyllis Clauson이라는 이름의 여성은 자기가 그때 그 지미의 여동생이며 지미가 이제 61세라는 소식을 알려왔다. 다나-파버 암센터의 전 직원은 지미가 다른 소아암 환자와 마찬가지로 오래 전 사망했으리라고 생각하고 있었다. 커밍스는 더 많은 이야기를 듣기 위해 클로슨에게 전화를 걸었다. 곧 누군가 커밍스에게 전화를 걸어 음성 메시지를 남겼다. "제가 지미입니다. 저를 찾고 계신다고 들었는데요."

커밍스는 에이나르를 만나 메인주 뉴스웨덴에 위치한 그의 자택에 방문했다. 이곳에서 에이나르는 병원에서 보스턴 브레이브스 선수에게 받은 유니폼을 커밍스에게 보여주었다. 그는 지미펀드를 성공적으로 출범시킨 1948년의 운명적인 라디오 프로그램을 이야기하면서, 그가 치료와 후속 조치를 받기 위해 하루 종일 차를 타고 보스턴을 오가던 때를 회상했다. 에이나르는 키가 약 195.5cm[132]까지 자라났으며, 고등학교에서 만난 첫사랑과 결혼해 슬하에 세 딸을 두었고, 건설회사를 설립해 성공적으로 이끌었다. 1953년 야구팀 브레이브스가 보스턴을 떠나 밀워키로 옮겨가면서 에이나르는 보스턴 레드삭스의 팬이 되었다.

1998년에는 〈트루스 오어 컨시퀀시스〉의 전 진행자 에드워즈가 레드삭스의 홈구장인 펜웨이 파크에서 열린 야구 경기에서 직접 에이나르를 만나 방송 50주년을 축하했다. 미국의 일간 신문 〈보스턴 글로브〉 기자가 에이나르에게 분명 관중이 박수갈채를 보낼 텐데 기분이 어떠냐고 물어보자, 그는 이렇게 대답했다. "예전에도 받아본 적 있습니다. 1948년 브레이브스 경기에서 제게 박수를 보내주셨죠. 저도 관중들에게 손을 흔들어 인사했습니다."[133] 에이나르는 1999년 지미펀드의 명예 이사장에 이름을 올렸다. 그는 2001년 65세의 나이에 뇌졸중으로 세상을 떠났다.

1971년 암과의 전쟁을 선포한 이후로 암을 연구하고 예방하는 데 들어간 기금은 1000억 달러(약 128조 원)가 넘는다.[134] 암으로 인한 사망자 수는 1991년 정점을 찍은 이후로 계속 감소하고 있다. 1990년대부터 2010년대에 이르기까지 유방암 사망자는 25%, 결장암 사망자는 45%, 전립선암 사망자는 68% 감소했다.[135] 모든 암을 통틀어 5년 생존률은 이제 약 67%다.[136]

싸움은 계속되고 있지만, 종양학의 역사에는 눈부신 성취가 수없이 많이 담겨 있다. 백혈병, 고환암, 호지킨 림프종 등은 한때 여지없이 죽음을 불러왔으나, 이제는 치료 가능한 암이 되었다. 환자가 천수를 누리는 데 방해가 되지 않거나 수명에 최소한의 영향만 미치는 암은 그보다 많다. 이는 만성적이고 관리할 수 있는 병으로 인식되고 있다. 금연 캠페인을 비롯한 예방 노력 역시 수많은 생명을 구했다. 연구원들은 알면 알수록 더 복잡한 암의 분자 기반을 밝혀냈을 뿐만 아니라, 나아가 면역학이라는 다른 과학 분야의 신무기를 활용할 방법까지 고안해냈다. 앞으로 수십 년 안에는 간단한 혈액 검사만으로도 암을 선별할 수 있는 날이 올지도 모른다. 또한 이상이 발견되면 예방적 치료를 이용해 암이 형성되지 못하게 막을 수도 있다.

모든 암을 치료할 방법을 영영 찾지 못한다고 하더라도, 우리에게는 밝은 미래가 기다리고 있다. 점점 더 많은 사람이 암을 진단받은 이후에도 건강하고 오래 살 수 있게 될 것이다. 암 연구 초기 수십 년 동안에는 대개 우연이나 시행착오를 거듭하는 방식으로 결과를 얻어냈으나, 오늘날에는 더 의도적이고 전략적인 방식으로 발전을 일구어내고 있다. 그러므로 우리는 이제 그 어느 때보다도 자신 있게 말할 수 있다. 암 정복은 가능한지 아닌지의 문제가 아니라, 언제 이루어질지의 문제라는 것이 말이다.

6장

외상

전쟁의 유일한 승자는 의학이다

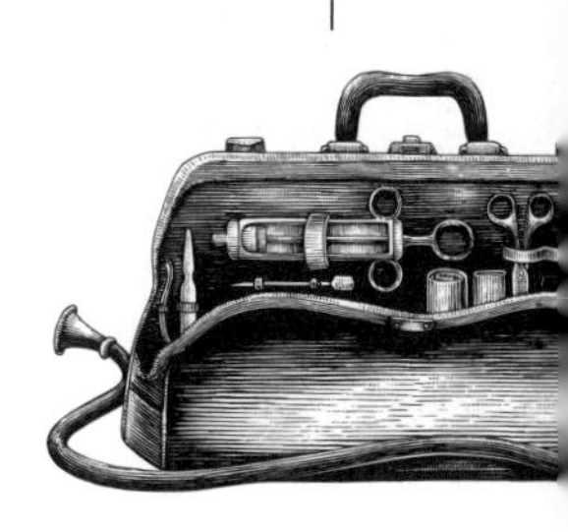

1880년 6월 8일

미국 일리노이주 시카고, 공화당 전당대회

모두 율리시스 그랜트Ulysses Grant가 승리하리라고 생각했다.

미국 남북전쟁의 영웅 그랜트는 잠시 러더퍼드 헤이스Rutherford Hayes 행정부에 자리를 내준 동안 언제라도 다시 대통령직에 복귀하기만을 기다리고 있었다. 그러나 그랜트는 출마에 실패했다. 역사상 가장 길었던 공화당 전당대회 제36차 투표에서 다크호스 후보 한 명이 급부상해 출마권을 따낸 것이다. 제임스 가필드James Garfield가 바로 그 주인공이다. 그는 전당대회 시작 무렵에는 출마를 생각하지도 않았던 인물이었다.[1] 1831년 미국 오하이오주의 가난한 가정에서 태어난 가필드는 어려운 배경을 딛고 일어나 변호사, 대학 총장, 남북전쟁 장군을 거쳐 국회의원 자리에 올랐다. 1880년 대통령 선거에서 민주당 후보 윈필드 핸콕Winfield Hancock을 상대로 승리를 거두고 미국 제20대 대통령이 된 가필드는 통합의 상징이자 나라의 상처를 치유해줄 인물로 여겨졌다. 도금시대(남북전쟁이 끝난 1865년부터 불황이 오는 1893년까지 미국 자본주의가 급속하게 발전한 28년간의 시대 ― 옮긴이)가 시작될 무렵, 바닥부터 올라와 성공한 가필드의 인생 이야기는 엄청난 인기를 끌었다.

1881년 3월 대통령에 취임한 가필드는 미국 정치의 가장 큰 골칫거리 중 하나인 공무원 개혁[2]을 해결하고자 했다. 지난 수십여 년 동안 굳건히 자리를 지킨 엽관제(선거를 통해 정권을 잡은 정당이 관직을 지배하는 정치적 관행 ― 옮긴이)는 정치인이 부하들의 충성심에 따라 제일 좋은 자리나 한직을 선물할 수 있는 일종의 합법적인 부패를 부추기고 있었다. 가필드는 능력에 따라 자리를 맡아야 한다고 생각하는 개혁가들과 발맞춰 걸었다. 그때까지는 '연줄'이라는 악습이 너무나 깊이 뿌리박혀 있어 손을 쓸 수가 없었다.

당시의 엽관제는 마치 암세포가 돌연변이를 일으켜 자기 자신을 보호하듯, 이 체계의 존속에 가장 큰 위협을 가하는 가필드를 공격하기 시작했다. 그 역할을 맡은 사람은 찰스 기토Charles Guiteau였다. 그는 좋은 교육을 받았으나 망상에 가까운 자아도취와 종교적 광신에 빠져 있었다. 기토는 공직에 집착했다. 누구나 백악관을 방문할 수 있던 시절, 그는 주기적으로 백악관에 나타나 가필드의 비서에게 자신을 파리 영사[3]로 임명하라고 요구하며 압박했다. 여러 차례 요구를 거절당하자 그는 가필드를 경멸하기 시작했으며, 그를 암살할 계획까지 세웠다. 그는 자신이 가필드를 없애준다면 부통령 체스터 아서Chester Arthur가 자신에게 감사하며 자기가 원하는 보직을 안겨주리라고 생각했다.

1881년 7월 2일, 가필드는 마차를 타고 워싱턴 D.C.의 볼티모어-포토맥 기차역으로 향했다. 가필드가 경호 없이 역사를 걷고 있을 때, 기토가 등 뒤에서 다가와 불과 1.8m 거리[4]에서 권총을 발사했다.*

총알은 가필드의 오른쪽 어깨를 관통했다. 대통령은 소리를 질렀다. "세상에! 이게 뭡니까?"[5] 기토는 곧바로 다시 한번 방아쇠를 당겼고, 이번에는 가필드의 등에 총알이 박혔다. 가필드는 그대로 바닥에 쓰러졌다.

혼돈 그 자체였다. 기토는 도주를 시도했으나 금세 붙잡혔다. 가필드는 의식을 잃지는 않았지만, 끔찍한 고통을 안은 채 역사 위층의 어느 매트리스 위로 옮겨졌다. 가장 먼저 현장에 도착한 의사 스미스 타운젠드Smith Townsend는 씻지 않은 손으로 대통령 등에 난 총상을 살펴보았다. 총상은 척추에서 오른쪽으로 약 10cm[6] 떨어져 있었다. 관통상은 아니었다. 가필드는 등과 오른쪽 발의 통증을 호소했다.

훗날 대통령의 임상 병력 기록을 담당하게 되는 의사 로버트 레이번Robert Reyburn은 "대통령의 안색은 죽은 사람처럼 창백했고, 맥박도 거의 잡히지 않았으며, 내출혈로 죽어가고 있는 게 명백"[7]하다고 보았다. 총 10명의 의사가 기차역에서 가필드의 상처를 살펴보았으며, 그중에서도 가장 경험이 많은 55세 의사 닥터 윌러드 블리스Doctor Willard

*

기토가 대통령의 일정을 알았던 이유는 신문에 보도되었기 때문이다.

Bliss가 책임을 맡았다.* 블리스는 남북전쟁에서 총상을 처치하며 방대한 경험을 쌓았다. 가필드와도 개인적으로 친분이 있었으나, 한편으로는 오만하기로 명성이 자자한 사람이기도 했다.[9]

블리스는 살균하지 않은 기다란 막대 모양의 넬라톤 더듬자[10]를 대통령의 상처에 넣어 총알을 찾으려 했다. 더듬자의 끝에는 도자기 구슬이 달려 있었다. 도자기가 납으로 만들어진 총알에 닿는다면 검은 자국이 남을 터였다. 블리스는 대통령의 등 깊숙이 더듬자를 밀어 넣고 이리저리 움직이며 총알을 찾아보았으나 헛수고였다. 검사는 끔찍하게 고통스러웠지만, 대통령은 비명 한번 지르지 않았다. 한 의사가 블리스의 공격적인 검사에 반대하고 나섰으나, 블리스는 눈 하나 깜짝하지 않고 이번에는 은으로 만든 유연한 더듬자로 검사를 계속했다. 블리스의 말을 그대로 옮기자면, 그는 더듬자를 "부드럽게 앞쪽 아래로 움직였다가 뒤쪽 아래로 움직여가며 여러 방향을 살펴보면서 총알의 궤적을 더듬었다."[11]라고 했다. 안타깝게도 이 과정에서 블리스는 여러 겹의 체내 조직을 망가뜨렸으며, 훗날 부정적인 결과를 초래할 수 있는 잘못된 통로를 다수 만들어냈을 게 분명했다.

자리에 있던 모든 의사는 가필드가 곧 숨을 거둘 거라고 생각했다. 아무도 그가 그날 밤을 넘길 수 있을 거라고 생각하지 않았다. 1881년 미국의 의료적 처치 기준에는 부합했을지 몰라도, 이날 가필드가 받은 처치는 사실상 모조리 잘못되었다. 일단, 그를 들고 계단을 올라

*
블리스의 부모[8]는 그가 미래에 의사가 되리라고 믿어 의심치 않았기에 이름에 '닥터Doctor'를 넣었다.

매트리스에 옮기는 행위는 척수 부상을 악화할 위험이 있었다. 손을 씻지도 않고 상처에 손가락을 쑤셔 넣는 행위 역시 현명한 처사가 아니었다. 그리고 소독하지 않은 딱딱한 더듬자로 상처를 검사한다는 건 끔찍하기 이를 데 없었다. 특히나 1881년 당시 가필드를 진료한 의사들이 소독법을 알고 있었다는 점에서, 이들의 불찰은 더욱 안타까웠다. 의사들은 이미 수년 전부터 의학저널을 통해 소독법을 접했으며, 학회에서 이에 관한 토론을 나눠오고 있었다. 가필드 총격 사건은 미국 의사들의 오만, 자기만족, 새로운 아이디어에 대한 반발심이 얼마나 큰 대가를 치를 수 있는지 여실히 보여주었다.

그러나 가필드는 의사들의 과실에도 굴하지 않는 결연한 사람이었다. 강인하고 굳센 49세의 가필드는 지금까지 그 어떤 일에도 실패한 적이 없었고 앞으로도 그럴 생각이었다. 아직 살아갈 날이 너무나 많이 남아 있었다.

양키 회피

현대에 들어서 외상에 의한 손상을 효과적으로 관리하는 방법은 마취제와 방부제의 개발에 달려 있었다. 이는 수술 분야에서 이룩한 두 가지 진보였다. 이전까지 수술은 끔찍한 고통과 낮은 생존율 탓에 드물게 실시되었다. 환자들은 극단적인 상황이 아니라면 외과의사의 칼날에 자기 몸을 맡기려 하지 않았다. 수술이란 피를 뒤집어써야 하는 일이고 대체로 효과도 없었기에 수 세기에 걸쳐 어리석은 짓이라는 평판이 따라다녔다. 외과의사는 대장장이나 목수처럼 기본적인 직업과 거의 같은 취급을 받았다.[12] 당시 인간의 신체를 대상으로 손재주를 부리는 사람은 대개 이발사였는데, 아마 외과의사가 사혈, 발치, 전쟁 중 절단 등을 실시할 때 필요한 날카로운 도구를 가지고 있는 게 이발사처럼 보였기 때문일 것이다. 19세기에 이르러서도 외과의사의 평판은 중세시대에 비해 크게 나아지지 않았다.

19세기의 수술실은 음산한 분위기를 자아냈다. 가장 명망 높은 외과의사는 대형 대학병원에서 수술했고, 수술은 마치 로마의 원형경기장 같은 곳에서 진행되었다. '수술 공연장'이라고도 불렸던 이 수술실의 한가운데에는 작은 동그라미 형태의 1층 바닥이 있었고, 수많은 수술을 거치며 피로 물든 낡은 나무 테이블이 놓여 있었다. 이 중앙 무대 주위에는 반원 형태의 관람석이 층층이 높아지며 서까래까지 이어져 있었다. 돔형 수술실의 천장 한가운데에는 원형이나 사각형의 창이 나 있어서 정오가 되면 수술대에 빛이 들어왔다. 햇볕이 밝지 않은 날이면 수술실을 밝히기 위해 가스등이나 촛불을 켜기도 했다.[13] 수술실 바닥에는 방대한 양의 혈액을 흡수하기 위한 톱밥이 두껍게 깔려 있었다.

이들은 손 씻는 단계를 따로 두지 않았다.[14] 수술 전에 손을 씻는다는 건 말이 되지 않는 일이었고, 씻는다고 하더라도 수술 후에 씻는 게 논리에 맞아 보였다. 수술 도구도 세척하지 않은 채 여러 환자에게 연이어 사용했다.

당시 최고의 의사라고 하면 단순히 손이 빠른 의사를 가리켰다. 이들의 담당 환자가 되면 적어도 고문 같은 수술 시간이 짧게 끝날 수 있었다. 세계적으로 유명했던 외과의사 중 한 사람인 스코틀랜드의 로버트 리스턴Robert Liston은 주로 수술 속도로 명성을 얻었다. 전성기였던 1820~1830년대에는 한쪽 다리를 절단하는 데 30초도 채 걸리지 않았다. 어느 의학 역사학자의 말에 따르면, "리스턴의 칼이 번쩍이는 순간 곧바로 썰리는 소리가 따라 들리니, 마치 두 행위가 동시에 일어나는 것만 같았다."[15]라고 한다. 그는 종종 수술을 시작할 때 자기가 몹시도 중요한 사람인 양 청중들을 보고 말했다. "자, 여러분. 시간을 재보십시오!"[16]

리스턴은 수술을 서두르다 대가를 치르기도 했다. 환자의 다리를 절단해야 했던 어떤 수술에서는 너무 빠르게 움직이려다가 고환까지 잘라내버리고 말았다.[17] 환자들은 리스턴이 담당 의사가 되었다는 소식을 들으면 대개 공포에 질렸다. 방광결석을 앓던 어느 남성 환자가 너무나 겁에 질려 화장실 문을 걸어 잠그고 나오지 않자, 리스턴이 강제로 문을 부수고 환자를 끌어내 수술실로 데려간 일도 있었다.[18] 리스턴은 통증이 수술을 얼마나 제한하는지를 다른 누구보다도 잘 이해하고 있었다. 그 또한 훗날 환자의 고통을 덜어줄 기회가 오자 덥석 받아들였다.

1842년 3월 30일, 미국 조지아주 제퍼슨의 의사 크로퍼드 롱Crawford Long은 외과의사로서 처음으로 마취제를 사용했다. 환자의 경부 종양을 제거하는 수술에서 에테르를 사용해 환자를 무의식에 빠뜨린 것이다. 당시 롱을 비롯한 여러 의사는 에테르 수증기와 아산화질소 등을 기분 전환용 약물로 사용하고 있었다. 이른바 '에테르 유희'를 즐기던 롱은 여기에 참여하는 사람들이 종종 에테르에 취한 상태로 다쳤을 때면 아무런 통증을 느끼지 못하고 어떻게 다쳤는지를 기억하지도 못한다는 데 주목했다.[19] 그는 이 독특한 효과를 이용하면 환자가 수술을 견뎌내는 데 도움이 되겠다는 가설을 세웠다. 최초로 마취제를 사용한 역사적인 수술이 마무리되었을 때, 수술을 받은 환자는 놀라워했다. 롱은 "종양을 직접 보여주기 전까지 믿지 못하는 눈치였다. 환자가 수술을 받는 도중 통증을 느끼는 기색은 전혀 없었다."[20]라고 기록했다.*

롱은 7년 후인 1849년이 되어서야 이 환자와 이후 사례에 대한 에테르 사용 보고서를 발표했다. 그사이 보스턴의 치과의사 윌리엄 모턴William Morton은 1846년 환자의 발치를 돕기 위해 에테르를 사용했다. 이 성공 사례가 언론을 통해 보도되었고, 이를 접한 매사추세츠 종합병원의 외과의사 존 워런John Warren은 모턴이 자기 수술에 들어와 환자를 마취할 수 있게 해주었다. 이렇게 1846년 10월 16일, 사상 최초의 외과적 마취 공개 시연이 시작되었다. 수술은 성공적으로 마무리되었고, 마취에서 깨어난 환자는 아무런 통증도 느끼지 못했다고 확인해주었다. 여기서 워런은 선언했다. "여러분, 이건 속임수가 아닙니다!"[21] 에테르에 기적 같은 성질이 있다는 소식은 전 세계 각지로 퍼져나갔다.**

*
롱이 최초로 마취제를 사용한 날을 기리기 위해 3월 30일을 '미국 의사의 날'로 제정하고 기념한다.

**
롱, 모턴, 의사이자 화학자이면서 모턴에게 에테르 사용을 권했던 찰스 잭슨Charles Jackson, 1844년 치과 시술에 아산화질소 마취를 사용했던 코네티컷주 하트퍼드의 치과의사 호러스 웰스Horace Wells는 '마취제 발명가'라는 영예를 두고 수십 년 동안 우열을 겨루었다.

1846년 12월 21일, 리스턴은 다리 절단 수술을 받는 환자에게 에테르를 사용하는 데 동의했다. 수술실을 가득 메운 관중에게 리스턴은 이렇게 선언했다. "여러분, 오늘 우리는 사람이 아무것도 느끼지 못하는 '양키 회피Yankee dodge'를 시도해보겠습니다."[22]

리스턴은 환자를 무의식에 빠뜨린 다음, 25초 만에 다리를 완전히 절단했다. 그는 5분 내로 피가 새어 나오는 동맥을 모두 묶고, 다리 밑동에 피부판을 덮어 꿰맸다. 환자는 꿈쩍도 하지 않았다. 이윽고 눈을 뜬 환자는 흥분한 채 소리를 질렀다. "도대체 언제 시작할 건가요? 나가게 해주세요. 저 도저히 못 하겠어요!"[23] 그는 다리가 절단된 모습을 본 후에야 이미 자기가 수술을 받았다는 사실을 받아들였다. 눈앞에서 펼쳐진 대사건에 깜짝 놀란 리스턴은 관중에게 소리쳤다. "여러분, 양키 회피가 메스메르 최면술*의 코를 납작하게 눌러버렸습니다!"[24]

이제 수술의 새로운 시대로 나아가는 문이 활짝 열렸다.

여왕에게 칼을 댄 유일무이한 사람

리스턴이 역사적인 수술을 시행할 때, 그 관람석에는 의과대학 학생 조지프 리스터Joseph Lister가 앉아 있었다.[25] 그때는 아무도 몰랐지

*

메스메르 최면술은 이전까지 환자가 수술을 견디는 데 도움을 주기 위해 사용했던 최면술의 한 방법이다.

만, 훗날 이 청년은 수술의 또 다른 장애물인 감염을 극복하는 영웅으로 성장한다. 마취가 등장하면서 더 오랜 시간을 들여 수술을 마무리할 수 있게 되었지만, 이것만으로는 수술 성공률이나 수술 후 감염으로 인한 높은 사망률에 아무런 영향을 미치지 못했다. 19세기 중순에는 수술 중 80%[26]에서 감염이 발생했으며, 주요 수술을 받은 환자의 절반 가까이가 사망했다. 아이러니하게도 마취가 개발되자 수술 결과는 한층 나빠졌다. 고통 없이 수술을 진행할 수 있게 된 외과의사가 점점 더 대담해져서 더 복잡하고 오래 걸리는 수술을 훨씬 더 많이 시도했기 때문이다. 너무나 당연하게도, 이로 인해 수술 후 감염과 사망률은 더욱 높아졌다.[27]

병원의 높은 감염률 때문에 '죽음의 집'[28]이라는 달갑지 않은 수식어가 생기자, 부유한 사람들은 자택에서 수술을 받는 편을 택했다. 1869년, 외과의사이자 산과의사인 제임스 심프슨James Simpson은 "우리 외과병원의 수술대에 누워 있는 사람은 워털루전투의 영국인 병사보다 더 큰 사망 확률에 노출되어 있다."[29]라고 썼다. 심프슨은 영국에서 진행된 수술 4000건을 대상으로 광범위한 조사를 벌였다. 그 결과 병원에서 실시한 절단 수술의 사망률이 40%인 반면, 병원 바깥에서 수술을 받고 사망한 환자는 10%에 불과하다는 사실을 밝혀냈다. 수술 후 감염은 너무나 불가사의하고 중대한 문제였다. 심지어 펜실베이니아주 필라델피아의 어느 병원은 1~3월까지가 단독이 가장 유행하는 시기라고 판단하고 이 기간에 수술을 금지하기까지 했다.[30]

전염설 반대론자들은 상처의 살이 썩으면서 뿜어낸다는 미아즈마 또는 장기 때문에 감염이 발생하는 것이라고 주장했다.[31] 청소에 공을 들이고 수술 후 환자를 엄격하게 격리해도 감염 확산을 저지하는 데 실패하자, 어떤 병원들은 건물이 돌이킬 수 없이 더러워졌거나 미아즈마에 오염되었다고 보았다. 그래서 그 자리에 더 순수한 공기를 품은 병원이 새로 들어설 수 있도록 고의로 병원을 파괴하기도 했다.[32]

1850년대, 리스터는 빅토리아시대 잉글랜드의 스타 외과의사로 빠르게 떠오르고 있었다. 그는 에든버러대학교에서 저명한 교수 제임스 사임James Syme의 지도를 받았으며, 이후에는 글래스고 왕립병원의 외과 의국장이 되었다. 상처의 감염이 어떻게 혈류를 타고 퍼져 패혈증과 사망을 일으키는지에 관한 문제는 젊은 시절 리스터를 내내 괴롭혔다. 예시로 그가 개인적으로 작성한 사례 메모에서 다음과 같은 말을 볼 수 있다. "밤 11시. 의문. 독성 물질은 어떻게 상처에서 정맥으로 들어가는가? 절단한 정맥 구멍 안쪽의 덩어리가 곪기 때문인가? 아니면 독성 물질이 미세 동맥에 흡수되거나 정맥 원줄기까지 실려가는가?"[33]

리스터는 이 문제를 생각하고 이론을 세우며 대부분의 시간을 보냈으나 답을 찾을 수 없었다. 어느 날, 리스터는 팔 골절상으로 입원한 환자의 침상 곁에서 지도 학생들에게 말했다. "부상을 입었지만 피부에 상처가 나지 않았다면, 일반적으로 환자는 심각한 병증 없이 회복되곤 합니다. 반면 피부에 상처가 난 경우에는 아무리 작은 부상일지라도 훨씬 심각한 종류의 문제가 뒤따르기 쉽습니다. 왜 그럴까요? 이 문제를 설명하는 사람은 영원불멸의 명성을 얻게 될 것입니다."[34]

리스터의 통찰은 1864년에 찾아왔다.

그는 파스퇴르의 발효 실험과 미생물 발견에 관한 글을 읽은 후,

미생물이 상처 감염의 원인일 수 있다는 것을 깨달았다.[35] 파스퇴르의 실험을 재실험한 그는 자신의 아이디어가 옳다는 확신을 가지게 되었다. 미아즈마 이론가들의 말대로, 감염은 공기를 타고 전파될 수 있었다. 그러나 범인은 공기 자체가 아니라 공기 중에 떠돌아다니는 미세한 유기체[36]였다. 게다가 원인 미생물은 공기뿐만 아니라, 의사의 손가락과 도구 등을 통한 접촉으로도 전파될 수 있었다.

리스터는 이러한 미생물에 맞서기 위해 항균 물질을 사용하는 법을 고안하기 시작했다. 의학학회에 참석한 리스터는 이렇게 말했다. "파스퇴르의 독창적인 논문을 읽었을 때 저는 스스로 되뇌었습니다. '아이의 머리에 이가 생기면 두피가 상하지 않는 독성 약제를 사용해 이를 죽이는 것처럼, 환자의 부드러운 조직을 해치지 않고 세균을 죽일 독소를 사용할 수 있겠구나' 하고 말입니다."[37]

방부제라고도 알려진 이 독소는 일반적으로 부식제나 와인 혹은 퀴닌 약제를 가리켰다. 새로운 약제는 아니었다. 대체로 효과는 없었지만, 그래도 감염된 상처에 상당한 양의 고름이 생기는 듯 보이면 이러한 방부제를 사용하곤 했다. 일정량의 고름은 유익하다고 보았으며, 염증이 나으려는 정상 반응의 일부라고 생각했기 때문에 '좋은 고름'이라고 부르기도 했다. 그러나 중증 혹은 급성 감염 등으로 너무 많은 고름이 생기면, 의사들은 이것이 좋지 않은 신호임을 알아채고 방부제를 사용해 막아보려 애를 썼다. 하지만 이미 이렇게 진행된 단계에서는 별다른 효과가 없었다.

여기서 리스터는 생각했다. 방부제를 예방 조치로[38] 사용한다면 어떨까? 미생물이 상처를 정복하기 전에 먼저 죽인다면? 이렇게 하면 미생물의 번성을 막을 수도 있고, 이미 감염이 일어난 뒤에 소독제를 사용하는 것보다 더 유용하지 않을까?

리스터는 수많은 종류의 용액을 시험했다.[39] 어떤 용액은 너무 순했고, 또 어떤 용액은 독성이 너무 강해 정상 조직까지 손상했으며, 심지어는 치유 과정을 방해해 오히려 감염을 부추기기도 했다.

그러다 리스터는 가장 유망한 물질을 만났다.

그는 펜실베이니아주 칼라일의 기술자들이 거름을 뿌린 목초지의 악취를 중화하고 오물을 씻어내기 위해 석탄산을 사용하기 시작했다는 사실을 떠올렸다.[40] 이러한 목초지에서 풀을 뜯은 소떼 사이에서는 감염병이 발발하는 사례가 줄어들었다는 보고가 있었다. 리스터는 석탄산이야말로 탁월한 방부제일 수 있다는 추론을 세웠다.

1865년 8월, 리스터는 의학 역사상 가장 유명한 사례 중 하나의 주인공이 될 11세 소년[41] 제임스 그린리스James Greenlees를 만났다. 그린리스는 복합골절 환자였다.* 그는 스코틀랜드 글래스고의 어느 도로를 건너다가 거대한 쇠바퀴 마차에 깔려 왼쪽 다리가 뭉개졌다. 정강이뼈가 산산이 조각났고, 뼛조각이 피부에 열상을 내며 바깥으로 뾰족하게 튀어나와 있었다.

사고 발생 세 시간 후 소년의 상태를 살펴본 리스터는 무엇을 해야 할지 세심하게 고안하기 시작했다. 복합골절은 보통 절단 수술이 필요했는데, 이는 고치기가 너무 힘들고 피부 열상 탓에 감염을 피하기

*

복합골절이란, 부러진 뼈가 피부를 찢고 나와 신체 외부로 노출되는 경우를 말한다. 피부 열상이 없는 경우는 단순골절이라고 한다.

어려웠기 때문이다. 특히 그린리스처럼 상처가 이미 진흙으로 뒤덮인 경우라면 더욱 그랬다. 빠르게 다리를 절단하는 게 가장 안전한 길이었다.[42] 다리는 이미 손쓸 수 없을 확률이 높았기에 다리를 제거한다면 패혈증의 위험을 낮춰 목숨이라도 건질 수 있을 터였다.

그러나 리스터는 다리를 자르면 소년이 남은 평생을 장애인으로 살아야 한다는 사실도 알고 있었다. 그는 방부제와 석탄산에 관한 자신의 믿음을 시험해보기로 결심했다. 그는 수술에 들어가는 대신 상처에 석탄산을 부어 씻어내고, 석탄산이 감염이 시작되지 않도록 막아주기를 기도했다. 그리고 뼈를 맞춘 다음 반죽 형태의 접착제인 퍼티로 상처를 드레싱하고, 석탄산이 너무 빠르게 증발하지 않도록 양철 덮개를 덮었다.[43] 리스터는 매일 드레싱 위에 석탄산을 들이부어 그 아래의 열상까지 적셨다. 나흘 뒤 드레싱을 제거하고 상처를 살펴보니, 고름이나 감염의 기미는 보이지 않았으나 상처 가장자리가 붉었다. 이를 본 리스터는 석탄산의 부식성이 너무 강할까 봐 우려되어 용액을 희석했다. 다행히도 며칠이 더 지나자 상처가 말끔하게 낫고 있는 듯 보였다. 6주가 지나자 그린리스의 다리는 완전히 아물었고, 소년은 걸어서 병원을 떠났다.

실험은 성공적이었다. 리스터는 석탄산을 사용하기 시작했으며, 가능한 한 절단 수술을 피했다. 그가 치료한 복합골절 초기 환자 10명[44] 중 여덟 명이 감염이나 사지 절단 없이 회복하는 데 성공했다. 이전의 사례나 결과와 비교하면 기적 같은 일이었다.

리스터는 곧 농양, 얕은 상처, 외과적 절개를 치료하는 데도 석탄산 방부제를 사용하기 시작했다. 그러자 감염 발병률이 극적으로 낮아졌다. 1866년부터 1867년까지 9개월 동안 리스터의 병동에서 패혈증, 괴저, 단독은 단 한 건도 발생하지 않았다.[45] 1867년 10월 20일, 리스터는 아버지에게 보내는 편지에 이렇게 썼다. "요즘 저는 종양 제거 등의 수술을 할 때 예전과는 완전히 다른 기분으로 수술에 임하고 있습니다. 사실, 수술은 완전히 다른 것이 되어가고 있어요."[46] 수술에 들어가기에 앞서 리스터는 모든 도구, 의사의 손, 봉합사, 수술 후 사용할 드레싱까지 전부 석탄산에 담갔다. 성공에 고무된 그는 하루빨리 자신의 방법을 널리 알려, 단 한 사람의 목숨이라도 더 구하고자 했다.

하지만 안타깝게도 리스터의 아이디어에 돌아온 반응은 예상과는 달랐다.[47] 수많은 외과의사가 석탄산도 과거에 사용해보았던 다른 여러 방부제와 비슷하다고 생각했던 것이다. 이들은 수술에 들어가기 전 세심한 방식으로 모든 도구를 소독하는 게 리스터가 일으킨 혁신의 골자라는 것을 알아차리지 못했다. 많은 의사에게 세균 이론은 여전히 소화하기 어려운 이론이었다. 의사들은 씻지 않은 본인의 손과 수술 도구가 환자의 감염과 사망에 지대한 역할을 했다는 생각을 좀처럼 받아들이지 못했다.[48]

게다가 석탄산을 사용해보았다고 주장하는 의사도 리스터가 발표한 사용 방법을 제대로 지키지 않거나 반쯤 건성으로 따른 경우가 많았다. 상처에 방부제를 쏟아부어도 그 이후에 외과의사가 살균하지 않은 도구를 가지고 수술을 진행한다면 아무런 소용이 없었다. 게다가 용액을 제대로 희석하지 않으면 석탄산 중독[49]이 일어날 수도 있었다. 스코틀랜드의 외과의사 도널드 블랙Donald Black은 리스터의 '석탄산 광기'를 비난하면서 이것이 "잘못된 전제로 토대를 세우고 우연으로 떠받친"[50] 개념이라고 믿었다. 런던의 어느 외과의사는 수술실에 누가 들어올 때마다 "빨리 문을 닫지 않으면 리스터 씨네 미생물이 들어올 거야!"[51]라고 소리치며 리스터를 조롱했다. 그러나 아이러니하게도 유럽 대륙에서는 영국보다 훨씬 먼저 리스터의 방부제 체계를 채택해 사용했다.*

1871년, 리스터는 동료들과 대중에게 방부법의 장점을 납득시킬 수 있는 귀중한 기회를 얻었다. 바로 빅토리아 여왕Queen Victoria을 수술하게 된 것이다. 이는 그 어떤 과학 저널에 논문을 싣는 것보다 좋은 기회였다. 여왕은 한쪽 겨드랑이에 농양이 생겨 고통받고 있었다. 리스터는 방부제를 회의적으로 바라보는 동료들과 끝없는 싸움을 벌이고 있는 신세였지만, 그럼에도 여전히 대영제국을 통틀어 가장 출중하고 저명한 외과의사 중 하나였다.

1871년 9월 4일 밸모럴성으로 호출된 그는, 곧 여왕의 목숨이 위태롭다는 걸 알아차렸다. 반드시 농양을 절개하고 고름을 빼내야 했다. 그는 클로로포름으로 여왕을 마취시킨 후 석탄산을 사용해 수술 공간을 꼼꼼하게 소독했으며, 왕실 의사에게 수술 내내 석탄산을 공중에 뿌리라고 지시했다.[52] 수술은 깔끔하게 진행되었고, 여왕은 생존했다. 덕분에 리스터의 방부법은 훨씬 폭넓은 인정을 받게 되었다.[53] 에든버러대학교에 돌아온 리스터는 외과 의국장이 되어 학생

*

리스터의 권고가 전부 유용한 것은 아니었다. 예컨대 리스터는 손으로 눌러 짜서 석탄산을 에어로졸화하는 석탄산 스프레이 기계를 도입하고, 이를 이용해 수술이 진행되는 내내 수술실에 석탄산을 넉넉하게 뿌리면 공기 중의 세균을 죽일 수 있으리라고 믿었다. 하지만 이 방법은 효과가 없었다.

들에게 이렇게 말했다. "여러분, 저는 여왕에게 칼을 댄 유일무이한 사람입니다!"[54]

리스터의 방부법은 시간이 갈수록 그 가치를 결과로 증명해 보였다. 점점 더 많은 의사가 방부제가 감염률을 현저하게 낮췄다는 사실을 인정하고 있었다. 19세기에 발표된 보고들에 관한 어느 연구에 따르면, 리스터식 원칙을 채택하기 이전에는 절단 수술을 받은 환자의 약 50%[55]가 사망했으나 채택 이후 사망률은 10% 미만으로 떨어졌다고 한다.

1875년, 리스터는 유럽 대륙을 순회하며 강연을 시작했다. 여러 차례 방문한 독일에서는 혁신을 일으켜 수많은 목숨을 구한 영웅으로 칭송받았다.[56] 1876년, 그는 필라델피아에서 열리는 국제의료학회에서 발표해달라는 초청을 받았다. 미국 독립 100주년 기념 세계박람회와 같은 도시에서 동시에 열린 이 학회에는 약 450명의 의사[57]가 참석했다.

미국을 방문한 리스터는 미국인 외과의사들이 영국인 의사들보다 방부제에 대해 훨씬 심한 거부감을 가지고 있다는 데 놀랐다. 리스터는 알지 못했지만, 저명한 외과의사 새뮤얼 그로스Samuel Gross가 리스터를 필라델피아에 초청한 데는 방부제의 유효성을 부정하려는 목적도 어느 정도는 있었다.[58] 그로스는 강경한 질병 세균 이론 반대론자였다. 사실 매사추세츠 종합병원을 비롯한 미국의 여러 병원에서는 이미 리스터의 방부법이 불필요한 절차이자 허풍이나 다름없다며 사용을 금지하고 있었다.[59] 아주 작고 눈에 보이지 않는 유기체가 감염을 일으킨다고 믿는 미국인 의사는 거의 없었다.

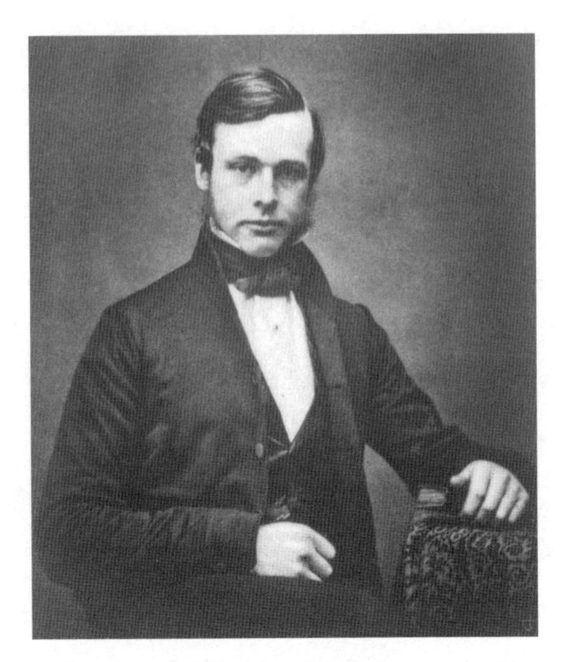

조지프 리스터, 1855년경 촬영

1876년 9월 4일, 국제의료학회에 참석한 리스터는 다수의 미국인 의사가 방부제를 향해 쏟아내는 통렬한 혹평을 들어야만 했다. 의사들은 줄지어 세균 이론을 헐뜯었다. 훗날 1881년에 가필드 대통령의 치료를 보조하게 되는 외과의사 프랭크 해밀턴Frank Hamilton은 "대다수의 미국인 외과의사가 이 방법을 채택하지 않는 듯하다. 확신할 수 없어서인지 혹은 다른 이유에서인지는 말하기 어렵다."[60]라며 리스터를 얕잡아 보았다. 그로스는 "대서양 이쪽 편의 견식 있고 경험 있는 외과의사들은 리스터 교수가 말하는 치료법을 거의 혹은 전혀 신뢰하지 않는다."[61]라며 초청 연사를 대놓고 모욕했다.

리스터는 세 시간 길이의 강연을 할 기회를 얻었지만, 많은 사람의 마음을 돌리는 데는 실패했다. 곧이어 리스터는 기차를 타고 미국 전역을 가로질러 샌프란시스코에 다녀왔으며, 틈틈이 여러 의과대학에 들러 강연하며 방부제 신조를 전하려 애썼다.

하지만 청중들 중 상당수는 여전히 납득하지 못했다.

쇠약해져 가는 대통령

워싱턴 D.C.의 볼티모어-포토맥 기차역에서 총격을 당한 가필드 대통령은 말이 끄는 구급 마차를 타고 백악관으로 옮겨졌다. 대통령의 치료를 담당하겠다고 자처한 의사 블리스는 2층 침실에 가필드를 격리하고 자기 허락 없이는 누구도 드나들지 못하게 했다. 리스터가 미국을 방문한 지 5년이 지난 1881년 7월에도 블리스는 여전히 방부제요법을 강력하게 반대했다.[62] 대통령의 주치의라는 자리가 주는 명성과 영예에 눈이 먼 블리스는 기차역에서 대통령을 도왔던 다른 모든 의사를 내쫓았다. 심지어는 가필드 가족의 주치의였던 제데디아 백스터Jedediah Baxter까지도 가필드와 만나지 못하게 막아 세웠다.

가필드는 총격 직후 거의 죽을 것처럼 보였지만, 시간이 조금 지나자 그가 금방 죽지는 않을 것이라는 게 분명해졌다. 다음 날이 되자 가필드의 활력징후는 안정되었으며, 여전히 끔찍한 통증과 잦은 구토에 시달리기는 했지만 다른 사람과 대화를 나눌 정도는 되었다.[63] 이후 블리스는 수일 동안 가필드에게 와인과 모르핀 주사를 매일같이 권하면서[64] 그가 회복할 수도 있겠다는 낙관을 품게 되었다. 블리스는 언론과 여러 차례 인터뷰했으며, 매일 대통령 상태에 관한 병상 보고서를 발행했다. 그의 태도는 한결같이 낙관적이었다. 암살 시도가 벌어진 지 불과 며칠 후, 블리스는 어느 기자에게 말했다. "두려워할 필요가 거의 없다고 생각합니다. … 가필드 대통령은 놀랍도록 잘 이겨내고 계십니다. 저희가 도와드리고 있으니 분명 극복하실 수 있을 겁니다."[65] 놀랍게도, 블리스는 진지하게 "내가 살릴 수 없다면 그 누구도 살리지 못한다."[66]라고 말했다고 한다.

대통령은 3주 동안 모든 면에서 나아지는 듯한 징후를 보여주었다. 식욕이 돌아왔고, 담배도 피우겠다고 했으나 만류당했다. 그러던 중 1881년 7월 23일,[67] 가필드의 상태가 급변했다. 총에 맞을 때 몸속으로 파고들어간 천 조각과 뼛조각 하나가 상처에서 밀려 나온 것이다. 체온은 40℃까지 치솟았고, 등에서는 고름낭종이 발견되었다. 상황이 이렇게 되자 블리스는 저명한 외과의사 데이비드 애그뉴David Agnew와 해밀턴에게 도움을 구했다. 두 사람은 같은 해 7월 24일 가필드의 상처를 절개하고 굵은 배액관(상처가 난 공간 속에 있는 액체나 삼출물을 쉽게 배출하거나 제거하기 위해 넣는 관 — 옮긴이)을 삽입했다. 이틀 후에는 상처를 탐침하고 고름을 빼낸 뒤 드레싱하는 작업을 반복했다.[68] 이 과정에서 약 2.5cm 길이의 뼛조각 하나를 제거했다.

감염이 서서히 가필드의 신체를 압도하기 시작했다. 블리스는 대통령의 복부에 들어간 총알 때문에 감염이 생겼다고 생각하고는 총알의 위치를 파악하는 게 무엇보다도 중요하다고 판단했다. 그는 총알이 가필드의 등 오른쪽 아래 사분면에 있다고 판단했으나, 여러 차례 검사를 했음에도 위치를 특정하는 데 실패했다. 총알의 위치를 파악하는 데 도움이 되기를 바라며 카데바의 등에 총을 쏘는 실험[69]을 하기도 했다. 유명 발명가 벨은 총알 탐색을 돕기 위해 '인덕션 밸런스'[70]라는 이름의 투박한 금속 탐지기를 개발해 두 차례 사용했으나, 여전히 총알을 찾아내지는 못했다.*

그동안 가필드는 계속 쇠약해져 갔다. 그는 며칠째 소독하지 않은 여러 개의 배액관[71]을 복강에 삽입했다가 제거하기를 반복하고 있었다. 애그뉴는 1881년 8월 8일 또 다른 농양을 절개하고 고름을 빼냈다.[72] 처음에는 총알이 뚫고 들어간 통로 안에서 감염이 발생했다고 생각했으나, 실제로는 가필드를 진찰한 의사들이 더듬자를 몇 번이고 깊게 찔러서 발생한 농양이었다. 가필드는 잦아들 기미도 없는 구역과 구토에 시달리며 점차 영양실조와 탈수 상태에 빠졌다. 그의 몸무게는 거의 95kg에서 61kg으로 떨어졌다.[73] 블리스는 관장액을 통해[74] 영양을 공급할 요량으로 소고기 육수, 우유, 위스키, 계란 노른자, 아편팅크를 섞은 용액을 가필드의 직장에 주입하며 조금이라도 영양분이 흡수되기를 바랐다.

그럼에도 가필드는 살기 위해 싸웠다. 그는 언제나 유머 감각을 잃지 않았고, 자신을 도우려 고되게 일하는 사람들에게 고맙다는 말을 아끼지 않았다.[75] 가필드는 그의 인생을 정의하는 강인한 인성을 가감 없이 보여주었다. 그는 애그뉴의 수술도 불평 한마디 없이 견뎌냈다. 어떤 날에는 상태가 안정된 것처럼 보이고 심지어는 일부 증상이 좀 나아졌다고 말하기도 했지만, 전체적으로 보면 그의 상태는 조금

*
뢴트겐이 X선을 발견하기까지는 아직 14년이라는 세월이 남아 있었다.

씩 계속 나빠지고 있었다. 8월 25일쯤에는 예전의 모습을 찾아볼 수 없는 지경에 이르렀다. 귀밑샘에 염증이 생기면서 안면 절반이 마비되었고, 감염이 너무 심하게 퍼진 탓에 귀를 통해 고름을 잔뜩 빼내야 했다.[76] 그는 종종 의식을 잃었으며 환각에 빠지기 시작했다.[77]

며칠 뒤인 8월 30일, 기존 상처에 더듬자를 삽입하자 오른쪽 샅굴부위 쪽으로 최대 30.5cm 깊이까지 쉽게 들어갔다.[78] 만약 이 통로가 총알이 지나가며 생긴 게 아니라는 걸 알았다고 하더라도, 블리스는 총알의 위치에 관한 자신의 의견을 바꿀 생각이 없었을 것이다. 전 국민이 걱정하며 대통령의 상태를 알리는 병상 보고서가 새로 올라오기만을 기다리는 동안, 가필드는 어떻게든 버티며 8월 말을 넘기고 9월 초입에 들어섰다. 하지만 그가 살아남으려면 기적이 일어나야 한다는 걸 모든 이가 조금씩 깨닫고 있었다.

날이 갈수록 가필드는 숨 막히는 백악관에 그만 갇혀 있고 싶다며 나가게 해달라고 끈질기게 요구했다. 1881년 9월 5일, 가필드는 기차를 타고 뉴저지주 엘버런으로 이동했다. 인부 2000명[79]이 밤낮으로 작업한 덕분에 기차역에서 그가 머물 바닷가의 집 문간까지 약 975m 길이의 선로를 놓을 수 있었다. 이로부터 2주 후인 1881년 9월 19일, 가필드는 총격을 당한 지 79일 만에 심각한 패혈증으로 숨을 거두었다.

그리고 부검 결과, 블리스가 총알의 위치를 아예 잘못 짚었다는 사실이 밝혀졌다. 총알은 대통령의 신체 오른편이 아니라 왼쪽 갈비뼈 하나를 스치고 지나갔다.[80] 그러고선 요추에 구멍을 낸 뒤 신체의 왼편, 췌장 뒤쪽에 자리를 잡았다. 총알은 그곳에서 섬유성 조직에 둘러싸인 채 발견되었다. 복부에는 고름으로 가득 찬 다수의 공간이 발견되었다. 직접적인 사인은 비장동맥류 파열로 보였다. 총알이 비장동맥을 스치고 지나가며 손상을 입혔을 수도 있고, 패혈증, 영양실조, 탈수, 다발성 장기부전에 시달리느라 전반적인 몸 상태가 매우 나빴기에 총알과 관계없이 파열이 발생했을 수도 있다.

의학 역사학자들은 한 세기가 넘도록 가필드의 사례를 연구해왔다. 심장마비, 폐렴, 담낭염 등이 직접적인 사인이거나 사망에 기여했다고 주장하는 이도 있다. 마지막 단계에서는 여러 가지 요인이 한꺼번에 작용했을 수도 있다. 최종 원인이 무엇이었든, 가필드의 몸에 일어난 압도적인 감염이 그의 죽음을 재촉한 결정적 요인이었다는 점만큼은 분명하다.

대다수의 의학 역사학자는 가필드가 총에 맞아서가 아니라, 의사들이 소독하지 않은 채 계속해서 그를 검진한 탓에 감염이 발생해 사망했다는 데 의견을 모으고 있다.[81] 군 소속 외과의사로서 많은 경험을 쌓았던 블리스와 동료 의사들은 신체에 총알이 박히더라도 사람은 그대로 살아갈 수 있다는 사실을 알고 있었다. 실제로 수많은 남북전쟁 참전용사[82]가 그렇게 살고 있다. 가필드의 활력징후가 확실히 안정되었을 때 총알을 찾는 데 그토록 집착해서는 안 되었다. 돌이켜보면 그저 상처를 덮고 통증을 조절하며 수분 공급에 유의하면서 내부 개입을 피하는 편이 나았을 것이다.

당연하게도 블리스가 대통령의 치료를 다루었던 방식을 두고 어마어마한 비난이 쏟아졌다.[83] 살균 기법을 멸시했고 고압적인 태도를 보였으며 지나치게 낙관적인 병상 보고서를 대중에게 공개[84]했다는 점은, 미국의 의학과 의료 종사자들이 얼마나 뒤처졌는지를 선명하게 보여주는 듯했다. 유명 정기간행물 〈월시의 회고Walsh's Retrospect〉의 발행인이었던 어느 의사는 블리스가 "의료 역사를 통틀어 그 어느 때보다 더 미국의 외과의학에 대한 불신을 심어주었다."[85]라고 썼다. 이 슬픈 사건을 통틀어 얻은 교훈이라고는 '블리스가 무식하다 ignorance is Bliss(블리스의 이름으로 읽지 않는다면 본래 '모르는 게 약'이라는 뜻이다)'[86]밖에 없다는 신랄한 빈정거림도 여기저기서 찾아볼 수 있었다.

가필드의 의사들이 그의 죽음을 불렀다는 이야기가 파다하게 퍼졌다. 정신이상을 이유로 무죄를 주장하던 암살자 기토마저 자기가 아니라 의료 과실이 대통령을 죽였다고 주장하고 나섰다. 재판이 시작되자 기토는 다음과 같은 성명문을 발표했다. "가필드 장군은 의료 과실로 사망했습니다. … 그를 진료한 의사들도 총상이 치명적이지는 않았다고 했습니다. 그를 공격한 자가 아니라 그에게 잘못된 처치를 한 의사들이 그를 죽였다는 비난을 받아야 합니다. 제가 아니라 그들이 가필드를 살해한 죄로 기소되어야 합니다."[87]

1882년 1월 26일, 배심원단은 한 시간도 채 걸리지 않아 기토에게 유죄 판결을 내렸다. 가필드 총격 사건 1주기를 이틀 앞둔 1882년 6월 30일, 기토는 교수형에 처해졌다.

가필드는 단 6개월간의 대통령 임기를 수행하고 세상을 떠났지만, 그의 암살은 이후로 여러 중대한 결과를 낳았다. 한때 정치적 도구에 불과하다며 조롱받았던 부통령 아서는 가필드가 옹호했던 공무원 제도 개혁을 추진할 용기를 얻었으며, 그 덕분에 1883년 팬들턴 공무원제도개혁법이 탄생할 수 있었다.[88] 의료계 측면에서 보면, 가필드 치료 대실패 사건은 미국 의사들이 마침내 방부법의 중요성을 인정하는 계기가 되었다. 이 중요한 첫 발자국을 시작으로 훗날 홀스테드를 비롯한 선구자들이 미국 외과의학의 혁신을 이끌 수 있었다.[89] 미국인들은 한발 늦게 리스터의 방식을 받아들였지만, 받아들이고 난 이후 미국은 20세기 외과의학의 발전에 구심점 역할을 하기 시작했다.

혈액 공급과 미용 사이의 끝없는 전투

20세기는 지성과 우연과 끈기로 오랜 역경을 견뎌낸 이단아들이 심장병, 당뇨, 감염병, 암을 비롯한 가장 치명적인 질병을 상대로 눈부신 발전을 이룩한 이야기로 가득하다. 그러나 외상 수술 분야는 다르다. 이 싸움에서 주로 진보를 일구어낸 건 오랜 시간 공들인 연구도 때맞춰 찾아온 통찰도 아니었으며, 더 나은 조직도 통념에 맞선 탁월한 인물도 아니었다.

외상 치료의 극적인 발전을 재촉한 요인은 단 하나, 전쟁이었다.

재앙 같았던 두 차례의 세계대전은 수많은 종류의 외상을 만들어냈다. 이는 그전까지 인간이 빚어온 모든 갈등이 별일 아닌 것처럼 보일 정도로 심각하고 다양했다. 물론 세계대전이라고 해서 새로운 부상만 있었던 건 아니다. 병사들은 다른 전쟁과 마찬가지로 총상, 자상, 출혈, 분쇄골절 등에 시달렸다. 그래도 이러한 피해는 수십 년에 걸쳐 느리지만 분명히 발전하고 있는 중증도 분류, 수술 기법, 치료 속도, 감염 통제 등의 도움을 받을 수 있었다. 이러한 요소들은 전쟁이 아니더라도 그 속도가 느릴지언정 언젠가는 민간 부문에서 이룩했을 발전들이었다. 반면 두 차례의 세계대전이 진정으로 의사들에게 남긴 것은, 이전까지 한 번도 만난 적 없었던 새롭고 처참한 유형의 부상에 대규모로 맞설 기회였다. 이 시대의 역사는 '전쟁의 유일한 승자는 의학'[90]이라는 격언을 생생하게 증명한다.

제1차 세계대전의 주를 이루었던 참호전은 당시 의료계가 마주한 무시무시하고 새로운 문제의 주된 원인이었다. 양 진영 모두 수만 명의 사람이 처참한 안면 손상을 입을 수 있는 방식인 탓이다. 흉벽 너머를 내다보거나 무인 지대를 빠르게 살펴보는 병사들은 적군의 맹렬한 포격과 포화에 얼굴만 내놓은 꼴이나 마찬가지다. 적군은 살과 뼈를 순식간에 찢을 만큼 예리한 금속 파편을 공중에 가득 흩뿌렸다. 야전병원에는 턱뼈가 산산이 조각나거나 광대뼈가 날아간 병사가 가득했다. 입, 코, 눈을 잃은 이도 있었고, 안면 전체가 알아볼 수 없을 만큼 손상되거나 화상을 입은 이도 있었다. 영국 육군의 사상자 4만 8000명의 기록을 분석한 결과, 이들 중 16%[91]가 얼굴, 머리, 목에 부상을 당한 것으로 밝혀졌다. 그 당시 외과의사들은 이러한 손상을 치료해본 경험이 거의 없었다.

그런데 이 부상자들은 목 아래로는 별다른 부상이 없었고, 생명에도 지장이 없었다. 살아남은 부상자들은 잉글랜드의 병원으로 이송되었고, 앞으로도 오래도록 살 수 있었다. 그러나 이들의 망가진 얼굴은 팔다리를 잃거나 혼자서 걷지 못하는 부상보다 더 많은 제약을 가져다주었다. 이러한 상황이 펼쳐지고 있을 때, 뉴질랜드 출신의 어느 외과의사가 나타났다. 그는 스스로 관찰하고, 배우고, 혁신을 일으키며 완전히 새로운 외과 전문 분야를 세우는 데 일조했다.

제1차 세계대전의 막이 오르던 1914년, 32세 해럴드 길리스Harold Gillies는 런던에서 이비인후과전문의로 일하고 있었다. 뉴질랜드 남섬 남동쪽 해안의 작은 마을 더니든에서 태어난 길리스는 케임브리지대학교에서 의학을 배웠으며, 성공적인 개원의가 되기 위한 탄탄대로를 다지고 있었다. 독일이 프랑스를 침공하자 길리스는 적십자와 왕립 육군 의료부대에 자원했다. 곧 일반외과의사로서 프랑스에 파견된 그는 프랑스계 미국인 치과의사 찰스 발라디에르Charles Valadier의 감독을 맡게 되었다.

발라디에르의 치과의사 면허로는 길리스처럼 자격 있는 외과의사의 감독 없이는 수술을 실시할 수 없었다.[92] 그러나 군에는 하관 손상을 처치할 발라디에르 같은 사람이 절실하게 필요했다. 이미 수많은 병사가 끔찍한 안면 부상을 당한 채 야전 구호소에 실려 오고 있었다. 발라디에르는 실험적인 자가 조직 이식과 골 이식을 시도하며 부상자들의 얼굴 상처를 수습하기 위해 최선을 다했다. 이런 기법을 한 번도 본 적 없었던 길리스는 여기에 완전히 매료되었다.

새로운 방법이 절실하게 필요하다고 확신한 길리스는 재건 수술로 명성을 얻은 프랑스의 외과의사 이폴리트 모헤스탕Hippolyte Morestin을 관찰하기 위해 파리로 갔다. 길리스는 이곳에서 깜짝 놀랄 만한 광경을 목격한 후, 훗날 이렇게 기록했다. "모헤스탕은 암 때문에 뒤틀린 환자의 얼굴 절반을 제거한 다음, 목의 피부판을 능숙하게 돌려 뺨뿐만 아니라 코와 입술 옆면까지 재건했다. 나는 주문에 걸린 것처럼 꼼짝도 못 하고 지켜볼 수밖에 없었다. … 이때까지 본 것 중 가장 감격스러운 광경이었다. 그 자리에서 나는 이 일과 사랑에 빠졌다."[93] 길리스는 영국 육군에게도 모헤스탕 같은 사람이 필요하다고 확신했으며, 자기가 그 역할을 맡아야겠다고 다짐했다.

1916년 1월, 잉글랜드로 돌아온 길리스는 햄프셔주 올더숏의 케임브리지 군사병원에 병상 200개 규모의 안면 외상 부대 신설을 승인받았다. 그는 영국 전역에서 외과의사와 치과의사를 모집하기 시작했다.[94] 부대 신설 소식을 널리 퍼트리기 위해 수화물 이름표[95] 한 무더기를 구매해 병원 주소를 적은 다음, 프랑스의 여러 야전병원에 보내기도 했다. 몇 주가 지나자 부상병들이 길리스가 보낸 이름표를 군복에 단 채 속속 도착하기 시작했다.

1916년 7월 1일, 세계사를 통틀어 가장 규모가 크고 잔혹했던 전투 중 하나인 솜전투가 시작되었다. 11월까지 이어진 전투로 100만 명이 넘는 사상자가 발생했으며, 그중 30만 명 이상이 목숨을 잃었다. 발발 첫날에만 영국군 사상자가 6만 명이었고, 그중 사망자는 2만 1000명이었다. 길리스의 병원에는 곧 형체를 알아볼 수 없이 얼굴이 망가진 환자 2000명[96]이 들어왔다. 훗날 한 동료에게 보내는 편지에서 길리스는 이렇게 썼다. "지금까지 보았던 그 어떤 부상보다도 심각한 부상들입니다. 이곳에는 얼굴 절반이 날아간 사람들, 화상을 입고 짐승처럼 불구가 된 사람들이 있습니다."[97] 영국의 그 어떤 외과의사도 평생 이러한 광경을 마주한 적이 없었다.

길리스는 일하기 시작했다. 그는 넓은 면적의 안면 손상을 일차 봉합하는 건 좋지 못한 시도라는 걸 배웠다.[98] 커다란 간극을 메우기 위해 주변 피부를 과하게 잡아 늘리다 보면, 얼굴이 끔찍하게 비틀리고 심한 흉터와 구축이 생겼다. 길리스는 코, 뺨, 입, 눈꺼풀 등이 있었던 자리가 텅 비고 남은 구멍을 마주했다. 빈 공간을 메우고 덮으려면 새로운 조직과 피부가 필요했다.

어떻게 해야 했을까?

답은 다른 곳에서 가져오는 방법뿐이었다.

길리스는 옛 방식을 따르는 한편 새로운 방식도 실험해가며 갈비뼈, 정강뼈, 골반 능선의 연골이나 뼛조각 등의 피부판을 이용해 얼굴 안팎의 조직을 이동시켰다. 피부판 사용을 제한하는 걸림돌은 '혈액 공급'이었다. 피부판을 살려둘 충분한 혈액원을 유지하지 못한다면 피부 조각을 옮겨봤자 아무런 소용이 없었다. 단순히 신체의 어느 한 부위에서 피부를 크게 잘라 얼굴에 꿰맨다는 건 있을 수 없는 일이었다. 영양소를 담은 혈액이 공급되지 않는다면 떼어낸 피부는 마치 뙤약볕 아래에서 말라가는 잔디처럼 뿌리를 내려보기도 전에 죽어버릴 터였다. 그러므로 길리스는 혈액관류를 일정하게 유지하는 방식으로 피부판을 잘라야만 했다. 이를 위해 그는 피부판의 한쪽 면을 언제나 몸에 연결된 상태 그대로 남겨두었다. 이를테면, 직사각형 모양으로 자른다고 할 때 세 면은 자르고 나머지 한 면은 마치 경첩처럼 몸에 붙어 있게 두는 것이다. 그러면 피부판 전체에 계속 혈액을 공급해 살려둘 수 있었다.

길리스가 이용했던 가장 단순한 형태의 피부판은[99] 세 면을 자른 다음 이 피부를 잡아 늘려 조금 더 넓은 영역을 덮는 '전진피판' 방식이었다.* 또 다른 방법으로는 피부를 한 방향으로 잡아 늘리는 대신

호를 그리며 늘리는 '회전피판'이 있었다. 이보다 더 복잡한 '전위피판'은 피부를 완전히 다른 자리에 옮겨 상처를 덮는 방식이었다. 이때도 피부판의 한쪽 끝은 혈액 공급을 유지하기 위해 여전히 몸에 붙어 있는 상태여야 했다. 이렇게 하면 공여 부위에는 열린 상처가 그대로 남는데, 순조롭게 진행된다면 상처를 직접 봉합해 닫거나 비교적 단순한 전진피판 또는 회전피판으로 덮을 수 있었다.

예컨대 코를 재건할 때면 길리스는 이마의 피부판을 아래로 옮긴 다음, 전진피판을 이용해 이마의 공여 부위를 메울 수 있었다. 코가 완전히 사라진 경우에는 우선 작은 연골 조각을 코처럼 삼각형 모양으로 만들어 이마의 피부 아래에 심은 다음, 이식편이 주위 조직과 완전히 결합될 때까지 몇 주를 기다린다. 그동안 환자는 마치 이마에서 코와 비슷하게 생긴 혹이 자라난 듯한 모양새가 될 것이다. 이후에는 이 새로운 코를 포함한 피부판을 아래쪽으로 회전시켜 코가 있어야 할 자리에 둔다. 추가 수술을 통해 여분의 조직을 잘라내고, 콧구멍을 만들며, 미용상 코 모양을 다듬을 수도 있다.

하늘 아래 똑같은 부상은 없으므로 길리스와 동료 의사들은 종종 그 자리에서 새로운 방법을 마련해야만 했다. 길리스의 동료 헨리 피커릴Henry Pickerill은 포탄이 터져 입술을 잃은 어느 환자를 치료할 때, 이마의 피부판을 끌어오면서 두피 선까지 함께 끌고 내려왔다. 그 덕분에 윗입술에서 콧수염처럼 머리카락이 자라나 짙은 흉터를 가려주었

*

오늘날 여러 성형외과 전문의는 피부판을 자를 때 그 길이가 바닥 부분, 즉 신체와 여전히 연결된 부분의 폭보다 세 배 이상 길어서는 안 된다는 일반적인 지침을 따르고 있다.

다.[100] 피부판을 늘리거나 옮길 수 있는 거리가 명백히 한정되어 있으므로 심각한 손상을 치료하기 위해서는 세심하게 계획한 수술을 수개월 혹은 수년에 걸쳐 여러 차례 받아야 했다. 심지어 때로는 20회 이상 수술을 받기도 했다.

솜전투가 발발하면서 부상자가 쏟아져 들어오자, 길리스와 동료들은 육군의 필요를 충족시키려면 더 큰 시설이 필요하다고 생각했다. 1917년 8월, 병원 전체에서 안면 손상과 재건 수술을 전담하는 퀸스 병원이 켄트주 시드컵에 문을 열었다. 이 병원에서는 1917년부터 1921년까지 8749명의 환자가 1만 1752회[101]의 수술을 받았다. 이곳에서 길리스는 여러 전문 분야를 합친 새로운 접근 방식을 도입했다. 길리스가 이끄는 팀에는 의사, 마취과의사, 방사선과의사, 치과의사, 가면 제조업자, 사진 기사들이 있었으며, 심지어는 화가도 있었다. 한때 외과의사였으나 화가로 전향한 헨리 통크스Henry Tonks는 길리스의 수많은 환자에게 수술을 받기 전과 후의 모습을 그림으로 그려주었다. 환자들 중에서도 특히 27세의 유능한 선원 윌리 비커리지Willie Vicarage의 끔찍한 부상을 본 길리스는 '관모양줄기피판'을 고안해냈다. 이는 길리스가 외과 수술에 기여한 요소 중에서도 손꼽히게 중요한 발견이다.

비커리지는 제1차 세계대전의 해전을 통틀어 가장 규모가 컸던 유틀란트해전에서 일어난 폭발로 심한 화상을 입었다. 길리스는 비커리지를 진료한 뒤 이렇게 기록했다. "이 가여운 해군은 심각한 화상을 입어 끔찍한 혐오감을 일으키는 형상이 되었으며 거의 아무것도 할 수 없게 되었다. … 안면 전체의 화상과 더불어 … 귀와 목 또한 불

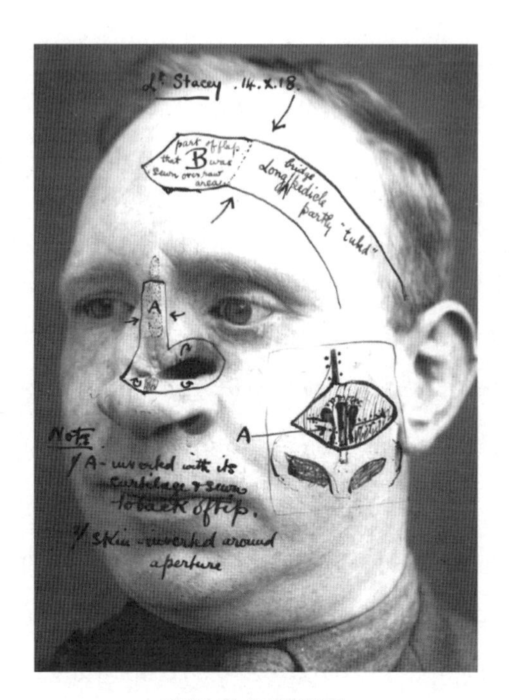

1918년 어느 부상병의 사진.
얼굴에 그려진 그림은 해럴드 길리스가 외상을 치료하기 위해 세운 계획이다.

에 탔으며, 두 손은 소름 끼치는 기형으로 쪼그라들었다."[102] 비커리지의 얼굴과 목 전체는 심하게 손상되어 안면 재건을 위해 피부를 쉽게 끌어올 수 있는 부위가 하나도 남지 않았다. 유일한 선택지는 그보다 더 멀리 떨어진 부위인 가슴 위쪽의 피부판을 이용해보는 방법뿐이었다. 길리스는 혈액이 계속 공급될 수 있도록 피부판의 한쪽 끝을 가슴과 연결된 그대로 두고 반대쪽 끝을 얼굴에 붙일 계획을 세웠다.

피부판을 들어 올려 늘렸을 때, 길리스는 피부판의 양쪽 끝이 자연스럽게 안으로 말린다는 점에 주목했다. 여기서 번뜩이는 통찰이 찾아왔다. 피부판의 양쪽 끝을 이어 붙여 관처럼 만들면 어떨까? 이렇게 하면 피부판의 안쪽 면을 바깥 공기와 접촉시키지 않고 건강하고 촉촉하게 유지할 수 있을 터였다. 얼굴에 붙인 피부가 자리를 잡으면 가슴과 연결된 부위를 자르고 관을 다시 열어 펼친 다음, 얼굴의 피부를 이용해 코를 재건하면 되었다.

그는 이 아이디어를 그대로 실행에 옮겼다. 다른 환자의 경우에는 팔의 피부를 얼굴에 옮기기도 했다. 관모양줄기피판을 이용하면 훨씬 더 큰 피부판을 멀리 옮길 수 있었다. 이는 재건 수술에 있어 극적이고 새로운 가능성을 제시했다. 길리스는 온전히 자각하지도 못한 사이 외과에 새로운 전문 분야를 열었으며, 오늘날에는 그에 걸맞게 현대 '성형 수술의 아버지'[103]로 기억되고 있다. 길리스가 남긴 가장 유명한 어록 중 하나로는 "성형 수술은 혈액 공급과 미용 사이의 끝없는 전투"[104]가 있다.

전쟁 이후 길리스는 개인 병원을 차리고 성형 수술에 관한 주요 교재를 집필했으며, 해외로 강연을 다니며 자기가 개발한 기법을 한층 가다듬었다. 그는 전시 공로를 인정받아 1930년 기사 작위를 받았다. 하지만 그는 자신이 개척한 학문의 한계를 심각하게 시험할 또 다른, 더 큰 분쟁이 곧 유럽을 집어삼킬 것이라고는 상상도 못 했을 것이다.

불의 심판

1940년 8월 31일[105]

잉글랜드 남동부의 켄리 공군기지

영국 왕립 공군 소속의 31세 조종사 톰 글리브Tom Gleave는 초조했다. 253 비행대의 비상 예비부대에 배치된 그는 다른 동료들이 해협을 건너 루프트바페 폭격기와 교전하는 이 순간에 발이 묶인 채 지상에 남아 있었다. 글리브는 귀환하는 허리케인 전투기의 수를 불안한 마음으로 헤아리며 동료들을 찾았다. 독일군과 격하게 충돌한 전투기 몇 대는 심하게 파손되어 있었다. 글리브는 아직 비행 단장 해럴드 스타Harold Starr가 돌아오지 않았다는 게 당황스러웠다. 스타는 많은 이에게 사랑받는 출중한 조종사였으며, 자신의 의무를 단 한 번도 소홀히 한 적이 없었다. 글리브는 점점 불안해졌다. 스타가 어딘가에 안전하게 착륙했기를 바랐다. 하지만 기지 사령관을 찾아간 글리브는 충격적인 소식을 전해 들었다.

스타가 전투기에서 탈출해 낙하산을 타고 강하하다가 독일군의 총격으로 사망했다는 것이다.

글리브는 절망했다. 그리고 분노가 뒤를 이었다. 그는 이렇게 회고했다. "해산 지점으로 돌아가 비행대에 소식을 전했다. 우리의 심정은 무엇으로도 이루 말할 수 없었다. … 분노가 백열처럼 치솟았다. … 훈족(연합군이 독일군을 지칭하던 말 — 옮긴이)을 무찌르겠다는 이들의 결의에는 이제 한계가 보이지 않았다."[106]

이제는 글리브가 비행 단장이었다. 그는 이 자리에 오를 자격이 있었다. 그는 전투기 '메서슈미트 Me 109' 다섯 대와 폭격기 '융커스 Ju 88' 한 대를 격추한 공로를 인정받으며 에이스로 손꼽히고 있었다. 두 시간도 채 지나지 않아 긴급 발진하라는 경보가 기지 전체에 울렸다. 적군의 폭격기가 대규모 비행단을 이루어 런던 남부의 비긴힐 비행장으로 다가오고 있었다. 글리브는 자신의 전투기 '호커 허리케인'으로 달려가 올라탄 뒤, 활주로를 내달려 상공으로 날아올랐다. 비행대는 환하게 빛나는 햇볕과 맑게 갠 푸른 하늘을 가르며 비긴힐로 날아갔다.[107]

갑자기 글리브는 적군을 발견했다. 융커스 Ju 88 폭격기 여러 대가 머리 위에서 비행하고 있었다. 그는 고도를 높이며 빠르게 거리를 좁혔다. 첫 번째 격돌에서 그는 전면의 폭격기 다섯 대를 특정하고 비행기 날개에 장착된 콜트-브라우닝 기관총 여덟 대를 모두 꺼냈다. 글리브는 충돌을 피하기 위해 급강하했다가 다시 날아올라 대열의 세 번째 융커스를 공격했다. 그의 공격을 받은 융커스의 왼쪽 엔진에서 연기가 나기 시작했다. 다음으로 글리브는 막 폭격을 가하려고 준비하는 대장 폭격기에 시야를 고정했다.

그런데 그 순간 글리브는 엔진에서 나는 굉음을 뚫고 금속이 딸깍이는 소리[108]를 들었다. 적군의 총알 하나가 글리브의 오른쪽 날개 뿌리 부분에 자리한 연료 탱크에 박힌 것이었다. 글리브는 갑자기 열기가 느껴져 아래를 내려다보았다. "텅 빈 오른쪽 날개뿌리에서 길게 뿜어져 나온 화염이 조종실 왼쪽으로 휘몰아치더니 내 오른쪽 어깨에 확 끼쳤다."[109] 훗날 그가 회고했다. 그는 불이 꺼지기를 바라며 전투기 속도를 낮춰 부드럽게 날아보았으나 불길은 오히려 더 커졌다. 그는 훗날 "마치 토치램프 주둥이의 한가운데에 있는 것 같았다. … 오른쪽 손목과 손의 피부가 이미 일어나고 있었고, 왼손에도 물집이 생기고 있었다."[110]라고 회고했다.

탈출해야 했다. 글리브는 안전띠를 풀고 헬멧을 벗어 던졌다. 더는 열기를 참을 수 없었고, 극심한 고통이 찾아왔다. 화마가 그의 온몸을 집어삼켰다. 자리에서 벗어나려 애썼지만 역부족이었다. 정신을 잃기 직전의 그로서는 머리 위의 덮개를 열고 비행기를 굴려 바깥으로 떨어지는 것만이 살아남을 유일한 방법이었다. 글리브는 덮개를 뒤로 밀어 열었다.

그 순간, 눈이 멀 것 같은 섬광과 함께 비행기가 폭발했다.[111] 글리브는 비행기 바깥으로 내던져져 허공에서 공중제비를 돌며 떨어지고 있었다. 그는 어떻게든 립코드를 꺼내 낙하산을 펼치고는 이리저리 떠밀리며 지상으로 내려갔다.

공터에 착륙한 글리브는 휘청대며 일어섰다. 우선 부상 정도를 가늠하려던 그는 자기가 입고 있던 바지가 완전히 불에 타버렸다는 걸 깨달았다. 멀쩡한 데라고는 낙하산 멜빵으로 가려진 좁다란 부분밖에 없었다. 회고록에서 글리브는 당시를 회상했다. "오른쪽 다리는 허벅지 시작 부분부터 발목 바로 위까지 피부가 들려 마치 사이즈가 큰 7부 바지처럼 다리에 감겨 있었다. … 양 발목 바로 위에는 타지 않은 피부가 팔찌처럼 남아 있었다. 양말이 제대로 타지 않은 탓이었다. … 손목과 손의 피부는 종이봉투처럼 늘어져 있었다."[112]

글리브를 발견한 농장 인부는 그를 보고 소스라치게 놀랐을 것이다. 글리브의 머리, 목, 팔 피부가 심하게 불에 타 벗겨지고 있었기 때문이다. 코의 일부분이 사라졌고, 두 눈은 눈이 아니라 찢어진 틈에 불과했다.[113]

인부는 글리브를 등에 업고 농가로 옮겼으며, 인부의 아내는 가장 좋은 침실에 글리브를 눕혀주었다.[114] 글리브는 깨끗한 이불보를 더럽혀 죄송하다며 사과하는 것 말고는 아무것도 할 수가 없었다. 화상 부위가 전체 피부의 30%를 넘어가면 사망에 이를 수 있는데, 글리브는 전신의 50% 이상에 화상을 입었다. 글리브와 마찬가지로 영국 본토 항공전에 참전한 영국 공군 조종사 수백 명을 비롯한 제2차 세계대전 참전용사 수천 명이 조종실 화재 때문에 몹시 심한 화상을 입었다. 이렇게 피해를 당하는 경우가 너무나 많아 '공군의 화상'이라는 병명으로 알려질 정도였다.

글리브는 우선 오핑턴 종합병원으로 실려 갔다. 간호조무사들은 그를 외바퀴 손수레[115]에 싣고 건물 안으로 끌고 들어왔다. 의사들은 검게 탄 그의 피부에 겐티아나바이올렛과 탄닌산[116]을 도포했다. 이 약물들은 감염을 예방하고 조직 성장을 촉진한다고 알려져 있으나, 사실 글리브와 같은 광범위한 화상에서는 쓸모가 없었다. 오히려 회복 과정에 방해되기만 했다. 또한 상처를 감싼 마른 거즈 붕대도 도움이 되지 않았다. 오히려 상처에 달라붙어서 붕대를 제거하고 교체할 때마다 더 많은 피부가 떨어져 나갔다.

글리브의 아내는 그를 보고는 마음을 애써 다잡으며 물었다.

"여보, 도대체 무슨 일이 있었던 거야?"

"독일인이랑 싸웠어."[117]

글리브는 몇 주간 화상과 감염의 고통을 견뎌냈다. 1940년 10월 말, 그는 이스트 그린스테드의 퀸 빅토리아 병원에 마련된 화상 전문 특수병동으로 전원했다. 그리고 이곳에서 마에스트로를 만났다.

왈츠

마에스트로의 정체는 우연히도 길리스와 먼 친척이었던 뉴질랜드 출신의 외과의사 아치볼드 매킨도Archibald McIndoe였다. 매킨도는 열정적이고 고집이 세며 쉽게 흥분하지만 명석한 사람이었다.[118] 미국 미네소타주에 있는 세계 최고의 종합병원 중 하나인 메이오 클리닉에서 복부외과 수련을 받은 매킨도는 1930년 영국으로 이주했고, 길리스의 영향으로 성형 수술이라는 신생 분야에 점차 이끌리기 시작했다. 1939년 9월 제2차 세계대전이 발발하자 매킨도는 런던에서 남쪽으로 약 64km 떨어진 도시 이스트 그린스테드에서 퀸 빅토리아 병원을 책임지게 되었다. 이곳은 영국 왕립 공군 부상자를 치료하는 거점이 되었다.

길리스가 제1차 세계대전에서 총알과 유산탄에 찢긴 '안면 외상'이라는 새로운 도전을 마주했다면, 매킨도는 제2차 세계대전에서 '중증 화상'이라는 또 다른 문제와 마주했다. 제2차 세계대전 중 잉글랜드에서 전투기의 불시착이나 공중 탈출에서 화마를 뚫고 살아남은 연합군 공군은 4500여 명[119]이었다. 그중 80%가 얼굴과 손에 화상을 입었다. 영국 본토 항공전 당시 매킨도가 치료한 환자의 대다수는 전투기 조종사였으나, 전쟁 후반으로 갈수록 폭격기 승무원들이 병원을 가득 메웠다.

전쟁이 시작될 무렵에는 연합국과 추축국 어느 쪽에서도 효과적인 화상 치료법을 아는 의사가 없었다. 매킨도는 여기서 몇 가지 혁신을 일으켰다. 그는 환자의 상처를 세척하고 소독할 때 사용하던 기존의 탄닌산요법을 폐기했으며, 대신 따뜻한 식염수로 목욕을 시키기 시작했다. 화상을 입은 직후 영국 해협의 짜디짠 바닷물에 빠졌던 조종사들이 낙하산을 타고 육지에 떨어진 조종사들보다 감염이 더 적게 발생하고 피부 상태도 더 좋은 양상을 보였기 때문이다.[120] 식염수 목욕을 하면 환자가 관절을 자유롭게 구부릴 수 있어 구축과 흉터 예방에 도움이 되었다.[121] 또한 상처를 덮은 붕대도 피부에 또 다른 외상을 남길 필요 없이 물속에서 자연스럽게 풀 수 있었다. 목욕이 끝나면 환자는 거대한 가열등[122] 앞에 나체로 서서 몸을 말렸는데, 몸에 수건을 댔다가는 피부가 벗겨질 수 있었기 때문이다. 이후 상처에 설폰아미드를 뿌렸고, 마른 거즈를 사용하는 대신 드레싱에 바셀린을 발라 사용했다. 마른 거즈가 피부에 달라붙어 겨우 낫고 있는 피부를 뜯어내지 않도록 예방하기 위해서였다.

다음으로 매킨도는 화상으로 처참히 망가진 병사들의 안면을 재건하는 작업에 나섰다. 이는 실로 거대한 도전이었다. 길리스가 담당한 환자들은 얼굴의 다른 부위나 목, 가슴 등에 남아 있는 정상 피부를 이용할 수 있는 경우가 많았던 반면, 매킨도가 담당한 조종사들은 체표면적의 절반 이상에 화상을 입은 경우가 많았다. 닿을 수 있는 거리에 살려낼 만한 피부가 남아 있지 않은데 어떻게 얼굴에 피부를 이식하겠는가?

여기서 매킨도는 길리스가 개발한 관모양줄기피판을 기존에 통용되던 방식에서 한층 더 발전시켰다. 예컨대 얼굴에 이식할 수 있을 만큼 유연하면서 건강한 피부가 남아 있는 가장 가까운 부위가 허벅지인 경우, 허벅지의 피부판을 들어내 우선 팔에 붙였다. 그러고선 길리스의 기본적인 방법을 이용해 넓은 피부판의 세 면을 잘라내고 나머지 한쪽 면은 혈액 공급을 유지하기 위해 다락문 같은 모양으로 그대로 놔두었다. 그다음 피부판을 관 모양으로 말아 안쪽 면을 보호하고, 팔 피부를 절개해 틈을 만든 뒤 여기에 허벅지 피부판의 반대쪽 끝을 연결했다. 환자는 이처럼 다리와 팔이 밧줄로 이어진 듯한 부자연스러운 상태로 몇 주간의 회복 기간을 보낸다. 이후 팔에 옮긴 피부판에 혈액 공급이 자리를 잡으면, 피부판의 허벅지 쪽 경계선을 절개한 다음 그 끝을 얼굴에 이어 붙였다. 이 기법은 아래쪽 신체 부위의 피부판을 관 모양으로 만들어 끝과 끝을 이어가며 위쪽으로 행진시킨다고 해서 '왈츠'[123]라고 불렀다.

퀸 빅토리아 병원에서는 코와 팔이 관 모양의 피부판으로 연결된 채 뒤틀린 자세로 고개를 갸우뚱하게 숙이고 지내는 병사들의 모습을 늘 볼 수 있었다. 마침내 얼굴에 연결한 피부판에 적절한 혈액 공급이 자리를 잡으면, 피부판이 팔과 연결된 부분을 자른 뒤 얼굴을 재건하는 데 이용할 수 있었다.

퀸 빅토리아 병원 3호 병동에 입원한 글리브는 식염수 목욕을 하며 몇 주 만에 처음으로 통증이 가시는 걸 느꼈다. 그는 붕대가 자연스럽게 풀리는 모습을 바라보았고, 팔과 다리를 자유롭게 움직이는 기분을 만끽했다. 바셀린을 도포한 붕대로 화상 부위를 다시 드레싱하고 두 시간마다 물뿌리개로 드레싱을 적셔 피부를 촉촉하게 유지했다.

글리브가 입원한 지 얼마 되지 않았을 무렵, 항공기 생산부 장관 스태퍼드 크립스Stafford Cripps[124]가 병동을 방문했다. 크립스는 군데군데 피부가 없고 뼈가 그대로 노출될 만큼 끔찍하게 손상된 글리브의 얼굴을 마주하고는 기절해버리고 말았다. 이러한 방문객들은 매킨도가 이끄는 병동의 부자연스러운 광경을 절대로 잊지 못했을 것이다.

글리브는 다음과 같이 회고했다. "마에스트로가 병동에서 회진을 돌던 어느 날, 나는 처음으로 그를 만났다. … 매킨도는 가만히 서서 나를 바라보았는데, 뿔테 안경 너머로 전해지는 그 또렷하고 숨김없는 시선은 다른 그 어떤 사람의 눈에서도 본 적 없는 눈빛이었다. 나는 그 즉시 어떠한 힘을 얻었다. 그리고 이 사람이 절대 나를 속이지 않으리라는 본능적인 직감이 들었다. 그는 내 얼굴을 찬찬히 살펴본 다음, 위아래 눈꺼풀을 가장 먼저 이식해야 한다고 말했다. … 얼굴을 몇 주 동안 가리고 지내야 한다. 불편하겠지만 그럴 만한 가치가 있다고도 했다. … 말투에서부터 느낄 수 있었다. 그의 말을 믿었다. 마치 난파되어 한참이나 망망대해를 표류하던 중 마침내 누군가 구명띠를 던져준 느낌이었다."[125]

글리브의 눈꺼풀 재건이 성공한 지 몇 주 후인 1941년 1월, 매킨도는 다시 한번 글리브를 찾았다. 그러고는 이렇게 선언했다. "새 코가 필요하겠네요. 어떻게 생각하세요?"[126] 글리브는 대답했다. "뭐든 하라고 하는 대로 할게요."

바로 그날, 코를 재건하는 데 필요한 이마의 피부판 조직을 충분히 확보하기 위해 글리브는 머리 앞쪽 절반의 머리카락을 깨끗하게 밀었다. 1940년부터 1953년까지 글리브는 총 10회 이상의 수술[127]을 견뎌냈다. 그사이 그는 영국 왕립 공군으로 돌아갈 수 있었으며, 조종사가 아니라 사령관으로서 지상에 굳건하게 서서 근무했다.

한편 매킨도는 이 치료에서 완전히 비외과적 측면에도 수술만큼이나 공을 들였다. 이는 혁신적인 일이었다. 환자의 심리적 건강이 신체적 건강만큼이나 중요하다는 걸 깨달은 것이다. 수많은 환자가 끔찍한 상처와 외형 때문에 괴로워했으며, 자살을 생각하는 경우도 많았다. 매킨도는 한 친구에게 이렇게 말했다. "금요일 밤에는 나이트클럽에 가서 아름다운 여인과 함께 춤을 췄는데, 토요일 오후에는 불에 탄 숯 덩어리가 된다면 … 기분이 어떨지 상상해보게. 한순간에 바람둥이 난봉꾼에서 동정의 대상으로 변모해버리는 게지. 그건 견디기 너무 어려운 일이야."[128]

그렇기에 그는 사기를 북돋우기 위한 여러 장치를 고안했다. 병동 곳곳에 꽃이 놓였고 음악을 연주하는 사람도 눈에 띄었다.[129] 매킨도는 외향적인 의료진과 활기 넘치는 젊은 간호사들을 골라 환자의 기운을 북돋아줄 팀을 꾸렸다. 치료할 때는 계급을 따지지 않았다.[130] 가장 계급이 낮은 이등병도 다른 장교들과 똑같이 치료하고 관리했다. 평등한 지위를 부여한 데다 맥주까지 계속 무료로 제공하자, 환자들 사이의 동지애가 더 두터워졌다.

나중에는 환자들끼리 '기니피그 클럽'이라는 독특한 모임을 창설하기까지 했다. 기니피그 클럽 회원들은 자기들만 할 수 있는 지독한 유머를 장착하고 못된 농담을 던지며 즐거운 시간을 보냈다. 글리브

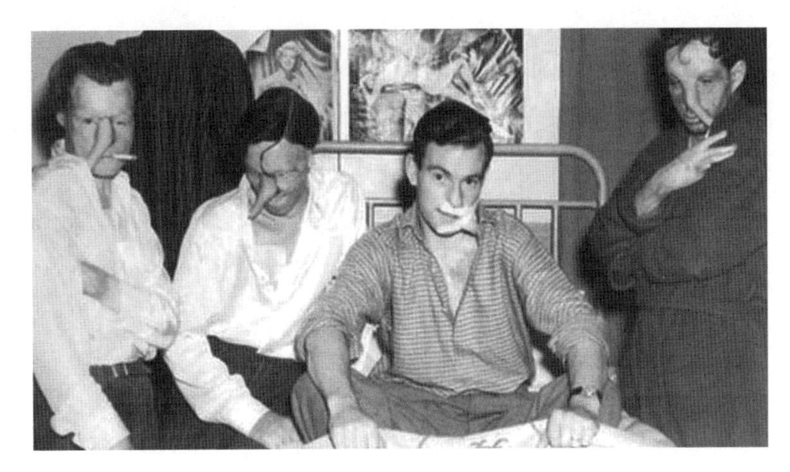

기니피그 클럽 회원들

가 클럽의 리더인 '첫째 피그'로 선출되었으며, 전쟁이 끝날 무렵에는 총 649명의 회원이 이 클럽에 가입했다. 클럽의 초대 회장으로 추대된 매킨도는 이 클럽을 두고 "회원이 될 조건을 갖추기 극도로 어려운, 전 세계에서 가장 배타적인 클럽이다. 대다수 사람이 지불할 엄두도 내지 못할 가입비가 있다."[131]라고 말했다.*

매킨도는 환자들이 민간인 생활에 다시 적응하는 데 도움을 주기 위해 이스트 그린스테드 주민의 온정에 기대기도 했다. 환자들이 시내에 갈 때면 주민들은 최선을 다해 그들의 편의를 돌봐주었으며, 식당과 술집에서는 거울을 모두 치웠다. 주민들은 병사들을 집에 초대해 함께 차를 마셨다. 이 마을은 곧 '절대 빤히 쳐다보지 않는 마을'[132]

*

1960년 매킨도가 세상을 떠난 뒤에는, 에든버러 공작 필립 왕자Prince Philip, Duke of Edinburgh가 기니피그 클럽의 회장을 맡았다. 기니피그 클럽은 2007년까지도 모임을 가졌다.

로 알려지기 시작했다. 이 마을에서는 기다란 관 모양의 피부판을 얼굴에 매단 남자들이 술집이나 영화관에서 시간을 보내거나 공공장소에서 축구를 하는 모습을 종종 볼 수 있었다.[133]

얼마 후 이스트 그린스테드 마을은 영국 왕립 공군의 부상병들을 보살피는 방식으로 유명세를 얻었다. 1943년 11월, 월간지 〈리더스 다이제스트〉에는 이 마을의 독특한 역할을 집중 조명하는 기사가 실렸다. "아마 이 청년들을 마주 보는 순간 얼굴에 핏기가 가시고 속이 울렁거릴 것이다. 그러나 이스트 그린스테드의 선량한 주민들은 길거리에서 이 청년들을 불러 세우고 이야기를 나눈다. 어린아이들조차 그들을 빤히 바라보지 않는다. 소름 끼치는 티를 조금이라도 냈다가는 퀸 빅토리아 병원이 몇 주에 걸쳐 쏟아부은 엄청난 노력이 허사로 돌아갈 수 있기 때문이다. 그러므로 이스트 그린스테드에서는 가장 끔찍한 화상을 입은 청년이 가장 극진한 환대를 받는다. 병사들의 얼굴 치료는 병원의 몫이지만, 삶의 의지는 마을 사람들의 손에 달려 있었다."[134]

매킨도는 이후 여왕에게 기사 작위를 받았다. 59세의 나이로 세상을 떠난 그는, 그로부터 2년 전인 1958년 영국 왕립 의과대학 연설에서 성형 수술이라는 분야가 얼마나 먼 길을 걸어왔는지를 되짚었다. "이제 우리는 합리적인 시간 안에 혼돈에서 질서를 만들어내고, 동정이나 공포심을 불러일으키지 않는 얼굴을 만들 수 있는 시대에 살고 있습니다. 이를 통해 우리는 평범한 사람들의 잃어버린 영혼을 되찾아줄 수 있습니다."[135] 매킨도는 민간인으로서는 유일무이하게 런던의 유서 깊은 교회 세인트 클레멘트 데인스의 영국 왕립 공군 묘지에 묻히는 영예를 누렸다.

한계를 초월하라

외과의사들은 매킨도가 일군 발전을 이어받아, 그 이후로도 수십 년간 발 빠르게 성형 수술 기법을 개선해나갔다. 매킨도가 활동하던 시절에는 넓은 면적의 피부판을 신체에서 완전히 떼어내 멀리 떨어진 다른 부위에 이식한다는 것은 공상과학소설에나 나올 법한 이야기로 치부되었다. 예컨대 눈꺼풀을 재건하기 위해 아주 작은 피부 조각을 이식하는 것은 가능했다. 이식하는 피부가 작으면 생존에 충분한 혈류를 빠르게 회복시킬 수 있기 때문이다. 그러나 소위 말하는 유리이식(영양을 공급하는 혈관이 없는 피부 이식 — 옮긴이)은 불가능의 영역에 있었다. 거대한 피부판이 허혈로 죽기 전에 그 뒷면의 무수히 많은 혈관을 모두 다시 연결한다는 건 꿈도 꾸지 못할 일이었다.

그러다 외과의사들은 그럴 필요가 없다는 사실을 알게 되었다. 호주의 외과의사 이언 테일러Ian Taylor는 1970~1980년대에 걸쳐 방사선 불투과성 염료를 이용해 2000구가 넘는 카데바의 피하 혈관 구조를 연구했다.[136] 피부에 혈액을 공급하는 혈관 패턴은 사람마다 다르지만, 그렇다고 완전히 무작위도 아니었다. 그 대신 피부의 특정 부위에 일정하게 혈류를 보내는 이른바 '원천 동맥'이 있었다. 이처럼 더 굵은 줄기 혈관에서 더 작은 혈관들이 지류처럼 끝없이 뻗어 나왔고, 갈수록 점점 가늘어지더니 나중에는 현미경으로 관찰해야 할 만큼 가느다란 모세혈관을 이루고 있었다.

테일러는 이 연구 결과를 담은 기념비적인 논문에서 "신체는 복합적인 조직 블록으로 구성되고 원천 동맥을 통해 영양을 공급받는 3차

원 직소 퍼즐"[137]이라고 설명했다. 그는 이식 부위에서 가장 중요한 원천 정맥과 동맥을 빠르게 찾아 다시 연결하기만 하면 이식한 피부의 괴사를 막을 수 있다는 사실을 알게 되었다. 적절한 동맥과 정맥을 찾을 수만 있다면 단 두 개의 혈관을 각각 제자리에 이어주는 것만으로도 넓은 피부판과 조직을 살릴 수 있었다. 이처럼 일정한 혈관 구조 패턴을 통해 혈액을 공급받는 조직 단위를 가리켜 '혈관분포영역'이라고 부르게 되었다.

그러나 가장 주된 줄기 혈관들도 대부분 매우 미세하며 때로는 얇은 파스타만큼 가늘기도 했다. 외과의사들은 이 혈관을 어떻게 다시 연결했을까?

연약하고 섬세한 두 혈관의 끝을 연결하는 것은 언제나 까다로운 작업으로 여겨져왔다. 혈관을 제대로 연결하려면 물 한 방울 새지 않을 만큼 이음새가 단단해야 했고, 원활한 혈류를 조금도 흐트러뜨리지 않아야만 했다. 그렇지 않으면 과도한 난류가 생겨 혈전 생성에 박차를 가하는 꼴이 될 수도 있었다. 이를 완수할 방법을 발견한 외과의사는 수술의 미래를 영원히 바꿔놓았다. 그의 이름은 알렉시 카렐Alexis Carrel이었다.

카렐이 프랑스 리옹의 의과대학 학생이었던 1894년, 프랑스 대통령 사디 카르노Sadi Carnot가 리옹에 방문했다가 공개 행사에서 이탈리아인 무정부주의자에게 습격을 당했다.[138] 카르노는 복부에 자상을 입었다. 단검은 카르노의 간 아래쪽에 자리한 주요 동맥인 문맥을 절단했고, 결국 그는 과다 출혈로 수술대 위에서 사망했다. 이 사건은 카렐에게 지대한 영향을 미쳤다. 그는 외과의사가 혈관을 다시 연결할 방법만 찾는다면 수많은 목숨을 구할 수 있다고 믿었다.

카렐은 레이스 공장을 소유한 가족 덕분에 정확한 봉합 기술을 배울 수 있었다.[139] 우선 그는 자수로 연습하며 혈관 연결이라는 과제에 도전할 준비를 했다. 수없는 연습 끝에 아주 작은 바늘과 가느다란 비단실을 다루는 데 전문가가 된 카렐은, 담배를 마는 작은 종이 한 장에 바늘땀 500개를 같은 크기로 채울 수 있었다고 한다.[140] 곧 그는 개의 혈관을 꿰매 연결하는 실험에 착수했다.

카렐은 '삼각봉합법'이라는 획기적인 방법을 고안했는데, 이는 연결부 둘레에 일정한 간격을 두고 유지봉합 세 땀으로 두 혈관의 양끝을 먼저 결합해야겠다는 생각에서 탄생했다. 세 개 지점에 길게 꿰어 놓은 봉합사를 부드럽게 잡아당기면 동그랗던 혈관의 각 유지봉합 사이가 평평하게 당겨졌다. 이렇게 단면으로 보았을 때 원형이었던 혈관을 삼각형으로 만드는 것이다. 이제 조직이 결합될 가장자리가 납작한 직선을 그리고 있으므로, 혈관을 세 부분으로 나누어 한 지점에서 다른 한 지점으로 더 쉽게 꿰맬 수 있게 되었다. 카렐이 고안한 간단하면서도 천재적인 이 방법은 축 늘어진 두 혈관의 곡면을 따라 봉합해야 한다는 까다로움과 어려움을 극복해냈다.*

20세기 후반부에 들어서며 수술현미경이 등장하자 외과의사들은 미세한 혈관을 전보다 훨씬 잘 봉합할 수 있게 되었다. 덕분에 심장혈관흉부외과와 성형외과의사들은 선배들이 꿈에서나 상상해보았던 위업을 달성할 수 있었다. 테일러가 제시한 '혈관분포영역'이라는 개념을 바탕으로 외과의사들이 커다란 유리피판을 전신 어느 부위에든 이식할 수 있게 되면서 재건 수술은 눈부시게 발전했다. 이러한 진보는 전체 안면 이식이라는 놀라운 위업으로 이어졌다.

2011년 3월, 매사추세츠주 보스턴의 브리검 여성병원 소속 성형외과전문의 보단 포마하치Bohdan Pomahač는 의료진을 이끌고 미국 최초로 전체 안면 이식 수술을 진행하게 되었다.[141] 수술을 받을 환자는 텍사스주 출신의 남성 댈러스 빈스Dallas Wiens였다. 빈스는 지난 2008년 자기가 다니던 교회의 외벽 페인트칠을 돕기 위해 사다리차에 올라탔다가 조작 실수로 근처에 있던 고압 전선에 이마가 닿았고, 그대로 감전되었다. 빈스의 얼굴은 순식간에 날아가버렸다.

22차례의 수술과 수개월에 걸친 회복 기간을 견뎌낸 빈스의 두부 정면에는 등에서 이식한 피부만이 밋밋하게 덮여 있었다. 얼굴이랄 게 아예 없었다. 두 눈, 코, 입술은 완전히 사라졌고, 입은 그저 빨대로 물을 마실 수 있는 틈에 불과했다. 입술이 없어 입안에 음식을 넣고 있기도 어려웠다. 그는 영구적으로 시력을 잃었으나 사람들이 자신을 보고 놀라 숨을 들이키는 소리는 여전히 들을 수 있었다. 어디에 가기만 하면 주위가 순식간에 조용해지는 것도 알 수 있었다.

그러나 빈스는 이러한 시련을 거치면서도 놀라울 만큼 긍정적이었다. 그러한 낙관적인 성격 덕분에 실험적인 수술의 후보자가 되기에 안성맞춤이었다. 포마하치와 면담한 빈스는 자신의 네 살배기 딸 스칼렛을 위해 안면 이식 수술을 받기로 결심했다. 그는 딸과 다시 얼

*

카렐은 1912년 노벨상을 받았다. 훗날 그는 장기 이식 분야에서도 선도적인 공로를 세웠다. 그러나 그가 강력한 우생학 지지자였다는 사실은 그가 남긴 유산에 찬물을 끼얹었다. 또한 제2차 세계대전 당시 비시 프랑스에서 연구소를 운영했으며, 나치에 동조하고 협력했다는 비난을 받았다. 카렐은 1944년 재판이 열리기 전 사망했다.

굴을 마주하고 싶었다. 빈스는 어느 인터뷰에서 이렇게 말했다. "앞으로 딸이 더 크면 왜 너희 아빠는 다르게 생겼냐는 질문을 들을 거라는 생각을 하니 견딜 수가 없었습니다. 아마 어린 시절 내내 시달리게 되겠죠."[142]

사랑하는 사람의 얼굴을 다른 누군가에게 이식하는 문제를 논의하려면, 의사는 공여자의 가족에게 어떻게 접근해야 할까? 공여자가 뇌사 상태에 빠진 어렵고 힘든 순간, 의사는 안면 이식 덕분에 또 다른 한 사람의 인생이 극적으로 나아질 수 있음을 설명한다. 수혜자에게 안면을 이식하더라도, 수혜자 고유의 기저 조직과 뼈 구조에 병합되면서 달라지기 때문에 공여자와 전혀 다르게 보일 것이라는 사실도 알려준다.[143]

한편 또 다른 윤리적 고려 사항으로, 생명을 위협하지 않는 질환인데도 반드시 평생 면역억제제를 복용해야 하는지에 대한 논의도 있다.[144] 면역억제제는 이식 거부반응을 예방하는 데 꼭 필요하지만 복용 시 수명이 줄어들 가능성이 크기 때문이다.

빈스는 안면 공여자가 나왔다는 소식을 듣자마자 서둘러 보스턴으로 가서 수술을 받았다. 장장 17시간[145]에 걸쳐 의료진 30명 이상이 참여한 대수술이었다.*

공여자의 얼굴을 가능한 한 빠르게 이식하는 게 중요했으나, 상황이 급박한 심장 수혜자를 위해 공여자의 심장을 먼저 꺼내면서 포마하치의 순서는 뒤로 밀렸다.[146] 이식할 안면에 네 시간 이상 혈류가 끊기지 않는 게 이상적인데, 공여자의 얼굴을 적출해 브리검 여성병원으로 이송하고 수술실로 가져와 수술을 시작하기까지 딱 그 정도의 시간이 소요되었다.

의사들은 빈스의 동맥, 정맥, 신경을 공들여 다시 연결하기 시작했다. 수혜자는 이 수술로 숨 쉬고 먹고 말하기가 더 수월해질 테고, 정상적인 감각과 미각을 되찾는 데도 도움이 될 터였다.

수술은 대성공이었다. 길리스와 매킨도를 비롯한 선구자들이 들었다면 진심으로 놀라워했을 소식이었다. 빈스가 이식받은 얼굴은 한때 그 자리에 있었던 밋밋한 조직에 비해 훨씬 사람다운 모습이었다. 게다가 신경 기능도 상당히 회복되어 웃거나 찌푸릴 수 있었으며, 딸의 뽀뽀도 다시 느낄 수 있었다. 심지어는 후각도 돌아왔다. 이제 그는 선글라스만 착용하면 다른 사람의 시선을 모으지 않고 식당에 들어갈 수 있었다. 어느 인터뷰에서 익명 공여자의 가족에게 전하고 싶은 말이 있는지 묻자 빈스는 이렇게 대답했다. "어디서부터 말해야 할지 모르겠습니다. 그분들은 제게 새로운 삶을 선물해주셨습니다."[147]

다른 세기, 다른 대통령

가필드가 총격을 당한 지 거의 100년이 흐른 뒤인 1981년 3월 30일,[148] 로널드 레이건Ronald Reagan 대통령은 워싱턴 D.C.에 위치한 힐튼호텔을 방문해 미국 최대 연합 노동조합인 AFL-CIO 앞에서 연설을 했다. 그리고 오후 2시 25분쯤 호텔을 나섰다. 그가 호텔 문을 나

*
수술비는 이 수술이 향후 상이군인에게 도움이 될 발전으로 이어지기를 바란 미국 육군이 지원했다.

서 리무진까지 약 9m 정도를 걸어가는 동안 어느 기자가 "대통령님!"이라며 그를 불렀고, 레이건은 뒤를 돌아보며 약 4.5m 거리의 안전선 뒤에 모인 군중에게 손을 흔들어 보였다. 그 순간, 정신질환 병력이 있는 25세의 대학교 중퇴자 존 힝클리John Hinckley가 레이건을 향해 22구경 권총 여섯 발을 빠르게 발사했다.

모든 총알이 빗나갔다. 첫 번째 총알은 백악관 대변인 제임스 브래디James Brady의 머리에 맞았다. 두 번째는 경찰관 토머스 델라한티Thomas Delahanty의 목에 맞았다. 세 번째는 길 건너 건물에 맞았다. 네 번째는 경호 조직인 비밀경호국 요원 팀 매카시Tim McCarthy의 복부에 맞았다. 다섯 번째는 리무진 옆면에 맞고 튕겨 나갔다. 차체를 스친 여섯 번째 총알은 비밀경호국 요원 제리 파Jerry Parr가 차 뒷문으로 밀어 넣고 있던 레이건 대통령의 몸통 왼쪽에 박혔다.

리무진에 탄 레이건 대통령과 파 요원 둘 다 레이건이 총에 맞았다는 사실을 눈치채지 못했다. 레이건은 흉부에 엄청난 통증을 느꼈으나, 이를 파가 자신을 온몸으로 짓누르며 뒷좌석에 태우는 과정에서 갈비뼈가 부러졌기 때문이라고 생각했다. 기침에서 피가 묻어나기 시작하자 레이건은 이렇게 말했다. "갈비뼈만 부러진 게 아닌가 본데. 뼈가 폐에 구멍을 낸 모양이야."[149]

파는 리무진을 몰고 곧장 근처의 조지 워싱턴 대학병원으로 향했다. 레이건은 응급실까지 직접 두 발로 걸어 들어가려 했으나, 곧 흉부 통증과 함께 심각한 호흡곤란을 호소했다. 한쪽 무릎이 꺾이며 쓰러진 레이건은 부축을 받으며 외상 구역으로 갔다. 대통령의 안색이 파리하게 질려 있었다.[150] 입안에 피가 고였으며 수축기 혈압이 80mmHg

(정상 수준은 120mmHg다)에 불과했다. 옷을 전부 벗겨내고 나서야 마침내 그가 총에 맞았다는 사실이 밝혀졌다. 왼쪽 겨드랑이 아래, 네 번째와 다섯 번째 갈비뼈 사이에 1.5cm 깊이의 총상이 나 있었다. 총알이 빠져나온 구멍은 보이지 않았다. 왼쪽 폐에서는 호흡 소리가 전혀 들리지 않았다.

폐 주변의 체액을 배출하기 위해 흉관을 삽입하자 고여 있던 피 1.2L가 쏟아져 나왔으며, 그 이후로도 15분마다 약 200~300mL의 피가 꾸준히 흘러나왔다. 정맥주사와 항생제가 투여되었다. 흉부 X선을 촬영해보니 총알이 왼쪽 폐에서도 심장과 맞붙은 곳 가까이에 자리해 있었다. 흉부에서 더 많은 피를 뽑아내자 호흡 소리가 들리기 시작했다. 레이건은 의식을 잃지 않았으나 엄청난 통증을 느끼고 있었다. 아내 낸시가 병원에 도착하자 레이건은 "피하는 걸 까먹었어."[151]라고 하면서 농담까지 했다.*

의료진은 응급 수술에 들어가야 한다고 빠르게 판단했다. 수술 시작 직전, 레이건은 산소마스크를 들어 올리고 외과의사에게 "선생이 공화당 지지자라면 좋겠소."[152]라며 농담을 던졌다. 의사는 공공연한 민주당 지지자였으나, 대통령에게 "오늘만큼은 저희 모두 공화당입니다."[153]라고 답했다.

의료진은 왼쪽 개흉술을 실시해 레이건의 가슴을 열었다. 그리고 미처 배출되지 못하고 고여 있던 500mL가량의 혈액을 마저 빼냈다.

*
레이건의 이 말은 1926년 세계 헤비급 복싱 챔피언십에서 잭 뎀프시Jack Dempsey가 진 튜니Gene Tunney에게 패배한 이후 했던 유명한 말을 따라한 것이다.

그리고 X선 촬영을 통해 총알의 위치를 파악하고, 폐를 작게 절개한 다음 총알을 뽑아냈다. 총알은 갈비뼈 윗부분에 맞고 튕겨 나가 왼쪽 폐를 통째로 가로질러 심장으로부터 불과 2.5cm가량 떨어진 곳에 자리해 있었다.

수술은 두 시간 40분 만에 끝났다. 수혈은 대통령을 치료하는 데 매우 중요한 역할을 했다. 레이건이 총격을 당했을 때부터 수술이 끝날 때까지 잃은 혈액량은 총 혈액량의 절반이 넘었다. 그날 저녁, 집중 치료실에서 삽관한 채로 의식을 되찾은 레이건은 언제나처럼 유머를 잃지 않고 필담으로 의료진에게 물었다. "저 죽었나요?"[154]

레이건은 12일 후 퇴원했다. 그가 70세의 나이에도 이처럼 완전히 회복할 수 있었던 건, 현대 의학의 엄청난 발전 덕분이었다. 레이건은 임기 중 총격을 받고도 살아난 미국 역사상 최초의 대통령이 되었다.

한편, 힝클리가 대통령 암살을 시도한 이유는 그가 지난 수년간 스토킹하며 집착해온 여성 배우 조디 포스터Jodie Foster에게 깊은 인상을 심어줄 수 있다고 생각했기 때문이었다. 1982년 6월, 힝클리는 정신 이상을 근거로 무죄 판결을 받았다. 그는 이 총격이 "세계 역사를 통틀어 가장 위대한 애정 표현"[155]이라고 말했다. 2016년, 힝클리는 법원의 감독과 주기적인 정신감정을 받는다는 조건으로 정신 치료 감호소에서 퇴소해 어머니와 함께 살기 시작했다. 2022년 6월에는 그에게 내려진 모든 제한 조치가 해제되었으며, 이로써 힝클리는 67세의 나이로 완전한 자유를 누리게 되었다.

백악관 대변인 브래디는 뇌 손상으로 영구적인 장애를 얻은 채 생활하다 2014년 세상을 떠났다. 비밀경호국 요원 매카시는 부상에서 회복했고, 경찰관 델라한티는 왼쪽 팔에 영구적인 신경 손상을 입어 조기 은퇴할 수밖에 없었다.

가필드의 부상보다 훨씬 심각했던 레이건의 부상은, 이후 오래도록 계속되며 중대한 결과를 남긴 레이건 행정부의 시작을 장식한 사건에 불과했다. 이는 지난 한 세기 동안 이어진 의학의 발전 덕분이다. 이제 외과의사는 사람의 신체 내부에서 어떤 일이 일어나는지 알 수 있고, 이물질의 위치를 찾을 수도 있다. 이제 수술은 더 이상 러시안룰렛 게임이 아니다.

날아다니는 야전병원

레이건 대통령이 받았던 현대적인 응급 치료에는 군진의학이라는 독특한 원천에서 비롯된 기술 발전과 중증도 분류 및 윤리 원칙을 포함한 사회적 가치가 반영되어 있다. 나폴레옹의 수석 외과의사 도미니크 라레Dominique Larrey[156]는 전장의 부상자를 빠르게 치료해야 한다는 신념을 전파하고, 오늘날 정통으로 여겨지는 새 절차와 원칙들을 확립한 인물로 손꼽힌다.

1790년대, 라레는 부상병들이 제대로 치료받지 못하는 모습을 보고 당황했다. 당시에는 전투가 끝날 때까지 부상병을 그대로 전장에 두는 게 일반적이었다. 심지어 부상을 입은 뒤 24시간이 넘도록 그 자리에 있어야 할 때도 많았다. 그는 이처럼 치료가 지연된 경우 더 빠르게 치료를 받은 병사들보다 생존 확률이 훨씬 적다는 데 주목했다.

1793년, 라레는 부상병을 후방의 응급 진료소로 빠르게 실어올 수 있는 구급 마차를 준비해 각 보병대에 할당하기 시작했다. '날아다니는 야전병원'이라고 불리게 된 이 구급 마차는 프랑스군 내에서 표준으로 자리 잡았다. 또한 그는 중증도 분류의 기본 방법을 고안해 모든 환자를 세 집단으로 분류했다.[157] 빠르게 치료받은 뒤 전장으로 돌아갈 수 있는 환자, 부상 정도가 심각하나 생존할 가능성이 있는 환자, 사망이 거의 확실한 환자가 그것이다. 무엇보다 그는 계급에 관계없이 부상의 정도가 가장 심각한 환자부터 치료받아야 한다는 원칙과 적군의 부상병 또한 치료해야 한다는 중요한 윤리 원칙을 확립했다.*

오늘날에는 군진의학의 극적인 발전으로 부상병의 생존 확률이 매우 높아졌다. 전장에서의 치료는 종종 민간의학의 새로운 치료 기준을 시험하고 증명하는 배양기 역할을 했다. 무균 수술, 항생제, 정맥주사, 수혈, 헬리콥터 긴급 수송, 육군이동외과병원(MASH 부대) 등의 발전은 20세기 부상병들에게 가장 큰 도움이 되었다.

21세기의 이라크전쟁과 아프가니스탄전쟁에서는 해외파병 외과부대가 함께했다. 이들은 중증 부상자를 고등 의료 센터로 수송할 방편을 마련할 때까지 시간을 벌 목적으로 손상 통제 수술을 진행해 환자를 안정시키는 임무를 맡았다. 육군 헬리콥터 승무원에는 상급 구명 훈련을 받은 중환자 치료 간호사가 포함되었다. 베트남전에서는 환자가 비행이 가능할 만큼 안정될 때까지 베트남에 머물러야 했지

*
라레는 프랑스 육군에서 20년 넘게 복무하며 25차례의 원정과 여섯 차례의 전투에 일조했다. 1812년 러시아 원정 중 대규모 보로디노전투가 벌어지자, 그는 24시간 동안 200건 이상의 절단 수술을 진행했다. 쉬지 않고 일하며 밤에도 촛불에 의지해 8분마다 한 건씩 수술한 셈이다.[158]

만, 아프가니스탄전쟁에서는 공군이 거대한 C-17 화물기, 이름하여 '날아다니는 중환자실'을 이용해 환자를 더 신속하게 대피시켰다. 이 비행기에는 고도로 훈련된 의료진이 탑승해 독일이나 미국의 기지로 돌아오는 동안 중상자를 치료했다. 이렇게 수송된 환자가 기내에서 사망하는 확률은 불과 0.25%로 놀라울 만큼 낮았다.[159]

이러한 노력과 자원 덕분에 아프가니스탄의 외딴 지역에서 부상을 당한 병사가 미국 워싱턴 D.C.에 있는 월터리드 육군의료센터까지 48~72시간 내로 수송되는 경우를 흔히 볼 수 있었다. 오늘날에는 과거의 전쟁에서였더라면 사망했을 수많은 군인이 생존해 삶을 이어나가고 있다. 군에서의 필요는 외과적 치료뿐만 아니라 정신 건강 치료, 인공사지 개발, 원격의료, 조직 재생 등을 비롯한 다양한 주요 영역에서의 발전이 이루어지는 데 기여했다.

다른 어떤 요소보다도 오늘날 외상 치료의 한계에 대한 혁신을 약속하는 건 기술이다. 이미 우리는 줄기세포를 이용해 손상 장기를 대체할 인공장기를 기르고 있다. 2008년에는 수혜자의 줄기세포로 기관 일부를 길러내 이식하고,[160] 혈관신생과 체내 융합까지 성공시키면서 바이오 인공장기 이식 수술에 최초로 성공한 사례가 등장했다. 이처럼 실험실에서 인공장기를 만드는 데는 대개 장기의 기본 모양을 잡아주는 지지체가 필요하다. 이 지지체 안에는 작고 그물망 같은 공간이 있는데, 바로 여기에 줄기세포가 자리를 잡고 자라난다. 지지체는 콜라겐, 탄력소, 글리코사미노글리칸 등의 생분해성 단백질 소재로 만들 수도 있고, 실리콘이나 3D 프린팅 플라스틱 등 생체에 적합하면서 생분해되지 않는 소재를 이용해 수혜자의 기존 장기와 똑같은 크기와 모양으로 만들 수도 있다. 이러한 방법은 인공 피부, 뼈, 귀, 방광, 혈관, 기능성 심장 조직을 기르는 데 사용되고 있다.

조직공학 분야가 발전하면서 언젠가는 환자 본인의 세포를 이용해 간, 신장, 심장, 췌장을 비롯한 인공장기를 실험실에서 길러내고, 면역 거부반응과 장기 기증 부족 사태를 해결할 수 있는 미래가 도래하리라는 희망도 커지고 있다.

우리는 앞으로도 늘 외상에 의한 손상이 건강을 위협하는 세상에서 살아갈 것이다. 언젠가 심장병, 당뇨, 암 등이 치료할 수 있거나 수명에 영향을 미치지 않고 관리하며 살아갈 수 있는 만성질환이 되는 날이 올지도 모른다. 하지만 외과의사는 그때도 여전히 부상병, 총격 피해자, 자동차 사고 생존자, 놀이터에서 다친 아이들 등을 치료하기 위해 수술을 진행할 것이다. 환자들은 지난 한 세기 반 동안 발전을 거듭해온 수술, 마취, 소독, 영상진단뿐만 아니라 이식, 조직공학, 재생 방법 등의 도움을 받게 될 것이다.

외상 수술의 진화에 관한 길고 극적인 이야기에서 단연 돋보이는 이는 혁신적인 의사들과 그들의 용감한 환자들이다. 이들은 인간 정신의 승리를 보여주는 찬란한 사례의 주인공들이었으며, 앞으로도 우리는 모두 그들의 희생에 감사하며 살게 될 것이다.

THE MASTERS OF MEDICINE

7장

출산

미스터리한 살인마

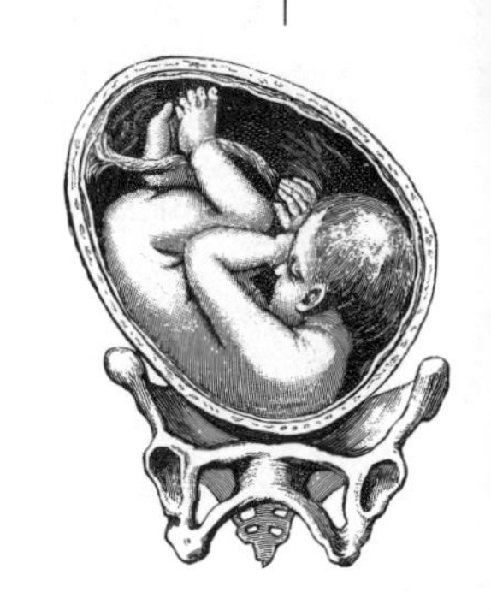

1817년 11월 3일

잉글랜드 에셔 근방의 클레어몬트 하우스

마침내 그날이 찾아왔다. 출산 예정일을 2주나 넘긴 21세의 웨일스 공녀 샬럿Princess Charlotte of Wales의 분만이 드디어 시작되었다. 대영제국의 온 국민이 몇 달 동안 흥분과 기대, 불안이 뒤섞인 기분을 느끼며 고대해온 순간이었다. 많은 것이 달려 있었다. 국왕 조지 3세King George III의 유일한 적출 손녀였던 샬럿은 영국의 왕위 계승 서열 2위였으며, 그 세대를 통틀어 자격을 갖춘 유일한 후계자였다.* 이 사실만으로도 영국 국민은 샬럿의 소식에 귀를 기울이고 있었지만, 샬럿이 특별했던 이유는 이뿐만이 아니었다.

샬럿은 온 국민의 사랑을 받았다.

샬럿은 완벽하진 않았지만 그럼에도 국민들은 샬럿을 흠모했다.[2] 청소년기의 샬럿은 절제를 모르고 고집이 셌으며 관습에도 얽매이지 않았지만, 방탕하고 제멋대로인 다른 왕실 가족들에 비하면 대중이 공감하고 좋아할 만한 사람이었다. 잉글랜드를 떠난다는 건 생각도 할 수 없다면서[3] 네덜란드의 왕실 후계자와 결혼하라는 아버지의 명령을 거부했다는 일화가 널리 알려져 있었고, 사람들은 샬럿의 독립심을 좋아했다. 샬럿이 사랑을 위해 결혼했다는 점, 남편 레오폴드 공자Prince Leopold와 너무나 행복한 결혼 생활을 이어나가고 있다는 점도 사람들의 존경과 호감을 샀다. 무엇보다도 국민들은 언젠가 샬럿이 엘리자베스 여왕Queen Elizabeth에 가까운 성숙하고 책임감 있는 여왕이 되어주기를 바랐다. 할아버지 조지 3세는 미국 식민지를 잃은 것으로 유명했고, 아버지 조지 4세는 조지 3세가 정신착란(포르피린증 또는 양극성기분장애가 원인일 가능성이 있다)을 일으킨 이후 1811년부터 섭정을 맡으며 쾌락주의적 삶을 살았기 때문이다.

샬럿은 임신한 이후로 별 탈 없이 건강을 유지하고 있었다. 아기가 작으면 출산이 쉽다는 이유로 식이를 조절했고, 당시 온갖 병에 쓰이던 요법대로 종종 피를 빼냈다.[4] 예정일이 지나가면서 국민들은 몇 배로 더 간절히 기도를 올렸다. 샬럿은 계속 몸을 움직이며 다른 데 신경을 돌리려 애썼으나, 임박한 출산 때문에 신경이 곤두서는 걸 막

*

샬럿의 부모이자 당시 왕자 부부였던 조지 4세Prince George IV와 캐롤라인 공비Princess Caroline는 서로를 혐오하며 완전히 따로 살았기에 샬럿의 자리를 대신할 다른 남성 후계자가 탄생할 가능성은 없었다.[1]

기가 힘들었다.

1817년 11월 3일 저녁 7시경, 왕실 별장 클레어몬트 하우스에서 샬럿의 자궁 수축이 시작되었다.[5] 샬럿 공녀의 조산사(남성 산파)였던 리처드 크로프트Richard Croft는 밤 11시경 자궁 경부가 '반 페니 동전(약 2.5cm)'만큼 열렸다고 했다. 분만이 원만하고 비교적 빠르게 진행되기를 바랐으나, 수축이 시작되고 자궁 입구가 10cm까지 완전히 열리는 분만 제1기 과정은 느리고 다소 불안정하게 진행되었다. 자궁 수축은 대략 8~10분마다 한 번씩 일어났는데, 그 강도가 눈에 띄게 약했다. 다음날 오전 11시에도 자궁문은 '크라운 은화 크기(약 3.5cm)' 정도밖에 열리지 않았다.

크로프트는 초조해지기 시작했다. 공녀의 출산이 원활하게 진행되지 않고 있다는 사실을 부정할 수 없었다. 분만을 돕기 위해 겸자를 사용해야 할 수도 있었다. 그러나 크로프트는 잉글랜드에서 가장 명성이 자자한 조산사였음에도 이러한 도구를 사용하는 걸 마뜩잖게 생각했다. 그는 당대의 다른 조산사들과 마찬가지로 자연의 섭리를 따르는 편을 훨씬 선호했으며 겸자를 사용하는 것을 싫어했다. 훈련받지 않은 사람이 겸자를 사용했다가 크게 잘못될 수도 있다는 이유도 겸자의 인기가 떨어지는 데 한몫했다.

그렇지만 크로프트는 겸자를 써야만 하는 상황을 대비해 자신을 도와줄 의사 존 심스John Sims를 불렀다. 필요한 때가 오면 그가 숙련된 솜씨로 겸자를 사용해줄 터였다. 밤 9시가 되자 진통 26시간 만에 마침내 자궁문이 완전히 열렸다. 크로프트는 크게 안도했다. 어쨌든 일이 제대로 진행되고 있었다. 샬럿은 여전히 침착했고 기운도 남아 있었다. 때때로 자리에서 일어나 방 안을 조금씩 걸어 다니기도 했다. 레오폴드도 자리를 지키며 샬럿의 정서적 안정을 도와주었다.

분만 제2기에 접어들면 수축이 강해지는데, 이는 태아가 산도를 거쳐 바깥으로 나오는 신호다. 이 과정은 일반적으로 20분에서 두 시간가량 걸린다. 하지만 샬럿의 분만 제2기는 일반적이지 않았다. 진행 속도가 더뎠으며 수축도 너무 약하고 불규칙했다. 몇 시간이나 별다른 진전이 보이지 않자 크로프트는 점점 불안해졌다. 그러면서도 그는 결코 심스에게 분만실에 들어와 겸자를 사용해달라고 요청하지 않았다. 다음날인 11월 5일, 분만 제2기가 시작된 지 15시간이 넘어 정오에 가까워졌을 때 자궁에서 검은 녹색 빛의 태변이 소량 배출되었다. 좋지 않은 신호였다. 태아절박가사(태아의 폐호흡이 어려워져 가사 상태에 빠지는 것 — 옮긴이), 더 나쁘게는 사산이 일어났다는 징후이기 때문이다. 감염이 찾아올 가능성도 있었다.

밤 9시경, 분만이 시작된 후 50시간 만에 샬럿은 몸무게 약 4kg의 죽은 남자아이를 낳았다. 크로프트와 심스는 즉시 아이를 세게 문지르고 코로 숨을 불어넣으며 소생을 시도했으나 아무런 소용이 없었다. 샬럿은 이 소식을 가만히 받아들였다. 어쩌면 너무 지쳐서 고개를 끄덕이는 것 말고는 아무것도 할 수 없었을지도 모른다. 레오폴드는 매우 상심했다. 그는 아내를 남겨두고 자기 침실로 돌아가 아편의 도움을 받아 잠을 청했다.

크로프트는 이제 마음을 가라앉히고 분만 제3기인 태반기를 준비했다. 샬럿은 전체적으로 건강하고 상태가 괜찮아 보였으나, 크로프트는 무언가 잘못되었음을 인지했다. 샬럿의 자궁이 여전히 불규칙하게 수축하고 있었던 것이다. 게다가 원래대로라면 태반이 내려와야 하는데 이 또한 느낄 수 없었다. 크로프트는 샬럿의 자궁에서 윗부분과 아랫부분보다 중간 부분이 더 강하게 수축하는 모래시계 수축이 일어나고 있음을 깨닫고 당황했다. 심지어 태반이 자궁 상부에 자리해 있었다. 이 위치에서는 제대로 내려올 가능성이 적었다.

출산한 지 30분이 지났을 무렵, 출혈이 시작되었다. 산도에서 피가 새어 나오자 크로프트는 심각한 위기가 닥쳤음을 직시하고 어려운 결정을 내릴 수밖에 없었다. 그는 분만을 유도하거나 도구를 사용해 개입하는 걸 싫어했던 보수주의자였으나, 태반이 빠져나오지 않거나 산후 수축이 약해 생기는 자궁 출혈은 생명을 위협하는 재앙으로 빠르게 변모할 수 있다는 것을 알고 있었다. 크로프트와 심스는 이제 태반을 손으로 직접 꺼내는 수밖에 없다는 데 동의했다.

크로프트는 질에 손가락을 집어넣고 자궁벽에서 태반을 긁어냈다. 샬럿은 고통에 울부짖었다. 크로프트는 태반이 자연스럽게 몸 밖으로 밀려나도록 질 안에 얹어두었다. 이렇게 하면 생리학적으로 신체가 분만이 끝났음을 인식하는 데 도움이 되어 자궁 수축이 강해진다고 알려져 있었다. 그러나 25분 후에도 태반이 스스로 배출되지 않자 크로프트는 이를 손으로 긁어냈다. 그러자 더 많은 출혈이 일어났다.

이제는 손쓸 방법도 거의 없었다. 하지만 크로프트가 좌절하고 포기하기 직전, 기적처럼 출혈이 잦아들더니 이내 멈췄다. 놀랍게도 샬럿의 상태는 상황에 비해 꽤나 괜찮아 보였다. 심장박동 수가 안정적이었다. 통증을 호소하지도 않았고, 심지어 음식을 조금 먹기도 했다. 이런저런 일이 있긴 했어도 상태가 괜찮아지고 있는 듯했다. 다만 아이를 잃었다는 슬픔이 모두를 무겁게 짓누르고 있었다.

하지만 자정 무렵부터 상황이 달라지기 시작했다. 샬럿은 몸이 좋지 않다면서 머릿속에서 누가 노래하는 소리가 들린다고 했다. 잠을 청하려고 했으나 점점 불안해하며 짜증을 냈다. 구토도 했다. 크로프트는 샬럿의 신경을 진정시키기 위해 약간의 아편팅크를 주었다. 그로부터 한 시간 만인 11월 6일 새벽, 샬럿의 맥박이 빠르고 불규칙하게 치솟기 시작했다. 샬럿은 극심한 복통을 호소했다. 크로프트와 심스는 긍정적인 효과가 있을 만한 방법을 생각나는 대로 모조리 써보기 시작했다. 이들은 샬럿에게 와인, 음식, 아편제를 주었고, 따뜻한 물병[6]으로 샬럿의 몸을 데우기도 했다. 하지만 샬럿의 상태는 더 나빠졌다. 이제는 섬망에 빠져 횡설수설하기 시작했다. 가슴이 답답하고 숨 쉬기 힘들다고도 했다. 맥박은 불안정하고 약했다.

오전 2시 반, 샬럿은 세상을 떠났다.

미스터리한 살인마

출산은 질병이 아니다. 하지만 사망의 원인이 될 수 있다. 다른 모든 의학적 재앙을 헤아려보아도 이만큼 비극적이고 가슴 아픈 경우를 떠올리기는 쉽지 않다. 새 생명의 탄생이 임박한 순간에 한 사람 혹은 두 사람이 예상치 못하게 세상을 떠나버린다는 건 너무나 견디기 어려운 일이다. 그러나 수많은 여성과 그 가족들은 이러한 일을 겪어왔다. 출산은 수천 년 동안 임산부와 태아의 주된 사망 원인이었다. 개발도상국에서는 지금도 여전히 흔한 사망 원인이다. 전 세계적으로 매년 약 30만 명[7]의 여성이 임신 및 출산과 관련한 사유로 사망한다. 이는 하루 800명꼴이며, 사망 사례 중 3분의 2는 아프리카에서, 5분의 1은 남아시아에서 발생한다. 게다가 출산 과정에서 다치거나 죽을 위험은 태아보다 산모가 100배가량[8] 더 높다.

선진국에서도 산모가 출산 중 사망하는 일이 드물어진 건 불과 70년밖에 되지 않았다. 그전까지 여성에게 출산이란 사망이나 영구적 손상 가능성과 떼놓고 생각할 수 없는 일이었다. 역사적 기록도 이 음울한 현실을 방증한다. 17~18세기 아메리카에서 임신 한 건당 임산부의 사망률은 약 1~1.5%[9]였다. 대다수의 여성이 한 명 이상의 자녀를 낳았으므로 생애 위험도는 평균 4%에 근접하거나 그 이상이었을 가능성이 크다. 17세기 아메리카의 어느 조언서[10]에서는 여성에게 분만예정일 전까지 사망 가능성을 대비해 회개하고 기도하라고 조언했다. 앞서가는 여성들은 출산 전에 유언을 남겨놓았다. 19세기 산모들의 일기와 편지에는 끔찍하리만치 고통스러웠던 진통과 분만의 기억이 가득 담겨 있다.[11]

출산으로 사망하지 않더라도 불구가 되는 경우도 흔했다. 회음열상부터 자궁탈출증, 실금, 성기능장애, 만성 통증까지 수많은 부상이 평생 발목을 잡으며 여성의 인생에 처참한 영향을 미쳤다. 피임이 없었으므로 산모가 평생 10차례 이상 임신하는 경우가 드물지 않았고, 이 때문에 수많은 여성이 거의 항상 기나긴 두려움 속에 살았다. 이 끔찍한 공포는 부유한 이와 가난한 이, 교육을 받은 이와 받지 못한 이를 가리지 않았다.

출산으로 인한 사망률은 왜 그토록 높았을까? 그리고 무엇이 이를 바꿔놓았을까?

이 질문에 대답하려면 의학 역사상 가장 비극적인 이야기를 되짚어보아야 한다. 대개 첫 번째 질문의 답은 의사들 때문이었고, 두 번째 질문에 솔직히 답하려면 수 세기에 걸친 과실, 오류, 피할 수 있었던 죽음들이 드러날 수밖에 없다.

지구상에서 가장 지능이 뛰어난 생명체가 진화에서 종을 존속시킬 더 나은 방법을 찾아내지 못했다는 건 모순처럼 느껴진다.[12] 기계론적 관점에서 보면 인간의 출산 문제는 간단하다. 문제는 인간의 머리는 너무 크고 산도는 너무 좁아서 통과하기가 어렵다는 점이다.

영장류를 비롯한 다른 포유류의 해부도와 비교했을 때 인간의 골반은 좁은 편이다. 이 특징 덕분에 쉽게 직립보행을 할 수 있으나,[13] 같은 이유에서 출산 시 문제가 생기기도 쉽다. 여성의 산도는 너무 좁기 때문에 아기의 머리가 부드럽게 빠져나오려면 머리에서 지름이 가장 큰 부분을 골반에서 지름이 가장 큰 부분에 맞춘 다음, 골반 윗부분에서는 좌우 방향으로 또 아랫부분에서는 앞뒤 방향으로 놓이도록 회전해가며 나와야 한다. 이처럼 섬세하게 회전한 아기가 마지막에는 뒤쪽을 바라보며 나오는 게 이상적이다. 인간의 골반이 더 넓었다면 아이가 쉽게 빠져나올 수 있으므로 분만하기가 훨씬 쉬웠겠지만, 만약 그랬다면 엉덩이가 더 넓어져 마치 침팬지처럼 O자 다리로 걸어야 했을 것이다.

문제 많은 이 방정식의 나머지 절반은 아기의 거대한 머리다. 거대한 두개골에 둘러싸인 거대한 뇌는 지구상에서 가장 똑똑한 동물이라고 불리기 위한 대가라 할 수 있다. 해부학적으로 머리의 크기[14]는 인간의 임신 기간을 결정지은 중요한 요소일 수 있다. 9개월이 넘으면 머리가 산도를 통해 나올 수 없을 만큼 커질 수 있기 때문이다. 현대에는 임산부의 영양 섭취가 개선되면서 태아의 머리가 한 세기 전보다 더 커져 문제가 한층 악화되었다. 더블린의 어느 저명한 병원에서 진행한 출산 관련 연구[15]에 따르면, 2000년 신생아의 평균 출생체중은 약 3.46kg으로, 1950년의 평균 출생체중보다 거의 450g 더 늘어났다.

임신의 한계를 결정하는 이 해부학적 제약은 매우 불편한 결과를 낳았다. 인간의 아기가 제대로 발육되지 않은 상태로 태어난다는 점이다. 막 태어났을 때의 인간은 무력하다.[16] 갓 태어난 송아지는 자궁에서 나오자마자 비틀거리며 네 발을 딛고 일어나 걸어 다니고, 갓 태어난 고래는 바로 헤엄칠 수 있다. 그러나 인간은 자기 목조차 가누지 못하는 상태로 태어난다. 인간의 발달이라는 측면에서 보면 몸집이 더 크고 강해질 때까지, 어쩌면 기어 다닐 수 있을 때까지 수개월 더 뱃속에 머무르다 태어나는 편이 나을 수도 있다. 하지만 그러면 안 된다. 다시 말하지만 인간의 두뇌는 너무 크고, 어머니의 골반은 너무 작기 때문이다. 이 지독한 현실 때문에 출산은 매우 어렵고 때때로 목숨을 위협하는 일이 되었다.

임신과 출산, 분만의 생리학은 수 세기 동안 특히 남자들에게 수수께끼로 남아 있었다. 어떤 이들은 자궁 안에서 아기가 완전히 형성되므로 크기만 작을 뿐 성인과 같다고 보았다. 그래서 아기가 적극적으로 자궁 밖으로 나오려 애를 쓰기에 양막이 파열된다고 설명했다.[17] 심지어 남자가 사정한 정액이 여자의 생리혈과 만나 아기가 만들어진다거나,[18] 정액 자체가 스스로 완전한 인간으로 발달하며 여자는 단순히 이를 담아 키우는 그릇일 뿐이라고 생각하는 이들도 있었다. 또 오른쪽 난소에서 나온 난자는 아들이 되고, 왼쪽 난소에서 나온 난자는 딸이 된다는 이론도 있었다.[19]

인간 역사의 대부분에 걸쳐 산모의 출산은 나이와 경험이 더 많은 여성의 도움을 받아 이루어졌다. 유럽에서는 이러한 도우미들을 '산파'라고 불렀다. 대다수가 정식 훈련을 받지 않은 이들이었다. 교육도 받지 않고 글도 읽을 줄 모르는 산파들이 자신의 딸과 친구, 이웃의 출산을 도왔다. 산파의 역할은 때로는 산과학의 영역을 훨씬 벗어나기도 했다.[20] 이들은 종종 동물의 출산을 도왔고, 소아과 진료를 보았으며, 낙태술을 진행했다. 처녀성을 확인하고, 임신 가능성을 평가하고, 아기의 아버지를 밝힐 때도 산파를 불렀다. 남성은 출산 현장에 발을 들일 수 없었으므로 산파는 수 세기 동안 이 분야에서 독점을 유지했다.

1522년에는 독일의 한 의사가 호기심에 이끌려 여자로 변장한 채 분만실에 몰래 들어간 사건이 있었다. 이 의사는 체포된 후 화형에 처해졌다.[21] 지식이나 과학보다는 의례와 종교가 지배하던 중세 세계에서 출산이란 기적처럼 보일 만큼 미스터리했다.

시간이 지나면서 남자도 분만실에 비집고 들어가기는 했지만, 그 과정은 종교적, 사회적 관습에 부딪혀 느리게 진행되었다. 당시에는 남성이 여성의 생식기를 보는 것을 부적절한 행동으로 여겼다. 그래서 남성 산파로도 알려진 조산사들은 대개 눈을 가리고 분만실에 들어가 오직 손의 감각으로만 출산을 보조해야 했다. 또 거대한 천을 남자의 목에 턱받이처럼 맨 다음, 그 천으로 산모의 몸을 완전히 덮어 조산사가 질을 보지 못하게 차단하는 방법도 사용되었다.[22] 부적절한 상황을 피하기 위해 출산 과정 대부분에 걸쳐 산모에게 옷을 입혀놓거나, 남자 산파가 분만 과정 내내 다른 곳에 시선을 고정해놓도록 하거나, 반대로 다른 데로 눈을 돌리지 못하도록 산모에게 시선을 고정하는 방법도 있었다.

잉글랜드에서는 어느 독특한 조산사 가족이 '분만겸자'라는 장치를 개발해 다른 경쟁자들을 제치고 성공을 거두었다. 사람들은 대개 '형' 피터 챔벌린Peter Chamberlen이 분만겸자를 발명했다고 생각했으나,

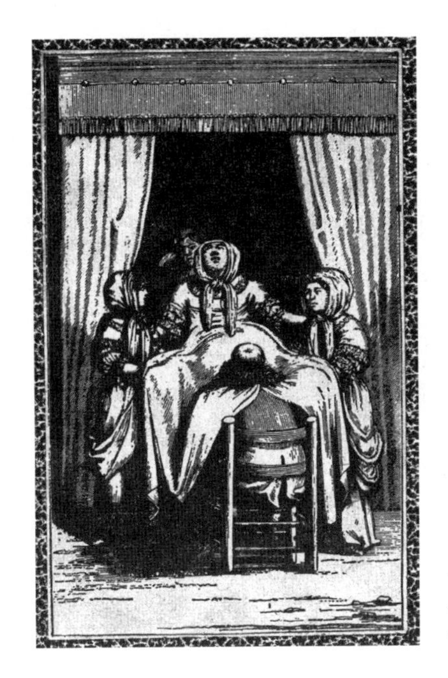

1711년 작 목판화.
산모의 정숙함을 지키기 위해 천으로 시야를 가린 남자 산파가 천 아래에서 아이의 분만을 돕고 있다.

사실은 동명의 '동생' 피터 챔벌린Peter Chamberlen이 개발했거나 설계에 상당 부분 기여했다. 1580년대나 1590년대에 발명한 것으로 추정되는 이 도구는 본래 손잡이가 긴 숟가락 두 개를 가운데 이음매에 고정한 형태였으며, 이를 산도에 집어넣고 태아의 머리 양쪽에 두어 아이가 나올 수 있도록 도왔다. 챔벌린 일가는 아기가 산도를 지나오기 어려울 만큼 너무 크거나, 위치가 좋지 않아 분만이 정지된 경우 겸자를 이용하는 데 능숙해졌다. 이러한 경우에는 대개 산모를 살리기 위해 갈고리, 나사못, 압축 겸자를 사용해 태아의 두개골을 뚫거나 부셔 죽인 다음 조각난 태아를 꺼냈다. 챔벌린의 겸자에는 셀 수 없이 많은 산모와 태아의 목숨을 살릴 힘이 있었다.

그러나 실제로 그렇게 되지는 않았다. 챔벌린 가문이 약삭빠른 짓을 했기 때문이다.

그들은 겸자를 비밀에 부쳤다. 그것도 여러 세대에 걸쳐 숨겼다.

챔벌린 일가는 자기들이 아기를 꺼내기 위해 사용하는 도구를 경쟁자들이 알아내지 못하도록 가족을 제외한 그 누구에게도 겸자를 보여주지 않았다. 겸자를 옮길 때는 장정 두 명이 들어야 할 만큼 육중하고 화려하게 장식한 나무 함에 담아 분만실까지 옮겼는데,[23] 이 때문에 이 도구가 거대하고 복잡한 기계라는 거짓 인상을 심어주었다. 분만실 안에서는 산모만 남겨두고 가족을 모두 내보낸 다음 산모의 눈을 가렸다. 산모의 무릎을 덮은 천도 표면상으로는 산모의 정숙함을 지키기 위해서였으나, 사실은 챔벌린 일가의 비밀 장치가 보이지 않도록 한 번 더 가려주는 역할도 했다. 도구를 사용하는 소리를 듣고 그 정체를 추측할 수도 있었기에 그랬는지 아니면 그저 신비로

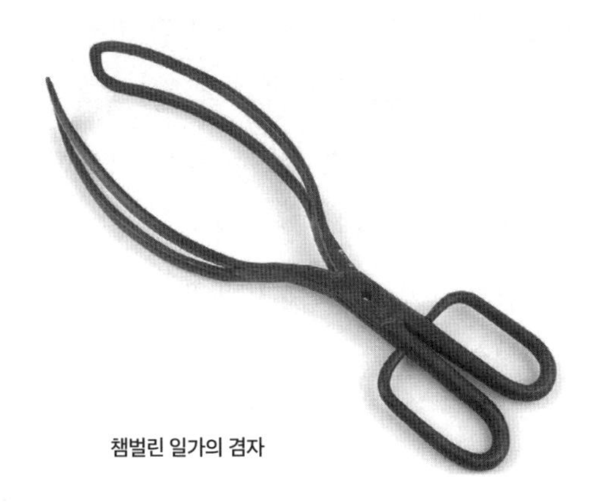

챔벌린 일가의 겸자

움을 더하기 위해서였는지는 몰라도, 챔벌린 일가는 분만실 안에서 여러 개의 종을 울리며 소음을 만들어 주의를 분산시켰다.[24]

챔벌린 일가는 부와 유명세를 얻었다. 형 피터는 국왕 제임스 1세King James I와 찰스 1세King Charles I의 부인들이 출산하는 현장에도 참석했다. 겸자의 비밀은 동생 피터에서 동명의 아들 피터와 그다음 세대의 아들 휴 챔벌린Hugh Chamberlen이 이어받으며,[25] 100년이 넘도록 챔벌린 일가 바깥으로 새어 나오지 않았다. 1670년, 휴는 가족의 비법으로 이익을 창출하고자 유명한 조산사 프랑수아 모리소François Mauriceau[26]나 프랑스 정부에 이 방법을 팔기 위해 프랑스로 향했다. 모리소와 프랑스 정부 모두 그의 제안을 거절했으나, 추정에 따르면 이후 휴는 1693년 네덜란드 출신의 로저 론하위선Roger Roonhuysen[27]에게 가문의 지적 재산을 팔았으며 론하위선 역시 수십 년 동안 이를 비밀로 간직했다.

결국 겸자라는 개념은 1700년대 들어 세상에 알려졌으며, 이때부터 많은 산파가 겸자를 제작하고 실험하기 시작했다. 1740년대 영국의 의사 윌리엄 스멜리William Smellie는 겸자 날개의 곡률을 높여 설계를 보완했다. 또한 그는 양날을 따로 삽입한 다음, 가운데 이음매를 고정하는 '영국식 잠금'[28]을 사용해 삽입력을 높였다. 스멜리는 분만을 도울 때 드레스를 입고 오기로 유명했는데,[29] 이는 산모의 불안을 덜어주기 위해서였을 수도 있고 치마폭 아래에 겸자를 숨기기 위해서였을 수도 있다.

그러나 겸자 사용은 복잡한 출산의 만병통치약이 아니었다. 겸자는 숙련된 사람이 사용하면 값진 도구가 되었지만, 미숙한 사람이 사용하면 위험한 도구가 될 수 있었다. 겸자를 사용했다가 수많은 아이가 머리와 얼굴에 끔찍한 외상을 입거나 죽었다. 산모의 질과 자궁경부, 자궁에 상처를 남기기도 쉬웠다. 그럼에도 겸자는 널리 사용되었는데, 가장 큰 이유는 남성 산파가 겸자를 사용하지 않는 여성 산파의 일거리를 빼앗는 데 도움이 되었기 때문이다. 남성 조산사들은 종종 오만과 성급함에 휘둘려 겸자를 이르게 혹은 자주 사용했고, 그러다 산모들에게 해가 되는 경우도 잦았다.

산과학 교육은 여전히 턱없이 부족했다. 19세기에 돌입한 지 한참이 지난 이후에도 실제로 분만 장면을 한 번도 보지 않고 의과대학을 졸업하는 의학도가 흔했다.[30] 겸자 사용 훈련은 대개 마네킹(때로는 카데바의 실제 골반뼈를 붙여 사용하기도 했다), 사산아, 봉제 인형을 이용해 진행되었다. '여성의 생식기를 보아서는 안 된다'[31]는 금기 때문에 겸자를 보지도 않고 사용했으므로 부상 위험이 더욱 컸다.

18세기 후반부에 이르자 겸자를 사용했다가 좋지 않은 결과가 발생한 분만 사례가 누적되면서, 수많은 산과의사와 산과라는 신생 분야의 평판이 더럽혀졌다. 의사들은 조금 더 침착하게 기다리면 분만이 정상적으로 진행될 수 있는 상황에서도 성급하게 겸자를 사용한다는 비난을 받았다. 반발이 이어졌고, 겸자의 인기는 추락했다. 신규 의사들은 겸자 사용을 훈련하지 않았고, 거의 모든 경우에 자연의 섭리대로 진행되도록 가만히 두라고 배웠다. 이것이 샬럿 공녀가 임신한 1817년쯤의 통념이었다. 크로프트를 비롯한 당대의 명망 높은 조산사들은 개입하기보다는 관찰하는 편을 선호했다.

산과학의 3중 비극

세계사를 보면 산모가 아이를 낳다가 세상을 떠나면서 왕족의 혈통이 바뀌고 왕조가 흥망하며 나라의 앞길이 달라지는 이야기를 곳곳에서 찾아볼 수 있다.* 그중에서도 샬럿 공녀의 죽음은 두말할 것 없이 가장 중대한 사건 중 하나였다. 이 사건은 19세기와 20세기에 걸쳐 계속해서 영향을 미쳤다.

샬럿은 출혈로 사망했을 가능성이 크다. 분만 제3기에서 상당한 양의 혈액을 잃은 데다가, 부검[32] 결과 자궁에서 커다란 핏덩어리가 발견되었기 때문이다. 혈전이 폐로 가는 혈액 공급을 막아 생기는 폐

*
출산 중 사망한 또 다른 유명한 피해자로는 헨리 8세Henry VIII의 아내 제인 시모어Jane Seymour와 캐서린 파Catherine Parr 등이 있다.

색전증 역시 원인일 가능성이 있다.[33]

샬럿의 죽음으로 대영제국은 큰 충격에 빠졌다. 영국의 정치인이자 국회의원이었던 헨리 브로엄Henry Brougham의 말을 빌리자면, 영국 국민들은 "마치 한밤중에 지진이 일어난 것처럼 충격을 받았다. … 정말이지 대영제국 전역의 모든 가정이 사랑하는 아이를 잃은 것 같았다."[34] 몇 주에 걸쳐 대중의 애도가 이어졌다. 사람들은 남녀를 가리지 않고 팔에 검은 띠를 둘렀고, 극장과 회사와 법원이 문을 닫았다. 공공 행사가 취소되었고, 운송이 중단되었다.[35] 비교적 최근인 1997년에 웨일스 공비 다이애나Diana가 세상을 떠났을 때만 봐도 그 당시의 슬픔과 비통함이 얼마나 컸을지 짐작할 수 있다. 다이애나가 '민중의 왕세자비'라면, 샬럿이 '최초의 민중의 왕세자비'라고 말하는 사람들도 많았다. 레오폴드 공자는 절망했다. 그는 한순간에 아내와 아들, 왕족의 배우자로서 받은 직위, 대부분의 재산을 전부 잃었다. 당시 그는 단독으로 가진 재산이 많지 않았기 때문이다. 레오폴드는 훗날 벨기에의 국왕이 되지만, 샬럿과 결혼해 함께 살았던 1년 반 동안의 찬란한 기쁨은 다시는 누리지 못했다.

왕실은 크로프트가 샬럿을 잘 보살폈다고 빠르게 공표했지만, 그럼에도 그에게 직접적인 비난이 쏟아졌다. 크로프트는 분만 제2기에서 분만이 안정적으로 진행되지 않는 게 분명했는데도 겸자를 쓰지 않았다며 규탄받았다.[36] 만약 겸자를 사용했다면 아이도 살리고 샬럿도 목숨을 건졌을지 모른다. 산과학의 역사에서 보면 샬럿의 죽음은 겸자 사용에 관한 관심을 다시 불러일으켰다. 그리고 이때 시작된 흐름이 점점 커지며 20세기까지 이어졌다.

크로프트 스스로도 매우 괴로워했으며, 공녀를 죽게 만든 자신을 용서하지 못했다. 3개월 후 어느 날, 크로프트는 또 다른 산모의 분만을 돕고 있었다. 그런데 마치 샬럿의 출산을 연상시키듯, 분만이 지연되기 시작했다. 제정신으로 견디기에는 너무나 비슷한 상황이었다. 크로프트는 산모가 아이를 낳기도 전에 다른 방으로 가 자기 머리에 총을 쐈다. 크로프트의 자살로 이 가슴 아픈 사건은 영국 역사에서 아기와 산모, 조산사가 모두 사망한 '산과학의 3중 비극'[37]으로 남게 되었다.

샬럿이 세상을 떠났다는 건 그 세대에 더는 자격을 갖춘 후계자가 없다는 뜻이었다. 이제 왕위는 국왕 조지 3세 여동생의 손자인 마음 여린 13세 소년,[38] 브런즈윅 공작Duke of Brunswick에게 갈 가능성이 컸다. 왕실은 하노버 왕조가 중대한 위험에 처했다는 걸 깨닫고 신경을 곤두세웠다. 더 적합한 후계자가 필요했다. 샬럿의 삼촌 여럿이 즉시 정부를 내치고 정식 결혼 상대를 찾았고, 1년도 채 지나지 않아 그들 중 세 명이 결혼했다. 조지 3세의 네 번째 아들인 켄트 공작 에드워드Edward, Duke of Kent는 레오폴드 공자의 여동생이었던 작센코부르크잘펠트 공녀 빅토리아Princess Victoria of Saxe-Coburg-Saalfeld와 결혼했다. 1년 뒤인 1819년, 두 사람은 딸을 얻었다. 딸의 이름은 빅토리아였다.

1837년 왕위에 앉은 빅토리아 여왕은 64년 가까이 통치하며 자신의 이름을 딴 시대를 이끌었다. 샬럿이 죽지 않았다면 빅토리아는 아마 태어나지도 않았을 것이다. 역사학자들은 빅토리아와 그 자손들의 삶을 다룬 책을 수도 없이 펴냈다. 빅토리아의 자녀와 손주들은 유럽 각국의 왕위에 오르며 20세기 들어 제1차 세계대전으로 이어질 사건들의 도화선에 불을 당겼다.

고향의 선지자

19세기에 접어든 이후로도 출산은 여전히 위험한 일이었다. 가장 흔한 사망 원인은 둔위 분만도, 난산도, 출혈도 아니었다. 출산 중 혹은 출산 직후에 발생하는 감염이 가장 심각한 사망 원인이었다. 이 질병은 산후열 또는 산욕열이라고 불렸다. 감염은 분만이 별 탈 없이 마무리되고 난 다음 며칠 내에 자연적으로 발생하는 듯했다.

피해자들은 놀라울 만큼 빠른 속도로 상태가 악화되었다. 역사학자 어빈 루던Irvine Loudon의 말을 빌리자면, "월요일에 아이를 낳은 여인이 화요일에 갓난아기와 행복한 시간을 보냈으나, 수요일 저녁에 이르러 기운을 잃고 아프기 시작하더니, 목요일에는 섬망과 복막염의 통증에 시달리고, 금요일이나 토요일에 이르러 세상을 떠날 수 있었다."[39] 끔찍한 죽음이었다. 감염이 중추신경계로 전이되면 수막염이 발생해 정신적 불안정, 히스테리 발작, 경련, 의식상실 등이 생길 수 있었다.

파스퇴르와 코흐가 감염을 발견하기 전에는 왜 산모들이 죽어가는지 아무도 알지 못했다. 어떤 이들은 모유가 산모의 체내에서 썩어[40] 감염이 일어난다고 했다. 변비나 걱정 많은 성격을 탓하는 이들도 있었다. 미아즈마 책임론을 주장했던 사람들은 위생을 개선하고 격리를 실시했지만 아무런 소용이 없었다. 병원의 벽을 다시 칠하고,[41] 침대와 침구류를 교체하고, 연기나 염소 기체의 일종으로 병동을 훈증 소독해보기도 했으나 전부 실패했다. 진료하던 환자가 산후열로 사망하면 의사는 입고 있던 옷을 불태웠다.[42] 환자에게 관수, 완화제, 관장, 퀴닌, 음모 면도 등을 비롯한 수많은 요법을 사용해보기도 했다. 어떤 이들은 여성의 생식기에 신선하고 맑은 공기가 닿는 게 가장 좋은 치료법이라고 생각하고 산모들을 병원 야외 옥상[43]에 설치된 침상에 눕히기도 했다.

그러던 1847년, 28세 헝가리 의사 이그나즈 제멜바이스Ignaz Semmelweis는 놀라운 깨달음을 얻었다. 자신을 비롯한 의사들 때문에 산모들이 사망한다는 사실을 발견한 것이다.

당시 제멜바이스는 세계에서 가장 큰 산과병원인 빈 산부인과 병원에서 의료진으로 일하고 있었다. 보스턴과 런던에서 가장 큰 산과병원이 1년에 고작 200~300명가량의 환자를 받았던 반면, 빈 산부인과 병원에서는 1년에 8000명의 산모[44]를 돌보았다. 도시의 가난한 미혼모들을 진료하는 역할을 겸했던 빈 산부인과 병원은 수련의가 담당할 산모가 넘쳐났기에 산과 수련의 중심지로 명성이 드높았다. 산과 병동은 두 개의 진료소로 나뉘었다. 제1진료소에는 제멜바이스와 같은 의사와 의학도들이 상주했고, 제2진료소에서는 산파들이 환자를 돌보았다. 병원을 찾는 산모들은 격일로 각 진료소에 배치되었다.

제멜바이스가 도착한 1846년에는 이미 병원에서 당황스러운 현상이 공공연하게 벌어지고 있었다. 의사들이 상주해 있는 제1진료소에서는 산모가 산욕열로 사망하는 확률이 약 11%[45]였던 반면, 산파들이 있는 제2진료소에서는 3%가 채 되지 않았던 것이다. 어떤 달에는 제1진료소의 사망률이 18%까지 치솟기도 했다.[46] 의사가 진료한 산모 다섯 명 중 한 명 정도가 사망하는 꼴이었다. 두 진료소가 어떻게 다른지 잘 알려져 있었기에 산모들은 산파 진료소에 입원하기를 원했다. 심지어는 의사 진료소에 입원시키지 말아달라고 비는 산모도 있었다. 매일 오후 4시를 기준으로 어떤 진료소에 입원할지가 바뀌었기 때문에 수많은 환자가 산파 진료소에 들어가려고 병원 도착 시간을 일부러 늦췄다. 그러다가 길거리, 마차, 병원 계단이나 복도에서[47] 출산하는 사람도 생겼다.

제멜바이스는 이 모든 사태를 경각심을 가지고 바라보았다. 그는 자신이 속한 의사 진료소에 배정된 산모들의 두려움을 두 눈으로 보았다. "산모들이 제1진료소를 두려워한다는 증거는 매우 많았다. 실수로 제1진료소에 입원하게 된 환자들은 가슴 아픈 장면을 연출하기도 했다. 그들은 무릎을 꿇고 싹싹 빌며 퇴원하게 해달라고 애원했다. … 의사의 개입이 죽음의 전조라고 믿었기 때문이다."[48] 그는 왜 산모가 의사 진료소에서 세 배나 더 많이 사망하는지 알 수 없었다. 심지어는 길거리에서 출산한 산모들조차 자기 병동에 입원한 환자들보다 산후열이 발생할 가능성이 훨씬 낮았다.

제멜바이스는 이렇게 기록했다. "논리대로라면 길거리 출산을 경험한 환자가 진료소에서 출산한 환자와 적어도 같은 빈도로 병에 걸리는 편이 옳아 보인다. … 무엇이 진료소 밖에서 출산한 이들을 이미지의 유해한 풍토성 요인으로부터 보호하는가?"[49]

제멜바이스는 사망률의 차이를 만들어내는 원인을 알아내기 위해 두 진료소의 데이터를 모으기 시작했다. 두 병동의 환자들은 모두 같은 음식을 먹고 같은 침대보를 사용했으며, 같은 날씨와 온도에서 지내고 있었다. 그는 병동이 너무 북적거리면 발열 사례가 더 많아질 수 있다고 생각했지만, 둘 중 더 북적이는 병동은 언제나 산파 진료소였다.[50] 미아즈마도 원인이 될 수 없었다. 두 진료소는 같은 대기실을 사용했으며, 모든 환자가 같은 공기를 마시고 있었다. 제멜바이스는 환자들의 종교 생활을 살펴보았으며, 심지어는 기도를 올리러 온 사제에게 이번에는 돌아갈 때 병동을 다른 방식으로 가로질러 가 달라고 부탁하기까지 했다. 하지만 그 무엇으로도 사망률의 차이를 설명할 수는 없었다.[51] 결국 그는 두 진료소 사이의 중대한 차이점이 단 하나뿐이라는 결론을 받아들일 수밖에 없었다. 한 곳에는 의사와 의학도가, 다른 한 곳에는 산파가 환자를 돌본다는 것이었다.

그렇다면 의사의 진료를 받은 사람이 더 많이 사망하는 이유를 어떻게 설명할 수 있을까?

1년간 조사를 계속한 제멜바이스는 마침내 해답을 찾아냈다.

1847년, 제멜바이스의 동료인 야코프 콜레츠카Jakob Kolletschka[52]는 부검을 하다가 실수로 메스에 손을 베였다. 상처가 감염되어 패혈증이 생기면서 콜레츠카는 세상을 떠났다. 상심한 제멜바이스는 친구의 부검 보고서를 살펴보다가 콜레츠카의 장기에 영향을 미친 병리가 산욕열로 사망하는 산부들과 사실상 동일하다는 사실을 알아차렸다. 수많은 사망 산모에게서 보았던 복막염, 심장막염, 늑막염, 수막염이 똑같이 나타나 있었다. 그는 콜레츠카가 산모들을 병들게 한 사악한 병원체와 같은 것에 감염되었다고 의심하기 시작했다. 콜레츠카 손의 상처는 부검을 실시하던 중 난 것이었다. 죽은 자의 몸에서 나온 위험한 입자가 상처를 타고 들어가 그를 죽인 게 아닐까?

이 생각이 뇌리를 스치자, 그는 제1진료소의 의학도와 의사들이 매일같이 부검을 실시한다는 사실을 떠올리고 공포에 질렸다. 병원에서 사망한 모든 환자를 부검해야 한다는 정부 규칙[53] 때문에 엄청난 수의 부검이 실시되고 있었다. 의사와 의학도들은 하루에도 몇 번씩 부검실과 분만실을 오갔고, 그중 손을 씻는 사람은 아무도 없었다.

제멜바이스는 시신에서 나온 무언가가 의사의 씻지 않은 손가락을 타고 산모의 산도에 옮아간다는 가설을 세웠다. 그는 이 보이지 않는 독소를 '시체 입자'라고 불렀으며, 이 이론은 부검을 실시하지 않으면서 질 검사를 의사들보다 훨씬 적게 수행하는 산파들의 진료소에서 산욕열 발생 확률이 훨씬 낮은 이유를 설명했다.* 자신이 산모의 사망 원인이라는 걸 깨닫고 충격을 받은 제멜바이스는 이렇게 말했다. "나 때문에 이르게 생을 마감한 환자가 몇 명이나 될지는 신만이 아실 것이다. 나만큼 부검을 많이 하는 의사는 거의 없었다."[54]

제멜바이스는 곧장 시체 입자와 맞서기 위한 조치를 취했다. 그는 모든 의사에게 부검 전후로 클로르석회라는 일종의 표백제로 손을 씻게 했다. 그러자 곧바로 효과가 나타났다. 제1진료소의 사망률이 곧 2% 이하[55]로 떨어졌다. 놀라운 성과였다. 제멜바이스는 자신의 말에 귀 기울여주는 모든 사람에게 "이 방법이 유럽 전역의 산과병원에

*
산후 여성은 특히 감염에 취약했다. 회음열상과 출산 및 태반 박리로 약해진 자궁내막은 미생물이 증식하고 빠르게 혈류에 침투하기 쉬운 환경이 되었다. 출산 이후 산도 감염은 여러 면에서 상처 감염과 크게 다르지 않았다.

서 수많은 목숨을 살려줄 것"이라고 확신에 차 말했다.

하지만 실제로 그렇게 되지는 않았다.

대다수의 의사는 제멜바이스의 이론이 말도 안 된다고 생각했다. 의사들은 다른 누군가가 자기 손을 더럽다고 생각하는 걸 모욕으로 여겼다. 눈에 보이지도 않는 무언가가 시체에서 나와 산욕열을 일으킨다는 건 있을 수 없는 일처럼 보였고, 부식성 용액으로 하루에 몇 번씩 손을 씻는 것도 귀찮고 성가셨다. 비판자들은 시체 입자보다는 출산 중 대변 오염, 하수도나 환기 부족으로 인한 나쁜 공기, '모유 변질 이론'[56]에서 주장하는 상한 모유 등 다른 여러 이유로 산욕열이 발생한다고 생각했다. 어떤 의사는 여성의 속치마가 몸을 옥죄어[57] 대소변이 막히고 혈류가 오염되며 산욕열이 생긴다고 주장했다. 대다수의 의사는 산모의 사망이 신의 뜻이며, 인간이 어쩔 수 없는 일이라고 생각하는 데 만족하는 듯했다.

일부 친구와 동료들이 제멜바이스를 지지했고 심지어는 의학학회나 논문을 통해 그의 이론을 전파하는 데 도움을 주기까지 했지만, 여전히 빈과 다른 여러 유럽 수도의 산과의사들은 그의 주장을 비웃고 무시했다. 제멜바이스는 점점 더 좌절했다. 그는 다른 이들이 제1진료소의 산욕열 발생률이 극적으로 줄어든 모습을 보고도 같은 방법을 채택하지 않는 건 비양심적인 일이라고 생각했다. 인기 없는 이론을 향한 제멜바이스의 집착은 점차 동료들의 신경을 건드리기 시작했고, 특히 그가 근무하는 병원의 직속 상사[58]를 비롯한 나이 지긋한 의사들은 특히 이를 눈엣가시로 여기기 시작했다. 제멜바이스는 자기에게 동조하지 않는 사람과 자주 설전을 벌였으며 점차 배척당하기 시작했다. 그러다 1849년, 병원은 그의 연임을 거부했다.

부다페스트의 변변찮은 동네 병원으로 자리를 옮긴 제멜바이스는 이곳에서도 손 소독법을 실천해 또다시 산욕열로 발생하는 사망률을 1% 이하[59]로 떨어뜨리는 놀라운 결과를 낳았다. 1855년에는 페스트 대학교의 산과학 교수라는 더 명망 있는 자리를 얻어냈으나, 여전히 자기 방법의 장점을 동료들에게 설득하지 못한다는 데 격노했다. 그는 자신의 아이디어를 뒷받침할 글을 의학저널에 싣기를 오래도록 미루어오다가 1858년 마침내 논문을 발표하고, 1861년에는《산욕열의 병인, 개념, 예방The Etiology, Concept, and Prophylaxis of Childbed Fever》이라는 책을 집필했다. 하지만 안타깝게도 이 방대한 책은 읽기에 형편없었고, 두서도 없었으며, 현학적이었다.[60] 적과 모략가들을 상대로 성마른 혹평을 쏟아내는 내용이 상당 부분을 차지했다. 이를 읽는 사람은 거의 없었다.[61] 몇몇 사람이 부정적인 비판 리뷰를 펴내자, 제멜바이스는 적대적인 공개서한을 쏟아내며 유럽 전역의 주요 산과의사들이 의료 과실을 일으키고 있다고 비난했다. 심지어는 '젊은 산모들을 죽이는 살인마'라고 부르기까지 했다. 그는 다른 의사들을 가리켜 '무지렁이'라고 불렀으며, "하나님 앞에서 당신들을 살인자로 고발한다."[62]라며 선언문을 발표했다.

제멜바이스의 아내는 그가 점점 변덕스럽게 행동한다는 것을 깨달았다.[63] 어떤 때에는 호전적이고 과하게 기운이 넘치다가도, 또 어떤 때에는 뚱하고 시큰둥했으며 날이 갈수록 현실과 동떨어진 태도를 보이고 있었다. 불안에 좀먹힌 제멜바이스는 우울감에 빠져 술을 퍼마시고 자주 매춘을 했다. 혼잣말을 중얼대거나 상상 속 인물과 대

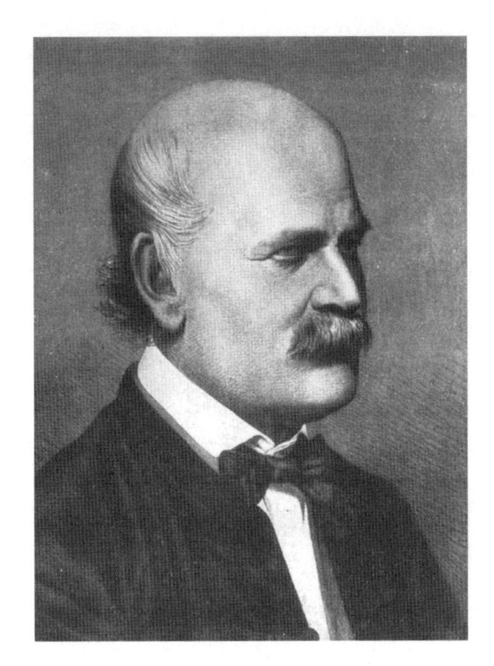

이그나즈 제멜바이스

화를 나누기도 했고, 한밤중에 길거리를 배회하기도 했다. 행동거지가 점차 이상해지자 가족들은 그가 미쳐가는 건 아닐지 걱정했다.

1865년, 가족들은 결국 그를 빈의 보호시설에 보냈다.* 제멜바이스는 신뢰하는 동료의 요청으로 이 시설에 단순히 방문한다고 생각하고 있다가 시설에 도착하자 강제로 포박당해 구속복을 입은 채 병실에 갇혔다. 제멜바이스가 저항하자 경비원들은 그를 구타했고, 구타당할 때 손에 난 상처가 곧 곪기 시작했다.[64] 감염은 곧 패혈증으

*
의학 역사학자들은 제멜바이스의 행동이 알츠하이머병, 양극성기분장애, 매독 또는 수년간의 자기 변호 활동으로 인한 정신적 피로에서 비롯되었을 것으로 추측한다.

로 발전했고, 결국 제멜바이스는 2주 후인 1865년 8월 13일 세상을 떠났다.

옳은 주장을 하고서도 잘못된 대우를 받았던 제멜바이스의 이야기는 길고 비극적인 산과학의 역사에서도 가장 안타까운 이야기 중 하나로 손꼽힌다. 그의 방법이 유효하다는 걸 사람들이 깨닫지 못하면서 수십 년간 무지가 이어졌고, 20세기에 들어설 때까지 전 세계 수십만 명의 산모가 감염으로 목숨을 잃었다. 제멜바이스가 떠난 이후 페스트 대학병원의 산모 사망률은 1%에서 6%[65]로 여섯 배나 상승했다.

제멜바이스는 살아생전 단 한 번도 제대로 인정받지 못했지만, 오늘날에는 올바른 선견지명이 있었던 선지자로 여겨진다. 전 세계 각지에서 제멜바이스를 '산모들의 구원자'라고 부르고 있다. 또한 새로운 과학적 아이디어가 등장했을 때 기존에 확립된 사상이나 관습에 부딪혀 거부당하는 현상을 가리켜 '제멜바이스 반사작용'이라고 부르게 되었다.

제멜바이스의 이론은 파스퇴르가 미생물을 발견했을 때 비로소 입증되었으나, 이후로도 두 세대 동안 산과의사들은 여전히 위생 수칙을 엄격히 따르지 않았다. 산욕열의 고통은 1930년대 들어 설폰아미드 항생제가 등장할 때까지 계속되었다. 수많은 의사가 산모에게 가장 큰 위험이 자신이라는 진실을 알아차리지도, 인정하지도 못했다. 그들의 환자 대다수는 의료적 지원을 아예 받지 않는 편이 더 나았을 것이다.

벳시, 아나카, 루시

제멜바이스는 세상이 그를 받아들일 준비가 되기도 전에 여성의 건강에 지대한 공헌을 남겼다. 하지만 19세기의 모든 혁신가가 인정을 받지 못한 건 아니었다. 미국 앨라배마주의 매리언 심스Marion Sims는 자신의 발견한 사실로 엄청난 박수갈채를 받았다. 심스는 여러 면에서 제멜바이스와 정반대였다. 제멜바이스가 살아생전 비웃음을 사다가 세상을 떠난 뒤 이제야 숭배받고 있다면, 심스는 살아생전 위대한 명성과 부를 거머쥐었다가 오늘날 많은 이에게 폄하와 비난을 받고 있다. 그는 의학 역사를 통틀어 가장 큰 논란을 만들어낸 인물 중 하나다. 이는 수많은 여성에게 도움을 주었던 그의 발견이 미국의 흑인 노예들을 대상으로 실험을 벌여 얻은 결과이기 때문이다.

1845년, 심스는 앨라배마주 몽고메리에서 진료를 보는 명망 있는 의사였다. 그 당시 여성 노예는 생식 능력에 따라 가치가 매겨졌으므로, 노예 주인이 심스에게 노예를 데리고 와 부인과학 문제로 진찰을 보는 경우가 흔했다. 출산 후 여성에게 찾아오는 흔하고도 끔찍한 문제 중 하나는 질과 방광 사이 직장 사이에 샛길이 생길 수 있다는 점이었다. 샛길은 신체 부위 두 곳이 통로처럼 비정상적으로 연결되는 것을 말한다. 제왕절개도 없고 수축을 유도해 분만을 촉진하는 약물도 없던 이 시절에는 종종 출산이 며칠에 걸쳐 진행될 때도 있었다.[66] 이렇게 오래 힘을 주고 수축하다 보면 질벽이 망가질 수 있다. 또 아기의 머리로 계속 압박을 받은 산도의 연약한 혈관 구조가 망가지면서, 해당 부위에 허혈이 생기고 괴사로 이어져 조직이 무너지는 사례는 더욱 흔했다. 방광, 질, 직장은 골반 밑바닥에 다닥다닥 붙어 나란히 서 있기 때문에, 이와 같은 손상이 생기면 질과 방광 사이에 샛길이 생기는 방광질샛길 또는 질과 직장이 연결되는 직장질샛길이 발생할 수 있었다.

생식관에 샛길이 생긴다는 건 매우 심각한 병증이었다. 질 입구로 계속해서 소변이나 대변이 배출되었고, 여성에게는 이러한 배출을 스스로 조절할 수 있는 능력이 없었다. 악취, 실금, 고창, 불편감이 뒤를 이으면서 사회적 고립과 질 및 성기능 장애, 감염, 수치심 등을 낳았다. 외과의사 피니어스 콜록Phineas Kollock은 1857년 조지아주 의학학회의 어느 모임에서 이 질환을 다음과 같이 설명했다.

> 방광질샛길을 앓는 이 가여운 여성은 설명하기에 가장 딱한 처지가 되었다. 이 병과 비교하면 다른 대다수의 신체적 문제는 별거 아니라고 느껴질 정도다. 소변은 분비 즉시 질을 통해 흘러나오고, 점막을 자극해 상피가 벗겨진다. … 소변은 계속해서 허벅지를 타고 흘러내리며 시큰한 성질로 피부를 괴롭히고, 계속해서 옷을 적시며 특유의 악취를 쉼 없이 뿜어낸다.[67]

사실 심스도 처음에는 이러한 여성 질환에 아무런 관심이 없었다. 19세기 당시 대다수의 의사는 여성의 생식기 검사를 불명예스럽고 미친한 일로 여겼다. 글도 읽을 줄 모르는 여성 산파들이 항상 해왔던 일이기에 학식 있는 신사가 할 일은 아니라고 생각한 것이다. 심스도 자서전에서 "정말 싫은 것이 있다면 그건 바로 여성의 골반 안

장기를 검사하는 일”[68]이었다고 썼다. 그는 금기를 깨거나 여성의 해부학과 관련된 미스터리를 풀 생각이 조금도 없었다.

그러던 어느 날, 메릴 부인Mrs. Merrill이라는 백인 여성이 조랑말을 타다 떨어져 엉치뼈나 꼬리뼈를 다친 채 심스를 찾아왔다. 부인은 허리가 아프고 방광과 직장이 심하게 눌린다고 호소했다. 심스가 마지못해 진료 준비를 하며 부인을 얼마나 멸시했을지는 쉽게 상상할 수 있다. 손가락으로 부인의 질을 검사한 그는 자궁이 뒤집어져 있다는 걸 깨달았다. 자궁 일부가 안팎으로 뒤집어져 있었다. 심스는 이를 고쳐보기 위해 환자의 머리가 바닥 쪽을 향하고 골반이 위쪽을 향하게 눕혔다. 그는 어느 정도 거꾸로 뒤집힌 상태의 질에 두 손가락을 넣어 검사했으나, 자궁이 느껴지지도 않았고 무언가 밀리는 느낌도 없었다. 그는 별다른 의도 없이 손가락으로 이리저리 찔러보고 원을 그리며 휘저었다. 이렇게 한다고 좋아지리라는 확신은 없었다.

그런데 갑자기 메릴 부인이 말했다. “한결 낫네요, 선생님.”[69]

심스는 깜짝 놀랐다. 그는 자신이 어떤 식으로 메릴 부인의 상태에 영향을 미쳤는지 전혀 알지 못했다. 그저 그가 손으로 가한 압력과 이때 들어간 공기 덕분에 자궁이 정상으로 돌아갔다고 결론지었다. 부인은 상태가 훨씬 좋아졌고, 심스가 자신을 치료해주었다고 믿었다. 그런데 이 독특한 만남에는 더 큰 의의가 있다. 심스가 이 진료를 통해 질 내부를 완전히 검사하고 두 눈으로 분명하게 볼 수 있다는 걸 처음으로 깨달았기 때문이다. 이는 그에게 누구도 가보지 않은 미지의 땅이었다. 그는 만약 질에 접근할 수 있다면 이 역시 수술을 통해 해부학적 장애나 손상을 치료하지 못할 이유가 없다고 추론했다.

새로운 영감을 얻은 심스는 합금 숟가락을 사용해 최초로 일종의 '질경'을 개발했으며, 종종 시야를 확보하기 위해 거울로 햇빛을 반사시켜[70] 질 내부를 비췄다. 질경을 이용해 어느 여인의 샛길을 진료하던 그는 처음으로 자궁을 직접 보았다. 깜짝 놀란 그는 이후 이렇게 기록했다.

> 나는 지금까지 그 누구도 보지 못했던 모든 것을 보았다. 샛길은 얼굴에 위치한 코처럼 분명히 존재하고 있었고,… 자궁벽이 모든 방향으로 막혀 있는 모습을 볼 수 있었다. 자궁 경부는 뚜렷하고 경계선이 분명했으며, 심지어 경부에서 나오는 분비물까지도 눈에 고이는 눈물만큼이나 분명하고 또렷하게 볼 수 있었다. 나는 단번에 외쳤다. "이걸 치료하지 못할 이유가 뭐가 있겠습니까?"[71]

심스는 이를 해내겠다고 결심한 뒤, 부지런히 작업에 착수했다. 그는 1845년부터 1849년까지 거의 단독으로 작업하며, 적어도 10명 이상의 여성 노예를 대상으로 질 내부를 다양한 방법으로 봉합하는 실험을 했다. 실험 대상이 된 노예들에게 선택권은 없었고, 심스는 노예 주인과 상의해 노예들에게 숙식을 제공하는 조건으로 아무런 대가도 없이 실험을 진행했다.

심스는 역사에 벳시, 아나카, 루시라는 이름을 남긴 세 명의 여성에게 가장 많은 수술을 실시했다. 이들은 오랜 기간에 걸쳐 마취도 없이 여러 차례 수술을 받았다. 당시 마취가 아직 흔한 시술이 아니었던 이유도 있지만, 어쩌면 흑인은 백인만큼 고통을 느끼지 못한다는 믿음이 널리 자리 잡고 있었기 때문이기도 했을 것이다. 아나카는 샛길을 치료하기 위해 심스가 기법을 갈고닦는 동안 적어도 30회[72]의 봉합 수술을 견뎌야 했다. 초기에는 실크 봉합사가 감염이나 염증을 일으키는 경우가 잦았다. 심스는 이를 해결하기 위해 매우 가느다란 은사[73]를 사용하기 시작했다. 또 봉합한 상처 부위가 완전히 아물 때까지 카테터를 사용해 소변의 흐름을 다른 곳으로 보냈다.

심스는 자신이 의학계에 중대한 공헌을 했음을 잘 알고 있었다. 그는 1852년 이 기법을 담은 보고서를 발표하는 한편, 의원을 확대하며 백인 여성을 대상으로 샛길 수술을 진행하기 시작했다. 뉴욕으로 자리를 옮긴 그는 1855년 미국 최초로 여성 전문 병원을 설립했다. 그는 자주 논문을 발표했고, 많은 부를 축적했으며, 미국 의학협회 회장직까지 역임했다. 남북전쟁 중에는 유럽으로 피신했는데, 이는 남부에 동조하는 성향 때문에 뉴욕에서 직업적 지위가 흔들릴 수 있었기 때문이었다.

심스는 유럽 각국의 수도를 여행하며 여러 의과대학을 방문하고 샛길 수술을 시연했다. 1863년에는 황제 나폴레옹 3세Emperor Napoleon III의 아내인 외제니 황후Empress Eugénie의 샛길을 치료해 한층 더 명성을 얻으며 의료계의 선량한 유명 인사로 탈바꿈했다. 심스가 세상을 떠나자, 여러 신문과 공개 연설에서 여성의 조력자였던 그에게 존경을 표했다. 센트럴파크와 그의 고향 사우스캐롤라이나주의 주 의사당 지상에는 그의 동상이 건립되었다. 오늘날 심스는 '부인과학의 아버지'로 불린다.

그러나 심스가 일군 발전이 흑인 여성 노예를 착취해 얻은 결과라는 점에서 논란이 일었다. 1970년대 이후로 다수의 역사학자, 언론인, 활동가는 그를 악인으로 그리기 시작했다.[74] 심스는 명성과 부를 좇으며 노예를 마치 실험동물처럼 다루고 마취를 아꼈다는 비난을 받았다. 2017년에는 뉴욕에 위치한 그의 동상 앞에서 여러 차례 시위가 열렸으며, 2018년에는 동상이 철거되었다.

동시에 심스가 남긴 유산을 그가 살았던 시대의 상황에 비춰 판단해야 한다고 주장하는 역사학자와 저자들도 있다. 이들은 심스의 시대에는 노예를 대상으로 새로운 치료법을 실험하는 게 일반적인 방법이었다고 지적한다. 예컨대 제퍼슨 대통령[75]은 1801년 자기 가족과 백인 이웃들에게 천연두 백신을 접종하기 전에 200명의 노예에게 시범 접종했다. 심스는 흑인 환자를 거부하는 의사도 많았던 시대에 값진 의료 서비스를 제공했으며, 담당 환자를 진심으로 보살폈다는 이야기도 많다. 질 샛길은 모든 여성이 하루빨리 치료받고 싶어 하는 끔찍한 질환[76]이었으며, 1840년대에는 환자의 인종에 관계없이 마취가 널리 사용되지 않았다는 것이다.

심스는 언젠가 뉴욕에서 열린 의과학회에서 여성 노예들에게 공개적으로 감사 인사를 전했다. "이처럼 끝없는 노력의 결과를 세상에 선보일 수 있었던 건, 오래도록 고통을 견뎌온 이 여성분들의 흔들림 없는 용기 덕분이었습니다. 이들이 주저했다면 여성은 계속 지연분만에서 비롯한 끔찍한 부상으로 고통받으며 살아가야 했을 겁니다."[77] 심스는 자서전에서 실험 대상이었던 여성 노예들 또한 자신들이 이 기법으로 치료될 수 있기를 바랐기에, 자신이 용기를 잃고 작업을 중단할 때마다 작업을 계속하라고 떠들썩하게[78] 격려해주었으며, 심지어는 수술을 보조하기까지 했다고 기록했다.

결국 심스는 성공했으나 그의 연구가 어떤 식으로 이루어졌는지, 노예제라는 용납할 수 없는 제도에 어떤 식으로 의존했는지에 대해서는 오랫동안 무시되고 경시되었다. 그러나 오늘날에는 그렇지 않다. 2021년에는 벳시, 아나카, 루시의 동상이 '부인과학의 어머니'라는 이름으로 앨라배마주 몽고메리에 건립되었다.

마취로 태어난 아이

19세기 중반의 산과의사들은 어리석게도 산욕열 발병을 줄일 수 있었던 제멜바이스의 조언은 무시했지만, 분만의 고통을 덜기 위해 마취제를 사용하는 방법은 비교적 저항 없이 받아들였다. 1842년 미국에서 발견되고 1846년 치과의사 모턴이 처음으로 시연한 에테르의 등장은 의학 역사의 전환점이다. 그러나 에테르는 완벽하지 않았다. 에테르는 구강과 비강에 자극이 되었고, 냄새가 지독했으며, 구역을 일으키는 경우가 많았기 때문이다. 또 폐에 염증이나 상처를 낼 수도 있었다.

무엇보다도 에테르는 가연성이었다. 당시는 외과의사가 수술대를 밝히기 위해 가스램프를 사용하던 시절이었기에 에테르는 항상 위험성이 있었다. 게다가 산과에서는 수 시간에 걸쳐 마취제를 투여해야 했기에 에테르를 사용하기가 더욱 까다로웠다. 분만이 시작된 산모에게 에테르를 사용하려면 거대한 에테르 병[79] 여러 개를 산모의 집까지 들고 가거나, 병을 짊어지고 도시 지역의 아파트 계단을 올라야 했으므로 굉장히 번거롭고 수고스러웠다.

스코틀랜드의 산과의사 심프슨은 더 나은 방법을 찾기 위한 연구에 착수했다. 심프슨은 동물이나 사람이 사용했을 때 정신이 흐릿해지거나, 무의식에 빠지거나, 고통에 무감각해진다고 알려진 화학물질을 닥치는 대로 직접 흡입해 실험했다. 그때 어떤 약사가 그에게 클로로포름을 사용해보라고 추천했다. 1831년에 발명된 클로로포름은 무색의 액체 화학물질로, 달콤한 과일 향이 났으며 천식 치료제로 쓰이고 있었다.

1847년 11월 4일 저녁, 심프슨과 그의 친구 두 명은 심프슨의 집 식당에서 클로로포름을 흡입했다. 세 사람 모두 처음에는 현기증이 나더니 기분이 좋아졌다. 한동안 이들은 웃으며 행복하게 이야기를 나누었다.[80] 다음 순간 그들은 이미 아침이 밝아 있다는 걸 깨달았다. 모두 무의식 상태로 바닥에 누워 몇 시간을 보낸 것이다.

심프슨은 정말 운이 좋았다. 과도한 양의 클로로포름을 흡입하면 위험할 수 있었다. 만약 너무 많은 양을 들이마셨다면 그는 목숨을 잃었을 테고, 이후로 클로로포름은 인간에게 사용할 수 없는 독성 물질로 여겨졌을 것이다. 반대로 너무 적은 양을 들이마셨다면 아무런 효과도 없었을 테고, 심프슨은 클로로포름을 내려놓고 다음 화학물질을 실험했을 것이다. 하지만 운 좋게도 에테르보다 훨씬 진통을 달래는 데 적합한 물질을 찾아낸 것이다. 클로로포름은 가격이 비싸지 않았고 수송하기 쉬웠으며, 불에 잘 타지 않는 데다 간단하게 투여할 수 있었다.[81]

심프슨은 클로로포름 실험을 며칠 더 진행해본 후, 산모에게 직접 마취제를 사용해볼 준비가 되었다고 판단했다. 그 주인공이 될 환자는 둘째 아이를 분만할 예정인 어느 산모였다. 심프슨은 티스푼 반 정도의 액체 클로로포름을 손수건에 부어 적신 다음, 촉촉해진 손수건을 산모의 입과 코에 가져다 댔다. 그리고 산모가 잠에 빠져들 때까지 이를 계속했다. 출산은 원활하게 진행되었다. 마취에서 깬 산모는 크게 놀랐다. 산모는 기뻐하며 아이의 이름을 '마취'라는 뜻의 '아네스테샤Anaesthesia'라고 지었다.[82]

이러한 성공에도 불구하고 수많은 동료가 심프슨의 발견을 곧바로 받아들이지는 않았다. 그들은 출산 시 마취를 한다는 게 위험하고 불필요한 일이라고 생각했다. 출산은 질병이 아니라 정상적이고 생리학적인 삶의 일부였기 때문이다. 가장 크게 반대한 곳은 잉글랜드 성공회였다. 종교 지도자들은 마취를 강경하게 반대했다. 이는 성경에서 여성이 출산할 때 고통을 경험하게 되어 있다고 말한다는 이유에서였다. 창세기 3장 16절에는 "여자에게 이르시되 네가 수태하는 고통을 크게 더하리니 그 수고 속에서 아이를 낳을 것이니라."라는 구절이 나온다. 심지어 일부 시건방진 남자 의사는 '출산의 불편을 감당하지 못하는 여자는 결코 좋은 엄마가 될 만큼 이타적이지 못하다'[83]는 뜻이라고 주장하기까지 했다. 이러한 태도는 남성 우월주의가 주를 이루었던 수 세기에 걸쳐 뿌리 깊게 박혀 있었다. 1591년에는 유페미 맥알레인Eufame MacAlyane이라는 여성이 진통을 달래기 위해 산파에게 물약을 달라고 요청했다가, 성경에 반하는 짓을 요청했다는 이유로 국왕 제임스 6세James VI에게 산 채로 화형[84]당한 사건이 있었다.

맥알레인의 산파 또한 마녀라는 죄목으로 처형되었다.

심프슨은 종교적 비판에 맞서, 하나님이 아담의 갈비뼈를 꺼내 이브를 창조할 때 아담을 마취했다는 점을 지적했다.[85] 또 '산파술과 수술에서 마취제의 사용이 야기한 종교적 반대에 대한 답변Answer to the Religious Objections Advanced Against the Employment of Anaesthetic Agents in Midwifery and Surgery'이라는 제목의 소책자를 펴냈다. 여기서 그는 선을 행할 줄 알고도 행하지 않는 게 죄라고 말하는 야고보서 4장 17절[86]을 인용해 반박했다.

논란은 수년간 꼬리에 꼬리를 물었다. 심프슨과 그 지지자들의 노력에도 산과에서 마취제가 더 폭넓게 채택되지는 않았다. 과도한 양의 클로로포름을 사용했다가 환자가 사망하는 사례가 종종 생겼다는 점도 한몫했다. 오히려 출산 시 마취를 한다는 건 불필요한 위험을 감수하는 일이라는 개념이 더욱 강화될 뿐이었다. 클로로포름을 사용하고자 했던 의사들도 이 약물을 얼마나 많이 혹은 얼마나 자주 사용해야 하는지 궁금해했다. 성인과 비교했을 때 아이에게는 얼마나 적은 양을 주어야 하는가? 클로로포름 용액의 농도는 어느 정도여야 하는가? 손수건은 얼마나 적셔야 하는가?

심프슨을 비롯한 초기 사용자들은 클로로포름을 정확한 방법으로 투여하지 못했다. 한 의사는 자기가 사용한 방법을 다음과 같이 설명했다. "나는 물잔 바닥에 천을 채워두고 그 위에 클로로포름을 부은 다음, 분만을 기다리는 산모에게 그 물잔을 들고 코를 가져다 대라고 했다. 산모의 손이 흔들리고 잔이 코에서 멀어지면, 산모가 안식을 느낄 만큼 충분히 잠에 빠져들었다는 걸 알 수 있었다. 그 후 분만에 박차를 가했다."[87]

회의론자들에게 확신을 심어주는 데는 1854년 콜레라 대유행 당시 런던의 어느 우물이 진원지임을 밝혀낸 스노의 꼼꼼한 연구가 큰 도움이 되었다. 스노는 클로로포름의 효과를 더 정확하게 연구하고 사용법을 표준화하기 위해 열과 성을 다했다. 그는 클로로포름이 에테르보다 훨씬 강력하다는 걸 알아보고, 클로로포름을 다양한 용량으로 사용할 때의 생리학적 효과를 가늠해 투여량 표를 만들어 안전성을 도모했다.[88] 그는 조금만 잘못해도 환자가 단순한 무의식을 넘어 호흡 중단과 사망에 이르기 쉽다는 사실을 밝혀냈다.

적정 투여량에는 몸무게가 확실히 영향을 미쳤으나, 불안도와 같은 변덕스러운 요소도 영향을 미쳤다. 불안도가 높은 환자는 예상을 뛰어넘어 너무 많은 양을 흡입하기도 했고, 그 반대의 경우도 가능했다. 겁에 질린 환자가 숨을 참았다가 그다음 순간에 숨을 너무 깊이 들이쉬면 고용량의 클로로포름을 빠르게 흡입해 호흡과 심장박동이 멈출 수도 있다.[89] 스노는 이러한 문제를 해결하기 위해 놋쇠 기화기를 만들어 측정 가능하고 표준에 따를 수 있는 방식으로 약물을 투여했다. 심프슨은 대개 분만 제1기에서 마취를 시작해 오랜 시간 산모를 잠재워놓았던 반면, 스노는 클로로포름을 너무 일찍 투여하면 수축이 느려진다는 점을 발견했다. 그래서 스노는 심프슨보다 낮은 용량을 사용했으며 분만 제2기에 접어들어 아이가 태어나기 직전에 마취를 실시했다.

산과에서 마취는 언젠가 대중화될 수밖에 없었다. 여성들이 원했기 때문이다. 산모에게 죽음 다음으로 두려운 것은 출산의 고통이었다. 유명 환자를 성공적으로 치료한다면 대중에게 마취가 안전하고 효과적이라는 확신을 심어주는 데 큰 도움이 될 터였다. 빅토리아 여왕은 리스터가 방부제의 가치를 시연할 수 있도록 도와주었을 때처럼, 이번에도 다시 한번 모범 환자의 역할을 맡아주었다. 여덟 번째 아이를 낳을 때 스노를 불러 마취제를 투여한 것이다. 이렇게 태어난 아이가 바로 빅토리아 여왕이 가장 좋아하는 삼촌이자 샬럿 공녀를 떠나보내야 했던 벨기에의 국왕 레오폴드의 이름을 딴 레오폴드 왕자Prince Leopold였다.

1853년 4월 7일, 빅토리아 여왕이 분만 제2기에 돌입하자 스노는 총 53분[90]에 걸쳐 수축이 일어날 때마다 소량의 클로로포름을 흡입하게 했다. 클로로포름은 여왕의 고통을 덜어주면서도 완전히 무의식에 빠뜨리지는 않았다. 고통 없이 원활하게 분만을 끝낸 여왕은 '축복받은 클로로포름'[91]에 대한 기쁨을 표했다. 이후 스노는 1857년 빅토리아 여왕이 아홉 번째이자 마지막으로 베아트리스 공주Princess Beatrice를 출산할 때도 마취를 담당했다. 이로써 클로로포름은 '여왕의 마취제'[92]로 알려졌고, 곧 귀족과 평민들 사이에서도 사용되기 시작했다.

남자의 세계

19세기 말에 이르자 산과 진료에서 두 가지 중대한 변화가 시작되었다. 하나는 산파가 남성 산과의사들에게 밀려났다는 점이고, 다른 하나는 분만 장소가 집에서 병원으로 변화했다는 점이다. 두 변화는 서로 밀접하게 관련되어 있었다. 이전에는 대다수의 남성 의사가 산과학을 낮잡아 보았지만, 병원에 상당한 추가 수익을 가져다줄 수 있다는 데 주목하는 이가 점점 더 많아지고 있었다. 고객 기반이 끊이지 않고 몇 번이고 다시 찾아오는 분야이기 때문이다.

남성은 어렵지 않게 여성 공급자를 선택지에서 밀어냈다. 사혈과 같은 의료적 처치도, 아편을 비롯한 약물 투여도, 겸자 등의 도구 사용도 어쨌든 남성 의사의 몫이었다. 의사들은 번식과 자궁, 출산에 관한 생리학적 미스터리를 마침내 이해했고, 나아가 임신이 그저 정상 생활의 일부가 아니라 질병 상태과 비슷한 정도로 의학적 주의가 필요하다는 개념을 널리 퍼트렸다. 고통을 덜 수 있고 더 나은 보살핌을 받을 수 있다는 말에 이끌려 점점 더 많은 산모가 의사들을 찾아갔다. 20세기에 접어들자 산파들은 일거리의 절반을 의사들에게 빼앗겼으며, 하층민의 출산을 돕는 역할로 점차 밀려났다.[93] 1930년대에 이르자 미국에서 산파가 분만을 돕는 경우는 전체의 15%[94]로 줄어들었다.

산과 진료에 찾아온 이 거대한 변화는 사실상 산모들에게 도움이 되지 않았다. 오히려 해가 되었다. 의사들은 제대로 산과 수련을 받지 않았고, 병원은 여전히 감염의 중심지였다. 의료적 개입이 도움은 커녕 해가 될 때가 많았다. 사혈은 태아에게 가는 산소 공급을 줄였고, 아편은 수축을 늦추었으며, 겸자의 오용은 아이와 산모에게 외상을 남겼다. 산파와 달리 의사들은 분만 속도를 높이기 위해 산모의 양막을 파열시키거나 회음부 절개술을 실시할 가능성이 많았으며, 아픈 환자와 자주 접촉하면서 감염을 옮길 확률도 높았다. 심지어 산욕열로 인해 산모가 사망했을 경우, 의사가 자신의 책임을 회피하거나 평판을 지키기 위해 이를 제대로 보고하지 않는 경우도 잦았다.[95] 진단명은 복막염, 혈액 중독, 결핵, 염증창자 따위의 병명으로 손쉽게 대체할 수 있었다.

1920년 미국에서는 출산 1000건당 여덟 명[96]의 산모가 사망했다. 거의 1%에 달하는 비율이었다. 1880년대 방부제가 등장한 이후 50년 동안, 산과학이라는 분야의 역사를 보면 지탄받아 마땅하다. 매년 수만 명의 미국인 여성과 그보다 더 많은 세계 곳곳의 여성이 '피할 수 있었던' 감염으로 사망했다. 1920년부터 1929년까지 10년 동안 25만 명 이상[97]의 미국인 여성이 출산 중 사망했으며, 그중 절반가량이 산후 패혈증으로 추정된다. 출혈, 폐 색전증, 실패한 낙태와 제왕절개, 과도한 마취제 사용도 주요 사인이었다. 현대적인 산과 처치법이 도입되고 병원에서 출산하는 양상으로 변화했기 때문에 실제로 미국의 산모가 아이를 낳기에는 1930년보다 1800년이 더 안전했을 정도다.[98]

그럼에도 점점 더 많은 산모가 남성 산과의사에게 진료를 받기 위해 병원을 찾았다. 의사들은 환자를 한곳에 모아두는 것을 선호했다. 이렇게 하면 시간을 아끼고 더 많은 환자를 받을 수 있었기 때문이다. 하지만 이러한 상황은 놀라운 결과를 빚어냈다. 병원비를 감당할 수 없어 대체로 집에서 출산하는 빈곤층 여성보다, 부유층 여성이 출산 중 사망할 가능성이 훨씬 높아진 것이다.[99] 병원에서 산모가 사망하는 비율이 치솟자, 뉴욕 보건복지부 소속의 명망 있는 의사 사라 베이커Sara Baker는 1927년 쓴 글에서 "출산에서 살아남을 가능성을 놓고 이야기하자면, 오늘날 미국은 전 세계에서 가장 임산부에게 안전하지 않은 나라에 가까워지고 있다."[100]라고 말했다.

베이커의 주장을 뒷받침하듯 등장한 1933년의 연구 보고서[101] 〈뉴욕의 임산부 사망률Maternal Mortality in New York City〉은 산모 및 태아 사망 대다수가 의사의 잘못된 진료 때문이었음을 명백하게 확인해주었다. 보고서에 따르면 30년이 넘는 기간 동안 뉴욕에서 발생한 2000건 이상의 산모 사망 사례 중 65.8%가 '여성이 받은 진료가 모든 면에서 적절했다면' 막을 수 있던 죽음이었다. 또한 이 연구는 산모 중 24.3%가 출산에서 겸자 분만을 포함한 '수술적 개입'을 겪었으나, 실제로 개입이 필요했던 경우는 불과 5%로 추정된다고 밝혔다. 이러한 개입이 있었던 경우 여성의 사망 확률이 다섯 배나 높았다. 특히 빈곤층과 이민자 공동체의 다태임신(한 배에 둘 이상의 태아를 갖는 임신—옮긴이) 비율을 검토한 역사학자 주디스 레빗Judith Leavitt의 말에 따르면 20세기 초 여성은 가임기에 30명당 한 명꼴[102]로 출산 중 사망한다고 예상할 수 있다.

정직한 관찰자라면 산과학이 크게 후퇴했음을 부정할 수는 없다. 하지만 그렇다고 이 시대의 역사를 산과의사보다 산파가 지식이나 기술면에서 더 나았다는 의미로 해석해서는 안 된다. 다만 개입의 위험이 장점을 압도해버리는 경우가 많았던 때였고, 그러한 개입을 대개 산과의사가 행했기에 이러한 결과가 도출되었다고 보아야 한다. 수많은 산과의사가 경악을 금치 못하고 의학저널의 지면을 빌려 자신이 몸담은 분과를 비판했으며, 미국의 산모들이 처참한 진료를 받고 있음을 규탄했다.

1930년대에 마침내 항생제가 등장하면서 단순한 위생 관리나 손 씻기로는 극복할 수 없었던 질병을 무찌를 수 있게 되었다. 임산부가 감염으로 사망에 이르는 경우가 줄어들었고, 병원 분만이 한층 더 확대되었다. 병원이 아이를 출산하기에 안전하고 편안한 곳이 되리라는 전망이 마침내 실현되고 있었다. 1940년, 미국의 산모 55%[103]가 병원에서 아이를 낳았다. 1950년에 이르자 이 비율은 88%로 늘어났고, 1960년에는 100%에 가까워졌다. 가족들과 동네 산파에게 둘러싸인 채 자기 집에서 아이를 낳던 시대는 막을 내렸다. 이후로는 개인적이지 않고 제도적인 병실에서, 필요할 때면 언제든지 진통제와 첨단 의료의 도움을 받아가며 아이를 낳는 것이 규범으로 자리를 잡았다.

현대 의학은 수 세기에 걸쳐 산과의 무지와 부조리, 오만으로 점철된 비극적인 이야기를 성공담으로 탈바꿈시켰다. 20세기 중반에는 산모 사망률이 곤두박질쳤다. 살균 장갑을 사용하면서 감염 전달이 줄어든 덕분이다. 또한 자궁의 수축을 촉진하고 출혈을 제한하기 위해 에고메트린이라는 약물을 사용하기 시작했고, 수혈은 심하게 피를 흘린 수많은 산모의 목숨을 구했다. 합성 옥시토신은 분만을 촉진하거나 사산을 처치하는 데 널리 사용되었으며, 경막외마취로 더 편안한 분만이 가능해졌다. 피임 방법이 널리 사용되면서 원치 않는 임신과 한때 사망률의 상당 부분을 차지했던 뒷골목 낙태 수술이 줄어들었다.

그중에서도 가장 중요한 발전을 꼽자면, 아마 '태아 초음파'일 것이다. 태아 초음파 덕분에 의사는 태아가 성장하는 모습을 관찰하고 임신 주 수와 태아의 수를 확인할 수 있게 되었다. 태반의 위치와 태아의 자세까지 볼 수 있어 더 안전한 분만을 계획하는 데 도움이 되었다. 초음파 기술의 바탕에는 음파탐지기 소나SONAR가 있었다. 타이태닉호가 침몰[104]한 이후로 본래 물속 빙하를 탐지하기 위해 개발된 소나는 제1차 세계대전 중 잠수함을 격침하기 위해 발전을 거듭했다. 훗날 산과의사가 되는 스코틀랜드 출신의 이안 도널드Ian Donald는 제2차 세계대전 당시 영국 해안사령부에서 복무하며 소나를 알게 되었다. 이후 도널드는 임산부의 초음파 사용을 선도했으며, 1958년 이 주제에 관한 중대한 논문을 발표했다. 언젠가는 이런 말도 남겼다. "자궁 속 태아와 바닷속 잠수함 사이에는 별다른 차이가 없다. 그저 정밀도의 문제일 뿐이다."[105]

가장 초기 형태의 태아 초음파는 산모가 물을 가득 받은 욕조에 들어간 채 진행되었으나, 수용성 젤로도 음파를 전달할 수 있다는 사실이 발견되면서 검사 절차가 훨씬 간단해졌다. 이제 초점은 산모의 건강에서 태아의 건강으로 옮겨가기 시작했고, 출생 전 검사, 진단, 치료가 발달하면서 '모체태아의학'이라는 새로운 분야가 탄생했다.

그러나 이렇게 산과학이 발전했음에도 출산은 언제나 위험하며 결코 가벼이 여길 일이 아님을 상기시켜 주듯 몇몇 좌절스러운 후퇴가 일어나기도 했다. 의도치 않은 피해가 발생한 사례 중 하나로는 '임신 중 X선 사용'이 있다. 수십 년 동안 산모들은 X선 촬영으로 태아의 성장을 확인해왔으나, 1950년대 들어 방사선이 아이의 백혈병을 유발할 수 있다는 사실이 밝혀졌고 이후 중단되었다.

이보다 훨씬 더 심각한 사건도 있었다. 참담하고 잊을 수 없는 두 가지 사건은 우리에게 새로운 방향의 의학적 돌파구를 알려주었다. 때로는 새로운 치료법을 발견하는 것보다, 치료법의 악영향으로 오래도록 처참한 결과를 낳을 수도 있는 해악을 알아보는 것이야말로 위대할 수 있다는 사실이다.

생물학적 시한폭탄

디에틸스틸베스트롤(DES 또는 스틸베스트롤이라고도 한다, 이하 DES)이라는 약물은 역사상 가장 끔찍한 인위적 질병이자 가장 폭넓은 제약 재난 중 하나다. 1938년부터 1971년까지 처방된 DES는 유산과 조산의 위험을 감소시킨다고 보고된 일종의 합성 에스트로겐이었다. 그러나 이를 뒷받침하는 과학적 근거는 부실했고, 대다수의 지지자는 보스턴의 어느 연구진[106]이 DES와 유익한 효과를 연결 지은 연구만을 근거로 내세웠다.

1947년, FDA가 임산부의 DES 사용을 공식 승인하면서 DES가 널리 사용되기 시작했다. 제약회사들은 수익을 늘리기 위해 DES가 건강한 임신 보조제이며, 산모가 건강하고 튼튼한 아이를 낳을 가능성을 높여준다고 홍보했다. DES는 수십 가지 제품명으로 유통되었는데, 심지어는 산모용 비타민, 크림, 질 좌약에도 포함되었기에 수많은 여성이 자신도 모르게 DES를 복용했다. DES의 인기가 높아지면서 어떤 산모는 피임약을 9개월간 복용하는 것과 같은 양의 에스트로겐을 매일 복용하기도 했다. 평생 분량에 해당하는 에스트로겐[107]을 단 9개월 만에 복용한 셈이었다.

초기에도 문제를 알리는 신호는 있었다. 에스트로겐을 지속적으로 과복용할 경우 질병을 유발한다는 여러 동물실험 보고서[108]가 발표되었던 것이다. 몇몇 과학자는 초기 보스턴 연구의 긍정적인 결과를 재현하려 했으나 실패했다. 일찍이 1953년에 시카고대학교 연구진이 위약을 투여하는 대조군을 포함한 환자 2000명 이상을 대상으로 연구한 결과, DES에 아무런 이점도 없다는 게 밝혀졌다.[109] 기존 보스턴 연구의 약점은 대조군이 포함되지 않았다는 점이다. 세 건의 다른 임상시험[110]에서도 DES에 효과가 있다는 근거가 발견되지 않았다. 그럼에도 의사들은 계속 DES를 처방했다. 아이를 위해 할 수 있는 건 무엇이든 하려 했던 수많은 산모는 그토록 널리 사용되는 약물이 해로우리라고는 상상조차 하지 못하고 DES를 사용했다.

이후 1960년대 말부터 드문 형태의 질 선암종이 발견되기 시작했다. 질암은 대개 노년기에 발병하는데, 이번 질암은 10대에 불과한 어린 환자들에게서 발병했다. 환자 중에는 아직 생리조차 시작하지 않은 아이도 있었다. 왜 이러한 일이 어린 소녀들에게 생기는지 아무도 알지 못했다. 그러던 어느 날, 환자의 어머니 한 분이 의사에게 자신이 딸을 임신하고 있을 때 DES를 복용했는데 혹시 이와는 관계가 없는지 물었다.[111] 질문을 받은 의사 아서 헤릅스트Arthur Herbst는 이를 더 깊이 파보기로 결심했다.

1971년 〈뉴잉글랜드 의학저널〉에 발표한 헤릅스트의 연구는 임신

중 DES 노출과 질암이 연관되어 있음을 확인시켜 주었다.[112] 오늘날 우리는 DES가 내분비를 망가뜨려 배아 발달 과정에서 호르몬 수준을 바꿔버리고, 태아에게 불확실한 악영향을 미치는 화학물질이라는 사실을 안다. 이 사건은 눈부신 의학의 발전이 분야를 막론하고 이루어지던 시대에 벌어진 끔찍하고 엄숙한 발견이었다. 이는 의사들이 아직 신체의 수많은 미스터리를 제대로 알지 못한다는 걸 다시금 일러주었다.

FDA는 즉시 DES 사용을 금지했다. 하지만 1950년대 초부터 이미 제약회사가 대중의 뇌리에 심고자 했던 DES의 장밋빛 이미지와는 반대되는 연구 결과가 나오기 시작했던 것을 잊으면 안 된다. 이때 바로 이에 대한 더 상세한 조사가 이루어졌어야 했다. 이를 간과해 돌아온 결과는 너무나 처참했다. 질 선암종을 치료하려면 대개는 자궁을 절제하고 질을 제거해야만 한다. 아직 증상이 나타나지 않은 이들도 매번 질암 검사를 받으며 언젠가는 질암이 생길지도 모른다는 불안과 두려움 속에서 살아야 했다. DES의 악영향 소식이 알려지자 미국 전역의 여성들은 공황에 빠졌다. 수많은 딸이 어머니에게 전화를 걸어 임신 중 DES에 노출된 적이 있냐고 물었다. 어머니가 이 약물을 복용한 적이 있는지 확실히 모르거나 기억하지 못해 공포에 질리는 경우도 많았다. 추정치에 따르면, 임신 중 DES에 노출된 미국인 산모와 태아는 약 500~1000만 명[113]이다.

이보다 더 나빠질 수 없을 것만 같았던 DES의 비극은 여기서 한 단계 더 악화되고 말았다. 임신 중 산모가 DES를 복용한 후 태어난 여성, 이른바 'DES의 딸들'에게 유방암과 자궁경부암을 비롯한 다른 수많은 의학적 문제가 생길 위험 또한 높다는 사실이 뒤이어 밝혀진 것이다.[114] 생식관의 발육불량을 겪은 이들도 있었으며, 이에 따라 조산, 자궁외임신, 자궁경부무력증, 유산 등의 비율도 더 높았다. 그 결과 수많은 DES의 딸이 불임이 되어 아이를 가지지 못하게 되었다. 오늘날 일부 연구에서는 DES의 아들들에게도 고환 이상이 나타날 가능성이 높음을 시사한다. 또한 동물실험에서 DES가 유전 가능한 DNA 변형을 일으킬 가능성이 대두되면서, DES 손자와 손녀 또한 불임 또는 발암 위험에 처할 수 있다는 점이 밝혀졌다.[115]

제약회사들은 1953년에 DES의 무효성이 입증된 이후로도 18년 동안[116] 수백만 명에게 DES를 계속 판매하고 마케팅했다. 오늘날 많은 이가 DES를 가리켜 '생물학적 시한폭탄'[117]이라고 부르며, 세계 각지의 여성들은 여전히 DES가 아직 실현되지 않았거나 밝혀지지 않은 방식으로 자신의 건강을 해쳤는지, 앞으로 해칠 것인지 모르는 채 살아가고 있다.

묘약

DES 참사가 일어난 직후, 또 다른 비극이 뒤따라 일어났다. 다만 이번 비극은 미국에서 다소 운 좋게 마무리되었다. 1960년, 46세의 의학박사 프랜시스 켈시Frances Kelsey는 당시 지금보다 훨씬 규모가 작았던 FDA에 입사했다. 켈시는 승인을 기다리는 약물이 시장에 출시되어도 안전한지 평가하는 일곱 명의 정규직[118] 의사 중 한 명이었다.

켈시가 가장 먼저 맡았던 약물 중 하나는 탈리도마이드로, 임신 초반 3개월 동안 심한 입덧을 다스리기 위해 해외에서 흔하게 사용하는 약물이었다.

미국의 탈리도마이드 제조업체 리처드슨-머렐은 1960년 9월 FDA에 승인을 신청했으며, 빠르게 승인이 떨어지기를 기다리고 있었다. 어쨌든 유럽과 캐나다에서 사용 승인을 받은 데다 서독에서는 처방 없이 살 수 있는 약물이었기 때문이다. 그러나 켈시는 탈리도마이드의 안전성을 입증하기에 데이터가 충분하지 않다고 보았다. 신청서를 검토한 켈시와 FDA의 약리학자 및 화학자들은 제시된 독성 데이터가 충분하지 않으며, 동물실험이 제대로 문서화되지 않았고, 임상시험 기간도 부족하다는 데 주목했다.[119] 켈시는 승인을 거부한 후 더 많은 정보를 제공할 것을 지시했다. 그는 이 약물이 팔과 다리의 쇠약이나 마비 혹은 고통스러운 저림을 동반하는 말초신경병증을 일으킬 수 있다는 보고에 관해 우려를 표했으며, 임산부가 복용할 때 태아에게 해로운 영향이 없다는 증거를 보강해달라고 요청했다.[120]

켈시는 리처드슨-머렐의 최고 대리인이었던 의사 조지프 머리Joseph Murray와 14개월 동안 수많은 편지와 회의, 전화를 주고받으며 공방을 벌였다. 리처드슨-머렐은 켈시와 그가 속한 FDA 부서에 50차례 이상[121] 연락해 자신들의 이익을 내세웠다. 연락 기록을 보면 머리가 약물의 빠른 승인을 위해 켈시에게 어떤 압박[122]을 가했는지 잘 드러나 있다. 머리는 탈리도마이드가 '묘약'이며, 곧바로 이 약물의 마케팅을 시작하고 유통을 준비해야 한다고 몇 번이고 힘주어 말했다. 그는 켈시를 그저 간섭하기 좋아하는 잔소리꾼 공무원[123] 정도로 여기는 듯했으며, 켈시의 질문과 요구가 과도하고 비합리적이라고 생각했다. 머리는 약물 라벨의 경고 문구를 수정하는 조치 정도로 켈시의 우려를 해결하고 싶어 했다.

켈시는 탈리도마이드 승인 신청서에 제시된 과학적 데이터가 부족하다는 점을 몇 번이고 지적했다. 이 약물에 관해 주장하는 바를 뒷받침하는 튼튼한 임상 연구가 없었던 것이다. 대신 이 신청서는 의사 수십 명의 보고서에 방점을 두었는데, 그마저도 탈리도마이드와 그 효과를 찬양하는 개원 의사들의 증언[124]이 주를 이루었다. 켈시는 탈리도마이드가 목숨을 구하는 약물이 아니라 진정제이기에, 공공의 안전을 위해 위험한 부작용이 나타나지 않음을 더욱 확실히 증명해야 한다고 생각했다. 그래서 그는 보고서에 "만일 부적합한 반응이 나타난다면 변명하기 매우 어려울 것"[125]이라고 기록하기도 했다. 임원들은 켈시를 무시하고 상부의 승인을 받으려 해보았으나,[126] 켈시의 상사들은 켈시를 지지해주었다. 켈시는 계속해서 추가 연구를 수행해 더 많은 데이터를 확보하라고 권고하며 신청서를 여섯 차례[127] 반복 거절했다.

이 꺾이지 않는 결의 덕분에 켈시는 영웅이 되었다.

1961년 11월, 팔다리가 있어야 할 자리에 지느러미 같은 짤막한 부속지만 달린 아이들이 태어났다는 보고가 유럽 각지에서 속출했다. 이름하여 '해표지증' 또는 '바다표범손발증'이었다. 탈리도마이드가 태반 장벽을 꿰뚫고 영향을 미쳐 심각한 출생 결함을 유발한다는 사실이 확인된 것이다. 미국에서 탈리도마이드가 사용되지 못하게 막아낸 켈시는 거의 혼자서 수천 건의 사례를 예방한 셈이다.

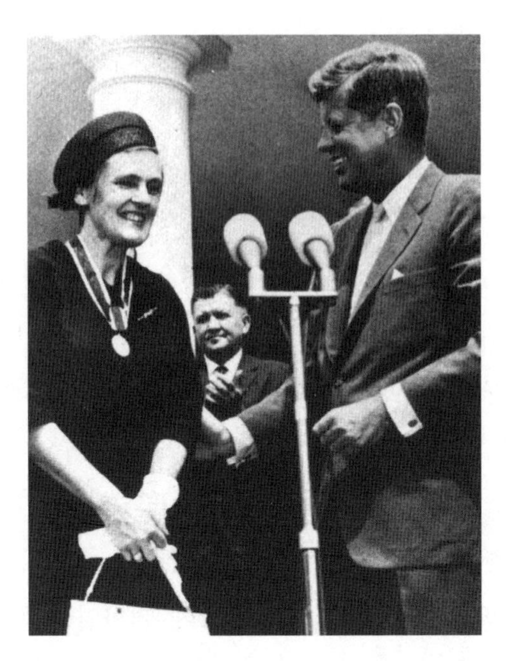

1962년 8월, 존 케네디John Kennedy 대통령에게 최고 연방 공무원 대통령상 메달을 받은 프랜시스 켈시

전 세계적으로 약 10만 명[128]의 태아가 산모의 뱃속에서 탈리도마이드에 노출된 것으로 추정되며, 그중 다수가 유산되거나 태어난 직후 숨을 거두었다. 힘겨운 신체장애와 함께 살아남은 아이들은 약 1만 명이었다. 미국 내 바다표범손발증 발병 사례는 총 17건[129]에 불과했으며, 전부 산모가 인가받지 않은 약물 표본을 의사에게 받았거나 해외에서 탈리도마이드를 입수한 경우였다.

탈리도마이드 사태 이후 FDA는 압도적인 권한을 위임받았으며, 신약의 안전성과 유효성을 보장하기 위해 폭넓은 시험을 한층 강력하게 요구할 수 있게 되었다. 신약이 태아의 발달에 미치는 영향은 이제 FDA가 가장 집중적으로 살피는 요소다. 켈시는 이 공로를 인정받아 1962년 미국 최고 연방 공무원에게 수여되는 대통령상을 받았으며, 뉴욕 세니커폴스에 자리한 미국 국립 여성 명예의 전당에 입성했다. 오늘날 FDA는 켈시가 보여주었던 자질을 보여주는 직원이나 팀에게 공중보건 보호에 대한 우수성과 용기를 기리는 '켈시상'을 수여하고 있다.*

돌아올 수 없는 강을 건너다

산과학에서는 이처럼 거대한 변화들이 일어났다. 불과 한 세기도 지나지 않은 과거에는 부모들이 건강한 아이를 낳게 해달라고 기도를 올렸고, 자칫 산모나 태아가 잘못되더라도 흔히 일어날 수 있는 일로 받아들였다. 그러나 오늘날에는 임산부나 태아의 사망률이 매우 낮아서 대다수의 부모가 온전하고 건강한 아이를 데리고 집에 돌아오리라는 확신을 품고 병원에 방문한다. 신생아 의학과 신생아 집중치료가 고도로 발달하면서 고작 임신 24주 만에 태어난 미숙아도 생존하는 경우가 많다.

제왕절개는 태아절박가사나 난산 사례에서 수많은 생명을 구하는 데 크게 일조했으며, 이제는 매우 안전하고 일상적인 수술로 자리 잡았다. 한때는 태아를 살리기 위한 절박한 마지막 시도로만 시행되어

*
혈관신생을 극단적으로 방해하는 탈리도마이드의 성질은 이후 나병과 다발골수종을 치료하는 데서 제 역할을 찾았다. 탈리도마이드는 각각 1998년과 2006년에 이러한 질병을 치료하는 목적으로 FDA의 승인을 받았다.

수많은 산모를 사망에 이르게 했던 수술이었지만, 이제는 많은 환자가 선호하는 분만 방법 중 하나가 되었다. 1965년 미국에서는 전체 분만의 4.5%[130]가 제왕절개로 이루어졌지만, 오늘날 제왕절개의 비율은 약 32%[131]에 달한다. 제왕절개의 인기가 한층 더 높은 브라질에서는 그 비율이 약 55%에 달하며,[132] 개인 병원으로 한하면 84%까지 높아진다.

외과의사들도 제왕절개와 같은 일상적인 수술의 범위를 훨씬 뛰어넘었다. 태아의 질병을 태어나기 전에 치료하는 자궁 내 수술이 매일 시행되고 있다. 이러한 수술은 내시경과 질경을 사용해 최소한의 침습적 기법으로 진행하기도 하고, 자궁을 작게 절개한 다음 태아를 직접 수술하는 개방형 태아 수술로 진행하기도 한다. 태아 수술로 치료하는 일반적인 질환에는 척추갈림증, 선천성 횡격막 탈장, 선천심장병 등이 포함된다.

불임 치료의 눈부신 발전 또한 최근 수십 년간 의료계에 일어난 놀라운 혁신 중 하나다. 임신을 원하는 부부 중 약 10%[133]가 1년간 피임 없이 정기적으로 성관계를 나누고도 임신에 실패한다. 1970년대 영국의 생리학자 로버트 에드워즈Robert Edwards와 부인과의사 패트릭 스텝토Patrick Steptoe는 여성의 난자를 채취해 정자와 함께 샬레에서 배양하는 방법을 연구했다. 이렇게 수정한 난자를 여성의 자궁에 삽입할 수 있는데, 이 시술을 '시험관 아기 시술 또는 체외수정(IVF)'이라 한다.*

1978년에는 잉글랜드 맨체스터의 레슬리 브라운Lesley Brown이라는

* 에드워즈는 이 공로로 2010년 노벨상을 받았다. 스텝토는 이미 세상을 떠난 뒤였다.

여성이 세계 최초로 시험관 아기를 낳자 언론이 떠들썩하게 열광했다. 브라운과 그의 남편은 지난 9년간 임신을 시도했으나 성공하지 못했었다. 부부가 낳은 딸 루이스는 별 탈 없이 건강했고 정상적으로 보였다. 이후 고성능 확대경으로 한 개의 정자를 난자에 직접 주입하는 '세포질 내 정자 주입술'이 시험관 아기 시술을 대체하는 또 다른 선택지로 인기를 끌었다.

오늘날 시험관 아기 시술을 받는 여성은 난소를 자극해 정상보다 더 많은 난자를 배출하도록 유도하는 약을 복용한다. 여러 개의 난자가 수정되기 때문에 얼마나 많은 배아를 자궁에 이식해야 하는지, 사용하지 않은 배아를 어떻게 처리해야 하는지, 연구나 다른 불임 부부에 기증하거나 냉동 보관하여 무기한 보관하거나 폐기할 수 있는지 등 여러 복잡한 윤리적 문제가 등장하기도 했다. 1978년 이후 800만 명 이상[134]의 시험관 아기가 태어났다. 보조생식기술이 빠르게 성장하면서 정자은행, 난자 기증자, 대리모, 장기 배아 보관 등을 아우르는 새로운 시장이 펼쳐졌다.

시험관 아기 시술이 여러 면에서 촉매제 역할을 해준 덕분에 대중은 산모의 생명을 지킨다는 목표, 심지어는 건강한 아이를 낳는다는 목표를 넘어 완벽한 아이를 만든다는 더욱 미래 지향적인 목표에 관심을 가지게 되었다. 자연스러운 생식의 결과에 영향을 미친다는 개념은 새로운 이야기가 아니다. 지금도 일부 산모는 출생 전 선별검사를 받고, 필요한 경우 태아의 유전정보를 알 수 있는 양수천자나 융모생검 등 더 침습적인 시술을 진행한다. 이러한 시술을 통해 13번 삼염색체나 18번 삼염색체와 같은 중증 장애를 진단할 수 있다. 이러한 질환이나 장애를 가진 태아는 보통 출산 이후 수일 혹은 수개월 만에 사망하기에 많은 예비 부모가 중절을 선택한다. 또 이보다는 중증도가 낮은 유전병인 21번 삼염색체나 다운증후군이 태아에게 있다는 사실을 알게 된 예비 부모 중 약 3분의 2[135]가 낙태를 택한다.

시험관 아기 시술은 이와 같은 선택권을 한 단계 더 발전시켰다. 이 시술에서는 한 부부가 사용할 수 있는 것보다 훨씬 더 많은 난자를 수정시키기 때문에 부모는 유전자 검사를 통해 어떤 배아를 이식할지 고를 수 있다. 이렇게 선택받은 배아가 생명을 누릴 기회를 가지는 것이다. 부모 중 한쪽이 단일유전자질환(낭성섬유증이나 헌팅턴병 등 한 개 유전자의 이상만으로도 유발되는 질환)을 일으킬 수 있는 유전자 돌연변이를 보유하는 경우, 의사는 해당 유전자를 가지지 않은 배아를 골라 아이에게 유전병이 이어지지 않도록 막을 수 있다. 이 방법은 '착상 전 유전 진단(PGD)'이라고 부른다.

이러한 목적으로 착상 전 유전 진단을 사용하는 데 반기를 드는 사람은 거의 없을 것이다. 하지만 이 기술은 의학적 이익이 이보다 훨씬 불분명한 경우에 사용되거나, 질병과 관련 없는 인간의 특징을 고르겠다는 바람직하지 않은 목적으로도 사용될 수 있다는 점에서 더 큰 논란에 휩싸이고 있다. 대다수의 질병은 단일 유전자가 아니라 여러 유전자 변이가 유발하는 다유전자질환이다. 그렇기에 과학자들은 심장병, 암, 당뇨를 비롯해 알츠하이머 등의 정신병과 같은 다양한 질환을 유발할 가능성이 큰 유전자 조합을 알아내기 위해 연구하고 있다. 현재 다수의 영리 기업[136]이 '다중유전 위험점수'라는 이름으로 유전자 검사를 제공하면서, 이 점수를 이용해 작은 키, 지능 장애, 인지능력 등의 속성을 기준으로 배아를 선별할 수 있다고 홍보한다. 미래에는 다중유전 위험점수와 착상 전 유전 진단을 함께 사용해 배아에 질병이 발생할 경향성뿐만 아니라, 다양한 신체적·지적 특성을 가지게 될 가능성까지 부모가 결정하게 될 수도 있다.

만약 부모가 더 건강하고 똑똑하거나 더 강하고 아름다운 자녀를 의도적으로 선택해 낳을 수 있다면 우리 사회에 어떤 영향을 미치겠는가? 지금도 존재하는 빈부 간 건강 격차는 얼마나 더 벌어지겠는가?

이러한 일이 가까운 미래에 일어나리라고 생각한다면 오산이다. 이미 시작된 일이기 때문이다.

2021년, 전 세계는 향상된 다중유전 위험점수를 기반으로 선별한 최초의 아이[137]가 이미 지난 2020년에 태어났다는 사실을 알게 되었다. 아이의 아버지인 노스캐롤라이나의 신경학자는 체외수정을 사용해 배아 16개를 만든 다음, 그중 여섯 개를 택해 게노믹 프리딕션이라는 생명공학 기업을 통해 유전 검사를 진행했다. 선택을 받아 이식된 배아는 다중유전 위험점수에서 성인이 되었을 때 심장병, 당뇨, 암이 발생할 가능성이 가장 낮다고 나온 배아였다. 아이의 아버지는 2021년 4월 진행된 게노믹 프리딕션의 패널 토론[138]에서 "부모에게는 아이가 건강한 삶을 살 수 있는 최선의 기회를 제공할 책임이 있다."라고 말했다. "질병을 확실히 예방하는 게 그 책임 중 하나입니다. 아이에게 백신 접종을 하는 이유도 이와 같죠."[139] 그는 착상 전 유전 진단과 다중유전 위험점수가 인간의 질병을 줄여줄 엄청난 잠재력을 가지고 있으며, 여러 세대에 걸쳐 점점 더 큰 이익[140]을 가져다줄 것이라 말했다.

사기업이 제공하는 다중유전 위험점수의 실제 예측도가 어떨지

의문스러워하는 과학자는 많지만,[141] 시간이 지나면 이 기술이 무르익어 대중적으로 자리를 잡게 되리라는 걸 의심하는 사람은 많지 않을 것이다. 오늘날 이 기술이 제시하는 전망과 위험 앞에서 어떤 이들은 설레고 또 어떤 이들은 공포에 질린다. 찬성파와 반대파는 잠재적 이익과 위험을 저울질하며 논쟁을 벌이고 있다. 원치 않는 특질을 실수로 선택할 위험은 없는가? 자연스러운 인구통계를 인위적으로 바꿔도 괜찮은가? 바람직하지 않다고 저평가된 특질이 점차 자취를 감춘다면 어떻게 되겠는가?

10년이 넘는 기간 동안 이 복잡한 문제들은 또 다른 기술적 기적을 둘러싸고 벌어지는 더 큰 윤리적 논쟁에도 영향을 미쳤다. 이번 기적의 주인공은 '크리스퍼 유전자 가위 기술(CRISPR-Cas9, 이하 크리스퍼 기술)'이다. 이 기술은 인간의 유전체를 바꾸는 DNA 변형에 사용된다.

2012년, 과학자 제니퍼 다우드나Jennifer Doudna와 에마뉘엘 샤르팡티에Emmanuelle Charpentier는 크리스퍼 기술을 이용한 강력한 유전자 편집 도구를 창시했다.* 선행 연구에서는 세균의 DNA에서 반복되는 집합 부분, 즉 크리스퍼가 태곳적부터 세균을 공격해온 바이러스를 상대로 세균성 방어 메커니즘을 구성한다는 사실이 밝혀져 있었다.**

*
CRISPR는 'Clustered Regularly Interspaced Short Palindromic Repeats(일정한 간격을 두고 분포하는 짧은 회문구조의 반복서열)'의 약자다. 다우드나와 샤르팡티에는 이 혁신적인 발견으로 2020년 노벨상을 받았다.

**
3장에서 살펴보았던 파지요법의 옹호자들은 이 사실을 이용하고자 한다.

이 크리스퍼 서열 덕분에 세균은 자신을 공격하는 바이러스를 식별하고, 자르고, 결합할 수 있었다. 과거에 자신을 공격했던 바이러스를 기억하고 반격할 수 있도록 적응하는 셈이다. 마치 세균이 바이러스를 상대로 일종의 면역을 형성하는 모양새였다.

이 과정을 연구하던 다우드나와 샤르팡티에는 같은 분자 성분을 이용해 생물의 유전체에 포함된 특정 DNA 서열의 위치를 밝히고 표적으로 지정했다. Cas9이라는 효소 단백질이 DNA 가닥에 엉겨 붙기 때문에 바람직하지 않은 유전자 돌연변이를 자를 수 있으며, 원한다면 정상적인 유전자 사본으로 교체할 수도 있다는 것이다. 이 유전자 편집 기술은 유전자 치료라는 신생 분야에 변혁을 일으켰고, '맞춤형 아기'의 탄생에 관한 시급한 윤리적 고민거리를 사회에 안겨주었다.

질병과 장애를 없앨 방법을 찾아다니는 이 여정에서 인류에게 허락된 선은 어디까지일까?

이제 우리는 단순히 착상 전 유전 진단을 통해 최고의 배아를 선택하는 데 그치지 않고, 나아가 훨씬 더 중대한 가능성을 고려해봐야 한다. 크리스퍼 기술을 이용해 최고의 배아를 만들어낼 가능성이 등장했기 때문이다. 질병을 근절하기 위해 등장한 이 방법은 미래의 유전자 변형으로 향하는 문을 손쉽게 열어줄 수 있다. 그렇게 된다면 힘이나 지성, 미모 면에서 인간을 향상시키는 비치료적 목적으로 사용될 것이다. 이러한 주제를 다루는 논문을 보면 '미끄러운 비탈길'이나 '판도라의 상자'와 같은 비유가 가득하다. 올더스 헉슬리Aldous Huxley의 소설 《멋진 신세계》나 영화 〈가타카〉처럼 사회가 유전적으로 향상된 사람과 그렇지 않은 사람으로 분열되는 디스토피아적 상황은 이제 그다지 먼 이야기처럼 들리지 않는다.

초기의 유전자 변형 기술은 단일 돌연변이가 유발하는 질환을 치료하기 위해 비정상적 유전자를 해당 유전자의 정상적인 사본으로 교체하는 데 사용되었고, 이에 반대하는 사람은 거의 없었다. 이 전략은 망막색소변성증과 낫적혈구병 등의 질환을 치료하는 데 사용되고 있으며, 미래에는 헌팅턴병, 듀시엔형 근이영양증, 낭성섬유증 등의 질환을 치료하는 데도 사용될 수 있다. 그러나 대다수의 질병은 돌연변이 한 가지만으로 유발되지 않기 때문에, 질병을 공략하는 가장 좋은 방법이 난처한 윤리적 딜레마를 일으키기도 한다. 예를 들면 어떤 유전자가 불안, 우울, 알코올의존증이 생길 확률과 연관이 있어 보인다고 가정해보자. 이 유전자를 가지고 있다고 해서 모두가 악영향을 받지는 않는다. 그래도 부모가 배아의 유전체에서 이러한 유전자를 잘라내거나 바로잡아야 할까? 어떤 질환이나 잠재적 질환이 치료하고 변형할 만한 질환인지는 누가 정하는가?

한편 이보다 한층 더 논쟁적인 발전이 대중의 관심을 사로잡고 있다. 이 발전에는 인간의 유전체를 영원히 바꿔놓을 잠재력이 있다.

우리는 단순히 체세포에서 그치지 않고 나아가 생식선세포에도 유전자 변형을 적용해 그 변형을 대대손손 물려줄 수 있다. 이는 생물학적 측면에서 우리 시대가 가장 시급하게 논의해야 할 사안이다. 인체의 세포는 대부분 체세포다. 여기에는 피부, 근육, 신경세포 등이 포함된다. 크리스퍼 기술을 이용해 체세포의 유전자 돌연변이를 바로잡아 질병을 치료하는 행위는 해당 환자에게만 영향을 미칠 테고, 언젠가 이 환자가 세상을 떠나면 그가 받은 유전체 변형도 함께 사라질 것이다.

반면 생식선세포는 단 두 종류, 난자세포와 정자세포뿐이다. 이러한 생식세포는 우리의 DNA를 자손에게 전달한다. 만약 유전자 변형을 사용해 난자세포 또는 정자세포의 DNA나 단세포 상태의 배아, 즉 접합자의 DNA를 변형한다면 어떻게 될까? 이 세포들은 훗날 인간으로 자라나고, 그 인간의 변형된 유전체는 그들의 자손에게 무한정 전달될 것이다. 그러므로 크리스퍼 기술을 이용해 생식선세포의 유전체를 바꾼다는 건 인간 유전체와 우리 종의 유전적 다양성을 영원히 바꾸는 일이 될 수 있다.

바로 이러한 이유에서 크리스퍼 기술 개발은 원자의 분열과 비교해도 뒤지지 않을 만큼 중대하다. 원자 분열은 핵 시대를 열었고, 인류가 자기 자신을 파괴할 수 있는 핵무기를 선사했다. 유전자 편집 또한 우리가 아는 인류의 모습을 뒤바꿔버릴 잠재력이 있다. 게다가 크리스퍼 기술은 인간 DNA와 동물 DNA를 결합해 키메라 유기체를 만드는 데도 사용할 수 있다. 이 방법을 통해 이식 가능한 인간 장기를 대량생산하자고 제안하는 지지자도 있을 것이다.

생각하기 벅찰 만큼 무수히 많은 가능성이 펼쳐져 있다. 유전자 변형에 관한 우리의 이해는 아직 걸음마 단계에 불과하다. 크리스퍼 기술을 사용하면 아무리 정확성을 기하더라도 종종 연구자가 기대하지 않은 DNA 부위가 잘릴 수 있다. 또한 근시일 내에는 겉으로 드러나지 않는 유전적 변형을 의도치 않게 유발할 수도 있다. 지금은 유익한 것처럼 보이는 특정한 유전자 변형도 나중에 알고 보면 우리의 유전체를 해롭고 전례 없는 방식으로 바꿔버린 변형일 수 있다.

게다가 언젠가 유전자 변형이 안전하고 일상적이며 확실한 시술로 자리 잡는 세상이 온다면, 인간의 어떤 특성이 정상이고 비정상인지는 누가 결정하는가? 이것이 확립되고 나면 좋은 특질만 축적하고 나쁜 특질은 덜어내어 자녀에게 안겨주려는 부모들의 압력이 커질 것이다. 2017년 미국 인간유전학회의 한 입장 성명서는 "일부 개인과 그들의 특질을 '부적합'으로 판별하는 과정에서 우리는 집단으로 인간성을 상실하게 된다."[142]라고 경고했다. 2015년 미국 국립보건원의 전 원장 프랜시스 콜린스Francis Collins는 이렇게 말했다. "진화는 지난 38억 5000만 년 동안 인간 유전체를 최적화하기 위해 노력해왔습니다. 인간 유전체를 만지작거리는 소수의 사람이 진화보다 더 나은 결과를 낼 수 있다고 보시나요? 또한 온갖 의도치 않은 대가가 뒤따르지 않을 거라고 생각하시나요?"[143]

인류가 구상하고 있는 이 일은 진화 자체를 바꾸려는 일이다.

물론 미국을 비롯한 약 75개국[144]이 유전적으로 변형된 인간을 만들기 위한 생식선세포 변형 실험을 금지했다. 그러나 세계의 강대국들이 악당 국가들의 핵무기 개발을 두려워하는 것과 마찬가지로, 책임감 있는 과학자들은 생식선세포 실험에 관한 국제적 규범과 한계를 비웃는 사람들을 두려워한다. 어느 한 나라의 과학자들이 밀고나가면 국제사회의 다른 과학자들도 유전자 치료라는 경쟁에서 뒤처질까 봐 자제하기가 어려워질 수 있다.

이미 그 악당 국가가 중국이 되리라는 우려가 드러나고 있다.

2015년, 광저우 국립중산대학교의 연구진은 체외수정 클리닉에서 입수한 배아 85개를 대상으로 크리스퍼 기술을 이용해 유전성 혈액질환의 일종인 베타지중해빈혈을 유발하는 유전자를 수정하려 했다.[145] 이 충격적인 행위는 국제사회에 경종을 울렸다. 게다가 설상가상으로 과학자들이 두려워하던 점까지 현실이 되었다. 이들의 실험이 실패로 끝나면서 수많은 유전적 오류가 발생한 것이다. 단 네 개의 배아에서만 원하던 유전자 변형이 나타난 것으로 밝혀졌다.[146] 실험체 중 약 3분의 1에는 의도치 않았던 표적 외 변형이 생겼고, 그중 일부는 인간의 정상적인 발달에 영향을 미칠 수 있었다. 이 실험은 중단되었지만, 수많은 과학자가 이 기술을 개선하고 더 효과적으로 만들 수 있는 부분을 쉽게 확인할 수 있었다. 서구의 과학자들은 중국의 또 다른 연구자들이 국제 규범을 무시하고 언젠가는 유전적으로 변형된 인간을 창조해내지는 않을지 점점 더 두려워하게 되었다.

2018년에는 이 두려움마저 현실이 되었다. 중국의 과학자 허젠쿠이賀建奎가 돌아올 수 없는 강을 건넌 것이다. 미국 라이스대학교에서 박사학위를 취득하고 스탠퍼드대학교에서 크리스퍼 기술을 연구한 허젠쿠이는 이후 중국 선전의 한 대학에 부교수로 임용되었다. 2018년 11월, 허젠쿠이는 유전적으로 변형한 인간을 최초로 창조했다고 전 세계에 발표했다.[147] 그는 쌍둥이 여자아이 루루와 나나를 선보이면서, 이들이 받은 새로운 돌연변이 CCR5유전자 덕분에 HIV 감염에 내성이 있다고 주장했다. 정상적인 CCR5유전자가 생성하는 단백질은 HIV가 세포에 들어갈 수 있게 돕는데, 허젠쿠이는 CCR5유전자를 변형해 HIV바이러스에 대한 영구적인 보호막을 만들고자 한 것이다. 그는 실험 수행을 위해 배우자 중 한 사람이 HIV바이러스 보균자인 부부들을 모집했다. 시험관 아기 시술을 통해 유전자 변형 배아를 산모의 자궁에 이식했고, 2018년 그렇게 태어난 쌍둥이는 건강하고 정상적인 듯 보였다.

허젠쿠이의 발표에 전 세계가 비난을 퍼부었다.* 과학자, 언론인, 윤리학자들이 그의 행동을 규탄했으며, 생식선세포의 유전자 편집에 관한 국제적 유예를 다시 한번 촉구했다. 허젠쿠이가 근본적인 윤리 지침을 어겼다고 혹평하는 글이 꼬리에 꼬리를 물며 이어졌다. 몇몇 이는 의도하지 않은 어떤 유전자 변형이 언젠가 이 쌍둥이 소녀의 삶이나 그 소녀들의 자녀와 그 자녀들의 자녀에게 어떤 영향을 미칠지 예상할 수 없다며 두려워했다.

이 사태를 지켜보던 수많은 사람은 곧 안도의 한숨을 쉴 수 있었다. 중국 과학자 100명 이상이 허젠쿠이를 규탄하는 서한에 공동 서명했고,[149] 중국 의과학 아카데미도 그를 비난했기 때문이다. 2개월 후에는 소속 대학에서 허젠쿠이를 해고했으며, 2019년에는 '불법 의료 행위'라는 죄목으로 중국 법원에 기소되어 3년 형[150]을 선고받았다. 명성과 이익을 좇았다는 비난과 함께 300만 위안(약 5억 5000만 원)의 벌금이 선고되었으며, 인간 생식 분야에서 연구할 권리를 영원히 박탈당하고 추후 연구 기금의 신청도 금지당했다. 이러한 사건은 중국이 의생명과학 연구의 장에서 책임감 있는 국제적 행위자로서 행동하리라는 희망을 어느 정도 심어주었다.

*

허젠쿠이에게 쏟아진 비난 중에는 그의 처치가 의학적으로 불필요했다는 이유도 있었다. 정자 세척이나 착상 전 선별검사 등 다른 방법으로도 HIV 보균자 부모의 자녀가 HIV 음성으로 태어나도록 보장할 수 있다. 게다가 CCR5유전자에는 알려지지 않은 다른 기능들이 있을 가능성이 크다. 지금까지는 이 유전자가 웨스트나일바이러스를 막는 보호 인자로서 기능한다는 점 등이 알려져 있다.[148]

그러나 이미 지니는 램프 바깥으로 나왔고, 이제 인류는 가장 거대한 시험 중 하나를 마주하게 될 것이다. 어딘가에는 생식선 유전자 변형의 발전을 두려워하지 않는 사람이 있을지도 모른다. 점진적인 신경 퇴행을 일으키며 중년에 이르기 전에 심각한 신체적·정신적 결손을 일으키는 헌팅턴병[151]은 크리스퍼 기술로 체세포를 변형하는 미래의 치료법이 1순위로 노리는 표적이다. 그러나 이러한 치료는 한 번에 한 명씩 도울 수밖에 없다. 만약 생식선세포 변형을 이용해 헌팅턴병을 지구상에서 완전히 지워버릴 수 있다면, 그리하여 어떤 아이도 다시는 헌팅턴병에 걸리지 않을 수 있다면, 아마 많은 이가 왜 그렇게 해서는 안 되냐고 물을 것이다. 오늘날 인류는 천연두를 박멸했고 급성회백수염을 거의 뿌리 뽑지 않았는가. 그렇다면 이번이라고 다를 게 있을까? 실제로 어떤 이들은 생식선세포 실험을 추구하지 않는 것 또는 인간의 고통과 질병을 덜기 위해 할 수 있는 모든 것을 시도하지 않는 것이야말로 비윤리적이라고 주장한다.

인간에 대한 유전공학이 앞으로도 영원히 금지되리라고 믿는 사람은 거의 없을 것이다. 아마 처음에는 중증 질환에 맞서는 데 사용될 테고, 어쩌면 그다음으로는 오늘날 많은 사람이 두려워하는 것처럼 비치료적 목적으로 쓰이게 될 것이다. 다수의 저명한 과학자들은 극도의 주의를 당부하고 국제적으로 합의된 지침을 보편적으로 채택해야 한다고 촉구하면서도, 생식선세포 실험을 완전히 금지해야 한다고 여기지는 않는다.[152] 과학이 발전을 거듭하고 가능성의 저변이 확대될수록, 과학적 규제 기관은 언제나 의도치 않은 표적 외 변형이 일어날 위험과 인간 유전체의 다양성에 미칠 악영향을 예의 주시해야 한다.

얼마나 더 지나야 질병에 내성이 있거나 암, 당뇨, 심장병 등에 잘 걸리지 않는 아이를 낳기 위해 부모가 배아를 변형할 권리를 가지는 사회에 살게 될까? 얼마나 더 지나야 우리는 돈을 주고 키가 더 크거나 머리가 더 좋은 아이를 낳을 수 있게 될까?

아마 때가 되면 알게 될 것이다. 지금까지 의사들이 손에 쥐었던 그 어떤 도구도 그들을 이보다 더 신의 역할 가까이에 데려다주지는 않았다. 새로운 영역이 펼쳐지고 있고, 중대한 윤리적·사회적 결과가 따를 것이다. 유전자 변형은 이 책에서 살펴본 모든 발전을 통틀어 인류에게 가장 오래도록 영향을 미치는 발전이 될 가능성이 크다. 여기에는 온 시대를 통틀어 가장 위대한 의학적 혁신이 될 잠재력이 있다. 또 한편으로는 인류를 영원히 바꿔놓을 위협도 도사리고 있다. 이것이 가능한지 아닌지는 질문할 거리가 아니다. 유전자 변형은 가능하다. 우리는 이제 그 진행을 어떤 식으로 허용해야 할지 물어야 한다.

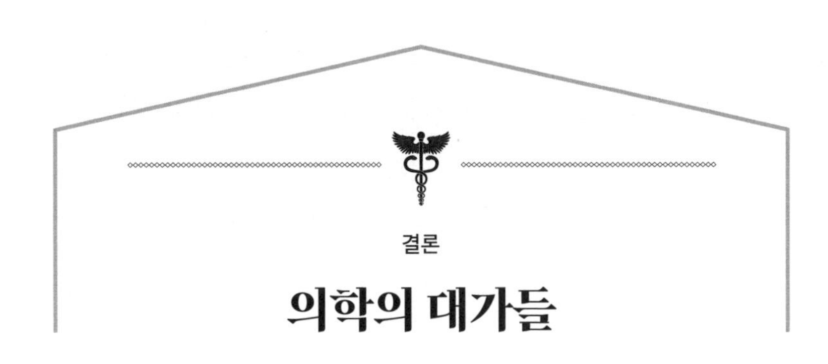

결론

의학의 대가들

> 영웅을 칭송하며 사는 건 인간에게 지대한 도움이 되고,
> 의학의 대가들이 살아온 삶에 관한 이야기는
> 우리의 야망을 자극하고 연민을 자아내는 데 크게 일조한다.
>
> — 윌리엄 오슬러[1]

의학의 역사는 현대 과학만큼이나 빠르게 변화하는, 유동적이고 살아 숨쉬는 학문이다. 중대했던 수많은 발견을 되짚어가며 의학의 진보라는 기나긴 연대를 거슬러 올라가다 보면, 금세기와 그 너머 미래 의학의 발전에 영향을 미칠 요소를 가려낼 기회를 얻을 수 있다. 이 수많은 승리 속에서 우리는 어떤 의미를 찾을 수 있을까? 조감도를 살펴보면 수많은 혁신과 그 혁신을 일구어낸 선지자들에게는 상당한 공통점이 있다.

당연한 말처럼 들리겠지만, 수많은 혁신은 헌신적인 과학자들이 오랜 세월 공들이며 놀라운 기개와 결의를 보여준 끝에 찾아왔다. 20년에 걸쳐 인공심폐기 발명을 향한 모험을 이어나갔던 존 기번, 소량의 라듐을 분리하기 위해 수년간 고되게 일했던 마리 퀴리, 비천하다면 비천한 기니피그의 자궁 생체검사 기술을 연마했던 조지 파파니콜라우는 각각 인류의 집요한 고집과 근면한 노력을 여실히 보여주었다. 한편으로는 적어도 의학적 발견의 영역에 관해서는 사뭇 다른 그림도 펼쳐졌다. 지금까지 살펴본 것처럼, 오히려 가장 중요했던 돌파구 중 상당수가 이와는 완전히 다른 방식으로 발견되기도 했다.

어떤 발견은 말 그대로 통찰이었다. 맑은 하늘에 난데없이 번쩍이는 번개처럼, 프레더릭 밴팅과 빌헬름 뢴트겐 같은 영웅들에게는 훗날 세상을 바꾼 생각이나 아이디어가 전혀 예상치 못했던 순간에 갑작스럽게 내리꽂혔다. 이러한 순간이 얼마나 무작위로 찾아오는지를 생각해보노라면, 자기 분야의 문제를 해결하기 위해 평생을 바쳐 헌신하는 대다수 과학자는 그저 겸손해질 뿐이다. 자신의 전공도 아니었던 학문에 변혁을 일으킨 선구자들의 성취를 그 누가 따라 할 수 있겠는가.

밴팅은 내분비 전문의가 아니었다. 심지어 내과의사도 아니었다. 존 매클라우드와 같은 세계적인 전문가가 첫 만남에서 밴팅을 비웃고 자기 사무실에서 내쫓았대도 전혀 이상한 일이 아니었을 것이다. 한편 뢴트겐에게 찾아온 통찰은 방사선학이라는 완전히 새로운 전문분야를 만들어냈으나, 사실 그는 의사가 아니라 물리학자였다. 이 역시 의학적 발견의 미스터리다. 다수의 결정적인 혁신이 계획도 예고도 없이 일어난 것이다.

또한 그러한 혁신을 일으킨 이들은 문제와 가까운 곳에서 근면 성실하게 연구하는 사람들이 아니었다. 때로는 연구자가 전혀 다른 무언가를 찾으려다가 우연히 관찰한 것이 세상을 바꾸기도 했다. 이 시나리오는 언제나 사람들에게 기쁨과 즐거움을 선사하는 발견의 또 다른 카테고리다. 바로 우연한 발견이다.

우연한 발견에 관한 이야기는 아이들에게 들려주기 좋은 이야깃거리다. 때로는 세상을 뒤흔든 혁신이 순전히 운으로 찾아왔기 때문이다. 샬레에 점점이 핀 곰팡이 주변으로 깨끗한 선이 생긴 이상한 패턴이 알렉산더 플레밍의 눈에 띄기까지는 무작위처럼 보이는 여러 사건이 연이어 일어나야만 했다. 루이 파스퇴르의 조수가 가금콜레라를 유발하는 신선한 미생물을 닭에게 접종하는 걸 까먹지 않았더라면, 파스퇴르와 조수는 병증 없이 면역력을 부여하는 독성약화 미생물을 무심코 만들어내지 못했을 것이다. 만약 시드니 파버가 소아백혈병 환자들을 치료하고자 엽산을 잘못 사용했다가 아이들의 죽음을 앞당기는 비극이 일어나지 않았더라면, 아마 그는 엽산길항제가 아이들에게 도움이 되리라는 사실을 발견하지 못했을 것이다. 또한 만약 바리의 머스타드가스 재앙이 일어나지 않았더라면, 의사들은 최초의 효과적인 항암 화학요법제로 질소 머스타드를 정조준하지는 못했을 것이다.

이러한 위대한 일화에는 경탄과 놀라움이 가득하다. 그러나 과학자들처럼 데이터를 기반으로 생각해보면, 우리는 발견의 역사에서 우연하고 운 좋은 실수들의 공로를 필요 이상으로 치켜세우고 있기도 하다. 우연한 발견과 운 좋은 실수에 기대어 미래의 발전을 기대할 수는 없다. 인류에게 도움을 줄 행운이 언제 다시 찾아올지, 찾아오기는 하는지를 예측할 수 없다는 게 우연과 행운의 본질이기 때문이다.

대신, 다른 무엇보다도 더 많은 혁신에서 주된 역할을 담당한 뚜렷한 공통분모가 하나 있다. 바로 의료계의 '이단아'라는 역할이다. 이단아들은 상상력과 창의성을 발휘하며 틀에서 벗어나 생각한다. 이들은 자기 자신은 물론, 남들이 물어볼 생각조차 하지 못한 질문의 답을 찾아낼 수 있다는 가능성을 받아들인다. 이들은 문제를 새로운 시각으로 바라보고, 통념과 반대될 때도 자신의 신념을 따르는 용기를 가졌다. 한마디로 이들은 탁월했다.

이것이 바로 인류의 아름다운 특징이다. 우리 중 누군가에게는 찬란한 지적 도약을 이룰 잠재력, 엄청난 위험을 감수할 용기, 조롱과 배척에 굴하지 않고 신념을 지켜낼 의지가 있다. 이 독특한 자질은 언젠가 인간이 첨단 로봇이나 인공지능으로 대체될까 두려워하는 이들에게 희망을 선사한다. 새로운 아이디어를 떠올리고 때로는 비이성적인 위험을 감수할 줄 아는 능력은, 그 모든 결점과 실패에도 불구하고 인류를 대체 불가능한 존재로 만들어준다. 베르너 포르스만은 명령을 무시하고 자기 목숨을 걸었고, 말 그대로 자신의 심장에 관을 꽂아 넣겠다는 터무니없는 계획을 실현하겠다며 친구와 싸웠다. 에드워드 제너는 한 소년에게 우두를 접종한 다음, 치명적인 천연두를 고의로 접종하는 너무나 대담하고 오만하며 위험한 실험을 했다. 윌리엄 콜리는 치명적인 세균을 환자에게 의도적으로 감염시켰다. 이그나즈 제멜바이스는 진실과 과학을 추구하다 자신의 목숨을 잃었다.

이들은 미치광이가 아니다. 다만 이들은 자신이 전적으로 헌신했던 개념과 관습과 아이디어를 강력하게 믿었으며, 집착에 가까운 불굴의 의지로 이를 발전시키고 다른 이들에게 퍼트리고자 했다. 외부에서 지켜보는 이들은 이를 기개와 결의라 부를 것이다. 이단아들은 우연한 발견의 덕을 볼 준비가 되어 있다. 파스퇴르가 남긴 명언처럼 "기회는 준비된 사람에게 찾아온다."[2] 이제 우리는 가장 중요한 질문을 던져볼 수 있다. 의료계의 다음 이단아는 어디에서 나타날 것이며, 우리는 어떻게 그들의 발전을 지지해줄 수 있을까?

많은 사람이 이 질문을 곱씹었다. 다른 누구보다도 그렇게 할 자격이 있던 사람 중에는 페니실린을 공동으로 발견한 언스트 체인이 있었다. 체인은 미래에 나타날 혁신가는 분명 괴짜, 급진주의자, 개혁가일 것이라고 힘주어 말했다. 우등생이나 가장 인기 많은 학생은 아닐 수 있으니, 이런 파격적인 인물의 출현을 늘 예의 주시해야 한다고 당부했다. 그는 1966년 연설에서 이렇게 말했다. "이러한 사람이 나타날 때 혁신가임을 알아보고 자신의 재능을 펼쳐 보일 기회를 주는 게 우리의 몫입니다. 쉬운 일은 아닙니다. 왜냐하면 이들은 외로운 아웃사이더, 어색한 개인주의자, 체제에 순응하지 않는 비순응주의자로 타고나기 때문입니다."[3]

또한 체인은 관료적인 방식이 돌파구를 만들어내는 경우는 드물며, 문제에 돈을 쏟아붓는다고 해서 해결되는 경우도 거의 없다고 강조했다. 이는 암과의 전쟁이나 그 이전의 수년에 걸친 정부의 마구잡이식 전략에 대한 비판이었다. 정부는 그때까지도 상당한 규모의 기금을 운용해 무수히 많은 토양, 식물, 동물 표본을 수고스럽게 연구하는 방식을 고수했기 때문이다. 이러한 방식 중 상당수는 들어간 노력에 비해 별다른 성과를 얻지 못했다. 우리가 암의 분자 기반을 이해하지도 못하고, 면역체계를 통해 더 정확하게 연구 표적을 정하지도 못하던 시절의 일이었던 탓이다.

그렇다고 해서 과학 연구 기금의 중요성을 간과해서는 안 된다. 체인의 말은 만약 우리가 이단아를 제대로 알아보고 그들에게 마음껏 질문하고 조사하고 창조할 자유를 준다면, 같은 투자로 훨씬 많은 것을 얻게 될 것이라는 뜻이다. 기금은 언제나 필요하다. 심지어는 암과의 전쟁에서도 몇 가지 성공적인 치료법이 탄생했다. 하지만 가장 현명한 돈은 뛰어난 인재를 찾고 육성하는 데 쓰인 자금일 것이다. 어떤 젊은 과학자가 미래의 노벨상 수상자가 될지 미리 알아보는 것은 매우 어려운 일이다. 하지만 연구에 전념하고 질병과 맞서 싸우는 의사와 과학자가 많으면 많을수록 인류에게 도움이 된다는 것은 분명한 사실이다.

이 점에 관해서라면 우리에게는 개선할 여지가 상당히 많아 보인다. 최근에는 정치인과 정책 입안자들이 유행처럼 STEM(과학, 기술, 공학, 수학) 교육 개선을 주장하고 있다. 하지만 위대한 발견이 이루어질 가능성이 큰, 최고 수준의 과학적 연구가 어떻게 이루어지는지 들여다본다면 수많은 젊은 과학자가 자기 분야에서 버티기 어려운 상황임을 알 수 있다.

그중 한 가지 이유는 막대한 자금을 지원해주었던 암과의 전쟁 당시와는 전혀 다르게, 최근에는 미국 정부가 지원하는 과학적 연구 자금이 상대적으로 소소하기 때문이다. 예를 들어 현재는 연구자들이 미국 국립보건원의 연구 자금을 받기가 그 어느 때보다 더 어렵다. 2000년에는 국립보건원에 보조금을 신청하면 그중 30%를 조금 웃도는[4] 비율로 승인을 받을 수 있었다. 하지만 이후로 자금 지원률은 점점 낮아졌고, 2020년에는 약 20%[5]로 떨어졌다. 쉽게 말해, 과학자들이 제안한 연구 다섯 건 중 단 한 건만 진행된다는 뜻이다.

결과적으로, 연구자들은 실제로 연구를 수행하는 대신 연구 지원금 신청서를 작성하는 데 점점 더 많은 시간을 들이게 되었다. 또한 자금을 따내기 위해 치열한 경쟁을 치러야 한다는 건, 과학자들이 위험을 감수하면서까지 새로운 연구 아이디어를 제안할 가능성이 적어진다는 뜻이다. 전통적인 조사 방식을 고수하는 프로젝트는 전통을 벗어난 제안보다 자금 지원을 받을 가능성이 높다. 지원 시스템 역시 젊은 신진 과학자보다 유명하거나 경험이 풍부한 과학자를 선호하는 듯 보이며, 여성 및 소수 민족 연구자에 불리하게 편향되었을 수 있다.[6]

미래의 발견을 이보다 더 심각하게 저해할 수 있는 또 다른 요인은 학계 내 과학자들이 감소하고 있다는 사실이다. 셀 수 없이 많은 박사과정 졸업생이 자신을 번번이 거절하는 기존의 승진 체계에 환멸과 낙담을 느끼고 있다. 미국의 모든 대학에서는 전도유망한 과학도에게 박사과정에 도전해보라고 독려한다. 학생들은 학위를 따기 위해 수년에 걸쳐 노력하며, 많은 이가 30대 초가 되어서야 학위를 거머쥔다. 하지만 안타깝게도 대학 종신직으로 향하는 길은 너무나 좁고 이를 기다리는 사람은 너무나 많다는 사실을 금세 깨닫게 된다. 의생명과학 분야에서는 이러한 자리를 얻는 데 성공하는 박사과정 졸업생이 여섯 명 중 한 명도 채 되지 않는 것으로 추정된다.[7] 이는 곧 80%의 학생이 그때까지 배워온 일, 즉 자신의 독창적인 연구를 진행하며 젊은 연구원들로 팀을 꾸려 이끄는 직업을 끝내 얻지 못한다는 뜻이다. 대신 많은 과학자가 '박사 후 연구원'이라는 연옥에 갇혀 수년을 보내는 자신을 발견하게 된다. 박사 후 연구원이란, 앞으로도 손에 잡히지 않을 것처럼 보이는 정규직 자리를 기다리는 동안 종신직 교수를 위해 일하는 주니어 과학자를 말한다.

박사 후 연구원은 기본적으로 최고의 교육을 받은 값싼 노동력을 가지고 연구 피라미드 꼭대기에 자랑스럽게 올라선 몇몇 교수들의 지시에 따라 일한다. 교수들이 은퇴를 꺼릴 때는 더욱 문제가 복잡해진다. 2018년 어느 연구에서 박사 후 연구원 1만 4000여 명을 대상으로 설문조사를 실시한 결과, 연봉 중앙값[8]이 4만 7484달러(약 6300만 원)로 밝혀졌다. 절반은 이보다 낮은 연봉을 받는다는 뜻이다. 잠재적으로 2만 3660달러(약 3124만 원)밖에 되지 않는 경우도 있었다. 이러한 소득 수준은 아이를 가지고 가족을 꾸릴 가능성이 큰 시기인 30~40대가 주를 이루는 연구원들이 견디기 힘든 금액이다. 안정적인 직업도 아니고 승진한다는 보장도 없는 데다 낮은 임금까지 더해지니, 수많은 걸출한 젊은 과학자가 학계를 떠나 5~10배의 연봉을 제안하는 산업이나 금융계에서 일자리를 찾는 것도 놀랄 일은 아니다.

2020년, 세계적인 과학 전문 주간지 〈네이처〉의 설문조사에서는 의생명과학 연구원 중 55%[9]가 자기 직업의 전망을 부정적으로 바라본다고 답했다. 이는 좋은 교육을 받은 헌신적이고 뛰어난 전문가로서 10년 이상의 인생을 과학 연구에 바친 최고의 학생들이 내놓은 답변이었다. 심지어 2020년 유전자 편집 기술과 관련한 크리스퍼 기술 연구로 노벨상을 받은 에마뉘엘 샤르팡티에[10]와 같은 권위자조차 2015년 베를린의 막스플랑크 감염생물학연구소 소장으로 안착하기 전까지 25년 동안 아홉 개 기관의 다양한 직책을 전전했다. 그리고 오늘날 수많은 사람을 지켜준 혁신적인 백신의 기반이 된 mRNA 연구의 주인공 커털린 커리코는 수년 동안 미국 국립보건원이나 소속 대학교로부터 거의 아무런 지원을 받지 못하고 그늘 속에서 일했다. 그 과정에서 커리코가 자신의 소명을 포기하지 않았다는 사실은 그의 결심이 얼마나 굳세었는지를 보여줄 뿐이다. 아마 대부분의 사람은 거기서 포기했을 것이다.

오랜 역경을 마주한 수많은 젊은 연구원이 탈진하거나 그만두거나 다른 일자리를 찾아 떠났다. 그 결과, 현재 미국 내 박사 후 연구원 자리의 절반가량[11]을 중국 등지에서 온 외국인이 맡고 있다. 이러한 이민자들은 여러 미국인이 받아들이지 못하는 낮은 임금과 어두운 전망을 더 기꺼이 받아들이는 모습을 보여준다. 하지만 여기에서도 변화가 시작되고 있다. 과학 및 기술 분야에서 중국을 비롯한 여러 국가의 성취도가 미국을 따라잡고 있으며, 심지어 일부 영역에서는 미국을 추월하면서 미국을 찾는 외국인이 점점 줄어들고 있다는 점이다. 이들이 자국에 머무르면 그들의 국가가 그들의 재능으로 이득을 본다.

미국은 훌륭한 과학자를 해외에서 데려오는 유구한 전통이 있다. 나치를 피해 도망친 유럽의 교수들은 원자폭탄을 만드는 '맨해튼계획Manhattan Project'의 필수 요인이었다. 냉전이 시작된 이후로는 1960~1970년대에 걸쳐 아시아에서 의사, 엔지니어, 과학자들의 유입을 받아들이기 위해 이민 규제를 완화했다. 하지만 또다시 해외에서 천재를 데려오는 데 의지하는 것은 현명하지 못하다. 그보다는 국내 인재를 개발하고 육성하는 편이 더 신중한 선택이다. 학생들에게 단순히 과학자가 되라고 독려하는 것만으로는 부족하다. 이에 더해 이들이 새로운 발견을 이룩할 때까지 계속 재능을 발휘할 수 있도록 적절한 임금을 지불하고, 제안하는 연구에 더 많은 자금을 지원하고, 더 안정적으로 경력을 쌓을 길을 마련해주며, 우리가 그들의 성공을 위해 얼마나 헌신하는지 보여줘야만 한다.

나쁜 소식만 있는 것은 아니다. 자본주의 사회가 낳은 이윤 중심의 기업들은 혁신을 이끄는 강력한 힘이 될 수 있다. 효과적인 코로나19 백신을 그 누구의 예상보다도 빠르게 개발한 것은 정부 출연 연구기관이 아니라 모더나, 화이자, 바이오엔텍, 존슨앤존슨 등의 기업이었다. 이 시스템은 공공 기관과 사기업이 함께 움직일 때 가장 큰 효과를 발휘한다. 예컨대 코로나19 백신은 연방 정부가 앞서 언급한 사기업들에게 대규모 보조금을 지급한 덕분에 속도에 박차를 가할 수 있었다. 정부는 언제나 중요한 역할을 맡을 것이다. 사기업은 수익을 창출할 수 없는 희귀질병의 치료제를 연구하는 데는 별다른 관심이 없기 때문이다. 또 현재로서는 명확한 활용도가 없으나 미래에는 있을 수 있는 기초과학 부문의 여러 의문을 조사하는 데도 정부 출연 연구가 필요하다.

또한 짚고 넘어갈 만한 긍정적인 면도 있다. 그리 멀지 않은 과거에도 인류의 절반가량은 과학적 발견자들의 대열에서 제외되었다. 사실상 수 세기 동안 오직 남자만이 의사와 과학자가 될 수 있었기 때문이다. 마리와 프랜시스 켈시는 남자들의 세계에서 성공을 거두었다는 점에서 두 배 더 훌륭한 선구자였다. 2019년에는 미국의 의과대학 학생 중 여성의 비율이 사상 처음으로 절반을 넘었다.[12] 금세기에는 자신의 족적을 남기려는 여러 세대의 여성 과학자가 수많은 발견을 남기게 될 것이다. 이들은 영감을 얻고자 할 때면 커리코, 샤르팡티에, 제니퍼 다우드나를 볼 것이다. 사실 인류는 질병과의 전쟁에서 '여성'이라는 무기를 너무 늦게 사용했다. 더 빨리 사용했어야 했다. 지금까지 우리는 한 손을 등 뒤에 묶어놓은 채 싸워온 것이나 다름없었다.

여성의 과학계 진출 지연이 인류의 유일한 실수는 아니다. 지금까지 우리는 인간의 약점과 실패가 의학적 발견에 어떻게 영향을 줄 수 있는지 살펴보았다. 질투, 이기심, 편집증이 인슐린을 발견한 밴팅, 찰스 베스트, 매클라우드, 제임스 콜립의 사이를 갈라놓았다. 크로퍼드 롱, 윌리엄 모턴, 호러스 웰스, 찰스 잭슨은 '마취제 발명가'라는 공로를 단독으로 차지하기 위해 수년간 헛되이 싸웠다. 하워드 플로리는 페니실린을 발견한 공로를 적절하게 인정받고자 했으나, 인정 대신 플레밍을 향해 쏟아지는 언론의 찬양과 잘못된 정보의 압도적인 물결을 마주했다. 이처럼 재능 있는 사람들이 서로 공로를 인정받으려 싸우는 대신 온전히 과학에만 헌신했다면 얼마나 더 생산적이었겠는가?

이와 동시에 인류의 모든 결점이 과학에 해가 되지는 않았다는 사실을 인정해야 할 필요도 있다. 예를 들어 라이벌 관계는 경쟁자들에게서 최고의 실력을 끌어낼 수 있다. 조너스 소크와 앨버트 세이빈은 서로를 증오했지만, 두 사람의 라이벌 관계가 서로를 각자의 자리에서 가능한 한 빨리 급성회백수염 백신 개발에 몰두하도록 자극했다는 데는 의심할 여지가 없다. 파스퇴르는 그의 숙적 코흐의 공격에 맞서 그를 능가하는 발견을 선보였다. 그는 미생물과 탄저병 백신을 발견해 과학계의 가장 높은 곳에 공고히 자리 잡은 이후에도 쉬지 않고 연구를 계속해 광견병 백신과 같은 발견으로 한층 더 높은 고지에 올랐다.

그렇지만 21세기에는 과학자들이 서로 경쟁을 벌이기보다는 협력해서 연구할 때 훨씬 더 많은 장점을 누릴 수 있을 것이다. 세계화 덕분에 전 세계가 여러 면에서 더욱 긴밀해진 오늘날에는 국제적 협력이 점점 더 중요해지고 있다. 그 어느 때보다도 많은 것이 걸려 있기 때문이다. 팬데믹이 대양을 건너는 데는 불과 하루밖에 걸리지 않았다. 비행기 한 번 타면 끝이었다. 중국의 과학자들이 코로나19의 유전자 서열을 세상에 빠르게 공개하며 협력한 덕분에 불과 42일 만에 효과적인 mRNA 백신을 빠르게 개발할 수 있었다. 반대로 악랄한 중국 과학자의 행동은 유전적 변형 인간의 생산에 따라다니는 국제 규범을 위협하기도 했다. 전 세계의 과학자들이 머리를 맞대고 협력하며, 때로는 자국 정부의 정책보다 우선하기도 하는 근본적인 윤리 강령을 준수하는 게 이토록 중요했던 적은 지금까지 한 번도 없었다.

지금 우리는 지난 2세기 동안 이어진 놀라운 여러 성취를 작아 보이게 만들 의료적 발전을 눈앞에 두고 있다. 재생의학으로 척수 손상 환자가 다시 두 발로 걷고, 인공지능을 활용해 수많은 질환을 신속하고 정확하게 진단하고, 유전자 치료로 유전병을 치료하는 한편 심장병 발병 위험을 줄이고, 백신으로 암을 치료하거나 예방하고, 이식용 장기를 줄기세포를 이용해 길러내는 세계가 바로 우리가 목표로 하는 세계다. 지금으로부터 100년이 지난 후에는 노화를 늦추고 사망을 지연시키는 데도 지금보다 더 많은 성과를 이룩했을 것이다. '므두셀라유전자(콜레스테롤에스테르수송단백질 유전자의 변이)'[13]는 100세 이상 노인에게서 더 많이 발견되었으며, 이 유전자는 HDL 콜레스테롤(좋은 콜레스테롤) 수치를 높이는 것으로 밝혀졌다. 이 유전자를 계속해서 연구한다면 언젠가는 그 작용을 흉내 내는 치료 목적의 약물이 탄생할 수도 있다. 항노화 연구원들은 '텔로미어'에도 관심을 두고 있다.[14] 텔로미어란 염색체 끝부분에 자리한 반복적인 DNA 뚜껑으로, 염색체가 손상되지 않도록 막아준다. 텔로미어는 세포가 분열할 때마다 짧아지기 때문에 텔로미어의 길이가 곧 세포의 수명을 말한다. 텔로미어가 언젠가 다 닳으면 세포가 죽는다는 신호였다. 과학자들은 '텔로머레이스'라는 자연 치료 효소의 작용을 강화하는 등의 방법으로 텔로미어의 길이를 늘이거나 보존해 세포의 수명, 나아가 인간의 수명을 연장할 방법을 찾기를 고대하고 있다.

가능성은 우리의 상상을 뛰어넘는다. 파스퇴르가 안면 이식, 자궁 내 수술, 크리스퍼 기술 등을 상상할 수 없었던 것처럼 미래의 발명은 오늘날 우리가 이해할 수 있는 범위 너머에 있을지도 모른다. 이제 우리는 그 어느 때보다도 학생들에게 과학에 빠져보라고 독려해야 한다. 동시에 인본주의도 점점 더 중요해질 것이다. 생식세포 유전자 변형과 같은 과학적 진보가 야기한 윤리적 문제에 관한 합의를 한시 빨리 이끌어내야 했던 것처럼, 우리는 우리를 인간답게 만드는 고유한 특징을 보존하고 수호해야 한다. 아주 조금이라도 인간성을 잃어버리게 될 상황이라면 성급하게 과학적 발전에 뛰어들 수 없다.

인류의 성공은 보증되지 않았다. 오늘날 우리가 아는 세계의 역사도 지구의 전체 수명에 비하면 찰나에 불과하다. 인류는 제국의 몰락부터 두 차례의 끔찍한 세계대전까지 이미 몇 번이고 퇴행을 거듭했다. 이제 우리는 우리 자신과 지구를 파괴할 힘을 손에 쥐고 있다. 기후 변화와 비만 등의 문제를 보면 이미 잘 파괴해나가고 있는 듯하다.

의학의 진보에는 아무런 보장도 없음을 명심하라. 과학적 혁신을 이어갈 수 있을지는 다음 세대 구성원들에게 달려 있다. 여기에는 새로운 이단아들을 새로운 발견의 장에 내보낼 상상력, 고집, 헌신이 필요하다. 우리는 반드시 그들에게 교육이라는 유산을 선사하고 보건, 질병, 윤리를 알려줘야 한다. 또한 우리의 삶을 개선해준 옛 의학계 영웅들의 이야기를 들려줘야 한다. 우리의 후손들은 지금까지 우리가 일군 놀라운 진보를 한층 더 확장해나가기 위해 이번 세기와 다음 세기의 문제와 마주해야 할 것이다. 그들은 눈 깜짝할 사이에 내과의사와 외과의사로 성장할 것이다. 그리고 중대한 혁신을 일으킬 주인공이 그중 누구인지는 아직 아무도 모른다.

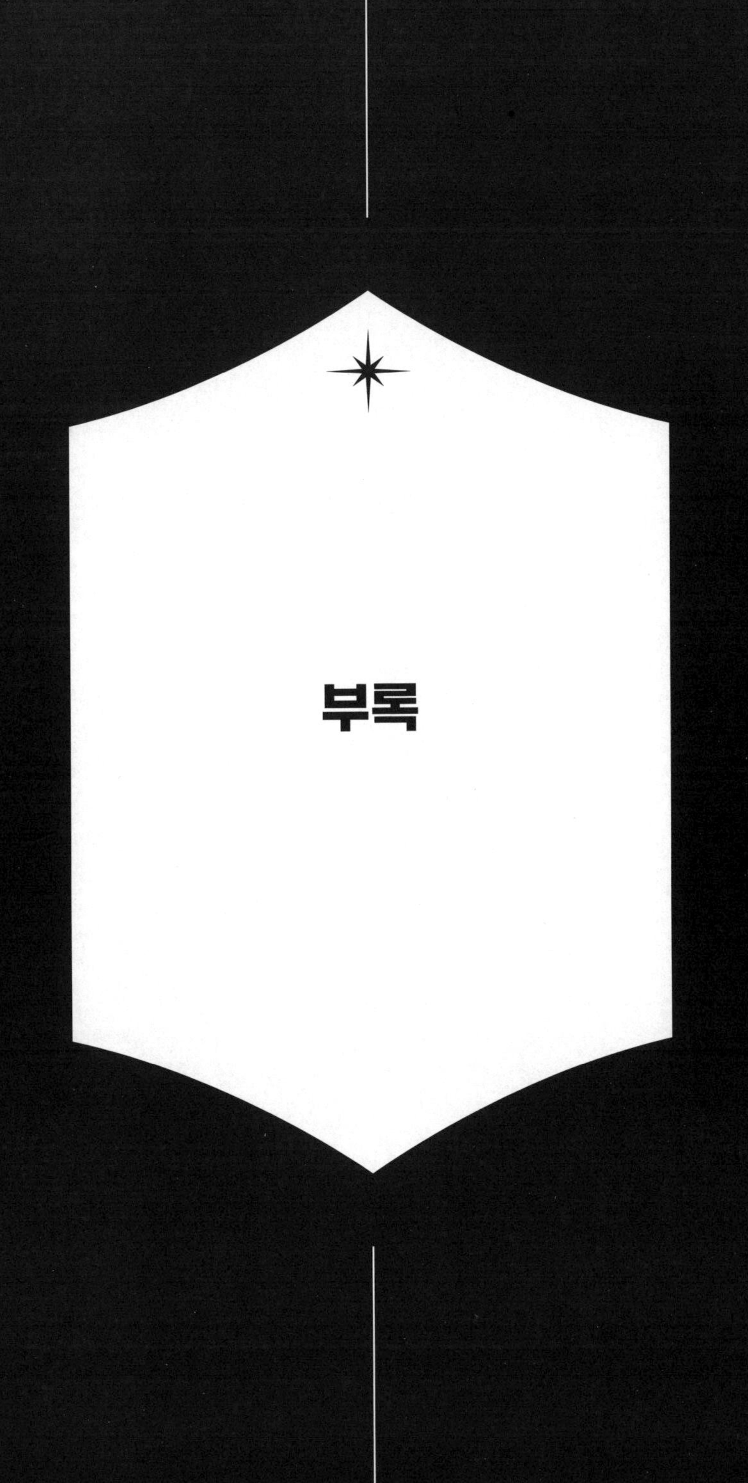

부록

감사의 말

인류가 발견한 가장 위대한 의학의 돌파구에 관한 이 이야기를 쓰는 동안, 나는 그러한 발견을 나보다 훨씬 더 자세하게 설명해준 수많은 저자와 역사가에게 한없는 빚을 졌다. 주석을 훑어보면 각 주제에 관해 가장 신뢰할 수 있는 이야기를 담은 여러 저서가 눈에 들어올 것이다. 나를 비롯해 그들의 뒤를 이은 모든 이에게 물려준 이들의 선물에 깊은 감사를 전한다.

다른 연구원들과 마찬가지로 나 또한 여러 도서관, 박물관, 대학에서 헌신적으로 일하는 수많은 전문가의 관대한 아량에 큰 도움을 받았다. 수년 동안 친절하게 도움을 주신 매사추세츠주 스프링필드의 베이스테이트 메디컬 센터 보건과학도서관직원 여러분께 마음 깊이 감사드린다. 특히 의학저널과 수많은 희귀본에서 수백 건의 문서와 때로는 수 세기 전의 문헌들을 찾아준 친절하고 활기찬 산드라 사벤코Sandra Savenko에게 큰 빚을 졌다. 그의 도움이 없었다면 아마 이 프로젝트를 끝내지 못했을 것이다.

언제나 모든 준비를 갖추고 온갖 종류의 책을 추적해 내 연구를 도와준 매사추세츠주 롱메도우의 리처드 솔터 스토스 도서관 직원 여러분과 토론토대학교의 토머스 피셔 희귀본 도서관, 알렉산더 플레밍 연구실 박물관, 왕립학회, 브리티시컬럼비아대학교 도서관, 캘리포니아주 샌디에이고대학교 도서관, 다나-파버 암센터, 아일랜드 왕립외과대학, 퀸 빅토리아 병원, 이스트 그린스테드 박물관 등 필요한 정보, 문서, 사진 등을 너그러이 제공해주신 여러 기관에도 큰 도움을 받았다.

나의 경력은 망막 수술이라는 세부 전공에 고도로 집중되어 있기에 이 책에서 다룬 질병의 일상적인 치료와는 거리가 멀다. 그러므로 친절하게 시간을 내어 집필 원고의 상당 부분을 검토하거나 비평해준 여러 의사와 친구의 조언과 전문 지식에 많은 도움을 얻었다. 메리-엘리스 애벗Mary-Alice Abbott, 비비언 램 브라치알레Vivian Lam Braciale, 버나드 창Bernard Chang, 레이 첸Ray Chen, 리처드 엥겔만Richard Engelman, 조너선 그린Jonathan Green, 제럴드 하우스만Gerald Hausman, 카티 카리코Kati Karikó, 에스더 램Esther Lam, 제니스 램Janice Lam, 윌프레드 램Wilfred Lam, 에반 라우Evan Lau, 조너선 리Jonathan Lee, 알렉산더 린Alexander Lin, 캘빈 루Calvin Lu, 피터 루Peter Lu, 스티븐 루Stephen Lu, 톰 메넬라Tom Mennella, 크리스토퍼 올라리Christopher Ollari, 비비언 파오Vivian Pao에게 감사드린다.

이 책을 믿어주고 자신 있게 길을 밝혀준 데 대해 벤벨라북스와 출판 대리인 스티브 해리스Steve Harris에게도 많은 감사를 드린다. 열정을 담아 이 책을 만들어내고 독자 여러분께 전하기 위해 여러 방면으로 애써준 글렌 예페스Glenn Yeffeth, 에이드리언 랭Adrienne Lang, 알리샤 카니아Alicia Kania, 사라 아빙거Sarah Avinger, 매들린 그리그Madeline Grigg, 제시카

라이엑Jessika Rieck, 제니퍼 칸조네리Jennifer Canzoneri를 비롯한 벤벨라북스 팀 일동에게도 언제까지나 감사하는 마음으로 살 것이다. 특히 이 책의 모든 장을 무척 꼼꼼하게 조사하고 사실관계를 확인해주고 여러 면에서 개선해준 박학다식한 나의 편집자 리아 백스터Leah Baxter에게 깊은 감사 인사를 드린다.

무엇보다 나는 비할 데 없는 편집자 비 트란Vy Tran의 능력과 인내심의 덕을 본 축복받은 사람이다. 트란은 이 프로젝트를 처음부터 끝까지 이끌어주었다. 그는 셀 수 없이 많은 시간을 들여 사건들의 인과관계를 검토해주었으며, 내가 그 안의 모든 이야기를 가다듬고 정리할 수 있도록 도와주었다. 무엇을 생략할지 정하는 작업은 이러한 책을 쓸 때 가장 어려운 부분이다. 이 책에서 묘사한 각 선지자들의 매력적인 삶을 더 자세히 전하려면 몇 권이고 더 가득 채워 쓸 수 있기 때문이다. 혼자였더라면 나는 이 어려운 결정을 내리지 못했을 것이다. 트란에게 감사를 전한다.

마지막으로, 나의 아내 크리스티나에 대한 고마운 마음은 계절이 바뀔수록 점점 더 커지고 깊어지기만 한다. 아내는 내 글의 첫 번째 독자라는 자리를 기꺼이 맡아주었다. 또한 내가 이 프로젝트를 비롯한 다른 많은 일을 할 수 있도록 모든 방면에서 나를 지지해주었다. 아내의 조언과 의견은 나에게 아주 큰 의미가 있다. 내가 하는 모든 일은 크리스티나 덕분에 더 의미 있고 기쁜 일이 된다.

주석

서문
자연의 비밀

1 William Osler, "Chauvinism in Medicine," *Montreal Medical Journal* 1902; 31(9): 684-699. 오슬러는 현대사에서 가장 영향력 있는 의사 중 하나다. 존스홉킨스 대학교 초대 교수였던 그는 내과가 하나의 학문적 분과로 인정받는 데 일조했으며, 최초의 레지던트 수련 교육 프로그램을 시작했다.

2 Charles Kenny, *The Plague Cycle: The Unending War Between Humanity and Infectious Disease* (New York: Scribner, 2021), 145-146.

3 World Health Organization, "Global Health Estimates: Life Expectancy and Healthy Life Expectancy," https://www.who.int/data/gho/data/themes/mortality-and-global-health-estimates/ghe-life-expectancy-and-healthy-life-expectancy,accessed June 25, 2022.

4 Elizabeth Arias, Betzaida Tejada-Vera, and Farida Ahmad, "Provisional Life Expectancy Estimates for January Through June, 2020," *National Center for Health Statistics* 2021, Report No. 010, February 2021. 이 수치는 남성 평균 기대수명 75.1세와 여성 평균 기대수명 80.5세의 평균값이다.

5 Yuval Harari, *Homo Deus: A Brief History of Tomorrow* (New York: Harper Collins, 2017), 21-29.

1장
심장병_ 이단아들

1 Dick Cheney, *In My Time: A Personal and Political Memoir* (New York: Threshold Editions, 2011), 119.

2 Dick Cheney and Jonathan Reiner, *Heart: An American Medical Odyssey* (New York: Scribner, 2013), 27, 36. 여기에서 간략하게 다시 소개하는 체니의 의료 여정은 주로 체니와 그를 진찰한 심장전문의가 쓴 이 책을 바탕으로 했다. 이 이야기를 보면 심장학의 수많은 발전이 미국 부통령에게 어떤 도움을 주었는지 알 수 있다.

3 Richard Cheney, "Reflections of a Former Vice President on Long-time Cardiac Experiences," *Baylor Medical Center Proceedings* 2009; 22(3): 276-278.

4 Cheney, *Heart*, 58.

5 Ibid., 69.

6 Ibid., 76-77.

7 Ibid., 103.

8 Cheney, *In My Time*, 292.

9 Ibid., 524.

10 Cheney, *Heart*, 225.

11 Ibid., 241.

12 Ibid., 280.

13 Ibid., 309.

14 Centers for Disease Control and Prevention, "Heart Disease Facts," September 27, 2021, https://www.cdc.gov/heartdisease/facts.htm, accessed June 26, 2022.

15 James Herrick, "Clinical Features of Sudden Obstruction of Coronary Arteries," *Journal of the American Medical Association* 1912; 59: 2015-2020; Richard Ross, "A Parlous State of Storm and Stress: The Life and Times of James B. Herrick," Circulation 1983; 67(5): 955-959.

16 James Herrick, "An Intimate Account of My Early Experience with Coronary Thrombosis," *American Heart Journal* 1944; 27(1): 1-18.

17 Werner Forssmann, *Experiments on Myself: Memoirs of a Surgeon in Germany*, trans. Hilary Davies (New York: St. Martin's, 1974), 83-85. 본문에서 포르스만의 이야기를 소개하며 인용한 대사는 1972년 독일에서 출판된 포르스만의 자서전 중 이 부분에서 발췌했다.

18 Werner Forssmann, "The Catheterization of the Right Side of the Heart," *Wiener Klinische Wochenschrift* 1929; 8: 2085-2087.

19 Lawrence Altman, "Daring Experiment Aided Heart Care," *New York Times*, July 10, 1979, C3.

20 Forssmann, *Experiments on*, 250.

21 Felix Belair, "3 Win Nobel Prize for Heart Study," *New York Times*, October 19, 1956, 1, 8. Subsection of article contributed by United Press under heading "Forssmann Hails Americans."

22 David Monagan and David Williams, *Journey into the Heart: A Tale of Pioneering Doctors and Their Race to Transform Cardiovascular Medicine* (New York: Gotham Books, 2007), 36-37.

23 Thomas Ryan, "The Coronary Angiogram and Its Seminal Contribution,"

Circulation 2002; 106: 752-756.

24 William Sheldon, "F. Mason Sones, Jr.-Stormy Petrel of Cardiology," *Clinical Cardiology* 1994; 17: 405-407.

25 Ibid., 406.

26 Monagan, *Journey into*, 37.

27 Thomas Lee, "Seizing the Teachable Moment—Lessons from Eisenhower's Heart Attack," *New England Journal of Medicine* 2020; 383: e100(1)-e100(3); Robert Gilbert, "Eisenhower's 1955 Heart Attack: Medical Treatment, Political Effects, and the 'Behind the Scenes' Leadership Style," *Politics and the Life Sciences* 2008; 27(1): 2-21.

28 Thomas Lee and Lee Goldman, "The Coronary Care Unit Turns 25: Historical Trends and Future Directions," *Annals of Internal Medicine* 1988; 108: 887-894.

29 Richard Mueller and Timothy Sanborn, "The History of Interventional Cardiology: Cardiac Catheterization, Angioplasty, and Related Interventions," *American Heart Journal* 1995; 129(1): 146-172.

30 Charles Dotter and Melvin Judkins, "Transluminal Treatment of Arteriosclerotic Obstruction: Description of a New Technique and a Preliminary Report of Its Application," *Circulation* 1964; 30: 654-670.

31 Ibid., 657-658.

32 Misty Payne, "Charles Theodore Dotter: The Father of Intervention," *Texas Heart Institute Journal* 2001; 28(1): 28-38.

33 Charles Dotter, "Transluminal Angioplasty: A Long View," *Radiology* 1980; 135(3): 561-564.

34 Payne, "Charles Theodore Dotter," 31.

35 Monagan, *Journey into*, 90-92.

36 Spencer King, "Angioplasty from Bench to Bedside to Bench," *Circulation* 1996; 93(9): 1621-1629.

37 Matthias Barton, Johannes Grüntzig, Marc Husmann, et al., "Balloon Angioplasty—The Legacy of Andreas Grüntzig, M.D. (1939-1985)," *Frontiers in Cardiovascular Medicine* 2014; 1: 1-25.

38 Ibid., 8; Alfred Bollinger and Maria Schlumpf, "The Beginning of Balloon Conception and Application in Peripheral Arterial Disease," *Journal of Invasive Cardiology* 2008; 20(3): E85-E87.

39 Monagan, *Journey into*, 111-112; King, "Angioplasty from," 1623.

40 James Forrester, *The Heart Healers: The Misfits, Mavericks, and Rebels Who Created the Greatest Medical Breakthrough of Our Lives* (New York: St. Martin's, 2015), 225.

41 Monagan, *Journey into*, 123-129.

42 Spencer King, "The Development of Interventional Cardiology," *Journal of the American College of Cardiology* 1998; 31(4 Suppl B): 64B-88B.

43 Ibid., 67B.

44 G. Wayne Miller, *King of Hearts: The True Story of the Maverick Who Pioneered Open Heart Surgery* (New York: Times Books, 2000), 51.

45 Stephen Paget, *The Surgery of the Chest* (Bristol, UK: John Wright & Co., 1896), 121.

46 Forrester, *The Heart Healers*, 28-30.

47 James Blatchford, "Ludwig Rehn: The First Successful Cardiorrhaphy," *Annals of Thoracic Surgery* 1985; 39(5): 492-495.

48 Ibid., 494.

49 Orla Werner, Christian Sohns, Aron Popov, et al., "Ludwig Rehn (1849-1930): The German Surgeon Who Performed the Worldwide First Successful Cardiac Operation," *Journal of Medical Biography* 2012; 20: 32-34.

50 Forrester, *The Heart Healers*, 25-28.

51 Ibid., 33.

52 Dwight Harken and Paul Zoll, "Foreign Bodies in and in Relation to the Thoracic Blood Vessels and Heart," *American Heart Journal* 1946; 32(1): 1-19.

53 Forrester, *The Heart Healers*, 41-42.

54 Charles Bailey, "The Surgical Treatment of Mitral Stenosis (Mitral Commissurotomy)," *Diseases of the Chest* 1949; 15(4): 377-393.

55 Ibid., 386.

56 David Cooper, *Open Heart: The Radical Surgeons Who Revolutionized Medicine* (New York: Kaplan, 2010), 74.

57 Kevin Fong, *Extreme Medicine: How Exploration Transformed Medicine in the Twentieth Century* (New York: Penguin, 2012), 88.

58 Bailey, *The Surgical Treatment*, 388-390; Forrester, The Heart Healers, 44-46.

59 Dwight Harken, Laurence Ellis, Paul Ware, et al., "The Surgical Treatment of Mitral Stenosis: I. Valvuloplasty," *New England Journal of Medicine* 1948; 239(22): 801-809.

60 Forrester, *The Heart Healers*, 53.

61 Ibid., 56-57.

62 Ibid., 63-65. 릴레이의 본명은 클래런스 월튼 릴레이Clarence Walton Lillehei였다.

63 Miller, *King of Hearts*, 128-139.

64 Ibid., 141-143.

65 Ibid., 158.

66 Ibid., 151-152.

67 Ibid., 157-158. 교차 순환을 이용한 수술은 총 45차례 실시되었으며, 그중 28명의 환자가 생존했다. 환자가 공여자인 부모를 통해 가장 오래 순환을 유지한 시간은 40분이었다. 다음 또한 참조하라. Cooper, *Open Heart*, 190.

68 John Gibbon, "Development of the Artificial Heart and Lung Extracorporeal Blood Circuit," *Journal of the American Medical Association* 1968; 206(9): 1983-1986.

69 Ibid., 1983.

70 John Gibbon, "The Maintenance of Life During Experimental Occlusion of the Pulmonary Artery Followed by Survival," *Surgery, Gynecology and Obstetrics* 1939; 69: 602-614.

71 John Gibbon, "The Development of the Heart-Lung Apparatus," *Review of Surgery* 1970; 27(4): 231-244.

72 Mark Kurusz, "May 6, 1953: The Untold Story," *ASAIO Journal* 2012; 58(1): 2-5.

73 John Gibbon, "Application of a Mechanical Heart and Lung Apparatus to Cardiac Surgery," Minnesota Medicine 1954; 37(3): 171-177; John Gibbon, "The Development of the Heart-Lung Apparatus," *American Journal of Surgery* 1978; 135: 608-619; Cooper, Open Heart, 152.

74 Faisal Bakaeen, Eugene Blackstone, Gosta Pettersson, et al., "The Father of Coronary Artery Bypass Grafting: René Favaloro and the 50th Anniversary of Coronary Artery Bypass Grafting," *Journal of Thoracic and Cardiovascular Surgery* 2018; 155(6): 2324-2327.

75 Forrester, *The Heart Healers*, 171-172; Cheney, *Heart*, 287-288.

76 Forrester, *The Heart Healers*, 176.

77 Christiaan Barnard and Curtis Pepper, *One Life* (Toronto: Macmillan, 1969), 304-305.

78 Forrester, *The Heart Healers*, 174-175; Raymond Hoffenberg, "Christiaan Barnard: His First Transplants and Their Impact on Concepts of Death," *British Medical Journal* 2001; 323: 1478-1480. 바너드는 자서전에서는 물론 그 이후에도 자신이 공여자의 심장박동이 멈출 때까지 기다렸다가 가슴을 열고 심장을 꺼냈다고 했으나, 그의 동생이자 이 역사적인 수술에 참여한 외과의사였던 마리우스는 바너드가 박

동하는 상태의 심장을 꺼냈다고 언급한 바 있다. 만약 마리우스의 이야기가 사실이라면 바너드가 박동하는 심장을 꺼냈다는 데 따라오는 윤리적 비난과 혹시 모를 법적 책임을 피하고 싶어 했음을 알 수 있다. 다음 또한 참조하라. Cooper, *Open Heart*, 334.

79 Barnard, *One Life*, 371-372.

80 Christiaan Barnard, "The Operation. A Human Cardiac Transplant: An Interim Report of a Successful Operation Performed at Groote Schuur Hospital, Cape Town," *South African Medical Journal* 1967: 41(48): 1271-1274.

81 Barnard, *One Life*, 378-379.

82 Ibid., 379.

83 David Cooper, "Christian Barnard—the Surgeon Who Dared: The Story f the First Human-to-Human Heart Transplant," *Global Cardiology Science and Practice* 2018: 1-16.

84 Robert Robbins, "Norman E. Shumway," *Clinical Cardiology* 2000; 23: 462-466.

85 United Network for Organ Sharing (UNOS), 2021 Data, https://unos.org/data/transplant-trends/, accessed June 29, 2022.

86 Centers for Disease Control and Prevention, "Heart Disease Facts."

87 Konstantinos Malliaras, Raj Makkar, Rachel Smith, et al., "Intracoronary Cardiosphere-Derived Cells After Myocardial Infarction: Evidence of Therapeutic Regeneration in the Final 1-Year Results of the CADUCEUS Trial," *Journal of the American College of Cardiology* 2014; 63(2): 110-122.

88 Harald Ott, Thomas Matthiesen, Saik-Kia Goh, et al., "Perfusiondecellularized Matrix: Using Nature's Platform to Engineer a Bioartificial Heart," *Nature Medicine* 2008; 14(2): 213-221.

89 Jacques Guyette, Jonathan Charest, Robert Mills, et al., "Bioengineering Human Myocardium on Native Extracellular Matrix," *Circulation Research* 2016; 118(1): 56-72.

2장
당뇨_ 소변보는 악마

1 Caroline Cox, *The Fight to Survive: A Young Girl, Diabetes, and the Discovery of Insulin* (New York: Kaplan, 2009), ix-xvii.

2 Ibid., 1.

3 Ibid., 40.

4 Thea Cooper and Arthur Ainsberg. *Breakthrough: Elizabeth Hughes, the Discovery of Insulin, and the Making of a Medical Miracle* (New York: St. Martin's, 2010), 80. 콕스와 쿠퍼의 매혹적인 저서들에는 엘리자베스 휴스의 놀라운 의료 여정 이야기가 훨씬 더 자세하게 담겨 있다.

5 Ibid., 108.

6 Marianna Karamanou, Athanase Protogerou, Gregory Tsoucalas, et al., "Milestones in the History of Diabetes Mellitus: The Main Contributors," *World Journal of Diabetes* 2016; 7(1): 1-7.

7 Ibid.,3.

8 Michael Bliss, *The Discovery of Insulin* (Chicago: University of Chicago Press, 1982), 25. 나처럼 인슐린 발견사에 관심 있는 사람이라면 캐나다의 역사가이자 작가인 마이클 블리스에게 큰 빚을 지고 있다. 1982년 그가 집필한 고전 저서는 그 무용담을 가장 분명하게 들려준다.

9 Ibid., 28-33.

10 Ibid., 45-48; Frederick Banting, *The Story of the Discovery of Insulin* (Unpublished manuscript, 1940), F. G. Banting Papers, Thomas Fisher Rare Book Library, University of Toronto; Box 1, Folders 9-13: 67-77, 95-99. 앞으로는 토론토대학교의 밴팅 컬렉션을 '밴팅 페이퍼Bandting Paper'라고 하겠다.

11 Seale Harris, *Banting's Miracle: The Story of the Discoverer of Insulin* (Philadelphia: Lippincott, 1946), 28-32.

12 Banting, *The Story of*, 89; Bliss, *The Discovery*, 48-49. 밴팅이 읽은 논문의 저자는 의사 모세 배런Moses Barron이며 게재된 저널은 〈외과학, 부인과학, 산과학Surgery, Gynecology and Obstetrics〉이다. 배런이 이 저널에 논문을 게재한 이유는 그가 환자의 췌장관에서 발견한 것과 같이 몸 안에 돌이 생기는 결석증이 외과 수술과 밀접한 관련이 있기 때문이었다.

13 Banting, *The Story of*, 91-95.

14 Frederick Banting, "Note dated Oct 31/20 from loose leaf notebook 1920/21," Banting Papers; Folder 1.

15 Bliss, *The Discovery*, 52.

16 Frederick Banting and Charles Best, "The Internal Secretion of the Pancreas," *Journal of Laboratory and Clinical Medicine* 1922; 7(5): 251-266.

17 Ibid., 255.

18 Bliss, *The Discovery*, 68-70.

19 Ibid., 61.

20 Frederick Banting, "F. G. Banting's Draft of Letter to J. R. R. Macleod, August

9, 1921," Banting Papers; Box 62, Folder 2a, 1-5.

21 J. R. R. Macleod, "Letter to F. G. Banting, August 23, 1921," Banting Papers; Box 62, Folder 4, 1-4.

22 Bliss, *The Discovery*, 75.

23 Banting, *The Story of*, 189.

24 Bliss, *The Discovery*, 82.

25 Frederick Banting, "F. G. Banting: Account of the Discovery of Insulin," Banting Papers; Box 37, Folder 2, 4.

26 Bliss, *The Discovery*, 83.

27 J. R. R. Macleod, "Letter to Col. Gooderham: History of the Researches Leading to the Discovery of Insulin, Sept. 20, 1922," J. B. Collip Papers, Thomas Fisher Rare Book Library, University of Toronto; Box 37, Folder 3: 3-4, 9-10.

28 Bliss, *The Discovery*, 90-91.

29 Banting, "F. G. Banting: Account of," 5.

30 J. R. R. Macleod, "Letter to Col. Gooderham," 11.

31 Frederick Banting and Charles Best, "Pancreatic Extracts," *Journal of Laboratory and Clinical Medicine* 1922; 7: 464-472.

32 Macleod, "Letter to Col. Gooderham," 12.

33 Ibid., 9.

34 Banting, "F. G. Banting: Account of," 5.

35 Bliss, *The Discovery*, 102-103.

36 Ibid., 104-108.

37 Banting, *The Story of*, 200.

38 Ibid., 200-201.

39 Bliss, *The Discovery*, 111.

40 Frederick Banting, Charles Best, James Collip, et al., "Pancreatic Extracts in the Treatment of Diabetes Mellitus," *Canadian Medical Association Journal* 1922; 2: 141-146; Bliss, *The Discovery*, 112-113.

41 "Patient Records for Leonard Thompson," Banting Papers, Box 8B, Folder 17B.

42 Bliss, *The Discovery*, 117.

43 Banting, *The Story of*, 210-211.

44 Charles Best, "Letter to Sir Henry Dale, February 22, 1954," Feasby Papers, Thomas Fisher Rare Book Library, University of Toronto; Box 3, Folder 5, 4-5.

45 Banting, "Pancreatic Extracts," 144-145.

46 Cooper, *Breakthrough*, 166-173.

47 Antoinette Hughes, "Letter to Dr. Frederick Banting, July 3, 1922," Banting Papers; Box 8A, Folder 26A, 2-3, 6.

48 Frederick Banting, "Notes on First Examination of Elizabeth Hughes," Banting Papers; Box 8A, Folder 25A, 3.

49 Bliss, *The Discovery*, 154.

50 Elizabeth Hughes, "Letter to Mother and Father, September 24, 1922," Hughes (Elizabeth) Papers, Thomas Fisher Rare Book Library, University of Toronto; Box 1, Folder 36, 5-6.

51 Elizabeth Hughes, "Letter to Mumsey, October 1, 1922," Hughes (Elizabeth) Papers; Box 1, Folder 39, 4.

52 Elizabeth Hughes, "Letter to Mother, November 28, 1922," Hughes (Elizabeth) Papers; Box 1, Folder 53, 4.

53 Bliss, *The Discovery*, 164. 성경 에스겔 37장의 10행까지는 골짜기에 마른 뼈가 가득한 모습과 하나님이 이들을 사람으로 부활시키는 모습을 예언자가 보았다는 이야기가 나온다.

54 Banting, *The Story of*, 304-308.

55 George Ross, "Letter to Prime Minister Mackenzie King, May 8, 1923," Banting Papers, Box 1, Folder 29, 1.

56 W. L. Mackenzie King, "Letter to F. G. Banting, Esq., July 23, 1923," Banting Papers; Box 62, Folder 25, 2.

57 Banting, *The Story of*, 263-268.

58 James Collip, "Recollections of Sir Frederick Banting," *Canadian Medical Association Journal* 1942; 47(5): 401-403.

59 Harris, *Banting's Miracle*, 221-230.

60 Cooper, *Breakthrough*, 239.

61 Ibid., 244.

62 Jaakko Kaprio, Jaakko Tuomilehto, Markku Koskenvuo, et al., "Concordance for Type 1 (Insulin-Dependent) and Type 2 (Non-Insulin-Dependent) Diabetes in a Population-Based Cohort of Twins in Finland," *Diabetologia* 1992; 35(11): 1060-1067. 가중 일치도Probandwise concordance로 보고되었다.

63 Roch Nianogo and Onyebuchi Arah, "Forecasting Obesity and Type 2 Diabetes Incidence and Burden: The ViLA-Obesity Simulation Model," *Frontiers in Public Health* 2022; 10(818816): 1-13.

64 World Health Organization, "Diabetes," https://www.who.int/health-topics/

diabetes, accessed July 2, 2022.

65 Centers for Disease Control and Prevention, "The Facts, Stats, and Impacts of Diabetes," https://www.cdc.gov/diabetes/library/features/diabetes-stat-report.html, accessed July 2, 2022.

66 Centers for Disease Control and Prevention, "Leading Causes of Death," https://www.cdc.gov/nchs/fastats/leading-causes-of-death.htm, accessed July 2, 2022.

67 Centers for Disease Control and Prevention, "The Facts, Stats."

68 Adam Tabak, Christian Herder, Wolfgang Rathmann, et al., "Prediabetes: A High-Risk State for Developing Diabetes," *Lancet* 2012; 379(9833): 2279-2290.

69 Siddhartha Mukherjee. *The Gene: An Intimate History.* (New York: Scribner, 2016), 239.

70 Gina Kolkata, "A Cure for Severe Diabetes? For an Ohio Patient, It Worked," *New York Times*, November 28, 2021, 1.

3장
세균성 감염_ 마법의 총알

1 Jez Gale, "Southampton Blitz—City Remembers on 75th Anniversary," *The Southern Daily Echo* (Southampton, UK), November 30, 2015.

2 Bill Sullivan, "Guns, Not Roses—Here's the True Story of Penicillin's First Patient," *The Conversation*, March 11, 2022, https://theconversation.com/guns-not-roses-heres-the-true-story-of-penicillins-first-patient-178463, accessed July 3, 2022; Penny Schwartz, "Local Artists Share Childhood Bond," *The Press Enterprise* (Riverside, CA), November 2, 2012. 앨버트 알렉산더의 부상에 관한 기존의 여러 담화에서는 그가 정원에서 작업하다가 장미 가시에 얼굴을 베었다는 이야기가 사실처럼 전해졌으나, 2010년대 알렉산더의 딸 쉴라 르블랑은 인터뷰를 통해 알렉산더가 사우샘프턴 폭격 당시 부상을 입은 게 맞다고 확인해주었다.

3 Edward Abraham, Ernst Chain, Charles Fletcher, et al., "Further Observations on Penicillin," *Lancet* 1941; 238(6155): 177-189.

4 Eric Lax, *The Mold in Dr. Florey's Coat* (New York: Henry Holt & Co., 2004), 4. 락스의 포괄적인 저서에 오롯이 담긴 페니실린 이야기는 이 무용담을 더 깊이 파헤치고 싶은 사람이라면 누구나 흥미롭게 읽을 수 있다.

5 Elmer Bendiner, "The Man Who Did Not Invent the Microscope," *Hospital Practice*, August 1984: 168.

6 William Rosen, *Miracle Cure: The Creation of Antibiotics and the Birth of Modern Medicine* (New York: Viking, 2017), 24.

7 Lindsey Fitzharris, *The Butchering Art: Joseph Lister's Quest to Transform the Grisly World of Victorian Medicine* (New York: Scientific American/Farrar, Straus and Giroux, 2017), 53-54.

8 Ibid., 153.

9 Jeannette Farrell, *Invisible Enemies: Stories of Infectious Diseases* (New York: Farrar, Straus and Giroux, 1998), 173-174.

10 Ibid., 189.

11 Patrice Debré, *Louis Pasteur, trans. Elborg Forster* (Baltimore: Johns Hopkins University Press, 1998), 87.

12 Thomas Goetz, *The Remedy: Robert Koch, Arthur Conan Doyle, and the Quest to Cure Tuberculosis* (New York: Gotham Books 2014), 58.

13 René Dubos, *Louis Pasteur: Free Lance of Science* (Boston: Little, Brown, 1950), 169-170.

14 Goetz, *The Remedy*, 59.

15 Debré, *Louis Pasteur*, 302-303.

16 Steve Blevins and Michael Bronze, "Robert Koch and the 'Golden Age' of Bacteriology," *International Journal of Infectious Diseases* 2010; 14: 744-751; Goetz, The Remedy, 23-29.

17 K. Codell Carter, trans., *Essays of Robert Koch* (New York: Greenwood Press, 1987), 1-17. 카터의 저서는 코흐의 가장 중요한 학술 논문을 영문으로 번역한 매우 귀중한 자료다.

18 Thomas Brock, *Robert Koch: A Life in Medicine and Bacteriology* (Washington, D.C.: ASM Press, 1999), 36-38. 미생물학자 토머스 브록 박사는 코흐의 서신과 학술 논문 대부분을 번역했다. 브록의 저서는 영어로 된 최초의 코흐 전기였다.

19 Hubert Lechevalier and Morris Solotorovsky, *Three Centuries of Microbiology* (New York: McGraw Hill, 1965), 69.

20 Brock, *Robert Koch*, 44-45.

21 Lechevalier, *Three Centuries of*, 69.

22 Carter, *Essays of Robert Koch*, xiv.

23 Brock, *Robert Koch*, 45.

24 Louise Robbins, *Louis Pasteur and the Hidden World of Microbes* (New York; Oxford University Press, 2001), 63.

25 Debré, *Louis Pasteur*, 343-344.

26 Bernard Dixon, "The Hundred Years of Louis Pasteur," *New Scientist*, October 2, 1980, 30-32.

27 Debré, *Louis Pasteur*, 379; Lechavalier, *Three Centuries of*, 52-54; Louis Pasteur, "Sur les Maladies Virulentes et en Particulier Su la Maladie Appelée Vulgairement Choléra des Poules," *Comptes Rendus de l'Académie des Sciences* 1880; 90: 239-248. ("On Virulent Diseases and Particularly on the Disease Commonly Called Fowl Cholera")

28 Louis Pasteur, "Summary Report of the Experiments Conducted at Pouilly-le-Fort, Near Melun, on the Anthrax Vaccination," trans. Tina Dasgupta, *Yale Journal of Biology and Medicine* 2002; 75: 59-62.

29 André Eyquem, "One Century After Louis Pasteur's Victory Against Rabies," *American Journal of Reproductive Immunology* 1986; 10: 132-134. 탄저병 백신을 개발한 공로는 대체로 파스퇴르에게 돌아가지만, 사실 장 투생Jean Toussaint이라는 이름의 수의사가 1년 먼저 열을 가해 독성을 약화한 백신을 만들었다. 그러나 백신을 개선하고 공개적으로 시연해 널리 인정받은 건 파스퇴르의 업적이었다.

30 Alex Sakula, "Robert Koch: Centenary of the Discovery of the Tubercle Bacillus, 1882," *Thorax* 1982; 37: 246-251.

31 Goetz, *The Remedy*, x.

32 Clifford Pickover, *The Medical Book* (New York: Sterling Publishing, 2012), 228.

33 Brock, *Robert Koch*, 128.

34 Carter, *Essays of Robert Koch*, 83.

35 Ibid., 84.

36 Ibid., xvi.

37 Blevins, "Robert Koch and the 'Golden Age,'" 746; Wolfgang Hesse, "Walther and Angelina Hesse—Early Contributors to Bacteriology," trans. Dieter Gröschel, *American Society for Microbiology News* 1992; 58(8): 425-428.

38 Brock, *Robert Koch*, 116.

39 Carter, *Essays of Robert Koch*, 64.

40 Ibid., 65-67.

41 Blevins, "Robert Koch and the 'Golden Age,'" 748.

42 Debré, *Louis Pasteur*, 406-407.

43 Ibid., 407-408.

44 H. H. Mollaret, "Contribution to the Knowledge of Relations Between Koch and Pasteur," trans. E. T. Cohn, B. H. Fasciotto-Dunn, U. Kuhn, et al. NTM-*Schriftenr. Gesch. Naturwiss, Technik, Med, Leipzig* 1983; 20(1), S57-65.

45 Brock, *Robert Koch*, 174.

46 Mollaret, "Contribution to the Knowledge," S57-65; Goetz, *The Remedy*, 77-78.

47 Brock, *Robert Koch*, 174-175.

48 Carter, *Essays of Robert Koch*, 97-115.

49 Debré, *Louis Pasteur*, 408.

50 Goetz, *The Remedy*, 77.

51 Lechevalier, *Three Centuries of*, 144-146.

52 Brock, *Robert Koch*, 159-160.

53 Leonard Hoenig, "Triumph and Controversy: Pasteur's Preventative Treatment of Rabies as Reported in JAMA." *Archives of Neurology* 1986; 43: 397-399.

54 Dubos, *Louis Pasteur*, 334.

55 Louis Pasteur, "Prevention of Rabies," in The Founders of Modern Medicine, edited by Elie Metchnikoff (Freeport, NY: Books for Libraries Press, 1939), 379-387; Dubos, *Louis Pasteur*, 335-336.

56 Debré, *Louis Pasteur*, 445-446.

57 Eyquem, "One Century After Louis Pasteur's," 132. 파스퇴르에게도 비판이 없었던 것은 아니다. 다양한 동시대 사람들과 역사가들이 파스퇴르에게 비판을 가했다. 이들은 파스퇴르가 다른 사람이 쓰지 못하게 고의로 그의 방법론을 감추며 사람들을 기만하고, 수의사 투생을 비롯한 다른 이들의 아이디어로 공을 차지했으며, 제대로 검증되지도 않은 광견병 백신을 인간에게 사용한 비윤리적인 행동을 했다고 주장했다. 하지만 더 넓은 관점에서 봤을 때, 파스퇴르가 세균 이론이 인정받는 데 핵심 역할을 한 훌륭한 과학자라는 사실은 부정할 수 없다.

58 Thomas Daniel, "Robert Koch, Tuberculosis, and the Subsequent History of Medicine," *American Review of Respiratory Disease* 1982; 125(3): 1.

59 Christoph Gradmann, "Robert Koch and the White Death: From Tuberculosis to Tuberculin," *Microbes and Infection* 2006; 8: 297-299.

60 B. Lee Ligon, "Robert Koch: Nobel Laureate and Controversial Figure in Tuberculin Research," *Seminars in Pediatric Infectious Diseases* 2002; 13(4): 295-297.

61 John Gravenstein, "Toxoid Vaccines," in *Vaccines: A Biography* (New York: Springer 2010), 107.

62 Rosen, *Miracle Cure*, 55. '제606호'라는 이름은 606번째로 고안하고 검사한 합성물이라 붙은 이름이라고 널리 알려져 있으나 사실 이는 잘못된 이야기다. 에를리히의 정리 체계에서 첫 번째 숫자는 조사 중인 고유한 합성물을 말하고, 뒤이은 숫자들은

해당 합성물의 변형이라는 표시다. 그러므로 살바르산은 분류상 여섯 번째 화합물의 여섯 번째 버전이라는 뜻이었다.

63 Robert Schwartz, "Paul Ehrlich's Magic Bullets," *New England Journal of Medicine* 2004; 350(11): 1079-1080. 그러나 살바르산의 효과에는 한계가 있었다. 살바르산에는 비소가 함유되어 있었는데, 이로 인해 어느 정도 독성이 있어 투여 횟수가 한정되었다. 또 투여 방법도 까다로웠다. 가루 형태의 살바르산을 600mL의 액체에 희석하고 용해해야 했기 때문이다. 이처럼 대량의 약물을 사용한다는 건 환자로서는 견디기 힘든 경험이었다. 다음 또한 참조하라. Rosen, *Miracle Cure*, 58.

64 Lax, *The Mold*, 8.

65 Gwyn MacFarlane, *Alexander Fleming: The Man and the Myth* (Cambridge, MA: Harvard University Press, 1984), 99-101.

66 V. D. Allison, "Personal Recollections of Sir Almroth Wright and Sir Alexander Fleming," *Ulster Medical Journal* 1974; 43(2): 89-98.

67 Frank Diggins, "The True History of the Discovery of Penicillin by Alexander Fleming, with Refutation of the Misinformation in the Literature," *British Journal of Biomedical Science* 1999; 56: 83-93.

68 Ronald Hare, *The Birth of Penicillin, and the Disarming of Microbes* (London; George Allen & Unwin, 1970), 84.

69 Ibid., 76-79.

70 Alexander Fleming, "On the Antibacterial Action of Cultures of a Penicillium, ith Special Reference to Their Use in the Isolation of *B. influenzae*." *British Journal of Experimental Pathology* 1929; 10, 226-236.

71 B. Lee Ligon, "Penicillin: Its Discovery and Early Development," *Seminars in Pediatric Infectious Diseases* 2004; 15(1): 52-57.

72 Gwyn MacFarlane, *Howard Florey: The Making of a Great Scientist* (London: Oxford University Press, 1979), 189.

73 Fleming, "On the Antibacterial Action," 226-236.

74 Ronald Clark, *Ernst Chain: Penicillin and Beyond* (New York: St. Martin's, 1985), 1.

75 Lax, *The Mold*, 66-67.

76 Clark, *Ernst Chain*, 33.

77 Ronald Bentley, "Leslie A. (Epstein) Falk (1915-2004) and Penicillin Production at Oxford," *Journal of Medical Biography* 2007; 15: 93.

78 Lax, *The Mold*, 102.

79 MacFarlane, *Howard Florey*, 302-303.

80 Lax, *The Mold*, 101.

81 Clark, *Ernst Chain*, 43.

82 Lax, *The Mold*, 113.

83 Ibid., 115.

84 MacFarlane, *Alexander Fleming*, 175-176.

85 Ernst Chain, Howard Florey, Arthur Gardner, et al., "Penicillin as a Chemotherapeutic Agent," *Lancet* 1940; Aug: 226-231.

86 Lax, *The Mold*, 139.

87 Norman Heatley, "In Memoriam, H. W. Florey: An Episode," *Journal of General Microbiology* 1970; 61: 297.

88 MacFarlane, *Howard Florey*, 320-321.

89 Abraham, "Further Observations," 185. 사실 최초로 페니실린을 투여받은 사람은 알렉산더가 아니었다. 플로리는 알지 못했지만, 뉴욕의 의사 마틴 도슨Martin Dawson이 〈랜싯〉에 실린 옥스퍼드 연구진의 논문을 읽고서는 1930년대 중반 또 다른 미국인 의사가 플레밍에게서 받은 본래의 곰팡이 표본을 이용해 자체적으로 페니실린을 마련했다. 도슨은 경찰관 알렉산더보다 4개월 앞서 세균성 심내막염 환자에게 페니실린을 투여했다. 환자는 사망했으나, 도슨은 최초의 인간 대상 시험에서 독성이 발견되지 않았다는 데 자신감을 얻었다. 다음 또한 참조하라. Lennard Bickel, *Rise Up to Life: A Biography of Howard Walter Florey Who Made Penicillin and Gave It to the World* (New York: Charles Scribner's Sons, 1972), 124-126.

90 Lax, *The Mold*, 155.

91 Bickel, *Rise Up to Life*, 122. 옥스퍼드 연구진에는 세 사람 외에 다른 사람도 있었다. 에드워드 에이브러햄Edward Abraham, 아서 가드너Arthur Gardner, 아서 샌더스Arthur Sanders, 장 오르유잉Jean Orr-Ewing, 플로리의 아내였던 마리 플로리Mary Florey, 마리 에설이 사망한 후 플로리와 재혼한 마거릿 제닝스Margaret Jennings도 팀의 일원이었다. 다음 또한 참조하라. Robert Bud, *Penicillin: Triumph and Tragedy* (New York: Oxford University Press 2007), 30.

92 MacFarlane, *Alexander Fleming*, 185; Abraham, "Further Observations," 185-186.

93 Abraham, "Further Observations," 177-189.

94 MacFarlane, *Alexander Fleming*, 177.

95 Lax, *The Mold*, 159.

96 Clark, *Ernst Chain*, 68.

97 Ibid., 66.

98 Ibid., 68.

99 Ibid., 57.

100 MacFarlane, *Alexander Fleming*, 206.

101 Clark, *Ernst Chain*, 115.

102 Lax, *The Mold*, 174.

103 Ligon, "Penicillin," 55.

104 MacFarlane, *Alexander Fleming*, 211.

105 Ligon, "Penicillin," 55-56. 피오리아 연구진은 최고의 페니실린을 생산하는 곰팡이를 찾기 위해 5년이 넘게 1000여 종의 곰팡이 표본을 실험했다. 이 중에서 상당한 양의 페니실린을 내뿜는 곰팡이는 플레밍의 페니실리움 노타툼, 피오리아 연구진의 캔털루프 멜론 곰팡이와 또 다른 한 종류뿐이었다. 이처럼 드문 종류의 곰팡이가 믿기 어려울 정도로 희박한 확률로 플레밍의 연구실 안 배양 샬레에 찾아와 내려앉은 것이다. 이 사실은 페니실린 이야기가 인류 역사상 가장 운 좋게 일어난 일 중 하나라는 데 더욱 힘을 실어준다.

106 Lax, *The Mold*, 251; Bernard Dichek, "The Chain Reaction," *Jerusalem Post*, January 22, 2013.

107 MacFarlane, *Howard Florey*, 341.

108 Lax, *The Mold*, 186-187; Kevin Brown, *Penicillin Man: Alexander leming and the Antibiotic Revolution* (Gloucestershire, UK: Sutton Publishing, 2004), 173-174.

109 Mary Ethel Florey and Howard Florey, "General and Local Administration of Penicillin," *Lancet* 1943; 1: 387-397.

110 Clark, *Ernst Chain*, 74.

111 Bickel, *Rise Up to Life*, 110.

112 Lax, *The Mold*, 144.

113 Bickel, *Rise Up to Life*, 166-168.

114 MacFarlane, *Alexander Fleming*, 198.

115 Ligon, "Penicillin," 56.

116 MacFarlane, *Howard Florey*, 350-351.

117 Associated Press, "Fleming and Two Co-workers Get Nobel Award for Penicillin Boom," *New York Times*, October 26, 1945, 21.

118 *Time*, May 15, 1944, cover.

119 Lax, *The Mold*, 232.

120 Howard Florey, "Letter to Sir Henry Dale, December 11, 1942," Royal Society, HF/1/3/4/3/1.

121 Howard Florey, "Letter to E. Mellanby, June 19, 1944," Royal Society, HF/1/3/2/18/107.

122 Lax, *The Mold*, 251.

123 Edward Abraham and Ernst Chain, "An Enzyme from Bacteria Able to Destroy Penicillin. 1940," *Review of Infectious Diseases* 1988; 10(4): 677-678.

124 Alexander Fleming, "Penicillin: Nobel Lecture, December 11, 1945," Nobelprize .org, 93, www.nobelprize.org/prizes/medicine/1945/fleming/lecture, accessed July 6, 2022.

125 Mariya Lobanovska and Giulia Pilla, "Penicillin's Discovery and Antibiotic Resistance: Lessons for the Future?" *Yale Journal of Biology and Medicine* 2017; 90: 135-145.

126 Centers for Disease Control and Prevention, "Biggest Threats and Data," *2019 AR Threats Report*, https://www.cdc.gov/drugresistance/index.html, accessed July 6, 2022.

127 Katherine Fleming-Dutra, Adam Hersh, Daniel Shapiro, et al. "Prevalence of Inappropriate Antibiotic Prescriptions Among US Ambulatory Care Visits 2010-2011," *Journal of the American Medical Association* 2016; 315(17): 1864-1873.

128 Food and Drug Administration, "2015 Summary Report on Antimicrobials Sold or Distributed for Use in Food-Producing Animals," December 2016, https://www.fda.gov/media/102160/download, accessed July 6, 2022.

129 Jonathan Darrow and Aaron Kesselheim, "Incentivizing Antibiotic Development: Why Isn't the Generating Antibiotic Incentives Now (GAIN) Act Working?" *Open Forum Infectious Diseases* 2020; 7(1): 1-3.

130 Lobanovska, "Penicillin's Discovery," 142.

131 Elena Sanchez-Lopez, Daniela Gomes, Gerard Esteruelas Bonilla, et al., "Metal-Based Nanoparticles as Antimicrobial Agents: An Overview," *Nanomaterials* 2020; 10(2): 292.

132 Dmitriy Myelnikov, "An Alternative Cure: The Adoption and Survival of Bacteriophage Therapy in the USSR: 1922-1955," *Journal of the History of Medicine and Allied Sciences* 2018; 73(4): 385-411.

4장
바이러스성 감염_ 팬데믹

1 Nina Seavey, Jane Smith, and Paul Wagner, *A Paralyzing Fear: The Triumph Over Polio in America* (New York: TV Books, 1998), 253-265. 슈워츠와 그가 겪은 의학의 역사는 시비의 저서와 동명의 1998년 작 다큐멘터리 영화에서 자세히 볼 수 있다.

2 Daniel Wilson, *Living with Polio: The Epidemic and Its Survivors* (Chicago:

University of Chicago Press, 2005), 46-47.

3 Jeffrey Kluger, *Splendid Solution: Jonas Salk and the Conquest of Polio* (New York; G. P. Putnam's Sons, 2004), 2.

4 Seavey, *A Paralyzing Fear*, 21.

5 Wilson, *Living with Polio*, 46.

6 Charlotte Jacobs, *Jonas Salk: A Life* (New York: Oxford University Press, 2015), 67.

7 Simon Flexner and Paul Lewis, "The Nature of the Virus of Epidemic Poliomyelitis," *Journal of the American Medical Association* 1909; 53(25): 2095.

8 Joseph Melnick, "Current Status of Poliovirus Infections," *Clinical Microbiology Reviews* 1996; 9(3): 293-300.

9 David Oshinsky, *Polio: An American Story* (New York: Oxford University Press, 2005), 22. 오신스키의 저서는 급성회백수염을 정복하기 위한 모험담을 탁월하고 폭넓게 다루고 있다. 이 주제를 더욱 깊이 알고자 하는 모든 이에게 추천한다.

10 Joe Coffey, "History Happenings: Before COVID-19 Came Polio and, Finally, a Vaccine," *The Gazette* (Cedar Rapids, IA), April 20, 2021.

11 James Tobin, *The Man He Became: How FDR Defied Polio to Win the Presidency* (New York: Simon & Schuster, 2013), 15-17.

12 Ibid., 29.

13 Ibid., 47-51.

14 Oshinsky, *Polio*, 27.

15 Tobin, *The Man He Became*, 28-29.

16 Oshinsky, *Polio*, 37.

17 Jacobs, *Jonas Salk*, 70.

18 Oshinsky, *Polio*, 5.

19 Arthur Boylston, "The Origins of Inoculation," *Journal of the Royal Society of Medicine* 2012; 105(7): 309-313.

20 Simon Winchester, *The Man Who Loved China: The Fantastic Story of the Eccentric Scientist Who Unlocked the Mysteries of the Middle Kingdom* (New York: Harper, 2008), 276.

21 Paul Offit, *The Cutter Incident: How America's First Polio Vaccine Led to the Growing Vaccine Crisis* (New Haven, CT: Yale University Press, 2005), 12.

22 Andrew Artenstein, "Smallpox," in *Vaccines: A Biography* (New York: Springer 2010), 11-13.

23 Stefan Riedel, "Edward Jenner and the History of Smallpox and Vaccination," *Baylor University Medical Center Proceedings* 2005; 18: 21-25.

24 Alfredo Morabia, "Edward Jenner's 1798 Report of Challenge Experiments Demonstrating the Protective Effects of Cowpox Against Smallpox," *Journal of the Royal Society of Medicine* 2018; 111(7): 255-257.

25 Kendall Smith, "Edward Jenner and the Small Pox Virus," *Frontiers in Immunology* 2011; 2(21): 1-6. 제너는 백신 접종을 연구하고 홍보했다는 공을 인정받을 자격이 있으나, 사실 우두를 천연두 백신으로 사용한 최초의 인물은 그가 아니었다. 제너는 알지 못했으나, 영국의 농부 벤저민 제스티Benjamin Jesty가 이미 그보다 22년 앞서 아내와 두 아들에게 백신을 접종해 성공한 사례가 있었다. 다만 제스티는 본인이 사용한 방법을 널리 알리거나 대중화하려 나서지 않았다.

26 Debré, *Louis Pasteur*, 384.

27 Adolf Mayer, "Concerning the Mosaic Disease of Tobacco," in *Phytopathological Classics Number 7, trans. James Johnson* (St. Paul, MN: American Phytopathological Society Press, 1942), 9-24.

28 Dmitri Ivanowski, "Concerning the Mosaic Disease of the Tobacco Plant," in *Phytopathological Classics Number 7*, trans. James Johnson (St. Paul, MN: American Phytopathological Society Press, 1942), 25-30.

29 Martinus Beijerinck, "Concerning a Contagium Vivum Fluidum as a Cause of the Spot Disease of Tobacco Leaves," in *Phytopathological Classics Number 7*, trans. James Johnson (St. Paul, MN: American Phytopathological Society Press, 1942), 33-52.

30 Offit, *The Cutter Incident*, 14; Max Theiler and Hugh Smith, "The Use of Yellow Fever Virus Modified by In Vitro Cultivation for Human Immunization," *Journal of Experimental Medicine* 1937; 65: 787-800.

31 Oshinsky, *Polio*, 85.

32 Ibid., 81.

33 Ibid., 128.

34 Ibid., 81.

35 Ibid., 125.

36 Jane Smith, *Patenting the Sun: Polio and the Salk Vaccine* (New York: William Morrow, 1990), 109.

37 Richard Carter, *Breakthrough: The Saga of Jonas Salk* (New York: Trident Press, 1966), 79. 빼놓을 수 없는 소크 전기로 손꼽히는 카터의 저서는 몇 주에 걸쳐 소크와 나눈 폭넓은 인터뷰, 급성회백수염과 맞서 싸운 주요 인물들과의 인터뷰를 바탕으로 쓰였다.

38 Oshinsky, *Polio*, 117. Of the 196 poliovirus strains tested, 161 were type 1, twenty were type 2, and fifteen were type 3. See also Jacobs, *Jonas Salk*, 89.

39 Carter, *Breakthrough*, 73.

40 John Enders, Thomas Weller, and Frederick Robbins, "Cultivation of the Lansing Strain of Poliomyelitis Virus in Cultures of Various Human Embryonic Tissues," *Science* 1949; 109: 85-87.

41 Carter, *Breakthrough*, 81.

42 Ibid.

43 Oshinsky, *Polio*, 151-152.

44 Carter, *Breakthrough*, 92.

45 Ibid., 137.

46 Ibid., 107-108.

47 Oshinsky, *Polio*, 154.

48 Smith, *Patenting the Sun*, 132.

49 Oshinsky, *Polio*, 156.

50 Smith, *Patenting the Sun*, 136.

51 Carter, *Breakthrough*, 139.

52 Jonas Salk, "Studies in Human Subjects on Active Immunization Against Poliomyelitis," *Journal of the American Medical Association* 1953; 151(13): 1081-1098.

53 Carter, *Breakthrough*, 144.

54 Ibid.

55 Jacobs, *Jonas Salk*, 116.

56 "So far as anyone knows": John Troan, *Passport to Adventure* (Pittsburgh: Neworks Press, 2000), 198; *Pittsburgh Press*, January 27, 1953, 2. 〈피츠버그프레스〉 신문 기자였던 트로안은 소크와 친구가 되었으며 그 덕분에 백신 개발을 상세하게 보도할 수 있었다.

57 "Vaccine for Polio," *Time*, February 9, 1953, 43.

58 "Albert Sabin, "Letter to Jonas Salk, February 9, 1953," Jonas Salk Papers, Mandeveille Special Collections, University of California, San Diego, Box 93, Folder 5.

59 Oshinsky, *Polio*, 171.

60 Carter, *Breakthrough*, 162.

61 Ibid., 156.

62 Ibid., 214.

63 Jacobs, *Jonas Salk*, 128.

64 Troan, *Passport to Adventure*, 219.

65 Marcia Meldrum, "'A Calculated Risk': The Salk Polio Vaccine Field Trials of 1954," *British Medical Journal* 1998; 317: 1233-1236.

66 Carter, *Breakthrough*, 231.

67 Oshinsky, *Polio*, 199.

68 Carter, *Breakthrough*, 242.

69 Kluger, *Splendid Solution*, 296.

70 Seavey, *A Paralyzing Fear*, 189.

71 Thomas Francis, "Evaluation of the 1954 Poliomyelitis Vaccine Field Trial," *Journal of the American Medical Association* 1955; 158(14): 1266-1270. 백신은 위약 대조군 범위에서 제1형에 대해 68%, 제2형에 대해 100%, 제3형에 대해 92%의 효과를 보였다. 이는 많은 이의 예상을 크게 웃도는 수치였다. 다음 또한 참조하라. Kluger, *Splendid Solution*, 296.

72 Troan, *Passport to Adventure*, 223.

73 "Polio Is Conquered," *Pittsburgh Press*, April 12, 1955, 1.

74 "Polio Routed!" New York Post, April 13, 1955, 1; Kluger, *Splendid Solution*, 301.

75 "Triumph Over Polio," *South China Morning Post*, April 13, 1955, 1; Jacobs, *Jonas Salk*, 167.

76 Seavey, *A Paralyzing Fear*, 208.

77 Carter, *Breakthrough*, 3.

78 Jacobs, *Jonas Salk*, 135.

79 Carter, *Breakthrough*, 283-284.

80 Ibid., 285.

81 Offit, *The Cutter Incident*, 83.

82 Neal Nathanson and Alexander Langmuir, "The Cutter Incident: Poliomyelitis Following Formaldehyde-Inactivated Poliovirus Vaccination in the United States During the Spring of 1955," *American Journal of Hygiene* 1963; 78: 16-27.

83 David Bodian, Thomas Francis, Carl Larson, et al. "Interim Report, Public Health Service Technical Committee on Poliomyelitis Vaccine," *Journal of the American Medical Association* 1955; 159(15): 1445; Offit, *The Cutter Incident*, 67, 110. 바이러스를 완전히 사멸하지 못한 이유는 백신 혼합물을 보관하는 과정에서 원숭이 신장 세포 조각이 수개월에 걸쳐 가라앉아 쌓인 침전물 때문으로 추정된다. 바이러스를 죽이는 데 사용한 포름알데히드가 침전물 안에 숨은 바이러스에는 닿지 않은 것이다. 침전물을 제거하는 여과 절차를 포함한 새로운 프로토콜이 모든 제

조 시설에 배포되었다.

84 Oshinsky, *Polio*, 237.

85 Carter, *Breakthrough*, 323.

86 Oshinsky, *Polio*, 255.

87 Ibid., 245.

88 Ibid., 245-246.

89 Seavey, *A Paralyzing Fear*, 229.

90 Oshinsky, *Polio*, 253.

91 Ibid., 265.

92 Jonas Salk, "Persistence of Immunity After Administration of Formalin-Treated Poliovirus Vaccine," *Lancet* 1960; 2(7153): 715-723.

93 Carter, *Breakthrough*, 370.

94 Jacobs, *Jonas Salk*, 227.

95 Carter, *Breakthrough*, 376.

96 Oshinsky, *Polio*, 266-267.

97 Ibid., 268.

98 Melinda Moore, Peter Katona, Jonathan Kaplan, et al., "Poliomyelitis in the United States, 1969-1981," *Journal of Infectious Diseases* 1982; 146(4): 558.

99 Neal Nathanson, "Eradication of Poliomyelitis in the United States," *Reviews of Infectious Diseases* 1982; 4(5): 943.

100 Oshinsky, *Polio*, 278-279.

101 IAndrew Green, "Li Wenliang," *Lancet* 2020; 395: 682.

102 Li Wenliang, WeChat posts, *Wuhan University Clinical Medicine 2004 WeChatGroup*, December 30, 2019, https://web.archive.org/web/20200206144253/http://www.bjnews.com.cn/feature/2020/01/31/682076.html, accessed July 11, 2022.

103 Derrick Bryson Taylor, "A Timeline of the Coronavirus Pandemic," *New York Times*, March 17, 2021.

104 Editorial, "He Warned of Coronavirus. Here's What He Told Us Before He Died," *New York Times*, February 7, 2020.

105 Taylor, "A Timeline."

106 Carlos Franco-Paredes, Lorena Lammaoglia, and Jose Santos-Preciado, "The Spanish Royal Philanthropic Expedition to Bring Smallpox Vaccination to the New World and Asia in the 19th Century," *Clinical Infectious Diseases* 2005; 41: 1285-1289. 이 사절단을 연구하는 사람이라면 종종 발미스의 이름 철자를 'Francisco Xavier de Balmis'라고 표기하는 경우를 보게 될 것이다.

107 Kenny, *The Plague Cycle*, 130.

108 Gina Kolata, "Kati Kariko Helped Shield the World from the Coronavirus" *New York Times*, April 9, 2021, 6; Carolyn Johnson, "A One-Way Ticket. A Cash-Stuffed Teddy Bear. A Dream Decades in the Making," *Washington Post*, October 1, 2021; Damian Garde and Jonathan Saltzman, "The Story of mRNA," *Stat*, November 10, 2020, https://www.statnews.com/2020/11/10/the-story-of-mrna-how-a-once-dismissed-idea-became-a-leading-technology-in-the-covid-vaccine-race/, accessed September 17, 2022.

109 Kolata, "Kati Kariko."

110 커리코와의 저자 인터뷰, 2022년 9월 30일.

111 Kolata, "Kati Kariko."

112 커리코와의 저자 인터뷰, 2022년 9월 30일.

113 Kenny, *The Plague Cycle*, 191.

114 Paul Chan, "Outbreak of Avian Influenza A(H5N1) Virus Infection in Hong Kong in 1997," *Clinical Infectious Diseases* 2002; 34: S58-S64.

115 Arjan Stegeman, Annemarie Bouma, Armin Elberts, et al., "Avian Influenza A Virus (H7N7) Epidemic in the Netherlands in 2003: Course of the Epidemic and Effectiveness of Control Measures," *Journal of Infectious Diseases* 2004; 190: 2088-2095; John Barry, *The Great Influenza: The Story of the Deadliest Plague in History* (New York: Viking, 2004), 114.

5장
암_ 당황스럽도록 복잡한 배열

1 여기서 소개하는 구스타프슨의 어린 시절과 림프종 진단 이야기는 다음의 출처를 참고했다. Siddhartha Mukherjee, *The Emperor of All Maladies: A Biography of Cancer* (New York: Scribner, 2010), 96; Douglas Martin, "Einar Gustafson, 65, 'Jimmy' of Child Cancer Fund, Dies," *New York Times*, January 24, 2001, 17; Pamela Ferdin, "'This Is Jimmy. Heard You Were Lookin' for Me,'" *Washington Post*, May 22, 1998. 암의 역사를 알고 싶은 사람이라면 퓰리처상을 받은 무케르지의 저서를 꼭 읽어보는 게 좋다. 고대부터 2010년까지 종양학의 역사를 폭넓게 망라한 이 탁월한 저서는 구스타프슨과 파버의 이야기를 집중 조명한다.

2 David Nathan, *The Cancer Treatment Revolution: How Smart Drugs and Other Therapies Are Renewing Our Hope and Changing the Face of Medicine* (Hoboken, NJ: John Wiley & Sons, 2007), 45.

3 Rebecca Siegel, Kimberly Miller, Hannah Fuchs, et al., "Cancer Statistics, 2021," *CA: A Cancer Journal for Clinicians* 2021; 71: 7-33. The figure, 21 percent, is data from 2018.

4 Robin Hesketh, *Betrayed by Nature: The War on Cancer* (New York: Palgrave Macmillan, 2012), 20.

5 Clifton Leaf, *The Truth in Small Doses: Why We're Losing the War on Cancer—and How to Win It.* (New York: Simon & Schuster, 2013), 35-36.

6 Gerald Imber, *Genius on the Edge: The Bizarre Double Life of Dr. William Stewart Halsted* (New York: Kaplan, 2010), 55-57.

7 Mukherjee, *The Emperor*, 59.

8 Michael Osborne, "William Stewart Halsted: His Life and Contributions to Surgery," *Lancet Oncology* 2007; 8: 256-265.

9 Imber, *Genius on the Edge*, 120-121.

10 Osborne, "William Stewart Halsted," 259-260.

11 K. T. Claxton, *Wilhelm Röntgen* (London: Heron Books, 1970), 40-44.

12 Wilhelm Röntgen, "On a New Kind of Rays," *Science* 1896; 3(59): 227-231.

13 Paul Hodges, *The Life and Times of Emil H. Grubbe* (Chicago: University of Chicago Press, 1964), 23-24.

14 Mukherjee, *The Emperor*, 75-76.

15 Eve Curie, *Madame Curie*, trans. Vincent Sheean (New York: Da Capo Press, 2001), 169, 175; Robert Reid, *Marie Curie* (New York: E. P. Dutton & Co., 1974), 95.

16 Reid, *Marie Curie*, 126.

17 Glenn Infield, *Disaster at Bari* (New York; Macmillan, 1971), 2.

18 Jennet Conant, *The Great Secret: The Classified World War II Disaster That Launched the War on Cancer* (New York; W. W. Norton & Company, 2020), xiii.

19 Ibid., x.

20 Guy Faguet, *The War on Cancer: An Anatomy of a Failure. A Blueprint for the Future* (New York: Springer, 2005), 70.

21 Infield, *Disaster at Bari*, 141.

22 Conant, *The Great Secret*, xv.

23 Infield, *Disaster at Bari*, xi.

24 Ibid., 141.

25 Ibid., 62.

26 Ibid., 17. 이 선박의 이름은 1777년 대륙회의의 일원이자 연합규약에도 서명한 존 하비John Harvey를 따라 지었다. 탑승한 선원 전원이 폭격으로 사망했다.

27 Faguet, *The War on Cancer*, 71.

28 Conant, *The Great Secret*, 89-90.

29 Ibid., 16.

30 Ibid., 101. 머스타드가스는 제1차 세계대전에서 사용되었다. 일부 희생자에게서 낮은 백혈구 수치가 관찰되었지만, 의학계에서 이 효과가 얼마나 중요한지 알아차린 사람은 거의 없었다.

31 Ibid.

32 Ibid., 164. 로즈가 알렉산더의 바리 데이터에 관심을 보였던 이유는 이전에 예일대학교의 약리학자 루이스 굿맨Louis Goodman과 앨프리드 길먼Alfred Gilman이 수행한 기밀 정부 연구 프로젝트를 이미 알고 있었기 때문이다. 1942년 8월, 굿맨과 길먼은 질소 머스타드를 림프종 환자 일곱 명에게 연이어 투여했다. 결과는 일관적이지 않았다. 이 연구는 1943년 중순에 중단되었으며 연구 규모도 너무 작았기에 질소 머스타드를 치료제로 사용할 때의 이익이 그 악영향을 감당할 정도인지 판단하기에는 역부족이었다. 다음 또한 참조하라. Louis Goodman, Maxwell Wintrobe, William Dameshek, et al., "Nitrogen Mustard Therapy," *Journal of the American Medical Association* 1946; 132: 126-132; Conant, *The Great Secret*, 207-208.

33 Cornelius Rhoads, "Nitrogen Mustards in the Treatment of Neoplastic Disease," *Journal of the American Medical Association* 1946; 131(8): 656-658; Cornelius Rhoads, "Report on a Cooperative Study of Nitrogen Mustard (HN2) Therapy of Neoplastic Disease," *Transactions of the Association of American Physicians* 1947; 60(1): 110-117.

34 Mukherjee, *The Emperor*, 11-12, 18-19.

35 John Laszlo, *The Cure of Childhood Leukemia: Into the Age of Miracles* (New Brunswick, NJ: Rutgers University Press, 1995), 182.

36 Mukherjee, *The Emperor*, 28-29. 엽산은 본래 엽채류에서 추출했으므로 잎을 뜻하는 라틴어 단어인 'folium'에서 이름을 따와 영어로 'folic acid'라고 한다. 다음 또한 참조하라. Laszlo, *The Cure*, 27.

37 R. Leuchtenberger, C. Leuchtenberger, D. Laszlo, et al., "The Influence of 'Folic Acid' on Spontaneous Breast Cancers in Mice," *Science* 1945; 101(2611): 46.

38 Mukherjee, *The Emperor*, 29.

39 Ibid., 30-31. 수바라오의 이름은 종종 영어로 'Subbarow'라고도 적는다.

40 Sidney Farber, Louis Diamond, Robert Mercer, et al., "Temporary Remissions in Acute Leukemia in Children Produced by Folic Acid Antagonist, 4-Aminopteroylglutamic Acid (Aminopterin)," *New England Journal of Medicine*

1948; 238(23): 787-793.

41 Mukherjee, *The Emperor*, 35.

42 Denis Miller, "A Tribute to Sidney Farber—the Father of Modern Chemotherapy," *British Journal of Haematology*, 2006; 134: 20-26; Robert Cooke, *Dr. Folkman's War: Angiogenesis and the Struggle to Defeat Cancer* (New York: Random House, 2001), 114; Mukherjee, *The Emperor*, 34.

43 Farber, "Temporary Remissions," 787-793.

44 Mukherjee, *The Emperor*, 95-96.

45 Gretchen Krueger, "'For Jimmy and the Boys and Girls of America': Publicizing Childhood Cancers in Twentieth-Century America," *Bulletin of the History of Medicine* 2007; 81: 70-93.

46 Mukherjee, *The Emperor*, 96.

47 에드워즈가 구스타프슨과 보스턴 브레이브스 선수들을 인터뷰한 방송 원본은 지미펀드 웹사이트에서 들을 수 있다. http://www.jimmyfund.org/about-us/about-the-jimmy-fund/einar-gustafson-jimmy-was-inspiration-for-the-jimmy-fund/, accessed July 14, 2022. 다음에서도 인터뷰 녹취록 일부와 설명을 볼 수 있다. Saul Wisnia, *The Jimmy Fund of Dana-Farber Cancer Institute* (Charleston, SC: Arcadia Publishing, 2002), 18-19; Mukherjee, *The Emperor*, 97-99.

48 Mukherjee, *The Emperor*, 99. 시드니 파버는 지미펀드를 설립하는 데 있어 자선 사업가이자 사교계 명사였던 메리 라스커Mary Lasker와 테드 윌리엄스Ted Williams를 비롯한 여러 유명인에게 큰 도움을 받았다.

49 Min Chiu Li, Roy Hertz, and Donald Spencer, "Effect of Methotrexate Therapy upon Choriocarcinoma and Chorioadenoma," *Proceedings of the Society for Experimental Biology and Medicine* 1956; 93(2): 361-366; Mukherjee, *The Emperor*, 135-138.

50 Leaf, *The Truth*, 234-235. 히칭스와 엘리언은 1988년 노벨상을 공동 수상했다.

51 Vincent DeVita and Elizabeth DeVita-Raeburn, *The Death of Cancer* (New York: Farrar, Straus and Giroux, 2015), 66.

52 James Wright, "Almost Famous: E. Clark Noble, the Common Thread in the Discovery of Insulin and Vinblastine," *Canadian Medical Association Journal* 2002; 167(12): 1391-1396. 의과대학 학생이었던 노블은 1921년 운명적인 여름에 밴팅과 함께 일할 기회(그리고 인슐린을 발견할 기회)를 놓고 베스트와 동전 던지기를 해 패배했다. 클라크의 형제 로버트는 마찬가지로 인슐린으로 유명해지는 콜립의 연구실에서 일했다.

53 Robert Noble, Charles Beer, and Harry Cutts, "Role of Chance Observations in

Chemotherapy: *Vinca Rosea*," *Annals of New York Academy of Sciences* 1958; 76(3): 882-894. 훗날 노블은 일라이 릴리 앤드 컴퍼니 또한 일일초를 연구해 같은 현상을 발견했다는 점을 발견했다.

54 Robert Noble, "The Discovery of the Vinca Alkaloids—Chemotherapeutic Agents Against Cancer," *Biochemistry and Cell Biology* 1990; 68: 1344-1351.

55 Mukherjee, *The Emperor*, 122-123.

56 Cooke, *Dr. Folkman's War*, 53.

57 Nathan, *The Cancer Treatment*, 48-49. 미국 국립암센터의 에이브러햄 골딘Abraham Goldin과 로이드 로Lloyd Law, 앨라배마 남부연구소의 하워드 스키퍼Howard Skipper와 프랑크 샤벨Frank Schabel 또한 복합화학요법을 추진했다.

58 DeVita, *The Death of Cancer*, 47; Laszlo, *The Cure*, 182-183.

59 INathan, *The Cancer Treatment*, 50.

60 DeVita, *The Death of Cancer*, 49.

61 Ibid.

62 Ibid., 50.

63 Mukherjee, *The Emperor*, 144-145.

64 Nathan, *The Cancer Treatment*, 57. 데이비드 네이선은 훗날 다나-파버 암센터의 연구소장이 된다.

65 Domenico Ribatti, "Sidney Farber and the Treatment of Childhood Acute Lymphoblastic Leukemia with a Chemotherapeutic Agent," *Pediatric Hematology and Oncology* 2012; 29: 299-302.

66 Leaf, *The Truth*, 238.

67 DeVita, *The Death of Cancer*, 36.

68 John Bailar and Elaine Smith, "Progress Against Cancer?" *New England Journal of Medicine* 1986; 314(19): 1226-1232.

69 Cooke, *Dr. Folkman's War*, 157.

70 Robert Bazell, *Her-2: The Making of Herceptin, a Revolutionary Treatment for Breast Cancer* (New York: Random House, 1998), xvi.

71 Charles Huggins, Lillian Eichelberger, and James Wharton, "Quantitative Studies of Prostatic Secretion: I. Characteristics of the Normal Secretion; The Influence of the Thyroid, Suprarenal, and Testis Extirpation and Androgen Substitution on the Prostatic Output," *Journal of Experimental Medicine* 1939; 70(6): 543-556.

72 Hesketh, *Betrayed by Nature*, 15.

73 Bazell, *Her-2*, 25.

74 Mary Cole, C. Jones, and I. Todd, "A New Anti-Oestrogenic Agent in Late Breast Cancer: An Early Clinical Appraisal of ICI46474," *British Journal of Cancer* 1971; 25(2): 270-275.

75 Leaf, *The Truth*, 208-209.

76 Cooke, *Dr. Folkman's War*, 117.

77 Ibid., 183.

78 DeVita, *The Death of Cancer*, 277.

79 Yuen Shing, Judah Folkman, R. Sullivan, et al., "Heparin Affinity: Purification of a Tumor-Derived Capillary Endothelial Cell Growth Factor," *Science* 1984; 223: 1296-1298.

80 Mukherjee, *The Emperor*, 237-239.

81 Barron Lerner, *The Breast Cancer Wars: Hope, Fear, and the Pursuit of a Cure in Twentieth Century America* (New York: Oxford University Press, 2001), 48-49; Mukherjee, *The Emperor*, 286-289.

82 George Papanicolaou, "George Nicholas Papanicolaou's New Cancer Diagnosis Presented at the Third Race Betterment Conference, Battle Creek, Michigan, January 2-6, 1928, and Published in the Proceedings of the Conference," *CA: A Cancer Journal for Clinicians* 1973; 23(3): 174-179. 파파니콜라우의 연구가 그토록 오랫동안 주목을 받지 못했던 이유는 그가 주요 의학저널에 연구를 발표하지 못했기 때문일 수도 있다. 그는 첫 번째 논문을 우생학 학회에서 발표했는데, 우생학이라는 분야는 제2차 세계대전 이후로 신용을 잃었다.

83 Mukherjee, *The Emperor*, 289-290.

84 Michael Kinch, *The End of the Beginning: Cancer, Immunity, and the Future of a Cure* (New York: Pegasus Books, 2019), 114.

85 James Patterson, *The Dread Disease: Cancer and Modern American Culture* (Cambridge, MA: Harvard University Press, 1987), 59; Mukherjee, *The Emperor*, 173.

86 Hesketh, *Betrayed by Nature*, 111.

87 Leaf, *The Truth*, 261-262.

88 Ibid., 269.

89 Ibid., 274.

90 Ibid., 276-277; Kinch, *The End*, 109-110.

91 Kinch, *The End*, 110-111.

92 *Life*, June 22, 1962, cover.

93 Mukherjee, *The Emperor*, 283.

94 Geoffrey Cooper, Rayla Greenberg-Temin, and Bill Sugden, eds. *The DNA*

Provirus: Howard Temin's Scientific Legacy (Washington, D.C.: ASM Press, 1995), xiii, xx, 47; Howard Temin and Satoshi Mizutani, "RNA-Dependent DNA Polymerase in Virions of Rous Sarcoma Virus," *Nature* 1970; 226(5252): 1211-1213; David Baltimore, "RNA-Dependent DNA Polymerase in Virions of RNA Tumor Viruses," *Nature* 1970; 226(5252): 1209-1211.

95 J. Michael Bishop, *How to Win a Nobel Prize* (Cambridge, MA: Harvard University Press, 2003), 161.

96 Ibid., 164.

97 Mukherjee, *The Emperor*, 362.

98 Mukherjee, *The Emperor*, 368. 각 사람은 부모 양측으로부터 한 개씩 총 두 개의 종양억제유전자를 가지고 있으며, 종양억제유전자 두 개 모두에서 자연적으로 또는 유전적으로 돌연변이가 일어날 때만 자녀에게 망막모세포종이 발생한다.

99 Ibid., 386.

100 Bazell, *Her-2*, 42.

101 DeVita, *The Death of Cancer*, 265.

102 Tobias Sjoblom, Sian Jones, Laura Wood, et al., "The Consensus Coding Sequences of Human Breast and Colorectal Cancers," *Science* 2006; 314: 268-274.

103 William Hahn and Robert Weinberg, "Rules for Making Human Tumor Cells," *New England Journal of Medicine* 2002; 347(20): 1593-1603.

104 Stephen Hall, *A Commotion in the Blood* (New York; Henry Holt & Co., 1997), 22-24; Charles Graeber, *The Breakthrough: Immunotherapy and the Race to Cure Cancer* (New York; Twelve, 2018), 36-39; Kinch, *The End*, 124-125.

105 William Coley, "The Diagnosis and Treatment of Bone Sarcoma," *Glasgow Medical Journal* 1936; 8(2): 82.

106 William Coley, "The Treatment of Malignant Tumors by Repeated Inoculations of Erysipelas: With a Report of Ten Original Cases," *Clinical Orthopedics and Related Research* 1991; 262: 3-11 (reprinted from the *American Journal of the Medical Sciences* 1893; 105: 487).

107 Hall, *A Commotion*, 40.

108 Ibid., 29.

109 Stephen Hoption Cann, Johannes van Netten, and Chris van Netten, "Dr. William Coley and Tumour Regression: A Place in History or in the Future," *Postgraduate Medical Journal* 2003; 79(938): 672-680.

110 Hall, *A Commotion*, 42. 이후 콜리는 유럽의 의사 프리드리히 펠레이센Friedrich Fehleisen이 지난 1882년 그와 비슷한 아이디어를 바탕으로 환자 일곱 명에게 세균을

투여했다는 사실을 알게 되었다. 독일의 과학자 W. 부시W. Busch 또한 1866년 환자 한 명을 대상으로 같은 방식을 시도했다. 다음 또한 참조하라. Hall, *A Commotion*, 47-48.

111 Ibid.

112 Coley, "The Treatment," 3-11; Hall, *A Commotion*, 51-57; Graeber, *The Breakthrough*, 46-50.

113 William Coley, "The Treatment of Inoperable Sarcoma by Bacterial Toxins (The Mixed Toxins of the *Streptococcus Erysipelas and the Bacillus Prodigiosus*)," *Proceedings of the Royal Society of Medicine* 1910; 3: 1-48. 콜리는 졸라를 계속 관찰했고, 졸라는 암에서 벗어나 이탈리아에서 살다가 8년 후 재발로 생을 마감했다.

114 Graeber, *The Breakthrough*, 51. 1896년 어느 의학학회에서 콜리는 환자 160명의 사례를 발표하면서 육종 사례 93건의 '거의 절반가량'에서 개선이 나타났다고 말했다. 다음 또한 참조하라. Hall, *A Commotion*, 72.

115 Editorial, "The Failure of the Erysipelas Toxins," *Journal of the American Medical Association* 1894; 23(24): 919.

116 Edward McCarthy, "The Toxins of William B. Coley and the Treatment of Bone and Soft-Tissue Sarcomas," *Iowa Orthopedic Journal* 2006; 26: 154-158.

117 Hall, *A Commotion*, 53.

118 Graeber, *The Breakthrough*, 56.

119 McCarthy, "The Toxins," 157.

120 Steven Rosenberg and John Barry, *The Transformed Cell: Unlocking the Mysteries of Cancer* (New York: G. P. Putnam's Sons, 1992), 11-23. 참고로 로젠버그는 그의 저서에서 환자의 개인정보 보호를 위해 '제임스 단젤로' 등의 이름을 바꿔 적었다고 했다.

121 Ibid., 87.

122 Andrew Pollack, "Setting the Body's 'Serial Killers' Loose on Cancer," *New York Times*, August 1, 2016, 1; Rosenberg, *The Transformed Cell*, 193-194.

123 Rosenberg, *The Transformed Cell*, 203-208, 213. 이 책에서 로젠버그는 이 환자를 린다 그레인저Linda Granger라고 불렀으나 면역요법으로 완치된 첫 암 환자라는 이야기가 수많은 매체를 통해 보도되면서 린다 테일러라는 신원이 알려지게 되었다.

124 Hall, *A Commotion*, 294, 296.

125 Graeber, *The Breakthrough*, 90.

126 Matt Richtel, *An Elegant Defense: The Extraordinary New Science of the Immune System* (New York: William Morrow, 2019), 308; Graeber, *The Breakthrough*, 105.

127 Dana Leach, Matthew Krummel, and James Allison, "Enhancement of Antitumor Immunity by CTLA-4 Blockade," *Science* 1996; 271: 1734-1736.

128 Kinch, *The End*, 242-243.

129 Gideon Gross, Tova Waks, and Zelig Eshhar, "Expression of Immunoglobulin-T-Cell Receptor Chimeric Molecules as Functional Receptors with Antibody-Type Specificity," *Proceedings of the National Academy of Sciences of the United States of America* 1989; 86: 10024-10028; Kinch, *The End*, 192-193.

130 Denise Grady, "In Girl's Last Hope, Altered Immune Cells Beat Leukemia," *New York Times*, December 9, 2012.

131 Wisnia, *The Jimmy Fund*, 118; Mukherjee, *The Emperor*, 395.

132 Martin, "Einar Gustafson."

133 Ibid.

134 DeVita, *Death of Cancer*, 244.

135 Ibid., 245.

136 Siegel, "Cancer Statistics," 15. 이 2021년 보고서에 실린 5년 생존율은 2010~2016년 사이의 암 진단에 관한 확률이다.

6장
외상_ 전쟁의 유일한 승자는 의학이다

1 Ira Rutkow, *James A. Garfield* (New York: Henry Holt and Co., 2006), 54-55.

2 Justus Doenecke, *The Presidencies of James A. Garfield & Chester A. Arthur* (Lawrence, KS: University Press of Kansas, 1981), 38-39.

3 Rutkow, *James A. Garfield*, 71.

4 Ibid., 83.

5 Kenneth Ackerman, *Dark Horse: The Surprise Election and Political Murder of James A. Garfield* (New York: Carroll & Graf Publishers, 2003), 378.

6 D. Willard Bliss, "Report of the Case of President Garfield, Accompanied with a Detailed Account of the Autopsy," *The Medical Record* 1881; 20(15): 393-402. 이 보고서는 대통령이 총상을 입었을 때부터 부검까지 전체 치료 과정을 담은 블리스의 공식 기록이다.

7 Robert Reyburn, "Clinical History of the Case of President James Abram Garfield," *Journal of the American Medical Association* 1894; 22: 412. 레이번은 1894년 대통령 치료에 관한 광범위한 일지를 공개했다. 이 상세한 기록은 이후로 의학 역사학자들에게 귀중한 원전이 되어주었다.

8 Candice Millard, *Destiny of the Republic: A Tale of Madness, Medicine, and the Murder of a President* (New York: Doubleday, 2011), 141.

9 Rutkow, *James A. Garfield*, 85.

10 Gustavo Colon, "President James Garfield's Death: A Criticism," *Journal of the Louisiana State Medical Society* 2001; 153: 454-456.

11 Bliss, "Report of the Case," 393.

12 Fitzharris, *The Butchering Art*, 22.

13 Richard Hollingham, *Blood and Guts: A History of Surgery* (New York: Thomas Dunne Books, 2008), 98.

14 J. Wesley Alexander, "The Contributions of Infection Control to a Century of Surgical Progress," *Annals of Surgery* 1985; 201: 423-428.

15 D. J. Coltart, "Surgery Between Hunter and Lister: As Exemplified bythe Life and Works of Robert Liston (1794-1847)," *Proceedings of the Royal Society of Medicine* 1972; 65: 556-560.

16 Reginald Magee, "Robert Liston: Surgeon Extraordinary," *ANZ Journal of Surgery* 1999; 69: 878-881; Fitzharris, *The Butchering Art*, 14.

17 Fitzharris, *The Butchering Art*, 10.

18 Ibid., 12.

19 Crawford Williamson Long, "An Account of the First Use of Sulphuric Ether by Inhalation as an Anaesthetic in Surgical Operations," *Southern Medical and Surgical Journal* 1949; 5: 705-713; Editorial, "Crawford W. Long (1815-1878): Discoverer of Ether for Anesthesia," *Journal of the American Medical Association* 1965; 194(9): 160-161.

20 Long, "An Account of," 708.

21 Daniel Robinson and Alexander Toledo, "Historical Development of Modern Anesthesia," *Journal of Investigative Surgery* 2012; 25: 141-149.

22 Coltart, "Surgery Between Hunter and Lister," 559.

23 Ibid.

24 Ibid.; Fitzharris, *The Butchering Art*, 15.

25 Alex Sakula, "Lord Lister, OM PRS (1827-1912)," *Journal of Medical Biography* 2005; 13: 70.

26 Alexander, "The Contributions," 423.

27 Fitzharris, *The Butchering Art*, 17.

28 Ibid., 46.

29 Richard Fisher, *Joseph Lister* (New York: Stein and Day, 1977), 123-124.

30 Ibid., 52.

31 Rhoda Truax, *Joseph Lister: Father of Modern Surgery* (New York: Bobbs-Merrill

Company, 1944), 37.

32 Fisher, *Joseph Lister*, 124.

33 Ibid., 122.

34 "Hector Charles Cameron, *Joseph Lister: The Friend of Man* (London: Whitefriars Press, 1949), 54-55.

35 Fisher, *Joseph Lister*, 121.

36 Joseph Lister, "On a New Method of Treating Compound Fracture, Abscess, Etc.," *Lancet*, March 16, 1867: 326-329.

37 Joseph Lister, speaking at the "Meeting of the International Medical Congress," *Boston Medical and Surgical Journal* 1876; 95: 328.

38 Rickman John Godlee, *Lord Lister* (London: Macmillan, 1917), 180. 전기 작가 고드리는 외과의사이자 리스터의 조카이면서 제자였다.

39 Fisher, *Joseph Lister*, 155.

40 Godlee, *Lord Lister*, 182; Fitzharris, *The Butchering Art*, 161. 리스터는 유럽 대륙의 몇몇 의사도 석탄산을 사용했다는 데 주목했다. 다만 이들은 대규모 사례에서 감염률을 현저히 낮추지 못했고, 리스터의 구상처럼 예방 목적으로 사용하지도 않았다. 다음 또한 참조하라. Fitzharris, *The Butchering Art*, 179-181.

41 Lister, "On a New Method," 327.

42 Fisher, *Joseph Lister*, 136. 1860년대 초에는 사지에 복합골절이 발생했으나 이를 절단하지 않은 환자 중 약 4분의 1이 사망했다. 다음 또한 참조하라. Fitzharris, *The Butchering Art*, 191.

43 Guy Theodore Wrench, *Lord Lister: His Life & Work* (New York: Frederick Stokes Company, 1913), 106-107.

44 Lister, "On a New Method," 327-329, 507-509; Fitzharris, *The Butchering Art*, 166-167.

45 Joseph Lister, "On the Antiseptic Principle in the Practice of Surgery," *British Medical Journal* 1867; 2(351): 246-248.

46 Godlee, *Lord Lister*, 198.

47 Ibid., 199-208, 311-312.

48 Fitzharris, *The Butchering Art*, 185.

49 Fisher, *Joseph Lister*, 165.

50 D. Campbell Black, "Mr. Nunneley and the Antiseptic Treatment (Carbolic Acid)," *British Medical Journal* 1869; 2(453): 281.

51 Laurence Farmer, *Master Surgeon: A Biography of Joseph Lister* (New York: Harper & Brothers, 1962), 111.

52 Wrench, *Lord Lister*, 228.

53 Fitzharris, *The Butchering Art*, 210-211.

54 Fisher, *Joseph Lister*, 194.

55 Alexander, "The Contributions," 424.

56 Truax, *Joseph Lister*, 180-181; Fitzharris, *The Butchering Art*, 214-215.

57 Reported in "Meeting of the International Medical Congress," *Boston Medical and Surgical Journal* 1876; 95: 323.

58 Fitzharris, *The Butchering Art*, 219-221.

59 Ibid., 215.

60 Rutkow, *James A. Garfield*, 107-108.

61 Ibid., 108. 리스터가 미국 방문 막바지에 중요한 인물 한 사람을 자기편으로 끌어당기는 데 성공했다는 점을 짚고 넘어갈 필요가 있다. 그 주인공은 바로 매사추세츠 종합병원의 영향력 있는 외과의사 헨리 비글로Henry Bigelow다. 매사추세츠 종합병원은 방부법을 금지했으나 비글로는 리스터에게 큰 감명을 받고서는 뒤이어 그 사용을 받아들였다. 매사추세츠 종합병원은 미국 병원으로는 최초로 석탄산 방부제 사용을 의무화했다. 다음 또한 참조하라. Fitzharris, *The Butchering Art*, 223.

62 James Herndon, "Ignorance Is Bliss," *The Harvard Orthopaedic Journal* 2013; 15: 74-77; Millard, Destiny of, 141.

63 Bradley Weiner, "The Case of James A. Garfield," *Spine* 2003; 28(10): E183-E186.

64 Millard, *Destiny of*, 175.

65 Ibid., 159.

66 *Chicago Tribune*, July 4, 1881, 2.

67 Reyburn, "Clinical History," 463-464; Bliss, "Report of the Case," 396.

68 Reyburn, "Clinical History," 498-499.

69 Howard Wilcox, "The President Ails: American Medicine in Retrospect," *Delaware Medical Journal* 1981; 53(4): 201-210.

70 Weiner, "The Case of," E184.

71 Reyburn, "Clinical History," 500; Ibrahim Eltorai, "Fatal Spinal Cord Injury of the 20th President of the United States: Day-by-Day Review of His Clinical Course,with Comments," *Journal of Spinal Cord Medicine*; 27(4): 330-341.

72 Reyburn, "Clinical History," 545; Millard, *Destiny of*, 216.

73 Reyburn, "Clinical History," 549.

74 Ibid., 547.

75 Allan Peskin, *Garfield* (Kent, OH: Kent State University Press, 1978), 600-601.

76 Reyburn, "Clinical History," 578-580.

77 Eltorai, "Fatal Spinal Cord Injury," 337.

78 Reyburn, "Clinical History," 580.

79 Millard, *Destiny of*, 226.

80 Bliss, "Report of the Case," 401; Reyburn, "Clinical History," 665.

81 George Paulson, "Death of a President and His Assassin—Errors in Their Diagnosis and Autopsies," *Journal of the History of the Neurosciences* 2006; 15: 77-91; Millard, *Destiny of*, 253.

82 Weiner, "The Case of," E185.

83 Eltorai, "Fatal Spinal Cord Injury," 340; Ackerman, *Dark Horse*, 439.

84 Paulson, "Death of a President," 81. 블리스를 위해 변명하자면, 총상을 입었을 때 손가락을 넣어 상처를 살피는 방식은 당시 미국의 표준이었다. 또한 대통령 본인이 신문을 통해 자신의 병상 보고서를 접한다는 사실이 낙관적인 병상 보고서를 발표하는 데 영향을 미쳤다는 설도 있다. 의사들이 가필드에게 혼란을 줄 만한 부정적인 정보를 싣지 않으려 했다는 것이다. 다음 또한 참조하라. Reyburn, "Clinical History," 415.

85 Rutkow, *James A. Garfield*, 131.

86 Herndon, "Ignorance Is Bliss," 74-75.

87 James Clark, *The Murder of James A. Garfield: The President's Last Days and the Trial and Execution of His Assassin* (Jefferson, NC: McFarland & Company, 1993), 122-123.

88 Ackerman, *Dark Horse*, 437.

89 Rutkow, *James A. Garfield*, 132.

90 effery Howard, Russ Kotwal, Caryn Stern, et al., "Use of Combat Casualty Data to Assess the US Military Trauma System During the Afghanistan and Iraq Conflicts, 2001-2017," *Journal of the American Medical Association Surgery* 2019; 154(7): 600-608.

91 Andrew Bamji, *Faces from the Front: Harold Gillies, The Queens Hospital, Sidcup, and the Origins of Modern Plastic Surgery* (Solihull, West Midlands, UK: Helion & Company, 2017), 17.

92 Donald Simpson and David David, "World War I: The Genesis of Craniomaxillofacial Surgery?" *ANZ Journal of Surgery* 2004; 74: 71-77.

93 Harold Gillies and D. Ralph Millard, *The Principles and Art of Plastic Surgery* (Boston; Little, Brown, 1957), 7.

94 tHarold Ellis, "Two Pioneers of Plastic Surgery: Sir Harold Delf Gillies and Sir Archibald McIndoe," *British Journal of Hospital Medicine* 2010; 71(12): 698.

95 Murray Meikle, *Reconstructing Faces: The Art and Wartime Surgery of Gillies, Pickerill, McIndoe, & Mowlem* (Dunedin, NZ; Otago University Press, 2013), 56.

96 Murray Meikle, "The Evolution of Plastic and Maxillofacial Surgery in the Twentieth Century: The Dunedin Connection," *Surgeon* 2006; 4(5): 325-334.

97 Reginald Pound, *Gillies: Surgeon Extraordinary* (London: Michael Joseph, Ltd., 1964), 33.

98 Bamji, *Faces from*, 70.

99 Harold Gillies, *Plastic Surgery of the Face* (London: Hodder and Stoughton, 1920), 19-21.

100 Bamji, *Faces from*, 88.

101 D. N. Matthews, "Gillies, Mastermind of Modern Plastic Surgery," *British Journal of Plastic Surgery* 1979; 32: 68-77.

102 Gillies, *Plastic Surgery*, 356-359.

103 Gillies, *The Principles and Art*, 633. 훗날 길리스는 러시아의 외과의사 블라디미르 필라토프Vladimir Filatov와 독일인 후고 간저Hugo Ganzer 또한 전쟁 중 독자적으로 관모양줄기피판 방식을 개발했다는 사실을 알게 되었다.

104 Bamji, *Faces from*, 131.

105 Tom Gleave, *I Had a Row with a German* (London: Macmillan, 1941), 65-66. 이 책은 영국 본토 항공전 1년 후 글리브가 펴낸 회고록이다. 영국 항공성에서는 조종사가 군사 관련 이야기를 본명으로 출판하는 행위를 금하고 있었으므로, 글리브는 'R.A.F. 사상자R.A.F. Casualty'라는 익명을 사용했다. 다음 또한 참조하라. Meikle, *Reconstructing Faces*, 147.

106 Ibid., 66.

107 James Rothwell, "The Weather During the Battle of Britain in 1940," *Weather* 2012; 67(4): 109-110.

108 Gleave, *I Had a Row*, 68.

109 bid.

110 Ibid., 69.

111 Ibid., 70

112 Ibid., 71-72.

113 Fong, *Extreme Medicine*, 41.

114 톰 글리브, 템스 텔레비전 채널의 TV 프로그램 〈이것이 당신의 삶This Is Your Life〉 시즌 31 제12화에 출연해 나눈 인터뷰. 1991년 1월 9일 방송.

115 Peter Williams and Ted Harrison, *McIndoe's Army: The Injured Airmen Who Faced the World* (London: Pelham Books, 1979), 42.

116 E. R. Mayhew, *The Reconstruction of Warriors: Archibald McIndoe, the Royal Air Force and the Guinea Pig Club* (London: Greenhill Books, 2004), 58-59.

117 Gleave, *I Had a Row*, 80.

118 Leonard Mosley, *Faces from the Fire: The Biography of Sir Archibald McIndoe* (Englewood, NJ: Prentice Hall, 1962), 47, 144; Mayhew, *The Reconstruction*, 75.

119 Mosley, *Faces from*, 9.

120 Ibid., 83-84; Meikle, *The Evolution*, 332.

121 Mayhew, *The Reconstruction*, 62-63.

122 Fong, *Extreme Medicine*, 43-44.

123 Ibid., 45-46.

124 Mosley, *Faces from*, 146.

125 Ibid., 102.

126 Gleave, *I Had a Row*, 97-98.

127 Meikle, *Reconstructing Faces*, 133-134.

128 Mosley, *Faces from*, 95.

129 Alexandra Macnamara and Neil Metcalfe, "Sir Archibald Hector McIndoe (1900-1960) and the Guinea Pig Club: The Development of Reconstructive Surgery and Rehabilitation in the Second World War (1939-1945)," *Journal of Medical Biography* 2014; 22(4): 224-228.

130 Meikle, *The Evolution*, 332.

131 Mayhew, *The Reconstruction*, 78.

132 Williams, *McIndoe's Army*, 36.

133 Macnamara, "Sir Archibald," 226.

134 Mayhew, *The Reconstruction*, 165-166.

135 Ibid., 76.

136 Fong, *Extreme Medicine*, 50-51.

137 G. Ian Taylor and John Palmer, "The Vascular Territories (Angiosomes) of the Body: Experimental Study and Clinical Applications," *British Journal of Plastic Surgery* 1987; 40: 113-141.

138 Christopher Dente and David Feliciano, "Alexis Carrel (1873-1944)," *Archives of Surgery* 2005; 140: 609-610.

139 Sheldon Levin, "Alexis Carrel's Historic Leap of Faith," *Journal of Vascular Surgery* 2013; 61(3): 832-833.

140 Hollingham, *Blood and Guts*, 172-173.

141 Fong, *Extreme Medicine*, 54-65. 퐁의 저서에는 매킨도의 이야기와 포마하치가 빈

스를 수술한 이야기가 잘 담겨 있다.

142 Katie Moisse and Angela Hill, "Dallas Wiens Reunites with Daughter After Full Face Transplant," May 8, 2011, https://abcnews.go.com/Health/Wellness/full-face-transplant-recipient-dallas-weins-reunites-daughter/story?id=13558167, accessed July 17, 2022.

143 Fong, *Extreme Medicine*, 54.

144 Branislav Kollar and Bohdan Pomahač, "Facial Restoration by Transplantation," *Surgeon* 2018; 16: 245-249.

145 Bohdan Pomahač, Julian Pribaz, Elof Eriksson, et al., "Three Patients with Full Facial Transplantation," *New England Journal of Medicine* 2012; 366(8): 715-722.

146 Fong, *Extreme Medicine*, 61-62.

147 Moisse, "Dallas Wiens Reunites."

148 Oliver Beahrs, "The Medical History of President Ronald Reagan," *Journal of the American College of Surgeons* 1994; 178: 86-96; David Rockoff and Benjamin Aaron, "The Shooting of President Reagan: A Radiologic Chronology of His Medical Care," *Radiographics* 1995;15(2): 407-418.

149 Ronald Reagan, *An American Life* (New York: Simon & Schuster, 1990), 260.

150 Benjamin Aaron and David Rockoff, "The Attempted Assassination of President Reagan," *Journal of the American Medical Association* 1994; 272(21): 1689-1693.

151 Reagan, *An American Life*, 260.

152 Ibid., 261.

153 Aaron, "The Attempted Assassination," 1690.

154 Hedrick Smith, *The Power Game: How Washington Works* (New York: Random House, 1988), 299.

155 Stuart Taylor, "Hinkley Hails 'Historical' Shooting to Win Love," *New York Times*, July 9, 1982, 10.

156 Panagiotis Skandalakis, Panagiotis Lainas, Odyseas Zoras, et al., "'To Afford the Wounded Speedy Assistance': Dominique Jean Larrey and Napoleon," *World Journal of Surgery* 2006; 30: 1392-1399; Fong, *Extreme Medicine*, 95-96.

157 Bamji, *Faces from*, 26.

158 David Welling and Norman Rich, "Dominique Jean Larrey and the Russian Campaign of 1812," *Journal of the American College of Surgeons* 2013; 216(3): 493-500.

159 Arthur Kellermann, Eric Elster, and Todd Rasmussen, "How the US Military Reinvented Trauma Care and What This Means for US Medicine," *Health Affairs*, July 3, 2018, https://www.healthaffairs.org/do/10.1377/hblog20180628.431867/full/, accessed November 6, 2022.

160 Paolo Macchiarini, Philipp Jungebluth, Tetsuhiko Go, et al., "Clinical Transplantation of a Tissue-Engineered Airway," *Lancet* 2008; 372: 2023-2030.

7장
출산_ 미스터리한 살인마

1 Anne Stott, The Lost Queen: *The Life and Tragedy of the Prince Regent's Daughter* (Yorkshire, UK: Pen & Sword Books, 2020), 21.

2 Steven Parissien, *George IV: Inspiration of the Regency* (New York: St. Martin's, 2001), 232, 239.

3 Ibid., 235.

4 Christopher Hibbert, *George IV: Regent and King* (New York: Harper & Row, 1973), 97.

5 Details of Princess Charlotte's delivery are drawn from the following sources: Eardley Holland, "The Princess Charlotte of Wales: A Triple Obstetric Tragedy," *Journal of Obstetrics & Gynecology of the British Empire* 1951; 58(6): 905-919; Andrew Friedman, Ernest Kohorn, and Sherwin Nuland, "Did Princess Charlotte Die of a Pulmonary Embolism?" *British Journal of Obstetrics and Gynaecology* 1988; 95: 683-688; William Ober, "Obstetrical Events That Shaped Western European History," *Yale Journal of Biology and Medicine* 1992; 65: 201-210.

6 Hibbert, *George IV*, 98.

7 World Health Organization, "Maternal Mortality," September 19, 2019, https://www.who.int/news-room/fact-sheets/detail/maternal-mortality, accessed July 20, 2022.

8 J. Drife, "The Start of Life: A History of Obstetrics," *Postgraduate Medical Journal* 2002; 78: 311-315.

9 Laura Helmuth, "The Disturbing, Shameful History of Childbirth Deaths," *Slate*, September 10, 2013, https://slate.com/technology/2013/09/death-in-childbirth-doctors-increased-maternal-mortality-in-the-20th-century-are-midwives-better.html, accessed July 20, 2022.

10 Tina Cassidy, *Birth: The Surprising History of How We Are Born* (New York: Atlantic Monthly Press, 2006), 245.

11 Judith Leavitt, *Brought to Bed: Childbearing in America, 1750-1950* (New York: Oxford University Press, 1986), 33.

12 Mihaela Pavlicev, Roberto Romero, and Philipp Mitteroecker, "Evolution of the Human Pelvis and Obstructed Labor: New Explanations of an Old Obstetrical Dilemma," *American Journal of Obstetrics & Gynecology* 2020; 222(1): 3-16. 이 논문은 인간의 골반이 좁게 진화했기에 이족 보행이 가능해졌으며, 나아가 내장의 무게를 더 잘 지지할 수 있고, 비교적 큰 태아를 오랜 기간 품고 있을 수 있다는 가설을 제시했다.

13 Cassidy, *Birth*, 10.

14 Helmuth, "The Disturbing."

15 Cassidy, *Birth*, 23.

16 Ibid., 17.

17 James Nicopoullos, "'Midwifery Is Not a Fit Occupation for a Gentleman,'" *Journal of Obstetrics and Gynaecology* 2003; 23(6): 589-593.

18 Randi Epstein, *Get Me Out: A History of Childbirth from the Garden of Eden to the Sperm Bank* (New York: W. W. Norton & Company, 2010), 10.

19 Jacqueline Wolf, *Cesarean Section: An American History of Risk, Technology, and Consequence* (Baltimore: Johns Hopkins University Press, 2018), 70.

20 Cassidy, *Birth*, 27.

21 Harold Ellis, "Dame Hilda Lloyd: First President of the Royal College of Obstetricians and Gynaecologists," *Journal of Perioperative Practice* 2009; 19(6): 192-193.

22 Richard Wertz and Dorothy Wertz, *Lying-In: A History of Childbirth in America* (New York: Free Press, 1977), 43, 81.

23 Peter Dunn, "The Chamberlen Family (1560-1728) and Obstetric Forceps," *Archives of Disease in Childhood—Fetal and Neonatal Edition* 1999; 81: F232-F234.

24 Epstein, *Get Me Out*, 23.

25 Dunn, "The Chamberlen Family," F233.

26 Epstein, *Get Me Out*, 26.

27 Drife, "The Start of Life," 312.

28 Ibid.

29 Wertz, *Lying-In*, 81.

30 Cassidy, *Birth*, 133, 138.

31 Leavitt, *Brought to Bed*, 41.

32 Holland, "The Princess Charlotte," 915.

33 Friedman, "Did Princess Charlotte," 687.

34 Hibbert, *George IV*, 102.

35 Stott, *The Lost Queen*, 239.

36 Holland, "The Princess Charlotte," 915.

37 Ibid., 918.

38 Humphrey Arthure, "Princess Charlotte of Wales—a Royal Tragedy," *Midwife, Health Visitor & Community Nurse* 1977; 13: 147-149; Ober, "Obstetrical Events," 203.

39 Irvine Loudon, *Death in Childbirth: An International Study of Maternal Care and Maternal Mortality 1800-1950* (New York: Oxford University Press, 1992), 54.

40 Epstein, *Get Me Out*, 53.

41 Sherwin Nuland, *The Doctor's Plague: Germs, Childbed Fever, and the Strange Story of Ignác Semmelweis* (New York: W. W. Norton & Company, 2003), 62.

42 Ibid., 58.

43 Epstein, *Get Me Out*, 54-55.

44 Loudon, *Death in Childbirth*, 65.

45 Ignaz Semmelweis, *The Etiology, Concept and Prophylaxis of Childbed Fever*, trans. K. Codell Carter (Madison, WI: University of Wisconsin Press, 1983), 64.

46 Ibid., 72.

47 Wertz, *Lying-In*, 121.

48 Nuland, *The Doctor's Plague*, 85.

49 Semmelweis, *The Etiology*, 81.

50 Ibid., 69.

51 Ibid., 71, 73.

52 Ibid., 87-89.

53 Nuland, *The Doctor's Plague*, 81.

54 Semmelweis, *The Etiology*, 98.

55 Ibid., 90.

56 Nuland, *The Doctor's Plague*, 35-36.

57 K. Codell Carter and Barbara Carter, *Childbed Fever: A Scientific Biography of Ignaz Semmelweis* (Westport, CT: Greenwood Press, 1994), 34.

58 Irvine Loudon, *The Tragedy of Childbed Fever* (New York: Oxford University Press,

2000), 101.

59 Hollingham, *Blood and Guts*, 88.

60 Irvine Loudon, "Semmelweis and His Thesis," *Journal of the Royal Society of Medicine* 2005; 98: 555.

61 Semmelweis, *The Etiology*, 25.

62 Loudon, *The Tragedy*, 104.

63 iNuland, *The Doctors' Plague*, 162-163; Semmelweis, *The Etiology*, 57.

64 Nuland, *The Doctors' Plague*, 168.

65 Carter, *Childbed Fever*, 79.

66 Epstein, *Get Me Out*, 35.

67 L. Lewis Wall, "The Medical Ethics of Dr. J. Marion Sims: A Fresh Look at the Historical Record," *Journal of Medical Ethics* 2006; 32: 346-350.

68 J. Marion Sims, *The Story of My Life* (New York: D. Appleton and Company, 1884), 231.

69 Ibid., 233.

70 Seale Harris, *Woman's Surgeon: The Life Story of J. Marion Sims* (New York: Macmillan, 1950), 87.

71 Sims, *The Story*, 234-235. 사실 질샛길을 치료한 최초의 인물은 심스가 아니다. 의사 존 메타우어John Mettauer와 조지 헤이워드George Hayward가 각각 1838년과 1839년에 복구술을 시도한 바 있다. 그러나 시술을 완벽에 가깝게 해내고 행동과 말을 통해 그 기법을 전파한 사람은 심스가 유일했다.

72 Epstein, *Get Me Out*, 43.

73 Sims, *The Story*, 245.

74 Barron Lerner, "Scholars Argue Over Legacy of Surgeon Who Was Lionized, Then Vilified," *New York Times*, October 28, 2003.

75 Epstein, *Get Me Out*, 41-42.

76 Wall, "The Medical Ethics," 346-350.

77 J. Harry Thompson, *Report: Columbia Hospital For Women and Lying-In Asylum* (Washington, D.C.: U.S. Government Printing Office, 1873), 49.

78 Ibid.; Sims, *The Story*, 243.

79 Harold Ellis, "Sir James Young Simpson: Pioneer of Anaesthesia in Childbirth," *British Journal of Hospital Medicine* 2020; 81(4): 1-2.

80 Cassidy, *Birth*, 84.

81 S. W. McGowan, "Sir James Young Simpson Bart, 150 Years On," *Scottish Medical Journal* 1997; 42: 185-187.

82 Drife, "The Start of Life," 313.

83 Epstein, *Get Me Out*, 84.

84 Cassidy, *Birth*, 85.

85 Ellis, "Sir James Young Simpson," 1.

86 Cassidy, *Birth*, 85.

87 Leavitt, *Brought to Bed*, 121.

88 Donald Caton, "John Snow's Practice of Obstetric Anesthesia," *Anesthesiology* 2000; 92: 247-252.

89 Hollingham, *Blood and Guts*, 77.

90 Epstein, *Get Me Out*, 4.

91 Caton, "John Snow's," 250.

92 Ober, "Obstetrical Events," 207.

93 Cassidy, *Birth*, 39.

94 Ibid., 31.

95 Loudon, *Death in Childbirth*, 35.

96 Ibid., 153.

97 Ibid., 50.

98 Wolf, *Cesarean Section*, 20, 52.

99 Helmuth, "The Disturbing."

100 S. Josephine Baker, "Maternal Mortality in the United States," *Journal of the American Medical Association* 1927; 89(24): 2016-2017.

101 The Committee on Maternal Mortality of the New York Academy of Medicine, "Maternal Mortality in New York City," *Journal of the American Medical Association* 1933; 101(23): 1826-1828.

102 Leavitt, *Brought to Bed*, 25.

103 Ibid., 171.

104 Olivia Gordon, *The First Breath: How Modern Medicine Saves the Most Fragile Lives* (London: Bluebird, 2019), 64-65.

105 Epstein, *Get Me Out*, 192.

106 O. Watkins Smith, George Van Smith, and David Hurwitz, "Increased Excretion of Pregnanediol in Pregnancy from Diethylstilbestrol with Special Reference to the Prevention of Late Pregnancy Accidents," *American Journal of Obstetrics & Gynecology* 1946; 51: 411-415; O. Watkins Smith, "Diethylstilbestrol in the Prevention and Treatment of Complications of Pregnancy," *American Journal of Obstetrics & Gynecology* 1948; 56(5): 821-834.

107 Epstein, *Get Me Out*, 136.

108 Ibid., 140.

109 W. J. Dieckmann, M. E. Davis, L. M. Rynkiewicz, et al., "Does the Administration of Diethylstilbestrol During Pregnancy Have Therapeutic Value?" *American Journal of Obstetrics & Gynecology* 1953; 66(5): 1062-1081.

110 Robert Hoover, Marianne Hyer, Ruth Pfeiffer, et al., "Adverse Health Outcomes in Women Exposed In Utero to Diethylstilbestrol," *New England Journal of Medicine* 2011; 365: 1304-1314.

111 Epstein, *Get Me Out*, 144.

112 Arthur Herbst, Howard Ulfelder, and David Poskanzer, "Adenocarcinoma of the Vagina: Association with Maternal Stilbestrol Therapy with Tumor Appearance in Young Women," *New England Journal of Medicine* 1971; 284: 878-881.

113 Casey Reed and Suzanne Fenton, "Exposure to Diethylstilbestrol During Sensitive Life Stages: A Legacy of Heritable Health Effects," *Birth Defects Research Part C: Embryo Today* 2013; 99(2): 134-146.

114 Hoover, "Adverse Health Outcomes," 1304.

115 Taher Al Jishi and Consolato Sergi, "Current Perspective of Diethylstilbestrol (DES) Exposure in Mothers and Offspring," *Reproductive Toxicology* 2017; 71: 71-77; Retha Newbold, "Lessons Learned from Perinatal Exposure to Diethylstilbestrol," *Toxicology and Applied Pharmacology* 2004; 199: 142-150.

116 Epstein, *Get Me Out*, 148.

117 Al Jishi, "Current Perspective," 71.

118 Bridget Kuehn, "Frances Kelsey Honored for FDA Legacy," *Journal of the American Medical Association* 2010; 304(19): 2109-2112.

119 Trent Stephens and Rock Brynner, *Dark Remedy: The Impact of Thalidomide and Its Revival as a Vital Medicine* (Cambridge, MA: Perseus Publishing, 2001), 48-49. 이 신청서를 검토한 FDA의 화학자는 리 가이스마Lee Geismar였고, 약리학자는 지로 오야마Jiro Oyama였다.

120 James Essinger and Sandra Koutzenko, *Frankie: How One Woman Prevented a Pharmaceutical Disaster* (North Palm Beach, FL: Blue Sparrow Books, 2018), 154.

121 Stephens, *Dark Remedy*, 50.

122 Ibid., 50-51; Essinger, *Frankie*, 113, 149-150.

123 Linda Bren, "Frances Oldham Kelsey: FDA Medical Reviewer Leaves Her Mark on History," *FDA Consumer magazine* 2001; 35(2): 24-29.

124 Richard McFadyen, "Thalidomide in America: A Brush with Tragedy," *Clio Medica* 1976; 11(2): 79-93.

125 Stephens, *Dark Remedy*, 52.

126 Essinger, *Frankie*, 142-143.

127 Stephens, *Dark Remedy*, 53.

128 Essinger, *Frankie*, 15.

129 Geoff Watts, "Frances Oldham Kelsey," *Lancet* 2015; 386: 1334.

130 Paul Placek, Selma Taffel, and Mary Moien, "1986 C-Sections Rise; VBACs Inch Upward," *American Journal of Public Health* 1988; 78(5): 562-563.

131 Wolf, *Cesarean Section*, 4-5.

132 Marina Lopes, "C-Sections Are All the Rage in Brazil. So Too, Now, Are Fancy Parties to Watch Them," *Washington Post*, June 12, 2019.

133 Michael Greene, "Two Hundred Years of Progress in the Practice of Midwifery," *New England Journal of Medicine* 2012; 367(18): 1732-1740.

134 Editorial, "Towards the Global Coverage of a Unified Registry of IVF Outcomes," *Reproductive BioMedicine Online* 2019; 38(2), 1.

135 Jaime Natoli, Deborah Ackerman, Suzanne McDermott, et al., "Prenatal Diagnosis of Down Syndrome: A Systematic Review of Termination Rates (1995-2011)," *Prenatal Diagnosis* 2012; 32: 142-153.

136 Patrick Turley, Michelle Meyer, Nancy Wang, et al., "Problems with Using Polygenic Scores to Select Embryos," *New England Journal of Medicine* 2021; 385(1): 78-86.

137 Carey Goldberg, "Picking Embryos with Best Health Odds Sparks New DNA Debate," *Bloomberg.com*, September 17, 2021, https://www.bloomberg.com/news/articles/2021-09-17/picking-embryos-with-best-health-odds-sparks-new-dna-debate, accessed July 21, 2022; Pete Shanks, "The First Polygenic Risk Score Baby," *Biopolitical Times*, September 30, 2021, https://www.geneticsandsociety.org/biopolitical-times/first-polygenic-risk-score-baby, accessed July 21, 2022.

138 Genomic Prediction Clinical Laboratories, "Rank Ordering Embryos for Transfer: Patient and Clinician Perspectives on PGT-P," April 10, 2021, https://infoproc.blogspot.com/2021/04/first-baby-born-from-polygenically.html, accessed July 21, 2022.

139 Goldberg, "Picking Embryos."

140 Shanks, "The First Polygenic."

141 Turley, "Problems with Using," 78-86.

142 Kelly Ormond, Douglas Mortlock, Derek Scholes, et al., "Human Germline

Genome Editing," *American Journal of Human Genetics* 2017; 101: 167-176.

143 Patrick Skerrett, "Experts Debate: Are We Playing with Fire When We Edit Human Genes?" *Stat*, November 17, 2015, https://www.statnews.com/2015/11/17/gene-editing-embryo-crispr/, accessed July 21, 2022.

144 Francoise Baylis, Marcy Darnovsky, Katie Hasson, et al., "Human Germline and Heritable Genome Editing: The Global Policy Landscape," *CRISPR Journal* 2020; 3(5): 365-377.

145 Gina Kolata, "Chinese Scientists Edit Genes of Human Embryos, Raising Concerns," *New York Times*, April 23, 2015.

146 Puping Liang, Yanwen Xu, Xiya Zhang, et al., "CRISPR/Cas9-Mediated Gene Editing in Human Tripronuclear Zygotes," *Protein & Cell* 2015; 6(5): 363-372; Mukherjee, *The Gene*, 478.

147 Gina Kolata, Sui-Lee Wee, and Pam Belluck, "Chinese Scientist Claims to Use Crispr to Make First Genetically Edited Babies," *New York Times*, November 26, 2018.

148 William Glass, David McDermott, Jean Lim, et al., "CCR5 Deficiency Increases Risk of Symptomatic West Nile Virus Infection," *Journal of Experimental Science* 2006; 203(1): 35-40.

149 ski and Heidi Ledford, "Genome-Edited Baby Claim Provokes International Outcry," *Nature* 2018; 563: 607-608.

150 David Cyranoski, "What CRISPR-Baby Prison Sentences Mean for Research," *Nature* 2020; 577: 154-155.

151 Walter Isaacson, *The Code Breaker: Jennifer Doudna, Gene Editing, and the Future of the Human Race* (New York: Simon & Schuster, 2021), 341-342. 아이작슨의 저서에는 생식선 유전자 변형의 위험과 이익, 윤리적 의의에 관한 탁월한 평가가 담겨 있다.

152 Ibid., 323-324, 330-332.

결론
의학의 대가들

1 Osler, "Chauvinism in Medicine," 689.

2 Barry, *The Great Influenza*, 68.

3 Ernst Chain, "The Quest for New Biodynamic Substances," *Perspectives in Biology and Medicine* 1967; 10(2): 208.

4 Sally Rockey, "Comparing Success Rates, Award Rates, and Funding Rates," National Institutes of Health, Office of Extramural Research, March 5, 2014, https://nexus.od.nih.gov/all/2014/03/05/comparing-success-award-funding-rates/, accessed July 22, 2022.

5 National Institutes of Health, "Extramural Research Overview for Fiscal Year 2020," May 19, 2021, https://www.niaid.nih.gov/grants-contracts/fy-2020-award-data, accessed July 22, 2022.

6 Aaron Carroll, "Why the Medical Research Grant System Could Be Costing Us Great Ideas," *New York Times*, June 18, 2018; Diego Oliveira, Yifang Ma, Teresa Woodruff, et al., "Comparison of National Institutes of Health Grant Amounts to First-Time Male and Female Principal Investigators," *Journal of the American Medical Association* 2019; 321(9): 898-900.

7 Gina Kolata, "So Many Research Scientists, So Few Professorships," *New York Times*, July 14, 2016, 3.

8 Rodoniki Athanasiadou, Adriana Bankston, McKenzie Carlisle, et al., "Assessing the Landscape of US Postdoctoral Salaries," *Studies in Graduate and Postdoctoral Education* 2018; 9(2): 213-242.

9 Chris Woolston, "Uncertain Prospects for Postdoctoral Researchers," *Nature* 2020; 588: 181-184.

10 Kolata, "So Many Research."

11 Editorial, "Stop Exploitation of Foreign Postdocs in the United States," Nature 2018; 563: 444.

12 Patrick Boyle, "More Women Than Men Are Enrolled in Medical School," *Association of American Medical Colleges*, December 9, 2019, https://www.aamc.org/news-insights/more-women-men-are-enrolled-medical-school, accessed July 22, 2022.

13 Robin Smith and Max Gomez, *Cells Are the New Cure: The Cutting Edge Medical Breakthroughs That Are Transforming Our Health* (Dallas, TX: BenBella Books, 2017), 191.

14 Ibid., 193-197; Francesca Rossiello, Diana Jurk, Joao Passos, et al., "Telomere Dysfunction in Ageing and Age-Related Diseases," *Nature Cell Biology* 2022; 24: 135-147. 한편 텔로머레이스 강화는 자칫 암의 성장을 촉진하는 데 일조할 수 있다. 특정 상황에서 텔로머레이스를 차단하는 방법이 언젠가는 암을 치료하는 유익한 요법이 될지도 모른다.

참고문헌

Ackerman, Kenneth. *Dark Horse: The Surprise Election and Political Murder of resident James A. Garfield.* New York: Carroll & Graf Publishers, 2003.

Artenstein, Andrew, ed. *Vaccines: A Biography.* New York: Springer, 2010.

Bamji, Andrew. *Faces from the Front: Harold Gillies, The Queen's Hospital, Sidcup and he Origins of Modern Plastic Surgery.* Solihull, West Midlands, UK: Helion & Company, 2017.

Barnard, Christiaan, and Curtis Bill Pepper. *One Life.* Toronto: Macmillan, 1969.

Barry, John. *The Great Influenza: The Story of the Deadliest Pandemic in History.* New York: Viking, 2004.

Bazell, Robert. *Her-2: The Making of Herceptin, a Revolutionary Treatment for Breast Cancer.* New York: Random House, 1998.

Bickel, Lennard. *Rise Up to Life: A Biography of Howard Walter Florey Who Made Penicillin and Gave It to the World.* New York: Charles Scribner's Sons, 1972.

Bliss, Michael. *The Discovery of Insulin.* Chicago: University of Chicago Press, 1982.

Brock, Robert. *Robert Koch: A Life in Medicine and Bacteriology.* Washington, D.C.: ASM Press, 1999.

Brown, Kevin. *Penicillin Man: Alexander Fleming and the Antibiotic Revolution.* Gloucestershire, UK: Sutton Publishing, 2004.

Bud, Robert. *Penicillin: Triumph and Tragedy.* New York: Oxford University Press, 2007.

Cameron, Hector. *Joseph Lister: The Friend of Man.* London: Whitefriars Press, 1949.

Carter, K. Codell, trans. *Essays of Robert Koch.* New York: Greenwood Press, 1987.

Carter, K. Codell, and Barbara Carter. *Childbed Fever: A Scientific Biography of Ignaz Semmelweis.* Westport, CT: Greenwood Press, 1994.

Carter, Richard. *Breakthrough: The Saga of Jonas Salk.* New York: Trident Press, 1966.

Cassidy, Tina. *Birth: The Surprising History of How We Are Born.* New York: Atlantic Monthly Press, 2006.

Cheney, Dick. *In My Time: A Personal and Political Memoir.* New York: Threshold

Editions, 2011.
Cheney, Dick, and Jonathan Reiner. *Heart: An American Medical Odyssey*. New York: Scribner, 2013.
Clark, James. *The Murder of James A. Garfield: The President's Last Days and the Trial and Execution of His Assassin*. Jefferson, NC: McFarland & Company, 1993.
Clark, Ronald W. *The Life of Ernst Chain: Penicillin and Beyond*. New York: St. Martin's, 1985.
Claxton, K. T. *Wilhelm Roentgen*. London: Heron Books, 1970.
Conant, Jennet. *The Great Secret: The Classified World War II Disaster That Launched the War on Cancer*. New York: W. W. Norton & Co., 2020.
Cooke, Robert. *Dr. Folkman's War: Angiogenesis and the Struggle to Defeat Cancer*. New York: Random House, 2001.
Cooper, David. *Open Heart: The Radical Surgeons Who Revolutionized Medicine*. New York: Kaplan, 2010.
Cooper, Geoffrey, Rayla Greenberg-Temin, and Bill Sugden, eds. *The DNA Provirus: Howard Temin's Scientific Legacy*. Washington, D.C.: ASM Press, 1995.
Cooper, Thea, and Arthur Ainsberg. *Breakthrough: Elizabeth Hughes, the Discovery of Insulin, and the Making of a Medical Miracle*. New York: St. Martin's, 2010.
Cox, Caroline. *The Fight to Survive: A Young Girl, Diabetes, and the Discovery of Insulin*. New York: Kaplan, 2009.
Curie, Eve. *Madame Curie*. Translated by Vincent Sheean. New York: Da Capo Press, 2001.
Debré, Patrice. *Louis Pasteur*. Translated by Elborg Forster. Baltimore: Johns Hopkins University Press, 1998.
DeVita, Vincent, and Elizabeth DeVita-Raeburn. *The Death of Cancer*. New York: Farrar, Straus and Giroux, 2015.
Doenecke, Justus. *The Presidencies of James A. Garfield & Chester A. Arthur*. Lawrence, KS: University Press of Kansas, 1981.
Dubos, René. *Louis Pasteur: Free Lance of Science*. Boston: Little, Brown, 1950.
Epstein, Randi Hutter. *Get Me Out: A History of Childbirth from the Garden of Eden to the Sperm Bank*. New York: W. W. Norton & Company, 2010.
Essinger, James, and Sandra Koutzenko, *Frankie: How One Woman Prevented a Pharmaceutical Disaster*. North Palm Beach, FL: Blue Sparrow Books, 2018.
Faguet, Guy. *The War on Cancer: An Anatomy of Failure. A Blueprint for the Future*. New York: Springer, 2005.

Farmer, Laurence. *Master Surgeon: A Biography of Joseph Lister.* New York: Harper & Brothers, 1962.
Farrell, Jeanette. *Invisible Enemies: Stories of Infectious Disease.* New York: Farrar, Straus and Giroux, 1998.
Fisher, Richard. *Joseph Lister.* New York: Stein and Day, 1977.
Fitzharris, Lindsey. *The Butchering Art: Joseph Lister's Quest to Transform the Grisly World of Victorian Medicine.* New York: Farrar, Straus and Giroux, 2017.
Fong, Kevin. *Extreme Medicine: How Exploration Transformed Medicine in the Twentieth Century.* New York: Penguin, 2012.
Forssmann, Werner. *Experiments on Myself: Memoirs of a Surgeon in Germany.* Translated by Hilary Davies. New York: St. Martin's, 1974.
Forrester, James. *The Heart Healers: The Misfits, Mavericks, and Rebels Who Created the Greatest Medical Breakthrough of Our Lives.* New York: St. Martin's, 2015.
Gillies, Harold. *Plastic Surgery of the Face.* London: Hodder and Stoughton, 1920.
Gillies, Harold, and D. Ralph Millard. *The Principles and Art of Plastic Surgery.* Boston: Little, Brown, 1957.
Gleave, Tom (originally published as "R.A.F. Casualty"). *I Had a Row with a German.* London: Macmillan, 1941.
Godlee, Rickman John. *Lord Lister.* London: Macmillan, 1917.
Goetz, Thomas. *The Remedy: Robert Koch, Arthur Conan Doyle, and the Quest to Cure Tuberculosis.* New York: Gotham Books, 2014.
Gordon, Olivia. *The First Breath: How Modern Medicine Saves the Most Fragile Lives.* London: Bluebird, 2019.
Graeber, Charles. *The Breakthrough: Immunotherapy and the Race to Cure Cancer.* New York: Twelve, 2018.
Hall, Stephen. *A Commotion in the Blood: Life, Death, and the Immune System.* New York: Henry Holt & Co., 1997.
Harari, Yuval Noah. *Homo Deus: A Brief History of Tomorrow.* New York: Harper Collins, 2017.
Hare, Ronald. *The Birth of Penicillin, and the Disarming of Microbes.* London: George Allen & Unwin, 1970.
Harris, Seale. *Banting's Miracle: The Story of the Discoverer of Insulin.* Philadelphia: Lippincott, 1946.
———. *Woman's Surgeon: The Life Story of J. Marion Sims.* New York: Macmillan,

1950.
Hesketh, Robin. *Betrayed by Nature: The War on Cancer.* New York: Palgrave Macmillan, 2012.
Hibbert, Christopher. *George IV: Regent and King.* New York: Harper & Row, 1973.
Hodges, Paul. *The Life and Times of Emil H. Grubbe.* Chicago: University of Chicago Press, 1964.
Hollingham, Richard. *Blood and Guts: A History of Surgery.* New York: Thomas Dunne Books, 2008.
Imber, Gerald. *Genius on the Edge: The Bizarre Double Life of Dr. William Stewart Halsted.* New York: Kaplan, 2010.
Infield, Glenn. *Disaster at Bari.* New York: Macmillan, 1971.
Isaacson, Walter. *The Code Breaker: Jennifer Doudna, Gene Editing, and the Future of the Human Race.* New York: Simon & Schuster, 2021.
Jacobs, Charlotte. *Jonas Salk: A Life.* New York: Oxford University Press, 2015.
Kenny, Charles. *The Plague Cycle: The Unending War Between Humanity and Infectious Disease.* New York: Scribner, 2021.
Kinch, Michael. *The End of the Beginning: Cancer, Immunity, and the Future of a Cure.* New York: Pegasus Books, 2019.
Kluger, Jeffrey. *Splendid Solution: Jonas Salk and the Conquest of Polio.* New York: G. P. Putnam's Sons, 2004.
Laszlo, John. *The Cure of Childhood Leukemia: Into the Age of Miracles.* New Brunswick, NJ: Rutgers University Press, 1995.
Lax, Eric. *The Mold in Dr. Florey's Coat: The Story of the Penicillin Miracle.* New York: Henry Holt & Co., 2004.
Leaf, Clifton. *The Truth in Small Doses: Why We're Losing the War on Cancer—and How to Win It.* New York: Simon & Schuster, 2013.
Leavitt, Judith Walzer. *Brought to Bed: Childbearing in America, 1750-1950.* New York: Oxford University Press, 1986.
Lechevalier, Hubert, and Morris Solotorovsky. *Three Centuries of Microbiology.* New York: McGraw Hill, 1965.
Lerner, Barron. *The Breast Cancer Wars: Hope, Fear, and the Pursuit of a Cure in Twentieth-Century America.* New York: Oxford University Press, 2001.
Loudon, Irvine. *Death in Childbirth: An International Study of Maternal Care and Maternal Mortality: 1800-1950.* New York: Oxford University Press, 1992.
———. *The Tragedy of Childbed Fever.* New York: Oxford University Press, 2000.

MacFarlane, Gwyn. *Alexander Fleming: The Man and the Myth*. Cambridge, MA: Harvard University Press, 1984.

———. *Howard Florey: The Making of a Great Scientist*. London: Oxford University Press, 1979.

Mayhew, Emily. *The Reconstruction of Warriors: Achibald McIndoe, the Royal Air Force and the Guinea Pig Club*. London: Greenhill Books, 2004.

Meikle, Murray. *Reconstructing Faces: The Art and Wartime Surgery of Gillies, Pickerell, McIndoe & Mowlem*. Dunedin, NZ: Otago University Press, 2013.

Metchnikoff, Elie, ed. *The Founders of Modern Medicine*. Freeport, NY: Books for Libraries Press, 1939.

Millard, Candice. *Destiny of the Republic: A Tale of Madness, Medicine, and the Murder of a President*. New York: Doubleday, 2011.

Miller, G. Wayne. *King of Hearts: The True Story of a Maverick Who Pioneered Open Heart Surgery*. New York: Times Books, 2000.

Monagan, David, and David Williams. *Journey into the Heart: A Tale of Pioneering Doctors and Their Race to Transform Cardiovascular Medicine*. New York: Gotham Books, 2007.

Mosley, Leonard. *Faces from the Fire: The Biography of Sir Archibald McIndoe*. Englewood Cliffs, NJ: Prentice Hall, 1962.

Mukherjee, Siddhartha. *The Emperor of All Maladies: A Biography of Cancer*. New York: Scribner, 2010.

———. *The Gene: An Intimate History*. New York: Scribner, 2016.

Nathan, David. *The Cancer Treatment Revolution: How Smart Drugs and Other Therapies Are Renewing Our Hope and Changing the Face of Medicine*. Hoboken, NJ: John Wiley & Sons, 2007.

Nuland, Sherwin. *The Doctor's Plague: Germs, Childbed Fever, and the Strange Story of Ignác Semmelweis*. New York: W. W. Norton & Company, 2003.

Offit, Paul. *The Cutter Incident: How America's First Polio Vaccine Led to the Growing Vaccine Crisis*. New Haven, CT: Yale University Press, 2005.

Oshinsky, David. *Polio: An American Story*. New York: Oxford University Press, 2005.

Paget, Stephen. *The Surgery of the Chest*. Bristol, UK: John Wright & Co., 1896.

Parissien, Steven. *George IV: Inspiration of the Regency*. New York: St. Martin's, 2001.

Patterson, James. *The Dread Disease: Cancer and Modern American Culture*.

Cambridge, MA: Harvard University Press, 1987.
Peskin, Allan. *Garfield.* Kent, OH: Kent State University Press, 1978.
Pickover, Clifford. *The Medical Book: From Witch Doctors to Robot Surgeons, 250 Milestones in the History of Medicine.* New York: Sterling Publishing, 2012.
Pound, Reginald. *Gillies: Surgeon Extraordinary.* London: Michael Joseph, Ltd., 1964.
Reagan, Ronald. *An American Life.* New York: Simon & Schuster, 1990.
Reid, Robert. *Marie Curie.* New York: Saturday Review Press/E. P. Dutton & Co., 1974.
Richtel, Matt. *An Elegant Defense: The Extraordinary New Science of the Immune System.* New York: William Morrow, 2019.
Robbins, Louise. *Louis Pasteur and the Hidden World of Microbes.* New York: Oxford University Press, 2001.
Rosen, William. *Miracle Cure: The Creation of Antibiotics and the Birth of Modern Medicine.* New York: Viking, 2017.
Rosenberg, Steven, and John Barry. *The Transformed Cell: Unlocking the Mysteries of Cancer.* New York: G. P. Putnam's Sons, 1992.
Rutkow, Ira. *James A. Garfield.* New York: Henry Holt & Co., 2006.
Seavey, Nina, Jane Smith, and Paul Wagner. *A Paralyzing Fear: The Triumph Over Polio in America.* New York: TV Books, 1998.
Semmelweis, Ignaz. *The Etiology, Concept, and Prophylaxis of Childbed Fever.* Translated and edited by K.
Codell Carter. Madison, WI: University of Wisconsin Press, 1983.
Sims, J. Marion. *The Story of My Life.* New York: D. Appleton and Company, 1884.
Smith, Hedrick. *The Power Game: How Washington Works.* New York: Random House, 1988.
Smith, Jane. *Patenting the Sun: Polio and the Salk Vaccine.* New York: William Morrow, 1990.
Smith, Robin, and Max Gomez. *Cells Are the New Cure: The Cutting-Edge Medical Breakthroughs That Are Transforming Our Health.* Dallas, TX: BenBella Books, 2017.
Stephens, Trent, and Rock Brynner. *Dark Remedy: The Impact of Thalidomide and Its Revival as a Vital Medicine.* Cambridge, MA: Perseus Publishing, 2001.
Stott, Anne. *The Lost Queen: The Life and Tragedy of the Prince Regent's Daughter.* Yorkshire, UK: Pen & Sword Books, 2020.

Tobin, James. *The Man He Became: How FDR Defied Polio to Win the Presidency.* New York: Simon & Schuster, 2013.

Troan, John. *Passport to Adventure.* Pittsburgh, PA: Neworks Press, 2000.

Truax, Rhoda. *Joseph Lister: Father of Modern Surgery.* New York: Bobbs-Merrill Company, 1944.

Wertz, Richard, and Dorothy Wertz. *Lying-In: A History of Childbirth in America.* New York: Free Press, 1977.

Williams, Peter, and Ted Harrison. *McIndoe's Army: The Injured Airmen Who Faced the World.* London: Pelham Books, 1979.

Wilson, Daniel. *Living with Polio: The Epidemic and Its Survivors.* Chicago: University of Chicago Press, 2005.

Winchester, Simon. *The Man Who Loved China: The Fantastic Story of the Eccentric Scientist Who Unlocked the Mysteries of the Middle Kingdom.* New York: Harper, 2008.

Wisnia, Saul. *The Jimmy Fund of Dana-Farber Cancer Institute.* Charleston, SC: Arcadia Publishing, 2002.

Wolf, Jacqueline. *Cesarean Section: An American History of Risk, Technology, and Consequence.* Baltimore: Johns Hopkins University Press, 2018.

Wrench, Guy Theodore. *Lord Lister: His Life and Work.* New York: Frederick Stokes Company, 1913.

이미지 저작권

25p iStock.com/ttsz

31p Werner Forßmann Herzkatheter-Röntgenaufnahme, Über die Sondierung des rechten Herzens(Berliner Klinische Wochenschrift vom 5. November 1929), Wikimedia Commons에서 발췌.

46p Intermountain Healthcare의 허가를 받아 사용. © Intermountain Healthcare. All rights reserved.

89p 헨리 마혼Henry Mahon, 토론토대학교 토머스 피셔 희귀본 도서관. CC BY 2.0, Wikimedia Commons에서 발췌.

92p 토론토대학교 토머스 피셔 희귀본 도서관 제공.

106p 토론토대학교 토머스 피셔 희귀본 도서관 제공.

149p 폴 나다르Paul Nadar, 퍼블릭 도메인, Wikimedia Commons 발췌.

151p 독일의 ZEISS Microscopy, CC BY-SA 2.0. Wikimedia Commons 발췌.

157p 임페리얼칼리지 헬스케어 NHS 신탁, 알렉산더 플레밍 연구실 박물관 제공.

173p (왼쪽) 시드니 스미스Sidney Smith 준장 촬영. Wellcome Trust, CC BY 4.0, Wikimedia Commons 발췌. (오른쪽) Profgeorgev CC0, Wikimedia Commons 발췌.

181p 임페리얼칼리지 헬스케어 NHS 신탁, 알렉산더 플레밍 연구실 박물관 제공.

196p 미국 식품의약국(FDA) 제공, 퍼블릭 도메인. Wikimedia Commons 발췌.

201p 조너스 소크 페이퍼, 캘리포니아대학교 샌디에이고 특별소장본 및 아카이브.

235p 미국 질병예방통제센터 퍼블릭 도메인. Wikimedia Commons 발췌.

241p 미국 국립암센터 제공, 퍼블릭 도메인. Wikimedia Commons 발췌.

277p 다나-파버 암센터 제공.

283p 미국 국립의학도서관 제공, 퍼블릭 도메인. Wikimedia Commons 발췌.

313p 퍼블릭 도메인. Wikimedia Commons 발췌.

342p 영국 왕립의과대학 아카이브 발췌.

356p 퀸 빅토리아 병원 NHS 재단 신탁/이스트 그린스테드 박물관 제공.

367p 퍼블릭 도메인. Wellcome Collection 발췌.

395p Science Museum Group Collection Online 제공, CC BY-NC-SA 4.0.

397p 예뇌 도비Jenő Doby의 동판화. István Benedek, Ignaz Phillip Semmelweis 1818-1865 (Gyomaendrőd, Hungary: Corvina Kiadó, 1983). 퍼블릭 도메인. Wikimedia Commons 발췌.

409p 미국 국립의학도서관 제공, 퍼블릭 도메인. Wikimedia Commons 발췌.

434p 저자 사진, 토드 라조이Todd Lajoie 촬영.

찾아보기

1-Z

13번 삼염색체 437
18번 삼염색체 437
21번 삼염색체 438
6-메르캅토푸린 284, 286, 288
BRCA1 304
BRCA2 304
B형 간염 301
CAR-T세포 318-320
CCR5유전자 445, 446
CD28 316
CD4+ T세포 215
CD8+ T세포 215
CTLA-4 316, 317
C형 간염 301
DPP-4 억제제 112
GLP-1 유사체 112
H5N1조류인플루엔자바이러스 254
H7N7바이러스 254
HER2 305
HIV 253, 445, 446
IL-2 315
p53 304
PD-1 317, 318
SARS-CoV-2 252
SGLT-2 억제제 112
Src 303
TNK-tPA(조직 플라스미노겐 활성제) 36
VAMP(빈크리스틴, 아메톱테린, 6-메르캅토푸린, 프레드니손) 288-290
X선 30, 31, 113, 121, 266, 267, 274, 345, 376, 377, 427

ㄱ

가금콜레라 134-136, 142
가필드, 제임스 325-329, 342-348, 374, 378
간암 301
감염병 8, 9, 12, 24, 122, 133, 139, 151, 152, 154, 155, 200, 207, 246, 254, 255, 262, 298, 300, 301, 337, 349
감염성 단핵구증 300
개심 수술 41, 43, 44
게노믹 프리딕션 439
게클러, 조지 54
결장암 295, 306, 321
결핵 8, 124, 137-140, 142, 146, 149, 150, 152, 424
경막외마취 426
고혈당증 80
고혈압 30, 83
고환암 291, 322
곰팡이 154, 155, 157-160, 163-165, 168, 175, 176, 185, 451
곰팡이즙 160, 163, 165, 168
관모양줄기피판 355, 357, 364
관상동맥 17, 19, 26, 27, 32-36, 40-43, 45, 46
관상동맥성형술 43
관상동맥우회술 18, 23, 45, 46, 63,

관상동맥조영술 35
광견병 백신 149, 460
구스타프슨, 에이나르(지미) 259, 261, 283
국립암관리법 291
그람, 한스 123
그람양성균 123, 184
그람염색법 123
그람음성균 123, 184
그랜트, 율리시스 325
그레그, 알란 175
그로스, 새뮤얼 341
그루브, 에밀 267
그루엔트지히, 미카엘라 39-43
그루엔트지히, 안드레아스 39-43
그루트 슈어 병원 64
그린리스, 제임스 337, 338
극미동물(보이지 않는 총알) 122-124
글루카곤 82, 114
글리덴, 그레고리 59
글리벡(이마티닙) 305
글리브, 톰 358-362, 364-366
기니피그 클럽 366, 367
기대수명 8, 9, 24
기번, 존 60-63, 449
기타사토, 시바사부로 152
기토, 찰스 326, 327, 348
길리스, 해럴드 351-357, 362-364, 374

ㄴ

나병 124, 435
나이팅게일, 플로렌스 126
나폴레옹 210, 378, 415
낙태 394, 424, 426, 438
난소암 304, 306
날아다니는 야전병원 378, 379
남성호르몬 차단요법 293
낫적혈구병 442
낭성섬유증 442
넴스, 세라 209, 210
노블, 로버트 285
노블, 클라크 285
뇌사 65-67, 373
닉슨, 리처드 263, 291

ㄷ

다나, 찰스 284
다나-파버 암센터 320, 464
다발, 데니스 66, 67
다발골수종 305, 435
다약제 내성 290
다우드나, 제니퍼 440, 441, 459
다운증후군 438
단독 309, 310, 311, 334, 339
단젤로, 제임스 341
단클론항체 305
단핵구 214
당뇨병 76, 77, 80, 81, 83, 85, 97, 111, 112, 114, 115, 285
대동맥 22, 25, 26, 33, 34, 40, 42, 44-46, 52, 53, 64, 65
대식세포 214, 319
대장암 291
대정맥 44, 65
더실, 엘리자베스 308
데비타, 빈센트 289, 295
데일, 헨리 182
델라한티, 토머스 375, 378

뎀프시, 잭 376
도널드, 이안 427
도마크, 게르하르트 162
도터, 찰스 37-39
도터링 35, 38
동방결절 26, 45
두경부암 305
둘베코, 레나토 302
듀시엔형 근이영양증 442
드레이어, 조르주 163
디에틸스틸베스트롤(DES) 428
디첸, 게르다 28-30
디프테리아 124, 152, 153, 177, 218
디프테리아균 152
디히드로엽산환원효소(DHFR) 290

ㄹ

라듐 8, 267, 268, 296, 450
라레, 도미니크 378, 379
라우스, 페이턴 298, 299, 301
라우스육종바이러스(RSV) 299, 302, 303
라이더, 테디 106
라이소자임 156, 157, 159
라이트, 앰로스 179
라투슈, 찰스 158
락스, 에릭 183
란트슈타이너, 카를 200, 216
랑게르한스, 파울 82
랑게르한스섬 79, 82, 83, 85, 111
레들리 177
레빗, 주디스 425
레오폴드 공자 386, 388, 400, 401, 422
레이건, 낸시 376
레이건, 로널드 374-378
레이번, 로버트 327
레이우엔훅, 안톤 122, 123
렌, 루트비히 47, 48, 50, 51
로마이스, 피터 30
로벳, 로버트 204
로빈스, 프레더릭 221
로스, 앨런 19
로어, 리처드 64
로젠버그, 스티븐 314-316
로즈, 코닐리어스 272
록펠러, 주니어 존 308
록펠러연구소 213, 298
록펠러재단 96, 171, 175
론하위선, 로저 397
롱, 크로퍼드 331
뢰플러, 프리드리히 139
뢴트겐, 빌헬름 266, 267, 345, 450
루, 에밀 144
루던, 어빈 402
루스벨트, 프랭클린 202-206, 224
루이스, 폴 201
류마티스열 52, 55, 177
리스터, 조지프 333, 335-343, 349, 422
리스턴, 로버트 331, 333
리원량 243-245
리처드슨-머렐 432
리처즈, 앨프리드 177
리파아제 82
릴레이, 월트 58
림프구 199, 214, 273, 319
림프절페스트 124
림프종 260, 261, 272, 279, 299, 300, 319, 322

ㅁ

마마이트 274
마셜, 배리 301
마이어, 아돌프 212
마일러, 리처드 41
마취 9, 29, 30, 41, 88, 264, 329, 331, 332, 334, 340, 355, 381, 414, 416, 417, 419-422, 424, 426, 459
마치 오브 다임스 206, 278
막스플랑크 감염생물학연구소 456
말라리아 125, 300
망막모세포종 304
망막병증 115
망막색소변성증 442
매독 8, 124, 154, 177, 409
매사추세츠 종합병원 332, 341
매카시, 팀 375, 377
매클라우드, 존 86-88, 90-95, 97-99, 101, 108, 109, 450, 459
매킨도, 아치볼드 362-369, 374
맥알레인, 유페미 419, 420
머로, 에드워드 235
머리, 조지프 432, 433
머스타겐 272
머스타드가스 270-272, 451
머스터드, 윌리엄 58
머크 177
메드트로닉 114
메이틀랜드, 찰스 208
메토트렉사트(아메톱테린) 284, 286, 288, 290
메트포르민 112
메티실린 187, 188
멜란비, 에드워드 182
면역억제제 65, 373
면역요법 313, 314, 319
면역체계 9, 65, 136, 199, 207, 211, 214, 215, 251-253, 285, 313-317, 454
면역학 213, 251, 319, 322
모더나 251, 252, 458
모리소, 프랑수아 397
모이어, 앤드류 176
모턴, 윌리엄 332, 459
모헤스탕, 이폴리트 351
몬터규, 메리 208
므두셀라유전자 461
미국 국립보건원(NIH) 237, 252, 444, 454, 457
미국 국립소아마비재단 206, 217, 223, 278, 283
미국 국립암센터(NCI) 287-289, 297, 314
미국 식품의약국(FDA) 113, 295, 312, 317, 319, 428, 430, 431, 432, 434, 435
미국 심장협회 41, 43, 60
미국 암협회 312
미국 의학협회 240, 415
미국 인간유전학회 444
미국 흉부외과의사협회 56
미네소타 대학병원 58, 59, 194
미생물학 129, 131, 132, 134, 155, 158, 184
미아즈마(장기) 8, 124-126, 334-336, 402, 405
미토콘드리아 26

ㅂ

바, 이본 300
바너드, 크리스티안 64, 66-68
바네이선, 앨리엇 250, 251
바다표범손발증(해표지증) 433, 434
바머스, 해럴드 303
바볼렉, 세실리아 63
바실러스 인플루엔자 163
바이러스 147, 185, 186, 189, 190, 199-201, 207, 210-222, 225, 226, 229, 231, 236, 238, 243, 245, 248, 252, 253, 298-303, 307, 318, 440, 441
바이러스성 감염 111, 189
바이오엔텍 251, 252, 458
바이츠만과학연구소 241
바흐만, 아돌프 41, 43
박테리오파지 189
반코마이신 187, 188
발라디에르, 찰스 351
발미스, 프란시스코 247, 248
방부제 264, 329, 336, 337-343, 422, 424
방사선 32, 37, 38, 250, 264, 267, 268, 272, 296, 303, 318, 369, 427, 450
백사병 138
백스터, 제데디아 343
백신 9, 136, 137, 141, 142, 148, 149, 167, 189, 206, 210, 211, 213-215, 217-219, 223-242, 246-248, 251-253, 255, 319, 416, 439, 457-460
백혈병 261, 263, 272-276, 278, 279, 284, 286, 288-290, 305, 319, 322, 427, 451
밴팅, 프레더릭 84-95, 97-105, 108-110, 450, 459
밴팅앤드베스트 의학연구소 109
버라이어티 클럽 278
버킷, 데니스 299, 300
버킷림프종 300
베스트, 찰스 87-92, 94, 95, 97, 99, 100, 101, 108-110, 459
베아트리스 공주 422
베이에링크, 마르티뉘스 213
베이커, 사라 424, 425
베일리, 찰스 53-57
베타락타마제 185
베타지중해빈혈 445
벨, 알렉산더 133, 345
벨케이드(보르테조밉) 305
보스턴 어린이병원 221, 261, 273, 277, 283, 294
보조 T세포 215
보조생식기술 437
복합골절 337, 338
볼티모어, 데이비드 302
부시, 조지 19, 20
부인과학 411, 415, 417
부정맥 20, 28, 31, 36, 42
불, 윌리엄 309
불임 431, 436, 437
브라운, 레슬리 436, 437
브래디, 제임스 375, 377
브런즈윅 공작 401
브로엄, 헨리 400
브리검 여성병원 372, 373
블랙, 도널드 339
블레오마이신 291

블리스, 윌러드 327
비만 80, 111, 112, 115, 214, 462
비숍, 마이클 303
비커리지, 윌리 355
비트슨, 조지 293
빅토리아 여왕 340, 401, 422
빈스, 댈러스 372-374
빈크리스틴 285, 286, 288
빌로트, 테오도르 46

ㅅ

사람 표피성장인자수용체2 305
사임, 제임스 335
사혈 330, 423
산과학 394, 398-401, 408, 410, 423-425, 427, 435
산들레르, 로버트 275
산파 387, 394, 395, 398, 403-406, 412, 419, 420, 422, 423, 425, 426
살바르산 154
상대정맥 25, 44
색전증 28, 60, 400, 424
샘꽈리세포 82, 85-87, 93-95
샛길 411, 412, 414-416
생식선세포 442-444, 446, 447
샤르팡티에, 에마뉘엘 440, 441, 456
샤츠, 앨버트 184
샹베를랑, 샤를 135, 212
석탄산 337-340
선별검사 296, 297, 319, 437, 446
설파제 121, 162, 167, 178
설파피리딘 121
설폰아미드 121, 162, 169, 171, 363, 410
섬유아세포 성장인자 295
성공회 병원 55
성병 178, 298
성형 수술 357, 362-369
세균 41, 80, 113, 120, 122-124, 126, 129, 131, 132, 134, 137, 138, 141, 145, 149, 151-154, 156, 157, 159, 160, 163, 165, 166, 169, 184-190, 200, 201, 211-213, 286, 290, 291, 299, 301, 307, 309-312, 336, 339-342, 440, 441, 452
세로토닌 36
세이빈, 앨버트 218, 221-223, 227-230, 236-243, 248, 459
세인트 메리 병원 155, 179, 180
세포질 내 정자 주입술 437
세프타지딤-아비박탐 188
셤웨이, 노먼 64-66, 68
셰퍼드, 앨런 10
소나(음파탐지기) 427
소마토스타틴 82
소변 29, 76, 78, 79-81, 00, 101, 165, 170, 407, 412, 415,
소아마비 194, 200
소아백혈병 273, 275, 288-290
소아암연구기금 278
소크, 조너스 216-219, 221-230, 233-243, 248, 459
소크생물학연구소 242
소화효소 82, 83, 85-87, 93-95
손즈, 메이슨 33-35
솜전투 352, 355
쇼, 로라 37
수두 221
수막염 177, 178, 402, 405

수축기 48, 52, 376
순환 종양DNA(CT-DNA) 319
숨뇌 200
슈나이더, 리처드 27
슈도유리딘 251
슈미트, 파멜라 59, 60
슈워츠, 아르비드 193-196
슐룸프, 마리아 39
스노, 존 125-127, 421, 422
스멜리, 윌리엄 398
스미스, 휴 213
스타, 해럴드 358
스타인, 프레드 309, 310
스텝토, 패트릭 436
스톡턴, 월터 53
스트렙토마이신 184, 285
스페인독감 75, 246
슬라몬, 데니스 305
승모판 25, 26, 51-56
승모판협착증 51-55
시뇨르 졸라 311
시드니 파버 암센터 284
시모어, 제인 399
시클로스포린 65
시토카인 315
시험관 아기 시술 또는 체외수정
(IVF) 436-438, 445
신시내티 어린이병원 222
신장 21, 80, 92, 112, 113, 115, 225,
295, 381
신장병 115
신종인플루엔자(H1N1) 253
심근경색증 27, 32
심낭압전 47
심방중격결손 63
심부전 21, 55, 63, 66, 241, 242
심스, 매리언 411-417
심실성 빈맥 20
심실세동 20, 21, 36, 42, 53
심실중격결손 59, 71
심장마비 17-20, 23, 32, 35-37, 42-44,
66, 69, 70, 110, 122, 151, 184, 347
심장박동기 21, 26, 71
심장병 11, 24, 33, 35, 44, 46, 58, 59,
63, 69, 202, 253, 262, 349, 381,
436, 438, 439, 448
심전도 18, 33-35, 42
심전도 검사 20
심프슨, 제임스 334, 418-421

ㅇ

아레타에우스 81
아미노프테린 275, 284
아바스틴(베바시주맙) 295
아산화질소 331, 332
아서, 체스터 327, 348
아이젠하워, 드와이트 35
아총, 버트 300
악티노마이신D 286
안면 손상 350, 352, 355
안면 이식 372, 373, 461
알렉산더, 스튜어트 271, 272
알렉산더, 앨버트 120-122
알칼로이드 285
알파인터페론 295
암 유전체 지도(TCGA) 305
앞뿔 199, 201
애그뉴, 데이비드 344, 345
앨런, 프레더릭 77, 78, 97, 99, 105

앨리슨, 짐 316-318
양수천자 437
얼비툭스(세툭시맙) 305
에고메트린 426
에드워즈, 랄프 279-282, 321
에드워즈, 로버트 436
에든버러 공작 필립 367
에디슨, 토머스 133
에를리히, 파울 138, 140, 152-154, 162, 190
에볼라바이러스 253
에스트로겐 293, 294, 428, 429
에이브러햄, 에드워드 185
에테르 165, 331-333, 417, 418, 421
에토포시드 291
엔더스, 존 221, 225
엔테로코커스 페칼리스 188
엘리언, 거트루드 284
엡스타인,마이클 300
엡스타인-바바이러스 300
여보이(이필리무맙) 317
여왕의 마취제 422
역전사효소 302
연속혈당모니터링(CGM) 114
엽산(엽산염) 274, 275, 451
엽산길항제(항엽산제) 275, 276, 279, 284, 451
영국 본토 항공전 167, 361, 362
예스카타(엑시캅타진 실로류셀) 319
옐라프라가다 수바라오 275
오스카 민코프스키 83
오슬러, 윌리엄 7, 449
오코너, 배질 206, 223-225, 229
옥시토신 426
올드린, 버즈 10
옵디보(니볼루맙) 318
와시칸스키, 루이스 66-68
와이스먼, 드루 251, 253
와인버그, 로버트 307
왁스먼, 셀먼 184, 285
왈츠 362, 364
왓슨, 제임스 292
왓슨, 토머스 62
외상에 의한 손상 329, 381
외제니 황후 415
요붕증 81
요제프 메링 83
우관상동맥(RCA) 17, 18, 26, 33
우두 209, 210, 452
우두바이러스 247
우라늄 267
우로키나아제 수용체 250
우심방 24-27, 31, 65
우심실 24, 25, 48, 50, 59, 65
우한 중앙 병원 243, 244
우회술 18, 20, 23, 38, 41, 45, 46, 62-64
울리히, 악셀 305
울혈심부전 44
워너, 콘스턴스 55, 56
워런 위버 171
워런 하딩 203
워런, 로빈 301
워런, 존 332
원종양유전자 303, 304
월터리드육군의료센터 380
웨스턴리저브 의과대학 86
웨스트나일바이러스 446
웨일스 공녀 샬럿 385
웨일스 공비 다이애나 400
웰러, 토머스 221

웰러, 토머스 221
웰스, 호러스 332, 459
위버, 해리 227, 228
위생 9, 125, 126, 189, 198, 199, 204, 205, 255, 402, 410, 426
위암 301, 314
윈첼, 월터 231
윌름스 종양(신장암) 286
윌리스, 토머스 81
윌밍턴 메모리얼 병원 54, 55
윌스, 루시 274, 275
유방암 265, 267, 291, 293, 304-306, 321, 430
유방절제술 265, 267, 305
유방조영술 305
유잉육종 291
유전자 변형 441-448
유전자 치료 441, 444, 460
유전학 307
유틀란트해전 355
육군이동외과병원(MASH부대) 379
육종 298, 308, 309-311
융모막암종 284
융모생검 437
음극선 266, 267
음낭암 295, 296
이노바 페어팩스 병원 23
이마티닙(글리벡) 305
이바노프스키, 드미트리 212
이스트 그린스테드 362, 367, 368, 464
이식 9, 22, 23, 64-71, 83, 114, 115 351, 354, 364, 365, 369-374, 380, 381, 437-439, 443, 446, 453, 460, 461
이식형 제세동기(ICD) 20, 71
인간 게놈 프로젝트 262
인간 유전체 8, 303, 304, 443, 444, 447
인공심폐기 44, 45, 63, 67, 68, 71, 449
인공지능 452, 460
인슐린 79, 80, 82, 84, 100, 102-104, 106-115, 165, 253, 459
인유두종바이러스(HPV) 298, 301
인플루엔자 160, 163, 186, 199, 217-219, 248
일라이 릴리 앤드 컴퍼니 102, 285
임신 107, 386, 391, 393, 394, 399, 423, 425-432, 435-437
임질 178
임페리얼 케미컬 인더스트리스 177

ㅈ

자궁경부암 296-298, 301, 430
자연발생설 128
자연요법 병원 77, 97
작센코부르크잘펠트 공녀 빅토리아 401
장기 기증 69, 381
장기 이식 372, 380
장애 아동을 위한 D.T. 왓슨의 집 226
장티푸스 198, 218
재생불량빈혈 268
재생의학 9, 70, 460
잭슨, 찰스 332, 459
저드킨스, 멜빈 37
저온살균 128
적혈구생성소 251
전령RNA(mRNA) 212, 247, 249, 250-253, 457, 460
전립선암 293, 321
절단 37, 54, 63-65, 264, 308, 330, 331, 333-335, 337, 338, 341, 370, 379

접촉 전염설 124-126
제너, 에드워드 209-211, 214, 247, 248, 452
제넨텍 113, 305
제멜바이스 반사작용 410
제멜바이스, 이그나즈 403, 409
제세동 33, 34, 36
제왕절개 411, 424, 435, 436
제임스 1세 397
제임스 6세 419
제퍼슨 의과대학 63
제퍼슨, 토머스 210, 416
제프리, 에드 99
젠슨, 엘우드 293
조산사 387, 395, 397-399, 401
조슬린, 엘리엇 97, 105
조지 3세 385, 386, 401
조지 워싱턴 대학병원 375
조지아웜스프링스재단 206
조직공학 381
존슨앤존슨 458
종양 내 이질성 306
종양억제유전자(항암유전자) 304, 305
종양유전자 303-305, 307
좌심방 25, 26, 51-53, 65
좌심실 22, 25, 26, 51, 52, 59, 65
좌심실보조장치(LVAD) 22
좌심실보조장치(LVAD) 22
좌전하행동맥(LAD) 18, 20, 26, 42
좌전하행동맥(LAD) 18, 20, 26, 42
좌회선동맥 26
죽상경화증 35
준, 칼 319
줄기세포 7, 69, 70, 114, 115, 380, 460
중증도 분류 349, 378, 379
지미펀드 283, 284, 320, 321
지적장애 아동을 위한 포크주립학교 226
지카바이러스 252, 253
질병 세균 이론 8, 127, 341
질암 430

ㅊ

착상 전 유전 진단(PGD) 438, 439, 441
찰스 1세 397
챔벌린, 피터(동생) 396, 397
챔벌린, 피터(형) 395, 397
챔벌린, 휴 397
처칠, 에드워드 61
척수 7, 147, 148, 179, 194, 199-201, 218, 219, 329, 460
천연두 8, 125, 207, 208-211, 217, 247, 248, 416, 447, 452
철의폐 195, 196, 206, 216, 224
체니, 리처드 19-23, 70, 71
체세포 442, 447
체인, 언스트 453
최대내성용량(MTD) 287
출산 12, 385-448
췌장 79, 81-83, 85-89, 93-97, 99, 101, 102, 112-114, 346, 381
췌장암 305, 306

ㅋ

카렐, 알렉시 370-372
카렐, 알렉시 370-372
카르노, 사드 370
카윈, 윌리엄 183
카터, 지미 318

카테터 삽입 17, 18, 20, 23, 32, 33, 37, 38, 194
캐롤라인 공비 386
캠벨렌튼, 마거릿 163
커리코, 커털린 249-251, 253, 457, 459
커밍스, 캐런 320
커터연구소 236, 242
케네디, 존 434
케임브리지 군사병원 352
케톤산증 112
켄트 공작 에드워드 401
켈시, 프랜시스 431-435, 458
켈시상 435
켐볼-비숍 앤드 컴퍼니 177
코닝햄, 아서 269
코로나바이러스감염증-19(COVID-19, 코로나19) 245, 246, 252-254, 458, 460
코흐, 로베르트 129-134, 136-146, 149-152, 190, 243, 301, 311, 402, 459
코흐의 가설 139, 301
콕스, 제임스 203
콘, 페르디난트 131, 132, 142
콘하임, 율리우스 132
콜레라 8, 124-127, 140, 145, 146, 198, 218, 421
콜레스테롤 36, 69, 188, 461
콜록, 피니어스 412
콜리 독소 312
콜리, 윌리엄 308, 313, 452
콜린스, 프랜시스 444
콜립, 제임스 96-101, 108-110, 165, 459
쿨리지, 캘빈 203
퀴리, 마리 267, 268, 450
퀴리, 피에르 267
퀸 빅토리아 병원 362, 364, 368
퀸스 병원 355
크로프트, 리처드 387-390, 399-401
크리스퍼 유전자 가위 기술(CRISPR-Cas9, 크리스퍼 기술) 440-445, 447, 461
크릭, 프랜시스 291
크립스, 스태퍼드 365
클레이튼, 일레인 35
클로로포름 340, 418-422
클로스, 조지 102
클로슨, 필리스 320
클리브랜드 클리닉 33, 63
키메라항원수용체(CAR) 318
키모트립신 82
키트루다(펨브롤리주맙) 318
킬러 T세포 211
킴리아(티사젠렉류셀) 319

ㅌ

타목시펜 294, 305
타세바(엘로티닙) 305
타운젠드, 스미스 327
타일러, 막스 213, 214
탄덤 114
탄저균 131
탄저병 124, 130-132, 136, 137, 139, 141, 142, 144, 146, 460
탈리도마이드 432-435
태아 수술 436
태아 초음파 427
테민, 하워드 302
테일러, 린다 315, 316
테일러, 이언 369
텔로머레이스 461

텔로미어 461
톰프슨, 레너드 99-101
통크스, 헨리 355
투베르쿨린 150, 151
튈리에, 루이 142, 145, 146
튜니, 진 376
트로안, 존 228, 232
트롬복산 36
트루스 오어 컨시퀀시스(라디오 프로그램) 279, 280, 321
트립신 82

ㅍ

파, 제리 375
파, 캐서린 399
파발로로, 레네 64
파버, 시드니 273-279, 283, 285, 286, 288, 290, 292
파상풍 177
파스퇴르, 루이 127-129, 132, 134-137, 141-149, 151, 190, 243, 248, 335, 336, 402, 410, 451, 453, 461
파스튜렐라멀토시다 134
파지요법 189, 440
파크-데이비스 앤드 컴퍼니 312
파클리탁셀(탁솔) 291
파파니콜라우, 조지 296-298
패짓, 스티븐 46
팬데믹 146, 196, 243, 244, 254, 255, 260
팬들턴 공무원제도개혁법 348
팹 테스트 297
페니실리움 노타툼 158, 160, 163, 172, 176
페니실리움 루브럼 158
페니실리움 크리소게눔 176
페니실린 52, 155, 159, 161, 163-180, 182-187, 189, 213, 453
페텐코퍼, 막스 126, 127
폐동맥 24, 25, 60, 61, 65
폐렴 59, 68, 177, 243, 188, 347
폐암 291, 305, 318
포도당 대사 79, 83
포도상구균 156, 157, 159, 160
포드, 제럴드 19
포르스만, 베르너 27-29, 30-33, 452
포마하치, 보단 372, 373
포스터, 조디 377
포식세포 214
포크먼, 주다 294, 295
포트, 퍼시볼 295, 296
포퍼, 에르빈 200, 216
폴로늄 267
풍선혈관성형술 20, 40, 41, 43
프라이스,멀린 157
프랜시스, 주니어 토머스 232
프레드니손 288
프레이, 에밀(톰) 287-289
프레이라이치, 에밀(제이) 287-289
프로이센-프랑스전쟁 133, 134
프론토질 162
플레밍, 알렉산더 155-160, 162, 163, 178-185, 190, 451, 459
플레처, 찰스 122, 169
플렉스너, 사이먼 201
플로리, 에설 168
플로리, 하워드 161-164, 166-169, 171-184, 190, 459
피부판 333, 351, 353-357, 364, 365,

368-370
피임 391, 426, 429, 436
피치블렌드(역청우라늄석) 267, 268
피커릴, 헨리 354
필라델피아 종합병원 55
핍스, 제임스 210

ㅎ

하네만 병원 54
하대정맥 44
하켄, 드와이트 49-53, 56, 57
하타, 사하치로 153, 154
한, 윌리엄 307
항독소 152, 153, 167
항생제 9, 155, 184-189, 284-286, 290, 301, 376, 379, 410, 426
항생제 개발 촉진법(GAIN Act) 188
해밀턴, 프랭크 342, 344
해어, 로널드 19
핸콕, 윈필드 326
허긴스, 찰스 293, 301
허셉틴(트라스투주맙) 305
허젠쿠이 445, 446
허혈 20, 36, 39, 369, 411
헌트, 메리 176
헌팅턴병 438, 442, 447
헤릅스트, 아서 429
헤릭, 제임스 27
헤이스, 러더퍼드 325
헤파린 62
헨리 8세 399
헬리코박터 파일로리균 301
혈관내피 성장인자 395, 317
혈관분포영역 370, 371
혈관성형술 20, 23, 41, 43, 64
혈관신생 294, 295, 307, 380, 435
혈소판 36, 273
혈액산소화 58, 60
혈전 18, 21, 27, 36, 39, 49, 60-62, 370, 399
협착 20, 36, 37, 40-42, 44, 46, 147
호르몬 79, 82, 83, 85, 109, 112, 251, 253, 293, 298, 307, 430
호중구 214
호지킨 림프종 322
호지킨, 도로시 113, 184
홀스테드, 윌리엄 264, 265, 349
화농성연쇄상구균 121, 309, 310
화상 268, 271, 350, 352, 355, 361-363, 365, 368
화이자 177, 252, 458
화이트헤드, 에밀리 319
확장기 48, 51, 52
황색포도상구균 121, 185, 187
황열 125, 213, 214, 217
휴물린 113
휴스, 앙투아네트 75, 103
휴스, 엘리자베스 75, 76
휴스, 찰스 78
흑색종 315, 317, 318
히칭스, 조지 284
히틀리, 노먼 163-165, 167-169, 172, 174-178 181, 183, 184, 190
힝클리, 존 375, 377

의학의 대가들

초판 1쇄 발행 2023년 9월 27일
초판 9쇄 발행 2024년 10월 25일

지은이 앤드루 램
옮긴이 서종민
펴낸이 고영성

책임편집 하선연 **편집** 김주연 **디자인** 이화연 **저작권** 주민숙

펴낸곳 ㈜상상스퀘어
출판등록 2021년 4월 29일 제2021-000079호
주소 경기도 성남시 분당구 성남대로 52, 그랜드프라자 604호
전화 070-8666-3322
팩스 02-6499-3031
이메일 publication@sangsangsquare.com
홈페이지 www.sangsangsquare.com

ISBN 979-11-92389-40-0 03510